高等院校药学类专业创新型系列教材

 "十三五"江苏省高等学校重点教材（编号：2020-2-033）

供药学、药物制剂、临床药学、制药工程、中药学、医药营销及相关专业使用

药事管理学

主　编　李　歆　李锟

副主编　田连起　张文平　李瑞芳　谢伟全

编　者　（按姓氏笔画排序）

田连起　河南中医药大学

白庚亮　南京中医药大学

刘平羽　南京医科大学第二附属医院

刘利萍　南京医科大学

李　锟　黄河科技学院

李　歆　南京医科大学

李瑞芳　河南科技大学

张　焕　南京医科大学康达学院

张文平　云南中医药大学

张晓平　山东中医药大学

陈洪飞　南华大学

唐玉林　南京医科大学附属逸夫医院

谢伟全　桂林医学院

华中科技大学出版社

http://www.hustp.com

中国·武汉

内 容 简 介

本书为高等院校药学类专业创新型系列教材。

本书共分为十四章,内容包括绪论、药品与药品管理制度、药事组织与药品监管体制、药师与药学服务管理、药事管理立法、药品注册管理、药品生产管理、药品经营管理、医疗机构药事管理、药品上市后监督管理、特殊管理药品的管理、中药管理、药品信息管理和药品知识产权保护。

本书可供高等医药院校药学、临床药学、中药学及管理类各专业本科学生使用,也可用于各级各类药学专业人员的学习参考和培训。

图书在版编目(CIP)数据

药事管理学/李歆,李锟主编. —武汉:华中科技大学出版社,2021.1 (2023.8重印)
ISBN 978-7-5680-6808-6

Ⅰ.①药… Ⅱ.①李… ②李… Ⅲ.①药政管理-管理学-高等学校-教材 Ⅳ.①R95

中国版本图书馆 CIP 数据核字(2021)第 018559 号

药事管理学
Yaoshi Guanlixue

李 歆 李 锟 主编

策划编辑:余 雯
责任编辑:曾奇峰 余 琼
封面设计:原色设计
责任校对:刘 竣
责任监印:周治超
出版发行:华中科技大学出版社(中国·武汉)　　电话:(027)81321913
　　　　　武汉市东湖新技术开发区华工科技园　　邮编:430223
录　排:华中科技大学惠友文印中心
印　刷:武汉市洪林印务有限公司
开　本:889mm×1194mm　1/16
印　张:20
字　数:558千字
版　次:2023 年 8 月第 1 版第 4 次印刷
定　价:59.80元

高等院校药学类专业创新型系列教材
编委会

丛书顾问 朱依谆澳门科技大学　李校堃温州医科大学

委　员（按姓氏笔画排序）

卫建琮山西医科大学

马　宁长沙医学院

王　文首都医科大学宣武医院

王　薇陕西中医药大学

王车礼常州大学

王文静云南中医药大学

王国祥滨州医学院

叶发青温州医科大学

叶耀辉江西中医药大学

向　明华中科技大学

刘　浩蚌埠医学院

刘启兵海南医学院

汤海峰空军军医大学

纪宝玉河南中医药大学

苏　燕包头医学院

李　艳河南科技大学

李云兰山西医科大学

李存保内蒙古医科大学

杨　红广东药科大学

何　蔚赣南医学院

余建强宁夏医科大学

余细勇广州医科大学

余敬谋九江学院

邹全明陆军军医大学

闵　清湖北科技学院

沈甫明同济大学附属第十人民医院

宋丽华长治医学院

张　波川北医学院

张宝红上海交通大学

张朔生山西中医药大学

易　岚南华大学

罗华军三峡大学

周玉生南华大学附属第二医院

赵晓民山东第一医科大学

郝新才湖北医药学院

项光亚华中科技大学

胡　琴南京医科大学

袁泽利遵义医科大学

徐　勤桂林医学院

凌　勇南通大学

黄　昆华中科技大学

黄　涛黄河科技学院

黄胜堂湖北科技学院

蒋丽萍南昌大学

韩　峰南京医科大学

薛培凤内蒙古医科大学

魏敏杰中国医科大学

网络增值服务使用说明

欢迎使用华中科技大学出版社医学资源网yixue.hustp.com

1.教师使用流程

（1）登录网址：http://yixue.hustp.com（注册时请选择教师用户）

注册　登录　完善个人信息　等待审核

（2）审核通过后，您可以在网站使用以下功能：

管理学生
建立课程　　　布置作业
下载教学资源　　教师　　查询学生学习记录等

2.学员使用流程

建议学员在PC端完成注册、登录、完善个人信息的操作。

（1）PC端学员操作步骤

①登录网址：http://yixue.hustp.com（注册时请选择普通用户）

注册　登录　完善个人信息

② 查看课程资源

如有学习码，请在个人中心-学习码验证中先验证，再进行操作。

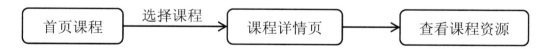

首页课程　→选择课程→　课程详情页　→　查看课程资源

（2）手机端扫码操作步骤

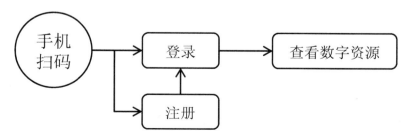

手机扫码　→　登录　→　查看数字资源
　　　　　　　注册

总序

Zongxu

教育部《关于加快建设高水平本科教育 全面提高人才培养能力的意见》（"新时代高教 40 条"）文件强调要深化教学改革,坚持以学生发展为中心,通过教学改革促进学习革命,构建线上线下相结合的教学模式,对我国高等药学教育和药学专业人才的培养提出了更高的目标和要求。我国高等药学类专业教育进入了一个新的时期,对教学、产业、技术融合发展的要求越来越高,强调进一步推动人才培养,实现面向世界、面向未来的创新型人才培养。

为了更好地适应新形势下人才培养的需求,按照《中国教育现代化 2035》《中医药发展战略规划纲要(2016—2030 年)》以及党的十九大报告等文件精神要求,进一步出版高质量教材,加强教材建设,充分发挥教材在提高人才培养质量中的基础性作用,培养合格的药学专业人才和具有可持续发展能力的高素质技能型复合人才。在充分调研和分析论证的基础上,我们组织了全国 70 余所高等医药院校的近 300 位老师编写了这套高等院校药学类专业创新型系列教材,并得到了参编院校的大力支持。

本套教材充分反映了各院校的教学改革成果和研究成果,教材编写体例和内容均有所创新,在编写过程中重点突出以下特点。

（1）服务教学,明确学习目标,标识内容重难点。进一步熟悉教材相关专业培养目标和人才规格,明晰课程教学目标及要求,规避教与学中无法抓住重要知识点的弊端。

（2）案例引导,强调理论与实际相结合,增强学生自主学习和深入思考的能力。进一步了解本课程学习领域的典型工作任务,科学设置章节,实现案例引导,增强自主学习和深入思考的能力。

（3）强调实用,适应就业、执业药师资格考试以及考研的需求。进一步转变教育观念,在教学内容上追求与时俱进,理论和实践紧密结合。

（4）纸数融合,激发兴趣,提高学习效率。建立"互联网＋"思维的教材编写理念,构建信息量丰富、学习手段灵活、学习方式多元的立体化教材,通过纸数融合提高学生个性化学习的效率和课堂的利用率。

（5）定位准确,与时俱进。与国际接轨,紧跟药学类专业人才培养,体现当代教育。

（6）版式精美,品质优良。

本套教材得到了专家和领导的大力支持与高度关注,适应当下药学专业学生的文化基础和学习特点,并努力提高教材的趣味性、可读性和简约性。我们衷心希望这套教材能在相关课程的教学中发挥积极作用,并得到读者的青睐;我们也相信这套教材在使用过程中,通过教学实践的检验和实际问题的解决,能不断得到改进、完善和提高。

高等院校药学类专业创新型系列教材
编写委员会

前言

Qianyan

药事管理学是应用药学、社会学、法学、管理学、统计学、经济学与行为科学等多学科的理论与方法,研究现代药学事业各部分活动及其管理的基本规律和一般方法的科学,是以药品质量监督管理为重点、解决公众用药问题为导向的应用科学,具有自然科学与社会科学相互交叉、相互渗透的性质。药事管理学的宗旨是促进国家医药卫生健康事业的发展,它在我国目前仅有30余年的发展历史。药事管理学是现代药学学科的分支,对药学实践具有重要的指导意义。药事管理学与药学的其他分支学科如药理学、药物化学、药物分析学、药剂学等具有同等重要的地位。

1987年国家教委将药事管理确定为我国药学类专业主干课程。经历了多年的快速成长,药事管理研究内容不断充实,学科体系更加完整,专业人才数量与日俱增。拓展后的"药事管理与法规"也成为我国执业药师资格考试的必考科目之一。2018年,教育部高等学校药学类专业教学指导委员会发布的《普通高等学校本科专业类教学质量国家标准》之《药学类专业教学质量国家标准》将药事管理学列为药学类本科专业的五大核心课程之一。药事管理学不仅为我国药学事业健康发展保驾护航,也日益成为药学专业人才在学习和工作中不可或缺的专业知识。

本教材在编写中秉持了华中科技大学出版社"精益求精"的指导思想,围绕全国高等学校药学类专业本科教育和人才培养目标要求,有效吸收了已出版的同类教材的特点,明确了学习目标和突出重点,并依据实践经验和药品科学监管中需要重视的问题设计教材内容,同时结合了我国执业药师资格考试"药事管理与法规"考试大纲的要求,吸纳了我国最新修订的相关药事法律、法规的内容,保证了教育教学适应医药卫生事业发展的要求,做到理论与实际相结合、新颖与继承并重,突出以案例为引导,纸数融合的特点,激发学生学习兴趣和提高学习效率。

本教材各章均设置学习目标、案例导入、知识拓展、本章小结、目标检测等模块,同时,学生通过扫描二维码,可以学习配套电子课件,这也是本书的特色。本教材共分为14章,内容涉及药品与药品管理制度、药事组织与药品监管体制、药师与药学服务管理、药事管理立法、药品注册管理、药品生产管理、药品经营管理、医疗机构药事管理、药品上市后监督管理、特殊管理药品的管理、中药管理、药品信息管理、药品知识产权保护。基本分工如下:南京医科大学李歆、方文箐负责编写第一章;黄河科技学院李锟负责编写第二章和第六章;南京医科大学刘利萍、朱雨蕾、宋玉清负责编写第三章;南京医科大学第二附属医院刘平羽负责编写第四章;南京医科大学康达学院张焕负责编写第五章;桂林医学院谢伟全负责编写第七章;河南科技大学李瑞芳负责编写第八章;南京医科大学附属逸夫医院唐玉林负责编写第九章;山东中医药大学张晓平负责编写第十章;云南中医药大学张文平负责编写第十一章;河南中医药大学田连起负责编写第十二章;南华大学陈洪飞负责编写第十三章;南京中医药大学白庚亮负责编写第十四章。

本教材主要供我国高等医药院校药学、临床药学、中药学及管理类等专业本科学生使用,

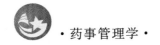

也可用于各级各类药学专业人员的学习参考和培训。

全书终稿由李歆、李锟、张焕三位老师审定,南京医科大学研究生方文箐、朱雨蕾做了大量的辅助编写工作,在此一并表示感谢。

由于编者水平有限,疏漏在所难免,诚请各院校师生以及广大读者不吝提出宝贵意见和建议,以便修改完善。

编者

目录

Mulu

第一章　绪　论

 学习目标

1. 掌握：药事管理、药事管理学的概念。
2. 熟悉：药事管理的产生与发展，药事管理的研究内容与研究方法。
3. 了解：药事管理与相关学科的关系，药事管理的教学方法。

本章介绍药事管理的相关概念，国内外药事管理与药事管理学科的产生和发展，药事管理学的研究内容与方法，药事管理学与相关学科的关系和药事管理学教学内容、教学要求及教学方法等。

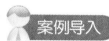 案例导入

2002年，家住江苏省某市的陆勇年仅34岁，是一家外贸企业的负责人，家境殷实。在生活一帆风顺时，意外就像突如其来的暴风雨，给了陆勇当头棒喝：他被检查出患有白血病。医生推荐服用瑞士的格列卫治疗，服用该药物一个月为一个疗程，需花费2万多元，一年需花费28万多元，且要终生服用才能够控制病情。对于家境还算殷实的陆勇来说，昂贵的药价也令他望而却步。2004年6月，陆勇在网上看到一篇文章，称韩国患者在印度买到了格列卫的仿制药，价格折合人民币不到4000元一个疗程。陆勇便托人买了一盒仿制药带回国内，开始尝试印度仿制药。换药数月后，一次检查让陆勇重新看到了希望：各项指标均正常，验证了印度仿制药与正版瑞士格列卫药效相同，价格仅为其五分之一。陆勇决定开始代购这种仿制药并且在病友群中不赚差价销售，众多病友前去求药，他被尊称为"药神"。虽然陆勇十分谨慎，可还是因大量资金流通、运输量超标引起了警方的注意。

2014年7月，陆勇被某市人民检察院以"销售假药罪"起诉，并被取保候审。在案件调查过程中，有600多名白血病患者联名向检察机关写信，请求对他免予刑事处罚。很多网友认为，只因廉价的印度版"格列卫"没有在中国药监部门注册，就判定是"假药"，那未免以偏概全。一边是知识产权对药品生产和销售的保护，另一边是迫于经济压力购买廉价仿制药的白血病患者，陆勇和众多白血病患者所遭遇的正是司法与伦理的冲突，生命与法律的对立，即合情不合理，合理不合法。

问题：

(1) 该案例说明了我国在药品研制、生产、销售和使用过程中存在哪些问题？
(2) 陆勇的违法行为应该被追究法律责任吗？谈一谈你的看法。
(3) 结合此案例，谈一谈我国建立和发展药事管理学科的意义。

扫码看课件

案例答案

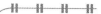

NOTE

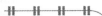
第一节　药事管理学概述

一、药事管理的相关概念

"药事"一词早在我国古代就已使用,我国古代史书《册府元龟》中记载:北齐门下省尚药局,有典御药二人,侍御药二人,尚药监四人,总御药之事。由此可见,早在南北朝时期(420—589年),医药管理已有明确的分工。"药事"一词反映了当时政府尚药局主管的与皇室、王公贵族药品供应、保管、使用药品有关的事项。在国外,如亚洲的日本,"药事"在19世纪后成为药品管理法律用语。1948年日本《药事法》对药事定义为"与医药品、用具及化妆品的制造、调剂、销售、配方相关的事项",药事的对象包括药品、类药品、化妆品等。药事的事项包括调剂、药品制造、保存、管理、试验、鉴定、销售、配方、食品卫生、法医化学鉴定等非药学技术方面的事项。

本书对药事的定义为药事(pharmaceutical affair)是药学事业的简称,泛指一切与药有关的事务,包括药品的研制、生产、流通、使用、检验、价格管理、广告管理、质量监督管理以及与药学教育等活动有关的事项。

管理(management)指一定组织中的管理者,通过实施计划、组织、领导、协调、控制等职能来协调他人的活动,使别人同自己一起实现既定目标的活动过程。管理是人类社会特有的行为,人是管理的主体。管理的客体是指管理过程中组织所能控制的对象,是管理主体作用的对象,主要由组织的资源组成,一般包括组织所拥有的人、财、物。

药事管理有狭义和广义之分,狭义的药事管理又称药政管理或药品监督管理(drug administration),是指国家为保证药品质量、保障人体用药安全、维护公众的生命健康权益和用药的合法权益对涉药相关活动实施的管理活动。广义的药事管理是运用管理学、政治学、经济学、法学等多学科理论和方法,为实现国家制定的医药卫生政策目标,对药事进行有效治理的管理活动,既包括药品监督管理活动,还包括药品生产经营组织、药物研发机构或药品使用组织等药学事业的相关组织机构自身的经营管理活动。

药事管理学是以药事管理为研究对象,为提高全人类健康水平,运用管理科学的基本原理以及法学、经济学、社会学、心理学、行为科学等学科的研究方法解决药学事业发展过程中的实际问题,总结药事管理活动基本规律,推动药学事业健康发展的边缘性学科。药事管理学既是自然科学的分支学科,又是社会科学的分支学科,更是药学实践的重要组成部分,是世界公认的药学专业学生必修的课程。

二、药事管理的产生和发展

(一)国外药事管理的产生和发展

早在几千年前,国际上的药事管理活动就已产生。公元前18世纪,古巴比伦汉谟拉比王朝用楔形文颁布的法令中,有惩罚医药使人致死致残的条文。在管理体制上,古代药事管理呈现出医药不分的特点,它以集权体制下的行政管理为手段,目的是保证王公贵族药品供应与用药安全,巩固帝王统治,保障战争和防止瘟疫流行。13—18世纪,一些欧洲国家开始了药事管理立法活动,1407年意大利热那亚市颁布的《药师法》,是全球最早的药师职业法定标准。1683年,比利时布鲁日市颁布法令,禁止医生为自己的患者配药,推动了医药分业的发展。

19世纪以来,随着医药科学技术的飞速发展,药品的品种、数量迅速增长,发达国家逐渐形成了现代药学事业。各国药学工作者经历了曲折复杂的药学实践,总结出有关经验,尤其是发达国家在20世纪发生了多起惨重的药品灾难事件的悲剧,促使各国不断完善药事立法,进一步对药品加强监督管理。各国开始加强药事立法,建立药事管理组织,制定药品标准,合理引导药品生产,控制药品质量,保障供应,防止药物滥用并试图实现合理用药,建立健全药品全过程监督管理的体制。下面以美国、英国和日本为例,介绍发达国家的近现代药事管理的发展历程。

1. 美国药事管理的产生和发展 20世纪初的美国医药科学还处于摇篮时期,药品对大多数疾病毫无作用,市场上大量充斥着所谓的"专利药品"。1848年,《美国药典》(USP)正式成为官方药品标准规范。1906年美国国会通过了第一部联邦药品管理法律《纯净食品和药品法》(*Pure Food and Drug Act*,PFDA),由农业部化学局负责执行。该法案明确规定禁止掺假或冒牌的食品、药品州间贸易,同时授权美国农业部化学局查封或没收违法产品和惩处犯罪来制止违法者,但并未要求制造商在药品上市前证明其安全性和有效性,且不对药品药效的宣传进行任何限制,允许药品标签提供更多的信息。1930年,美国农业部化学局正式更名为食品药品监督管理局(Food and Drug Administration,FDA),1937年,美国发生了"磺胺酏剂事件",酿成了107人死亡的悲剧,促使美国国会于1938年通过并颁布《联邦食品、药品和化妆品法》(*Federal Food*,*Drug*,*and Cosmetic Act*,FDCA),替代了原来的PFDA。FDCA要求,在1938年后所有的新药在投放市场前应当向FDA提交新药申请(new drug application,NDA),证明新药的安全性。1938年FDCA仅强调了药品的安全性,忽视了药品的有效性,导致后来一大批疗效不确切的药品上市;FDCA对新药申请的审查尺度也非常宽松,在新药申请后60天内如果未接到FDA的通知,可以立即上市。

在1938年FDCA实施的背景下,美国政府加强了对新药上市前的安全审查。1961年,"反应停事件"造成的药害灾难震惊了全世界。虽然"反应停事件"在美国基本未发生,但它依然引起了美国社会的重视。1962年美国国会修改了1938年的FDCA,通过了《Kefauver-Harris修正案》,规定在新药上市前,药品制造商不仅要向FDA提供安全性证明,而且还要提供产品药效证明材料,即保证药品的安全性和有效性。该修正案还包括如下内容:制药企业应执行药品生产质量管理规范(good manufacturing practice,GMP);发布处方药广告必须经过FDA的审批;新药研究者在进行临床试验前,应提交新药研究(investigational new drug,IND)申请,还应承诺保护受试者的安全。《Kefauver-Harris修正案》的颁布是美国药品监督管理进程中的里程碑式的事件,此后美国政府不断加强对药品的监管,形成了一整套国际上公认的药品管理的科学体制。

案例 1-1

凯尔西博士与反应停事件

反应停,即沙利度胺(thalidomide),于1956年作为非处方镇静催眠药正式推向市场,可以减轻孕妇在怀孕初期的常见的呕吐反应。反应停很快被大量生产,在欧洲、南美、加拿大及其他各国上市,但随即而来的是许多出生的婴儿是短肢畸形,形同海豹,被称为"海豹肢"。梅瑞公司当时拿到了反应停的销售代理权,向美国FDA提出申请上市。负责审评该药的是凯尔西博士,她要求药厂补充临床试验资料。药厂认为已经有动物实验,没有发现副作用,对孕妇观察也没有发现不良反应。信心满满的药厂展开攻势,在全美找了1200名医生,分发了250万片反应停,给2万名妇女服用,但凯尔西仍坚持要求补充证据,也就是这时,畸形儿的问题被揭出,而美国幸免于难,仅有17名海豹儿出生。凯尔西在1962年被授予杰出联邦公民总统奖,后来还以她的名字命名了一颗小行星。1961年,"海豹肢"婴儿被证实是孕妇服用反应停所导

案例答案

NOTE

致的。于是该药被禁用,然而,受其影响的婴儿已多达1.2万名。

问题:

(1)"反应停事件"说明了药品应当具备何种基本属性?

(2)药品监督管理部门应当在药品上市审查中扮演什么角色?

(3)美国为什么在"反应停事件"中幸免于难?

(4)制药厂商在产品上市前应当向药品监督管理部门提供哪些证明资料?

(5)当前沙利度胺又作为治疗麻风反应症的药品在某些国家重新上市,这说明了什么?

2. 英国药事管理的产生和发展 早在1540年,英国就开始运用法律手段管理药品及其药学实践活动,当时的法律授权任命4名伦敦医生为检查员,对药商、药品和原料进行检查,以保护消费者免受不法药商的欺骗。17世纪早期,英国皇家药学会的前身伦敦药剂师协会运用行业协会的管理手段控制毒药零售供应,加强对药剂师的注册管理。1859年,英国议会制定通过了《药品和食品法规》,明确了对"商人制造出售掺假药物者须给予严厉惩罚"的规定。同年英国通过立法加强对药典出版的管理。1925年的治疗药物法规中提出了对"生物制品"管理的要求,并规定了对药品生产者的登记注册及对审批产品强度和质量的检查。1961年的"反应停事件"使英国深受其害,从政府到公众都认识到应加强对药品的管理。1963年英国成立了药品安全委员会,1968年议会通过颁布了《药品法》(*Medicines Act*,1968),也称为《1968年药品法》,该法规定有关在英国药品生产、销售、供应或进口都必须具有相关的执照、临床试验的证书或豁免材料,否则为非法,同时还系统地规定了核发执照的程序和要求。

3. 日本药事管理的产生和发展 日本的药事管理活动起源于19世纪,1847年日本政府颁布的《医务工作条例》明确了对医师调配药品的管理规定。1925年,《药剂师法》从《医务工作条例》中分离出来的,发展成为日本药事管理的中心法——《药事法》。日本也是"反应停事件"的受害国家之一,1967年日本厚生省采取了严格审批新药上市、实行药品再评价以及强制制药企业向国家管理当局报告不良反应等措施,加强对药品的监督管理。

20世纪60年代,日本发生了"斯蒙事件",有1万多名日本人患斯蒙病(亚急性脊髓视神经炎),该病初期症状为剧烈腹痛,继而出现视神经障碍和运动麻痹等。直到1970年才查出该疾病是因使用肠道感染药物——喹诺仿(氯碘羟基喹啉,Vioform)所致,"斯蒙事件"导致死亡的人数达到400人。受害者向法院提出诉讼,要求制药公司和批准生产喹诺仿的日本政府给予赔偿。"斯蒙事件"引起了日本各有关方面对药事管理法律的关注。日本国会于1979年通过《药事法》修订案,一年后开始施行,修订案进一步将确保药品的质量、有效性、安全性作为宗旨。至今,日本已形成一整套完整的法律体系管理药品,除《药事法》外,还包括《药剂师法》《麻醉药品控制法》《阿片法》《大麻控制法》《兴奋剂控制法》《药品不良反应受害者救济、研究开发、产品评审组织法》等。

(二)我国药事管理的产生和发展

我国是建立古代医药管理制度较早的国家之一,对世界药事管理的发展影响深远。早在西周时期我国就建立了一整套医药行政管理制度,公元前11世纪,属天官管的医师为众医之长,……掌众医之政令,聚毒药以供医事。秦汉时期,设太医令和太医丞掌握医药之政令。到了唐代,出现了管理药品质量的药品标准或医药书籍,本草学著作《新修本草》诞生,这是世界上最早由国家权力机关颁布的、具有法律效力的药学专著,被认为是世界上最早出现的药典。宋代设立了专管药政的机构"尚药局",为全国最高药政机构。后北宋施行王安石变法,推行新政,按"市易法"设立了国家的药物贸易机构,后改为"太平惠民局",这是我国历史上最早的由政府设立的药事组织,也使药事管理纳入国家法制管理的范围,由国家控制药品贸易,实行专营,制止商人投机,对制药实行监管。太平惠民局还制定了生产药品的法定标准《太平惠民和

知识拓展:
英国药品
价格管理

剂局方》。

辛亥革命后,民国政府照搬美国模式成立了卫生部,负责管理全国医药卫生工作,同时设立药品检验机构负责卫生实验及药品检验工作,先后公布了一批药品监督的法律、法规。1930年,卫生部颁布了《中华药典》,它以《美国药典》(1926年版)为蓝本,参考《英国药典》和《日本药局方》等组织编订而成,收载药物718种。1907年,中华药学会成立,1942年该学会更名为中国药学会,这是我国成立最早的药学学术团体。

1949年,中华人民共和国成立,药事管理在我国进入历史发展的新阶段。建国之初,党和政府颁布了一系列的药事规范性文件促进药学事业的发展,并基本建立了从中央到地方的药事管理体制,由卫生部统一负责药品监督管理工作,在全国建立起了药品检验技术监督机构。1953年,我国政府颁布了新中国第一部药典,即1953年版《中华人民共和国药典》,它收载了当时国内已能大量生产的品种。1963年卫生部发布了《关于药政管理的若干规定》(试行)。从1954年到1966年,国务院和卫生部制定发布了上百个法律文件,逐步将我国药事管理工作纳入法制化的轨道。"文化大革命"时期,我国药事管理的发展进程受到严重阻碍,药事管理工作出现了大规模的倒退。改革开放大力推动了我国药学事业进入蓬勃发展的新时期,政府部门恢复、建立和加强了药事管理工作。1978年国务院批准的《药政管理条例(试行)》中明确规定了新药研制和生产的必经程序。

1984年9月20日,新中国历史上第一部真正意义上的药事法律——《中华人民共和国药品管理法》,由第六届全国人民代表大会常务委员会通过,并规定于1985年7月1日起实施。从1984年至1998年,国务院、卫生部、国家医药管理局、国家中医药管理局、国家工商行政管理局等政府部门先后颁布了300多个有关药事管理的行政法规和部门规章,形成了我国药事管理法律体系的雏形。1998年,根据当时国务院机构改革的"三定"方案,我国组建了国家药品监督管理局(State Drug Administration,SDA),由其统一行使原来分散在各个政府部门中的药品监管的权限。SDA成立后,制定并颁布了一系列新的药品监督管理的部门规章,如《药品生产质量管理规范》(GMP)、《药物非临床研究质量管理规范》(GLP)、《药物临床试验质量管理规范》(GCP)和《药品经营质量管理规范》(GSP)等。这些规范的实施,推动了药品质量管理的科学化、规范化和法制化进程,规范了药品监督执法的程序,强化了药品监督管理职能。

2001年2月28日第九届全国人民代表大会常务委员会第二十次会议修订了《中华人民共和国药品管理法》,自2001年12月1日起施行。《中华人民共和国药品管理法》修订案在立法理念和立法技术上进一步成熟,体现了确保药品安全有效的核心价值和依法行政、权责一致的精神,它针对1985年《中华人民共和国药品管理法》中部分不适应社会主义市场经济体制的内容进行了修订,将十几年来在实践中总结出的一些行之有效的药品监督管理制度加以确认。2013年和2015年,为进一步简化行政部门工作流程,推进药品价格改革,全国人民代表大会对《中华人民共和国药品管理法》进行了两次修正,删去了药品生产、经营行政许可过程的工商登记的强制性要求以及药品价格管理中政府定价的规定。2019年8月26日,第十三届全国人民代表大会常务委员会对《中华人民共和国药品管理法》进行了第二次修订,颁布了现行《中华人民共和国药品管理法》。

2018年,根据新一轮的政府机构改革方案,国务院组建了国家市场监督管理总局,在国家市场监督管理总局下设国家药品监督管理局(National Medical Products Administration,NMPA)。NMPA是国家市场监督管理总局管理的国家局,其主要职责是负责药品医疗器械和化妆品安全监督管理,拟订监督管理政策规划,组织起草法律法规草案,拟订部门规章,并监督实施。

三、药事管理学科的形成与发展

(一)国外药事管理学科的形成

19世纪至20世纪初,随着制药工业新药研发能力和生产能力的提高,药品的种类、数量出现了大幅度增长,药品的作用开始受到经济、社会、管理等因素的制约或促进,药学实践也逐渐与社会、经济、法律、教育、公众心理等因素相互融合,药学学科从纯粹的自然科学逐渐发展成一门与社会科学相互交叉的复合型科学。药事管理学科(discipline of pharmacy administration)作为药学分支学科,在此背景下应运而生。它运用管理学、法学、社会学、经济学等社会科学的知识和方法专门研究药学事业管理活动中出现的各种问题,探索药事管理活动的规律和方法,研究如何优化药物资源的配置,指导药物研发、药品生产流通和药品使用等药事活动,提高药事活动的效率。

(二)国外药事管理学科的发展

随着药事管理学科的发展,药事管理学逐渐成为西方发达国家药学教育体系中的重要组成部分。药事管理类课程在发达国家高等药学教育发展的初期阶段就被列入药学教育基本课程之中。如早在1821年美国费城药学院建立之时,"药房业务管理"就被列为药学学校教育课程。美国药学院协会(American association of colleges of pharmacy,ACCP)颁布的第5版药学教育大纲中,药事管理学科课程均被列为基本课程。1950年经美国药学院协会同意,这类课程被正式更名为药事管理。20世纪50年代以后,随着医学模式向生物-心理-社会模式的发展,西方药学教育向6年制临床药学Pharm.D(doctor of pharmacy)学位教育发展,药学教育的主要任务是培养参与临床药物治疗,保证合理用药的药师。具有社会性特色的临床药学(clinical pharmacy)成为药学学科的主流,药事管理学科在高等药学教育中更加重要。在美国Pharm.D学位教学计划中,开设有5~6门该学科的课程,占总学时的10%左右。目前,美国药学院校开设的药事管理类课程主要有药房管理(pharmacy management)、医药市场营销(pharmaceutical marketing)、药事法律(pharmacy law)、药物经济学(pharmacoeconomics)、药物流行病学(pharmacoepidemiology)、药事管理研究(research in pharmacy administration)、医院药事管理(hospital pharmacy administration)和社会与行为药学(social and behavioral pharmacy)等。

20世纪50年代,药事管理学科被列为硕士、博士学位的专业。从20世纪50年代到90年代,美国各药学院校纷纷成立药事管理系。2018年度,美国共有50多所院校招收药事管理类专业研究生。与此同时,药事管理学的科研工作也逐渐开展起来,药学院校出现了专职从事药事管理学教学和科研工作的教师,该学科的教师人数与药物化学、药剂学、药理学等学科基本相同。学术界创办了多本被社会科学引文索引(Social Science Citation Index,SSCI)或科学引文索引(Science Citation Index,SCI)收录的药事管理学术期刊,如美国《食品和药品法杂志》(*Food and Drug Law Journal*)、美国《药物经济学杂志》、《社会与管理药学研究》(*Research in Social & Administrative Pharmacy*)、《美国卫生系统药房杂志》(*American Journal Health-System Pharmacy*)、《国际临床药学杂志》(*International Journal of Clinical Pharmacy*)、《健康价值杂志》(*Value in Health*)等。还有相当数量的综合性期刊也刊登药事管理学的研究成果,如*PLoS Medicine*、*Lancet*、*British Medical Journal*(BMJ)等刊登的相关研究论文,极大地提高了药事管理学科的研究水平,促进了该学科的迅速发展。

(三)我国药事管理学科的产生与发展

药事管理学科在我国形成较晚,20世纪20—40年代,有少数教会学校开设了"药房管理""药物管理法及药学伦理"等课程。1954—1964年间,各高等药学院校效仿苏联药学教学课程体系,普遍开设了"药事组织"课程,成立了药事组织学教研室,高教部颁布的药学教育教学计划中也将"药事组织"列为高等药学院(系)药学专业的必修课程和实习内容。1984年《中华人民共和国药品管理法》颁布后,我国药事管理学科开始受到教育、医药卫生行政主管部门的重视。1985年秋季,华西医科大学药学院率先给药学类各专业本科、专科学生开设"药事管理学"课程,随后北京大学药学院、海军军医大学药学院等先后将药事管理学列为必修课程。1986年,中国药学会组建成立的药事管理专业委员会,是我国第一个药事管理学二级全国学术机构。1987年国家教委决定将药事管理学列入药学专业必修课。1993年人民卫生出版社出版发行了我国第一部药事管理学规划教材。

经过多年的发展,我国药事管理学科体系逐渐完善,各高等药学院校(系)普遍开设了药事管理学类课程。目前,药事管理学已成为高等药学院校(系)药学及相关专业的必修课之一。药事管理学科课程从原来仅有一门"药事管理学",已发展为药事法规、医院药事管理、医药市场营销学、医药国际贸易、医药消费行为学、药物流行病学、药物经济学等系列课程群。

1995年起,国家执业药师资格考试将"药事管理与法规"和"药学综合知识与技能"列为必考科目。药事管理学科所涉及的知识点占执业药师资格考试应考知识点的50%。教育部在本科专业目录中设置了药事管理专业,中国药科大学、沈阳药科大学、广东药科大学、南京中医药大学等高校相继招收药事管理专业的本科学生,培养既精通药学专业知识又掌握社会科学基本理论和研究方法的复合型药学人才。

部分高等药学院校(系)成立了药事管理教研室,建立了专职或兼职的药事管理师资队伍。中国药科大学成立了国际医药商学院,沈阳药科大学成立了工商管理学院,广东药科大学成立了医药商学院、医药经济学院。北京大学、四川大学、复旦大学、郑州大学、西安交通大学、北京中医药大学、南京中医药大学、南京医科大学等高校设置了药事管理学系或教研室。从1994年起,中国药科大学等15所高等药学院校开始招收药事管理方向的硕士研究生,目前已为政府部门、医药企业、高等院校培养了一批药事管理的研究型和应用型人才。目前,已有中国药科大学、沈阳药科大学、北京大学、四川大学、天津大学、西安交通大学等高校招收药事管理方向的博士研究生。

我国药事管理学的科研工作从20世纪80年代起步。学术界创办了《中国药事》《中国药房》《医药导报》《上海医药》《药物流行病学》《药学实践杂志》等期刊,刊登药事管理类的研究论文,其他药学类期刊和卫生管理类期刊也开辟了药事管理专栏。近年来,我国每年公开发表的药事管理类研究论文数量迅速增长,论文的质量也有了提高,已有部分高质量的论文刊载在《管理世界》《中国法学》等中文社会科学引文索引(Chinese Social Science Citation Index,CSSCI)来源期刊上。国内学者也开始在SCI或SSCI收录的国际期刊上发表药事管理研究结果的论文,包括药物可及性政策、基本药物制度、抗菌药物管理、临床药学服务、药物知识产权保护、药物经济学评价等反映我国药事管理领域的热点问题的研究结果越来越多地被国际同行认可,反映出我国药事管理领域研究水平的持续提高。每年均有一定数量的药事管理类研究课题受到国家社会科学基金或国家自然科学基金资助,研究主题涉及罕见药物管理、临床药学服务、基本药物、药品监管、药品可及性、抗菌药物管理、仿制药替代原研药政策、合理用药、药品不良反应、药品价格、医药供应链、药品配备采购、基层药学服务、药物治疗管理服务(medication therapy management,MTM)、药物政策等。

经过多年的学科建设与发展,目前我国药学院校药事管理学科已经形成了一批药事管理类课程群,具体的课程包括以下几大类。

1. 法学类 目前国内药学院校普遍开设了"药事法规"或"药事管理与法规"课程。该类课程的内容从适应国家执业药师资格考试的要求出发,以介绍我国现行药品管理法的基本内容为主线,要求学生熟悉、了解或掌握《中华人民共和国药品管理法》《中华人民共和国药品管理法实施条例》《麻醉药品和精神药品管理条例》《药品注册管理办法》《药品生产质量管理规范》《药品进口管理办法》及《刑法》部分章节等数 10 个法律、法规、部门规章等规范性文件的规定。

2. 管理学类 这类课程运用管理学基本理论知识和方法,研究药品经营企业、制药企业等管理过程活动的规律。目前,国内药学院校开设的这类课程主要包括"药事管理学""医院药事管理""医药企业管理""医药生产企业管理""药品生产质量管理""医药商业企业管理"和"药品质量管理"等。

3. 经济学类 这类课程主要介绍药品、药事的经济活动的特点和规律,基本属于微观经济学或宏观经济学范畴。我国药学院校开设的"医药市场营销学""药物市场学""药物经济学""医药产业经济学""国际医药贸易"等课程,均属经济学类课程。

4. 方法学和信息学类 方法学(methodology)和信息科学(information science)课程主要包括"药事管理研究方法""药品信息评价方法""药学信息检索"与"药品信息学"等。

第二节 药事管理学的研究内容与研究方法

一、药事管理学的研究内容

药事管理学研究的内容与各国药学事业发展的整体水平关系密切,在一定程度上受各国社会经济发展状况、医药卫生体制等多方面因素的影响。总的来说,药事管理学的研究内容主要包括以下几个方面。

(一) 药事法律体系的研究

依法管理药学事业,是现代法治国家发展药学事业的主要途径和方法。药事法律体系是指由国家制定或认可,并由国家强制力保证实施,具有普遍效力和严格程序的行为规范体系,是调整和保护公民在药事活动中为维护人体健康生命权益而形成的各种社会关系的法律规范的总和。20 世纪 60 年代以来,各国的药事法律体系在总结历史经验教训的过程中迅速得到建设和发展。

当前我国药事法律体系研究的主题是如何制定并执行符合国情的药事管理法律、法规、规章等规范性文件。我国建立完善药事法律体系,应充分吸收借鉴发达国家药事立法、执法和司法的经验,并回顾总结自身的历史经验教训,既立足于本国实际,又积极与国际接轨。

(二) 药品监督管理体制的研究

药品监督管理体制研究对象主要包括药品监督管理机构的设置、职能配置及运行监督机制等。具体如下:国家药品监督管理部门以及被授权组织与相邻国家机关之间的权限划分关系,比如药品监督管理部门与卫生行政部门、市场监督行政部门等其他涉及药品监督管理的政府部门之间的关系;药品监督管理系统上下级行政机关之间、不同职能或不同地域的行政机关之间的权限划分关系,比如中央和地方药品监督管理部门之间的关系;药品监督管理机构对内的构成关系,即药品监督管理机关各内部组织机构之间、行政机关与公务员个体之间、公务员相互之间的地位、权限、职责的划分和确定关系。

(三) 药品质量管理的研究

随着科学技术的进步和生产力的发展,质量管理在经历了质量检验阶段、统计质量管理阶段后进入了全面质量管理的新阶段。药品质量管理同样经历了质量检验阶段、统计质量管理和全面质量管理阶段。药品质量管理的内容包括制定药品质量标准、执行药品质量标准、制定

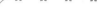

影响药品质量工作的标准技术性规范等。

（四）药品生产、经营管理的研究

药品生产、经营管理是药事管理的重要组成部分。运用管理科学的原理和方法研究政府对药品生产、经营企业运营状况的管理，研究药品生产经营企业自身进行的管理活动。药品生产经营企业是医药经济的细胞，除了必须按政府制定的药品生产、经营质量管理规范（GMP、GSP）组织生产、经营活动外，应合理地安排和分配企业拥有的资源，有效地取得每个成员的贡献，实现生产、经营效率的最优化。药品生产、经营管理的研究即是运用企业管理的原理和方法，结合药品企业和医药行业的特点，指导药品企业决定正确的生产、经营内容和方向，保证企业适时地得到适当数量和种类的经营资源，成功地销售转换这些资源得到的产品，充分实现产品的价值。

（五）药房管理的研究

药房（pharmacy）通常分为社会药房（community pharmacy）和医院药房（hospital pharmacy），社会药房又称为零售药房。发达国家多以社会药房为分发销售药品的主要途径，形成医、药职业上的分工，现被称为"医药分业"。而我国大多数药品由医院门诊药房调配后发出，供患者使用。药房管理主要研究内容包括药房的作用与地位，门诊药房的发展，药房的业务运转等。随着社会的发展，药房管理研究的内容已由单纯的调配分发药品向保证合理用药的方向发展，要求药房向患者提供全程药学服务，优化用药方案，提供用药信息，保证合理用药。自2000年起，我国实施了药品分类管理制度，实施处方和非处方药（OTC）管理。非处方药在社会药房中具有潜在的市场前景，社会药房在公众保健中将发挥作用，医疗保障制度的改革将推动社会药房的发展。因此，医院药房和社会药房的发展及其作用的变化，都将成为药房管理研究的重点。

（六）药品市场的研究

早期的药事管理学科发展的主要方向是商业药学，药品市场研究与商业药学密切相关。药品市场是医药商品交换流通的领域，与医药经济发展状况密切相关。药品市场研究是通过市场调查与预测等科学方法对药品市场的现状、发展趋势进行分析判断，评估并衡量对企业的影响，为经营决策提供实证依据。典型的药品市场研究的主题包括某地区药品市场特点分析、消费者自我药疗行为研究、某品牌感冒药的促销策略、某年世界药品市场销售额的预测、大型跨国公司（企业）市场占有率研究以及制药公司研究与开发费用分析等。

（七）中药管理的研究

中医药是我国卫生健康事业的重要组成部分，独具特色和优势。我国中医药与现代医药互相补充，共同承担着保护和增进人民健康的任务。中药作为药品，在国家法律、法规上与其他药品有共性的一面，也有独有的特征。中药的种植栽培、生产管理、研究、使用、科技与教育管理等方面已经形成了自己的特色，受到国内外普遍重视。加强中药管理，保护药材资源和合理利用，提高中药质量，积极发展中药产业，推进中药现代化已成为我国健康产业的重要任务。研究中药管理，对加速中医药事业发展、提高中医药整体管理水平具有重要意义。

（八）药品知识产权保护研究

知识产权保护是指对知识所有者（发明人）的智力成果进行法律保护。知识产权是一种无形资产，主要的表现形式包括专利、商标、商业秘密、著作权等。新药的研究开发投资大、风险高、研究时间长，一旦开发成功，在知识产权保护期内，可获得丰厚的回报。如在国际医药市场年销售额突破千亿美元的药品中绝大多数是尚处在专利保护期内的药品。

1992年1月中美两国政府签署《中华人民共和国政府与美利坚合众国政府关于保护知识

产权的谅解备忘录》，此后我国政府相继与欧盟、日本等地区和国家签署保护知识产权双边协议，我国药品知识产权保护走上了法制化的轨道。随着 2001 年我国加入世界贸易组织（World Trade Organization，WTO）并签署 WTO 的《与贸易有关的知识产权协定》（TRIPS），我国在药品知识产权保护方面必须遵守国际惯例和公约，维护知识所有者的权益。因此，建立药品知识产权保护法律体系、制定药品知识产权保护战略等成为我国药事管理学科研究内容中的热点之一。

（九）社会与行为药学研究

现代药学由工业药学逐渐向临床药学转变，药学技术人员的职能和角色也发生了变化。药学技术人员由过去面向药品转变为面向患者，为患者提供面对面的药学服务，保证合理用药，提高医疗质量。社会与行为药学（social and behavior pharmacy）研究在此背景下应运而生，它基于社会学、心理学与行为科学的原理和方法研究药学技术人员与其他医护人员、患者的关系，角色变化；研究药品在使用过程中药学技术人员、医护人员以及患者的心理和行为对用药效果的影响；研究药学实践活动中的医生、护士和药学技术人员的沟通技巧；研究年龄、性别、文化教育、性格、态度以及传统文化背景等社会行为因素与药学实践的联系与影响。

（十）药学情报评价和药学信息管理的研究

药学情报评价和药学信息管理的研究是指运用研究和评价的原理、方法以及现代信息技术对药学情报和药学信息进行整理、分析和评价，对药品信息进行接收、处理。此领域研究的目的是使医生、护士和药学技术人员深入了解有关药品的信息及其情报评价，为临床及时、正确、合理地使用药品提供依据。

二、药事管理学的研究方法

药事管理学与药物化学、药理学、药剂学和药物分析等药学其他分支学科的主要基础理论存在较大差异，研究方法亦不相同。药事管理学的研究对象以"人"及"社会"为主，其研究环境与条件、研究结果的解释程度等均与以"物"为研究对象的自然科学研究有所区别。国内外药事管理学研究常采用理论与实证相结合的方式进行。

实证研究是管理学基本研究方法之一，是指通过对研究对象进行大量的观察和调查，获取客观材料，从个别到一般，归纳出事物的本质属性和发展规律的一种研究方法。实证研究方法建立在事实观测基础之上，通过一个或若干个具体事实或证据而归纳得出结论，它不仅能为药事管理学提供丰富的素材，而且还可以丰富药事管理学的理论，使之更好地为药学实践服务。药事管理学的实证研究，则是对药事领域中所存在的大量与药事管理有着直接、密切联系的现象和事实进行调查研究。实证研究主要采用现场调查和实验研究两种方法进行。

（一）现场调查

现场调查又称统计调查研究（survey research），是指研究者以特定群体为对象，应用问卷调查或其他统计调查工具，向研究对象样本询问问题，收集有关群体的资料及信息，借以研究样本回答问题的数据为基础，了解该群体的普遍特征。现场调查是通过抽样调查收集第一手数据，以描述难以直接观察的总体的最佳方法，它通过收集客观事实资料，产生感性认识，对客观事实资料进行分析研究，继而产生理性认识。药事管理学的现场调查涉及药事管理的相关执业人员的态度、观点，以及某项药事管理的政策或措施产生的效果或影响，比如医生和患者对基本药物的认知度调查、儿童基本药物短缺感知度调查、住院患者药物治疗服务满意度调查、仿制药替代原研药认知情况调研、患者对临床药师的认知与态度调查等；或是对药事领域中的现状进行调查分析，如某市基本药物可获得性调查、三级医疗机构实施药品"零差率"政策效果评价、抗菌药物处方行为的影响因素研究等。现场调查的一般程序如图 1-1 所示。药事管理学的现场调查可分为 9 个步骤(图 1-1)。但 9 个步骤并非按顺序进行,研究者可结合研究课题的实际情况做出调整。

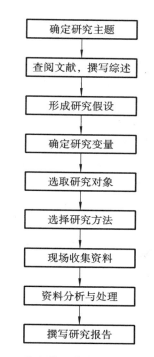

1. 确定研究主题 研究主题是研究的核心和起点,药事管理研究主题的主要来源包括医药行业中与患者就医用药密切相关的热点问题、医药行业亟须解决的问题、国家政府部门委托的研究课题、基于研究者个人兴趣产生的主题等。无论研究动机如何,研究主题必须满足科学发展的需要,具备一定的创新性和新颖性,以客观事实和理论为依据,此外,研究主题的选择还需考虑研究团队的各种条件,如研究人员的数量、知识、技能以及研究经费的保障等主客观因素。

2. 查阅文献,撰写综述 与研究主题有关的文献资料可为研究工作的顺利进行提供研究理论基础和研究方法上的借鉴。文献是科学研究的基石,只有站在文献这个"巨人的肩膀"上,科学研究才能更深入而富有成效。通过查阅并整理归纳文献、撰写综述可以帮助研究者了解在研究主题的相关范围内,前人已开展哪些研究工作,已有哪些研究结论,使用了哪些研究方

图 1-1 药事管理学的现场调查流程图

法,哪些问题尚未得到解决或无人进行过相关研究探讨等情况。对当前研究不足的评述是文献综述的点睛之处,这些不足正是研究选题要填补的空白。

3. 形成研究假设 研究假设是指在研究开始时提出的有待检验的命题,它是对某种与研究主题相关的行为、现象或事件做出的一种合理的、尝试性的并有待检验的解释,它表明研究者对研究结果的一种设想,对研究问题中变量间关系的一种预期。研究者提出假设后,应收集数据和事实来检验假设,无论验证结果是否支持假设,研究工作都将为理论与实践做出贡献。

4. 确定研究变量 研究假设形成后,要将假设中所涉及的各种概念转换成可观测的变量,即研究变量,明确研究变量的内涵并清晰地界定其涉及的范围,以便设计出可操作的数据观测方案。比如,研究国家基本药物制度实施对基层医疗机构的影响,可设计出三个反映基层医疗机构运行的指标,即基层医疗机构的收入结构、基层医疗机构的运行状况和药品购销状况,再为这三个指标设计三个可供测量的变量,即门诊药品收入占门诊全部收入比例、月平均处方数和基本药物占全部药品使用比例。

5. 选取研究对象 药事管理研究对象通常是与药事活动有关的个人、群体、组织、社会、产品或社会成员及其行为。研究者在收集资料之前,必须确定研究总体(study populations),即所有研究对象的集合,并确定从研究总体中抽取样本的方法,常用的抽样方法包括随机抽样、滚雪球抽样、分层随机抽样、整群抽样、偶遇抽样等。

6. 选择研究方法 药事管理学的现场调查也需要采用一定的研究手段进行定量或定性分析。研究者应根据研究主题的性质,结合研究目的以及研究对象的特征,决定现场收集资料的方法。药事管理学的现场调查常使用实地观察、问卷调查等技术来收集资料,需要编制调查问卷、观察量表等。

7. 现场收集资料 药事管理学的现场调查收集资料的方法主要包括问卷法(定量分析)和访谈法(定性分析)。问卷法是管理学现场调查中普遍采用的方法,问卷调查费时短、成本低、样本量较大,随着互联网技术的发展,可采用电子问卷的方式进行。一份有效的问卷主要包括问卷名称、封面信、问候语、问题及答案等组成部分。在问卷答案设计中常常包含量表,量

表的作用是将被测量的变量属性赋予一定的数字或符号,以便对答案进行统计分析。常见的量表有总加量表、李克特量表(Likert scale)和语义差异量表等。访谈法是另一种现场调查收集数据的方法,问卷法中的问卷是自填式问卷,要求回答者自己阅读并填写答案,而访谈法是由研究者根据事先设计好的问卷或访谈提纲,采用面对面式的问询方法向被访者口头提问并及时记录答案。访谈法可以得到深入的资料,但是较费时、成本高、样本数量有限。

8. 资料分析与处理 应用各种研究工具所收集的资料是原始资料,必须经过进一步的处理、整理与分析,使其具有一定的质量与表现形式,才能进行适当的描述或阐述。定量分析还要求进行数据处理(data process),将原始数据输入并储存在计算机中,利用软件进行编码或转换成代码和规范的数字并进行归类。在数据处理的基础上还需进行数据分析(data analysis),将描述性统计技术和推断性统计技术运用到药事管理研究中。

9. 撰写研究报告 研究报告的内容大致包括摘要(目的、方法、结果和结论)、背景(所研究的问题,研究的意义)、资料来源、研究对象概况描述、收集分析资料的方法、结果(通过研究揭示的问题)、讨论(分析比较研究结果,探讨研究结果反映的问题)、参考文献(期刊、教材、专著、网络资料等)。

(二)实验研究

在药事管理领域,验证原因与结果关系的研究假设常常采用实验研究的方法进行,即研究分析"为什么"。实验研究的核心是通过经过"处理"的实验组与未接受"处理"的对照组比较分析,探索是否存在假设的因果关系。所谓"处理"是指对研究对象施加一定的干预措施,观察干预措施对研究对象产生的影响。通常采用随机化分组的形式开展研究,将研究对象分为实验组(experimental group)和对照组(control group)。实验组是指接受干预措施的一组研究对象,对照组是指未接受干预措施的一组研究对象,实验结束时,比较实验组和对照组便可分析出干预措施产生的差异。实验研究的优点在于研究者可以按照自己提出的假设来决定研究变量,通过实验设计排除自然状态下的干扰因素,使得实验结果清晰、可靠,具有一定的可验证性和可重复性。相对于现场调查,实验研究的成本较低,所需样本量较少,差旅费用不高。实验研究的主要缺点是在非自然状态下开展研究,由研究者人为制造实验条件,研究结果的外部效度不高,难以推广研究结果。

第三节 药事管理学课程概述

一、药事管理学的课程内容概况

本书以药事管理学的基本知识为主要教学内容,涉及的知识点主要包括以下 14 个方面。

(1)药事管理与药事管理学的相关概念、国内外药事管理与药事管理学科的产生与发展、药事管理学的研究内容与方法、药事管理学与相关学科的关系。

(2)药师的含义、分类及其功能,包括药学技术人员、药师、执业药师以及临床药师的含义,国内外执业药师资格制度发展现状,我国执业药师资格制度,执业药师资格考试、注册、继续教育以及药师职业道德规范等内容。

(3)药事组织,包括组织与药事组织的概念、药品监督管理组织体系、药品生产经营组织体系、药学事业性组织和社会团体以及国外药事管理体系。

(4)我国现行的药事管理法律、法规、规章,包括药事法的概念与特征、药事法的基本原则、药事立法的理论基础、《中华人民共和国药品管理法》及其实施条例等内容。

NOTE

（5）药事管理政策与制度，包括国家基本药物政策、医疗保障与基本医疗保险用药政策、药品分类管理制度、国家药品储备制度、药品价格管理制度。

（6）药品注册管理，包括药品注册管理的概念、药品注册的基本要求、药物非临床研究和临床研究的要求、药品申报与审批程序、药品专利保护等。

（7）药品生产质量管理，包括质量和质量管理的基本概念、《药品生产质量管理规范》（GMP）的基本思想、具体要求与主要内容，GMP 及其有关术语的含义。

（8）药品经营质量管理，包括药品经营企业开办与管理、《药品经营质量管理规范》（GSP）概述、GSP 认证管理、药品流通监督管理。

（9）医疗机构药事管理，包括医疗机构药事管理组织及其职责，医疗机构药品调剂、处方及供应管理，医疗机构制剂管理，药物临床应用管理。

（10）中药管理，包括中药概念与分类、中药行业的发展、中药现代化、野生药材资源管理、中药材与中药饮片管理、中药品种保护管理。

（11）特殊管理药品管理，包括麻醉药品和精神药品管理、医疗用毒性药品管理和放射性药品管理。

（12）药品标识物、商标及广告管理，包括药品包装、标签与说明书管理，药品商标的概念与功能，药品广告管理的相关规定以及互联网药品信息服务管理。

（13）药品监测与药品召回管理，包括药品不良反应相关概念与分类、药品不良反应监测机构及其职责、药品不良反应报告要求、药品上市后再评价制度、药品整顿与淘汰制度、药品召回管理。

（14）药品知识产权保护管理，包括药品知识产权的概念、种类和特征，药品专利的类型及授予条件，药品商标保护的类型及内容，药品商标保护的特点及注册原则，药品商标权的保护，药品专利的概念及特点，医药商业秘密及保护，医药未披露数据保护，药品知识产权保护体系，药品专利权的内容、申请原则与程序。

二、药事管理学的教学要求

药事管理学的教学任务是要求学生通过对药事管理学课程的学习，深刻领会药事管理学的基本理论知识、基本原则和基本观点，为进一步分析和解决药事管理中的各种实际问题打下坚实的理论基础，要求学生在基础知识掌握的前提下，运用药事管理学中的基本原理分析和解决药学实践中涉及的管理问题。

通过本课程的教学，学生还应初步掌握药事管理学科研工作的能力，包括掌握专业文献资料检索的方法、现场调查的方法、数据整理与分析的方法以及撰写药事管理学研究论文的能力等。

三、药事管理学的教学方法

除了在教学中采用传统的授受式教学方法外，教师还可根据药事管理学课程的特点，灵活选择以下教学方法开展课堂教学或课外实践教学。

（一）案例式教学法

案例式教学法在药事管理学课程的教学过程中常被大量采用。案例式教学法有以下几种具体形式。

1. 举例式教学　教师可在课堂上列举现实生活中发生的案例对某一特定知识点进行说明，引导学生主动参与、积极思考，充分保障教学效果。例如，在"药品管理法"课程中"假劣药的法律界定"这部分内容的教学过程中，教师可针对媒体曝光的"齐二药"亮菌甲素假药案、吉林长春长生疫苗案件、电影《我不是药神》中的事件等医药行业发生的鲜活案例进行具体说明。这样不仅能让学生分析认定假劣药的依据,还可引导学生分析发生这些案件的深刻的社会背景以及可采取的相应对策。

2. 讨论式教学 该法可以发挥学生学习的主观能动性,鼓励学生参与课堂教学,积极运用所学知识解决问题。教师事先准备若干个现实生活中发生的案例,将学生分成若干小组,要求学生在规定的时间内围绕案例所揭示的问题进行讨论,每小组推选一名代表进行课堂发言,其他学生和教师进行评议。

3. 模拟法庭式教学法 该法主要适用于药事法律、法规部分的教学。由教师事先选定1～2个医药行业发生的疑难案例,将学生分成三组,分别代表原告、被告和审判法官,要求学生模拟真实审判程序来组织法庭审判。学生通过参与模拟法庭审判,熟悉法庭的程序,提高实务操作能力,使理论知识得到细化,锻炼法庭组织能力、法学知识的运用能力,并且能够锻炼在实务操作中的综合素质。模拟法庭生动的形式可吸引众多学生参与,进而产生积极的影响。

(二) 现场教学法

对于如药品生产质量管理、药品经营质量管理、医院药房管理等实务性很强的知识点教学内容,教师可组织学生到医药生产经营企业、医疗机构进行实地观摩实践,使学生对书本上的知识有一个从抽象到具体的认识,从而达到理论与实际的良好结合。又如药品生产管理章节的教学环节,可由相关教师带领学生前往实训基地进行,由学生亲自操作相关仪器设备,体验药品生产管理的过程。

(三) 翻转课堂教学法

翻转课堂(flipped classroom,FC)区别于传统课堂,翻转课堂是指将面对面教学与以科技媒体为手段的教学充分结合并在学生、教师、学习资源之间形成充分互动的课堂形式,"翻转"的是从以教师的"教"为中心变为以学生的"学"为中心。翻转课堂教学的优点是可以将教学内容通过互联网技术图文并茂地展现给学生,感染性较强。教师可自行拍摄教学视频,利用学校的网络平台,上传教学资料,学生根据教学内容自行观看和学习,积极思考,并以学生为中心在课堂上进行讨论。此教学方法可调动学生学习的积极性,引发学生的学习兴趣,培养学生综合分析问题和解决问题的能力。

(四) 研究性教学法

研究性教学是指教师在学生掌握一定学科基础知识和分析方法的基础上,鼓励学生主动发现问题、分析问题、解决问题,在探究过程中能动地获取知识、发展技能、培养能力,特别是培养研究创新能力。相对于以授课为学习基础的授受式传统教学法,研究性教学法能够有效改变教学中"填鸭式"的知识灌输、学生主动性和参与性差、创新能力培养不足等弊端。教师可以抓住能够引起学生兴趣,且与药事管理课程相关的社会热点问题设计出可行的研究软课题,指导学生运用所学知识进行研究设计,引导学生在教师帮助下亲自参与实践,开辟第二课堂,深入学校、社区、企业和医疗机构开展实证调研,撰写研究报告,组织研讨。这样不仅能激发学生主动学习的积极性,改变学生只能被动听讲、不主动思考、靠死记硬背的方式进行学习的弊端,还有助于实现本课程的教学目标和教学方法与课程特点的紧密结合。如教师事先设计几个具备可行性的研究课题,将学生分成若干小组,每个小组抽签选择课题,要求学生利用课余时间完成研究设计、问卷设计、现场调查、数据录入分析、撰写研究报告和进行课堂汇报的全过程。这类课题应与药事管理学课程紧密联系、难度适当,与学生的能力和知识结构相适应。可供教师选择的课题有基本药物价格调查,居民抗生素使用知识、态度与行为调查,基于计划行为理论的药学生从事医药代表意愿调查,市民对执业药师认知情况及执业药师状态调查,社区居民家庭小药箱状况调查,抗癌药品经济负担调查,医学生对参与药物临床试验的态度调查等。

第四节 药事管理学与相关学科的关系

药事管理学的基础理论是管理学、法学、经济学、社会学、卫生事业管理学、流行病学和循证医学等社会科学和自然科学,它们为药事管理学提供理论支持和研究方法,为药事管理学学术水平的提升提供发展动力。药事管理学是药学的重要分支,只有将药事管理学的研究成果运用到药学这门自然学科的实践领域中,药事管理学才能发挥重要的作用。

一、管理学与药事管理学

管理学是研究管理活动的基本规律和一般方法的科学,它综合运用经济学、哲学、社会学、历史学、心理学、人类学、数学以及各种专门的工程技术学和计算机科学指导管理实践。药事管理学是管理学的分支学科之一,它与管理学是特殊与一般的关系。药事管理学运用管理学的理论和方法指导药学事业管理实践,如管理的基本职能是通过计划、组织、领导和控制实现对现实资源的有效整合,而药事管理学的研究内容之一就是如何有效运用计划、组织、领导和控制等手段实现对药物资源的有效整合,实现药事组织的目标。管理学可以吸收药事管理学中具有普遍意义的原理和规律来丰富自己的理论体系。

二、法学与药事管理学

法学(jurisprudence)又称法律科学,是研究法、法的现象以及与法相关问题的专门学科,是关于法律问题的知识理论与体系,它以法和法律现象及其发展规律为研究对象。研究者可以运用法学理论和方法开展药事管理学研究。法律方法是药事管理学的方法之一,运用药事立法、司法和执法等手段规范和监督药事组织及其成员的行为,以使药事管理目标得以顺利实现,即通常所说的依法治药、依法管药。

三、经济学与药事管理学

经济学(economics)是研究商品或服务的生产、交换、分配和消费,以及这一过程中有限资源的消耗和使用的学科总称。经济学的原理和方法是药事管理学研究的手段之一,药学事业活动中的经济问题也是药事管理学研究的内容之一。药品是商品之一,它的研制、生产、流通和使用也必须遵循经济活动的一般规律。药事管理学常以药品、药学服务、人民健康与社会经济发展之间的相互制约关系、药事领域内的经济关系和经济资源的合理使用为研究对象,以揭示药事领域内经济规律发生作用的范围、形式和特点。与药事管理学密切联系的经济学分支学科是药物经济学、卫生经济学、医药产业经济学等。

四、流行病学与药事管理学

流行病学(epidemiology)是研究特定人群中疾病、健康状况的分布及其决定因素,并研究防治疾病及促进健康的策略和措施的科学。流行病学是药事管理学的重要研究方法之一,研究者常应用流行病学的原理和方法来指导药事管理活动,药事管理学的研究方法如现场调查等方法可来自流行病学。目前药事管理学已发展到研究社会因素对个体和群体用药效果的影响及其规律的阶段。流行病学中的多种研究方法可以为药事管理学提供方法学借鉴。如药事管理学研究中可采用监测、观察、假设检验、分析研究以及实验等流行病学研究方法。病例-对照研究(case-control study)和队列研究(cohort study)也可以成为某种药品使用管理模式效果评价方法。又如流行病学中的"决定因素"是指影响健康的所有物理、生物、社会、文化以及行为因素,药事管理学研究中也可以借用此概念分析影响患者用药效果的"决定因素",尤其是社会和文化方面的因素。

五、循证医学与药事管理学

循证医学(evidence-based medicine,EBM),又称实证医学,其核心思想是医疗决策(即患者的处理,治疗指南和医疗政策的制定等)应在现有的最好的临床研究依据的基础上做出,同时也重视结合个人的临床经验。循证医学的核心思想是在医疗决策中将临床证据、个人经验与患者的实际状况和意愿相结合。临床证据主要来自大样本的随机对照试验(randomized controlled trial,RCT)和系统性评价(systematic review)或荟萃分析(meta-analysis)。药事管理学研究与循证医学也有密切关系,在药事管理学研究中,诸如新药研制过程中的药物临床试验需要运用循证医学的方法学如随机对照试验开展;判断某种药物使用管理模式的效果时,可以采用荟萃分析的方法做出判断;分析药师参与糖尿病药物治疗管理服务的效果时,可以采用荟萃分析的方法收集大量高质量的药事管理学文献做出判断。

案例 1-2

被股市"气得心脏病发"是真的吗?

被股市"气得心脏病发"或许不只是一句玩笑话。研究发现,冠心病死亡风险与股指确实相关,股指的波动,无论是上涨还是下跌,均会增加居民急性冠心病死亡的风险。数据显示,交易日上证指数每上涨或者下跌 100 点,上海市冠心病患者的死亡率相应增高 5.17%;交易日上证指数每上涨或者下跌 1%,冠心病的死亡率就增高 1.87% 左右。虽然研究者无法证明二者之间存在因果关系,但他们同时强调中国许多投资者是上了年纪的退休老人,他们每天在证券营业厅坐很长时间,实时监控股票行情……

无独有偶,杜克大学医学中心调查研究显示,在 2008—2009 年间,每当纳斯达克指数下跌时,心脏病发作病例会增加。"股市的波动,不论上涨还是下跌,都可能带来巨大的情绪、心理和身体压力,有可能对心血管健康造成负面影响。"报道指出,心脏病发作病例的 3 个月移动平均值与股市走势存在反比关系,当股市下跌时,急性心肌梗死的发病率上升;而当股市上涨时,该病发病率下降。这些数据表明,股市行情与心血管疾病发病率之间可能存在关联。

问题:

(1) 影响健康的社会因素是什么?该案例说明了哪一学科的重要性?

(2) 社会因素会影响患者用药效果吗?如何运用循证医学研究方法开展相关研究?

六、卫生事业管理学与药事管理学

卫生事业管理学是研究卫生事业发展规律的一门学科,它研究卫生事业管理的理论和方法、卫生事业发展规律、与中国国情相适应的卫生政策和宏观卫生发展规划,探索如何科学合理地配置和使用卫生资源以最大限度地满足人们对医疗卫生服务的需求。药事管理学是卫生事业管理学的分支学科,二者在理论基础和研究方法上非常相似,存在极为密切的联系。卫生事业管理学的原理和方法为药事管理学的发展起着重要的示范和促进作用。

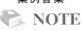

案例 1-3

血友病患者注射血液制品感染艾滋病

1981 年出生的小刚外表看起来与其他人没什么区别,可是他身上不时会出现淤血,刚学走路时,膝关节会有出血现象。1岁那年,他摔了一跤,腿立刻肿了起来,淤血久久不退,后被医生告知其患有血友病。医生告诉小刚的父母,唯一的治疗办法就是为小刚输新鲜血浆或注射血液制品,方能缓解病情。华南某大城市的生物制品研究所于1982年开始生产和销售凝血Ⅷ因子。在朋友的推荐下,小刚父母陆续邮购了其生产的凝血Ⅷ因子。2001年,小刚开始出现持续低热、口腔溃疡、体重下降等症状。父母开始认为这是血友病导致他身体虚弱,没有太在意。可就在此后两年,小刚的双腿竟然开始溃烂,注射凝血Ⅷ因子也不起作用了。2003年,小刚父亲偶然看到有血友病患者疑使用未经杀毒灭活的凝血Ⅷ因子而感染艾滋病的报道,立即带小刚去医院检查。一周后,小刚确诊感染艾滋病和丙肝。有媒体报道,1998年以后,全国陆续出现百余名血友病患者感染艾滋病,他们均怀疑来自该生物制品研究所的未经病毒去除灭活处理的"凝血Ⅷ因子"是罪魁祸首。经过多年反复检查,小刚的父母认定,该家生物制品研究所生产销售的非灭活的凝血Ⅷ因子是导致儿子感染艾滋病的根源。

血友病患者的血液中缺少凝血Ⅷ因子,主要的治疗手段就是为其补充注射凝血Ⅷ因子。作为血液制品,凝血Ⅷ因子的生产过程是将数千名供血者的血浆混合后进行提取分离。只要其中有一份血浆有艾滋病病毒,就会造成大范围感染。根据《中华人民共和国药品管理法》,在我国,血液制品是药品之一。

问题:

(1) 该案例说明了药品应当具备怎样的特性?

(2) 以此案例为出发点,谈一谈你对药品质量管理重要性的认识。

(3) 药品的质量与患者安全之间的关系是什么?结合本案例谈谈你的看法。

本章小结

内容	学习要点
概念	药事管理,药事管理学
研究内容	药事法律体系,药品监督管理体制,药品质量管理,药品生产、经营管理,药房管理,药品市场,中药管理,药品知识产权保护,社会与行为药学,药学情报评价和药学信息管理等研究内容
研究方法	现场调查,实验研究
与相关学科的关系	药事管理学与管理学、法学、经济学、流行病学、循证医学的关系

目标检测

1. 什么是药事管理学?

2. 简述美国药事管理的产生和发展过程。

3. 简述《中华人民共和国药品管理法》制定及修订的历程。

4. 目前我国高等院校的药事管理类课程群包括哪些课程?

5. 药事管理研究中,实验研究方法的优点和缺点是什么?

6. 药事管理学与循证医学学科的关系是什么?

7. 药事管理学的主要教学内容涉及的知识点包括哪些?

目标检测
参考答案

在线答题

NOTE

参 考 文 献

[1] 杨世民.药事管理学[M].2版.北京:中国医药科技出版社,2006.

[2] 孟锐.药事管理学[M].北京:科学出版社,2007.

[3] 吴蓬.药事管理学[M].2版.北京:人民卫生出版社,2001.

[4] 蒋学华.临床药学导论[M].北京:人民卫生出版社,2007.

[5] 吴春福.药学概论[M].北京:中国医药科技出版社,2002.

[6] 李怀祖.管理研究方法论[M].2版.西安:西安交通大学出版社,2004.

[7] 田侃.中国药事法[M].南京:东南大学出版社,2004.

[8] 胡廷熹.国际药事法规解说[M].北京:化学工业出版社,2004.

[9] 徐蓉.药事法教程:要点探讨·案例分析[M].北京:化学工业出版社,2008.

[10] 常云成,叶桦.关于药事管理学科建设和研究生培养的思考[J].中国药事,2007,21(5):351-354.

[11] 胡明,蒲剑,蒋学华,等.我国高等药学院校药事管理学科本科课程体系调查[J].中国药房,2008,19(22):1683-1686.

[12] 胡明,蒲剑,蒋学华,等.我国高等药学院校药事管理学科师资情况调查[J].中国药房,2008,19(25):1933-1934.

[13] Zhang H X,Li X,Huo H Q,et al. Pharmacist interventions for prophylactic antibiotic use in urological inpatients undergoing clean or clean-contaminated operations in a Chinese hospital[J]. PLoS One,2014,9(2):e88971.

[14] Yang L,Liu C,Wang L,et al. Public reporting improves antibiotic prescribing for upper respiratory tract infections in primary care:a matched-pair cluster-randomized trial in China[J]. Health Res Policy Syst,2014,12(1):61.

[15] Ma W,Chen H,Jiang L,et al. Stock volatility as a risk factor for coronary heart disease death[J]. Eur Heart J,2011,32(8):1006-1011.

[16] Tang Y,Liu C,Liu J,et al. Effects of county public hospital reform on procurement costs and volume of antibiotics:a quasi-natural experiment in Hubei Province,China[J]. Pharmacoeconomics,2018,36(8):995-1004.

[17] 胡明.国家自科基金和社科基金中药事管理立项课题分析及启示[J].中国药事,2014,28(10):1083-1092.

[18] 翁开源,廖瑞斌.药事管理学(案例版)[M].2版.北京:科学出版社,2017.

(李歆　方文箐)

NOTE

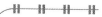

第二章　药品与药品管理制度

学习目标

1. 掌握：药品的定义，药品的质量特性，药品质量监督检验的概念、性质及分类，基本药物生产、经营、使用的监督管理，药品分类管理的主要内容。

2. 熟悉：药品管理的分类，药品标准和国家药品标准，国家基本药物制度的概念及目录遴选原则。

3. 了解：药品的商品特征，《中华人民共和国药典》的主要内容，药品分类管理的意义和作用。

扫码看课件

　　什么是药品、药品有哪些特性、如何进行药品分类、如何进行药品管理等问题，在不同的社会阶段，从不同的角度或观点出发，有不同的解释。本章从法律和社会学的角度来阐述这些问题。

案例导入

　　2018 年 9 月 26 日上午 10 点多，在郑州市某区一家药店上班的营业员张某，接待了一位 30 岁的男顾客，其 3 岁大的孩子因受凉咳嗽得很厉害，他声明小孩有哮喘史，并请她帮忙推荐一种止咳药。张某根据经验，将一瓶治疗咳嗽效果好的乙酰半胱氨酸颗粒剂卖给了该男士。

　　晚上 7 点多，张某再次接待了一名为孩子购买止咳药的家长，于是她又推荐了上午销售的乙酰半胱氨酸颗粒剂。因为这位家长对该药品有疑虑，张某拿出该药品的说明书仔细阅读后，准备给这位家长解释一番。这时，张某发现，该药品说明书上清楚地写着哮喘患者禁用，否则可能导致呼吸道痉挛甚至窒息。由于张某没有上午购药的男士的联系方式，情急之下，她拨打了"110"向警方求助。接警民警紧急寻找，最终，通过购买人医保卡的信息，历经 2 h 周折终于联系到购药的男士。接到电话时，该男士已打开药瓶，正准备给孩子喂药。

案例答案

　　问题：

　　(1) 乙酰半胱氨酸颗粒剂属于什么药品？其在药店销售中应遵守什么规定？

　　(2) 张某作为药店营业员及向患者推荐用药的药学人员，应具有什么资质？

　　(3) 张某在销售过程中，犯了哪些错误？如果你是药店药师，应该如何做？

第一节　药品概述

一、药品的定义

　　《中华人民共和国药品管理法》(以下简称《药品管理法》)中关于药品的定义为"药品，是指

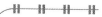 NOTE

用于预防、治疗、诊断人的疾病,有目的地调节人的生理机能并规定有适应证或者功能主治、用法和用量的物质,包括中药、化学药和生物制品等"。上述定义包含以下要点。

(1)使用目的和使用方法是区别药品与食品(含保健食品)、毒品等其他物质的基本点。没有任何物质的本质就是药品,只有当人们为了诊断和防治疾病,遵照医嘱或说明书,按照一定方法和数量使用该物质,达到治疗、预防或诊断人的某种疾病的目的时,或能有目的地调节某些生理功能时,才称其为药品。而食品或毒品的使用目的显然与药品不同,使用方法也不同。

(2)我国法律明确规定中药和化学药均是药品,这与一些西方国家不完全相同。这一规定有利于继承、整理和发扬中医药(民族医药)文化,更有利于有效地开发利用医药资源,为现代医疗保健服务。

(3)明确了《药品管理法》管理的是人用药品。这一点与日本、美国、英国等许多国家的药事法、药品法对药品的定义不同,这些国家的药品定义还包括兽用药。

(4)确定了以"药品"作为药物、原料药、制剂、药材、成药、中药、化学药、医药等用语的总称。"药品"一词与美国的"drug"、英国的"medicine"、日本的"医薬品"同义。在《药品管理法》英译本中,药品的对应英文是"drug"。

二、药品的分类

药品的分类方法很多,这里介绍的是药品管理法律、法规中有关药品分类管理的类别。

(一)传统药和现代药

1. 传统药(traditional drug)　传统药是传统医药的主要组成部分,2008年WHO在传统医药大会发表的《北京宣言》明确定义:传统医药是在维护健康以及预防、诊断、改善或治疗身心疾病方面使用的以不同文化固有的、可解释的或不可解释的理论、信仰和经验为基础的知识、技能和实践总结。传统药是各国、各地区、各民族传承的民族文化固有的药物,包括植物药、矿物药、动物药,其发现、生产、应用均基于传统医学的经验和理论。我国的传统药有中药、民族药(藏药、蒙药、维药、傣药、壮药等),是各民族医药经典著作收载的防治疾病的天然药材及其制品。

2. 现代药(modern drug)　现代药一般指19世纪以来发展起来的化学药品(合成药品、抗生素、生化药品、放射性药品等)、生物制品(血清、疫苗、血液制品等)。其特点是用现代医学的理论和方法筛选并确定其药效,用以防治疾病。现代药一般是用合成、分离提取、化学修饰、生物技术等方法制取的物质,结构基本清楚,有控制质量的标准和方法。现代药发展很快,已有数万个品种。因这类药最初在西方国家发展起来,后传入我国,又称西药。管理上现称为化学药品。

(二)处方药和非处方药

1. 处方药(prescription drug)　处方药是指凭执业医师或执业助理医师处方方可购买、调配和使用的药品。

2. 非处方药(over-the-counter drug,OTC)　非处方药是指由国家药品监督管理部门公布的,不需要凭执业医师或执业助理医师处方,消费者可以自行判断、购买和使用的药品。

(三)新药、仿制药、医疗机构制剂

1. 新药(new drug)　未在中国境内、外上市销售的药品。新药分为创新药和改良型新药。

2. 仿制药(generic drug)　与原研药品质量和疗效一致的药品。仿制药质量和疗效应与原研药品一致。WHO将仿制药称为多来源药品,即治疗等效的可互换药品。仿制药必须与原研药品具有治疗等效性。

3. 医疗机构制剂（pharmaceutical preparation） 医疗机构根据本单位临床需要经批准而配制、自用的固定处方制剂。

（四）国家基本药物、医疗保险用药

1. 国家基本药物（national essential medicine） 满足人群卫生保健优先需要、必不可少的药品。WHO定义基本药物为"满足民众主要卫生保健需要的药物"，是"适当根据其公共卫生意义、关于其效用和安全性的证据以及相对成本效益而选择的药物"。公平可及、安全有效和合理使用是基本药物的基本特征。1977年，WHO颁布了第1版《基本药物示范目录》，目前全球已有160多个国家制定了本国的基本药物目录，其中有100多个国家制定和颁布了国家基本药物政策。WHO认为基本药物制度是初级卫生保健的重要组成部分和全民健康覆盖的主要支柱，是维护健康这一基本人权必不可少的前提。

2. 医疗保险用药（medical insurance drug） 基本医疗保险、工伤保险、生育保险药品目录所列的保险基金可以支付一定费用的药品。《中华人民共和国社会保险法》规定，符合基本医疗保险药品目录、诊疗项目、医疗服务设施标准以及急诊、抢救的医疗费用，按照国家规定从基本医疗保险基金中支付。医疗保险用药通过国家、省级药品目录来确定药品品种，至今公布了5版目录，现行版为《国家基本医疗保险、工伤保险和生育保险药品目录》（2019年版），该目录是基本医疗保险、工伤保险、生育保险基金支付参保人员药品费用和强化医疗保险医疗服务管理的政策依据及标准。

（五）特殊管理药品

特殊管理药品（drug of special control）是指国家制定法律制度，实行比其他药品更加严格的管制的药品。《药品管理法》规定，国家对疫苗、血液制品、麻醉药品、精神药品、医疗用毒性药品、放射性药品、药品类易制毒化学品等实行特殊管理。

三、药品的质量特性和商品特征

（一）药品的质量特性

药品质量是指药品的一些固有特性可以满足防治和诊断疾病等要求的能力及程度，即药品的物理学、化学、生物学指标符合规定标准的程度。药品质量特性包括有效性、安全性、稳定性、均一性等方面。

1. 有效性（effectiveness） 在规定的适应证、用法和用量的条件下，能满足预防、治疗、诊断人的疾病，有目的地调节人的生理功能的要求。有效性是药品的固有特性，若对防治疾病无效，则不能成为药品，但必须在一定前提条件下，即有一定的适应证和用法、用量。

2. 安全性（safety） 按规定的适应证和用法、用量使用药品后，人体产生毒副作用的程度。大多数药品均有不同程度的毒副作用，因此，只有在衡量有效性大于毒副作用，或可解除、缓解毒副作用的情况下才能使用某种药品。

3. 稳定性（stability） 在规定的条件下保持药品有效性和安全性的能力。这里所指的规定条件一般是指规定的有效期内，以及生产、储存、运输和使用的要求。

4. 均一性（uniformity） 药物制剂的每一单位产品都符合有效性、安全性的规定要求。由于人们用药剂量一般与药品的单位产品有密切关系，特别是有效成分在单位产品中含量很少的药品，若含量不均一，就可能造成患者用量不足或用量过大而中毒甚至致死。所以，均一性是在制药过程中形成的固有特性。

（二）药品的商品特征

在一定的历史阶段，药品是一种商品，与其他商品一样，人们需使用药品时，将由自己或有关单位付钱购买。但是药品与其他商品相比有明显的特征,即具有可以作为标志的显著特点,主要体现在以下几个方面。

1. 生命关联性　与其他商品相比,药品是与人们的生命相关联的物质。药品的使用目的是预防、治疗、诊断人的疾病,有目的地调节人的生理功能,它是维持人们生命与健康的物质。各种药品有各不相同的适应证及用法、用量,若没有对症下药,或用法、用量不适当,均会影响人的健康,甚至危及生命。而其他商品没有这种与人的生命的直接相关性,故生命关联性是药品的基本商品特征。

2. 高质量性　由于药品与人的生命有直接关系,确保药品质量尤为重要。药品的纯度、稳定性、均一性与药品的使用价值有密切关系,若杂质、异物混入药品中,则可出现异常生理现象、不良反应,甚至中毒。药品只有合格品与不合格品之分,法定的国家药品标准是判断和保证药品质量的标准,是划分药品合格与不合格的法定依据。

3. 公共福利性　药品防治疾病、维护人们健康的商品使用价值,具有公共福利性,假如药品的价格太高,将使药品的使用价值受到限制。无论什么性质的医药企业,都应担负起为人类健康服务的社会职责。人类的疾病种类繁多,因此治疗疾病的药品品种也很多,但每种药品的需求量却有限,这就导致药品的成本较高。作为商品的药品,其成本较高而客观上又不得高定价,医药企业、医疗机构应认清药品的公共福利性,将此作为自己应尽的社会责任。

4. 高度专业性　药品这一商品要发挥预防、治疗、诊断疾病,维护人们健康的作用,必须通过合格的医师、药师的指导才能得以实现,这与其他商品有很大的不同。药品说明书中有许多专业术语,未受过医药专业教育的营业员不能正确理解和解释。处方药必须凭执业医师(执业助理医师)的处方才能购买,零售处方药和甲类非处方药的药房,必须配备执业药师。药品的研究和开发更是需要多学科高级专家的合作才能进行。因此,制药工业被称为高科技产业,药品被称为指导性商品。药品属于专业程度特别高的商品。

5. 品种多、产量有限　有资料报道人类疾病有 10 万种以上,因此客观上需要多种药品来防治疾病。人类疾病受自然环境(季节、气候、地域等)和社会环境的影响而有所变动,但在一定的时期各种疾病的发病率有一定规律,因此所需的药品也有一定限度,即市场需求基本无弹性,是由发病率决定的。多品种、产量有限是药品与其他商品的不同之处,治疗一些罕见病的药品使用量很少,但也应研制生产。

第二节　药品标准与质量监督管理

一、药品标准

政府或权威机构组织编纂、发布药品质量标准,统一全国药品标准,用以鉴别药品的真伪优劣,监督管理生产、经营、使用中的药品质量,仲裁药品质量方面的纠纷。药品标准管理已有悠久的历史,公元 659 年我国唐代政府组织编写的《新修本草》是第一部具有药典性质的国家药品标准。自 1772 年《丹麦药典》出版后,瑞典、西班牙等国陆续出版了国家药典。至 20 世纪,又有多个国家的药典出版,我国于 1930 年颁布了《中华药典》。WHO 于 1951 年出版了《国际药典》;瑞典、丹麦、挪威合编的《北欧药典》于 1964 年出版;《欧洲药典》于 1977 年出版。这些国家或地区的药典对提高药品质量、发展制药工业、保证人们用药安全起到了极其重要的作用。随着医药科技、生产的发展,政府组织不断对药典进行修订、再版。

(一)药品标准的含义

药品标准(drug standard)即药品质量标准,是关于药品、药用辅料等的质量规格、指标要求及检测、验证方法等的技术规定。凡正式批准生产销售的药品（包括药品原料及其制剂、药材和饮片、成方制剂和单方制剂、植物油脂和提取物）、药用辅料、直接接触药品的包装材料和容器都要制定质量标准。药品标准是控制药品质量的法定依据。

药品标准包括法定标准与非法定标准两种。法定标准是指国家发布的药品标准，即国家药品标准，为强制性标准；非法定标准是指企业、行业药品标准，为内部控制标准。

（二）国家药品标准

国家药品标准是国家对药品质量及检验方法所做的技术规定，是药品生产、供应、使用、检验和管理部门共同遵循的法定依据。《药品管理法》规定，国务院药品监督管理部门颁布的《中华人民共和国药典》和药品标准为国家药品标准。国务院药品监督管理部门会同国务院卫生健康主管部门组织药典委员会，负责国家药品标准的制定和修订。其内容包括质量指标、检验方法以及生产工艺等技术要求。国家药品标准由凡例与正文及其引用的通则构成；国家生物制品标准由凡例、生物制品通则、总论与正文（各论）及其引用的检测方法通则构成。药典收载的凡例、通则对未载入本版药典但经国务院药品监督管理部门颁布的其他药品标准具有同等效力。

此外，我国省级药品监督管理部门制定医疗机构制剂规范、中药饮片炮制规范、地方性中药材（未载入国家药品标准的地区性习用药材）标准等适用于地方的药品质量监督，是对国家标准的补充，从而形成完备的药品标准管理体系。

（三）《中华人民共和国药典》

1. 简介 《中华人民共和国药典》（以下简称《中国药典》）（Pharmacopoeia of the People's Republic of China，Chinese Pharmacopoeia，ChP），依据《药品管理法》组织制定和颁布实施，是中国的最高药品标准的法典。《中国药典》一经颁布实施，其所载同品种或相关内容的上版标准或其原国家标准即停止使用。除特别注明版次外，《中国药典》均指现行版《中国药典》。我国至今颁布了 11 版药典，分别是 1953 年版（第 1 版）、1963 年版（第 2 版）、1977 年版（第 3版）、1985 年版（第 4 版）、1990 年版（第 5 版）、1995 年版（第 6 版）、2000 年版（第 7 版）、2005 年版（第 8 版）、2010 年版（第 9 版）、2015 年版（第 10 版）、2020 年版（第 11 版）。现行版《中国药典》为 2020 年版，分为一、二、三、四部，即中药、化学药、生物制品、通用技术要求和药用辅料，由国家药品监督管理局、国家卫生健康委员会 2020 年第 78 号公告发布，自 2020 年 12 月 30日起实施。

2.《中国药典》（2020 年版）内容

（1）凡例是为正确使用《中国药典》，对品种正文、通用技术要求以及药品质量检验和检定中有关共性问题的统一规定和基本要求。

（2）通用技术要求包括《中国药典》收载的通则、指导原则以及生物制品通则和相关总论等。《中国药典》各品种项下收载的内容为品种正文。品种正文所设各项规定是针对符合GMP 的产品而言。任何违反 GMP 或有未经批准添加物质所生产的药品，即使符合《中国药典》或按照《中国药典》未检出其添加物质或相关杂质，亦不能认为其符合规定。

一部中药设 19 个项目：品名、来源、处方、制法、性状、鉴别、检查、浸出物、特征图谱或指纹图谱、含量测定、炮制、性味与归经、功能与主治、用法与用量、注意、规格、贮藏、制剂、附注等。收载品种 2711 种，其中新增 117 种、修订 452 种。

二部化学药列 17 个项目：品名、有机药物的结构式、分子式与分子量、来源或有机药物的化学名称、含量或效价规定、处方、制法、性状、鉴别、检查、含量或效价测定、类别、规格、贮藏、制剂、标注、杂质信息等。收载品种 2712 种，其中新增 117 种、修订 2387 种。

三部生物制品设 6 个项目：品名、定义和组成及用途、基本要求、制造、检定、保存和运输及有效期等。收载品种 153 种,其中新增 20 种、修订 126 种。

四部通用技术要求和药用辅料:通用技术要求 361 个,主要收载制剂通则、通用检测方法和指导原则。制剂通则是按照药物剂型分类,针对剂型特点所规定的基本技术要求;通用检测方法是指各品种进行相同检查项目的检测时所采用的统一规定的设备、程序、方法及限度等;指导原则是为执行药典、考察药品质量、起草与复核药品标准等所制定的指导性规定。药用辅料(335 种)正文内容包括品名、有机物的结构式、分子式和分子量与 CAS 编号、来源、制法、性状、鉴别、检查、含量测定、类别、贮藏、标示等 12 项。

二、药品质量监督检验

(一)药品质量监督检验的概念、性质

药品质量监督检验是指国家药品检验机构按照国家药品标准对需要进行质量监督的药品进行抽样、检查和验证并发出相关结果报告的药物分析活动。

药品质量监督检验是药品质量监督的重要组成部分,质量监督离不开检验手段,检验的目的是监督,如果检验技术不可靠、检验数据不真实,必然导致质量监督工作的失误和不公正,因此应当加强对药品质量监督检验工作的管理。药品质量监督检验具有以下性质。

1. 公正性　药品监督检验具有第三方检验的公正性,这与企业的药品生产检验、药品验收检验不同,不涉及买卖双方的经济利益,不以营利为目的,公平、公正。

2. 权威性　药品监督检验是代表国家对研制、生产、经营、使用的药品质量进行的检验,具有比生产检验或验收检验更高的权威性。

3. 仲裁性　药品监督检验是国家设立的药品检验所根据国家法律、法规的规定进行的,检验依据是国家药品标准,检验结果具有法律效力和法律仲裁性。

(二)药品质量监督检验的分类

1. 抽查检验　《药品质量抽查检验管理办法》(国药监药管[2019]34 号)规定,药品质量抽查检验根据监管目的一般可分为监督抽检和评价抽检。

(1)监督抽检:是指药品监督管理部门根据监管需要对质量可疑药品进行的抽查检验。

(2)评价抽检:是指药品监督管理部门为评价某类或一定区域药品质量状况而开展的抽查检验。

国务院药品监督管理部门负责组织实施国家药品质量抽查检验工作,在全国范围内对生产、经营、使用环节的药品质量开展抽查检验,并对地方药品质量抽查检验工作进行指导。省级药品监督管理部门负责对本行政区域内生产环节以及批发、零售连锁总部和互联网销售第三方平台的药品质量开展抽查检验,组织市县级人民政府负责药品监督管理的部门对行政区域内零售和使用环节的药品质量进行抽查检验,承担上级药品监督管理部门部署的药品质量抽查检验任务。

《药品管理法》第一百条规定:"药品监督管理部门根据监督管理的需要,可以对药品质量进行抽查检验。抽查检验应当按照规定抽样,并不得收取任何费用;抽样应当购买样品。所需费用按照国务院规定列支。"

2. 注册检验　省级以上药品检验机构根据国家有关规定对药品注册申请人所申请注册的药品进行的样品检验和药品标准复核,包括新药、仿制药、进口药品等的注册检验,详细内容见本书第六章。

3. 委托检验　对行政管理部门、药品监管部门、药品检验机构在行政管理、监督检查、质量检验中,根据工作需要提出检验申请的药品进行检测、验证,包括行政委托、司法委托、其他委托检验。我国的 GMP 有关委托生产与委托检验的规定中要求:委托方和受托方必须签订

书面合同,明确规定各方责任、委托生产或委托检验的内容及相关的技术事项。委托检验的所有活动,包括在技术或其他方面拟采取的任何变更,均应符合药品生产许可和注册的有关要求,以确保委托检验的准确性和可靠性。

4.指定检验 按照国家法律或药品监督管理部门规定,有的药品在销售前或进口时,必须经过指定的政府药品检验机构检验,合格的才准予销售,进口的则进行强制性药品检验。这些药品为食品药品监管部门规定的生物制品,首次在中国销售的药品,以及国务院规定的其他药品。指定检验分为以下几种。

(1)口岸检验:食品药品监管部门确定的药品检验机构根据《药品进口管理办法》《进口药材管理办法(试行)》的规定对抵达口岸的进口药品、进口药材进行的检验工作,包括现场核验药品、核查相关文件资料、抽样和检验以及复验等。

(2)生物制品批签发检验:由食品药品监管部门指定的药品检验机构按照《生物制品批签发管理办法》的规定对生产企业申请批签发的生物制品每批制品出厂上市或进口时进行的强制性检验。

5.复验 当事人对药品检验结果有异议的,可以自收到药品检验结果之日起七日内向原药品检验机构或者上一级药品监督管理部门设置或者指定的药品检验机构申请复验,也可以直接向国务院药品监督管理部门设置或者指定的药品检验机构申请复验。受理复验的药品检验机构应当在国务院药品监督管理部门规定的时间内做出复验结论。

(三)药品质量监督检验的责任

药品检验机构出具虚假检验报告的,责令改正,给予警告,对单位并处二十万元以上一百万元以下的罚款;对直接负责的主管人员和其他直接责任人员依法给予降级、撤职、开除处分,没收违法所得,并处五万元以下的罚款;情节严重的,撤销其检验资格。药品检验机构出具的检验结果不实,造成损失的,应当承担相应的赔偿责任。

药品监督管理部门或者其设置、指定的药品检验机构在药品监督检验中违法收取检验费用的,由政府有关部门责令退还,对直接负责的主管人员和其他直接责任人员依法给予处分;情节严重的,撤销其检验资格。

三、药品质量公告制度

药品质量公告是指由国务院和省级药品监督管理部门向公众发布的有关药品质量抽查检验结果的通告。国家药品质量公告主要内容为全国药品评价抽验的结果。省级药品质量公告为省级药品监督管理部门发布的药品质量抽验的结果。药品质量抽验结果公告的项目为药品名称、检品来源、检品标示生产企业、生产批号、药品规格、检验机构、检验依据、检验结果、不合格项目。2008年以来全国年度药品评价抽验的合格率均在99%以上。

《药品管理法》第一百零一条规定"国务院和省、自治区、直辖市人民政府的药品监督管理部门应当定期公告药品质量抽查检验结果;公告不当的,应当在原公告范围内予以更正"。通过药品质量公告向全社会公布全国药品质量信息,让公众了解药品质量状况,接受公众的监督,以促进药品质量的提高。

第三节　药品管理制度

一、药品管理制度概述

1997年1月15日发布的《中共中央、国务院关于卫生改革与发展的决定》提出国家建立

NOTE

并完善基本药物制度,处方药与非处方药分类管理制度和中央与省两级医药储备制度。《药品管理法》规定国家实行中药品种保护制度、处方药与非处方药分类管理制度、药品储备制度、药品不良反应报告制度。

1. 国家基本药物制度　　政府为了满足国内公众的重点卫生保健,合理利用有限医药资源,保障人群用药安全、有效、合理而推行的核心国家药物政策,是国家对必不可少的主要诊断、防治所用药品——基本药物的生产、供应、使用等各环节实施周密管理措施和方法。

2. 处方药与非处方药分类管理制度　　对药品实行分类管理是国际惯例,处方药与非处方药分类管理制度属于药品分类管理制度,我国已初步建立有关管理制度。

3. 中药品种保护制度　　国家对中药(民族药)实行专利以外的行政保护,具体内容见第十二章。

4. 药品特殊管理制度　　国家为了加强药品安全管理而制定的药品分类特殊管理,以更加严格的措施控制研制、生产、流通、使用、价格、广告等的系列文件和规范,目的是保证特殊管理药品的合法、安全、合理使用。如对麻醉药品和精神药品实行实验研究审批制度、对麻醉药品实行进出口准许证管理、进出口蛋白同化制剂和肽类激素必须取得省级药品监督管理部门核发的"进口准许证""出口准许证"。药品特殊管理制度相关文件包括《麻醉药品和精神药品管理条例》《医疗用毒性药品管理办法》《放射性药品管理办法》《血液制品管理条例》《生物制品批签发管理办法》《蛋白同化制剂和肽类激素进出口管理办法》《药品类易制毒化学品管理办法》等。具体内容见第十一章。

5. 药品不良反应报告制度　　有关药品不良反应的发现、监测、报告、评价、控制等过程的管理规定。该制度是对上市药品的安全性实施严格检测与监管的有效手段,WHO于1968年开展国际药品监测计划并在各国推行国家药品不良反应报告制度。1978年我国国务院发布的《药政管理条例(试行)》规定,组织研究提高药品质量,确定淘汰疗效不确切、毒副作用大的药品,保证人民用药的安全有效。之后我国建立、修订部门规章《药品不良反应报告和监测管理办法》,通过监测、分析,控制严重不良反应的再次发生。全国药品不良反应监测网络仅2019年收到的药品不良反应报告就达151.4万份。有关制度的具体内容见第十章。

6. 基本医疗保障的药品管理制度　　关于基本医疗保险用药的药品目录、费用管理的制度。我国的医疗保险制度如下。

(1)基本医疗保险:城镇职工基本医疗保险、城乡居民基本医疗保险、工伤保险、生育保险。

(2)其他:大病保险、商业健康保险、医疗救助等。

二、国家基本药物制度

"基本药物"的概念由世界卫生组织(WHO)于1977年首次提出,指那些满足民众卫生保健优先需要的药品,是人们健康需求中最重要、最基本、不可缺少的药品。基本药物最初主要是针对欠发达国家或地区,力图在医疗资源和国家治理能力有限的情况下,以居民可承受的价格来满足一定程度医疗需求的药物。随着社会发展变化,"基本药物"概念也有了新内涵,基本药物的作用除了满足基本医疗需求外,还逐渐与合理用药相结合。WHO在1977年颁布了第1版《基本药物示范目录》,涵盖了208种药品,作为各国及地区制定基本药物目录的指南,但不作为全球统一标准。40多年来,WHO为更好地推进基本药物计划,不断结合公共卫生需求,依据循证医学原则和药物经济学原理,每2年更新一次示范目录。2017年WHO发布了第20版《基本药物示范目录》,药品总计达433种,新增30种成人用药、25种儿童用药,并且为列入目录的9种药品标明了新的使用方法。

我国基本药物制度是对基本药物的遴选、生产、流通、使用、定价、报销、监测评价等环节实

NOTE

施有效管理的制度,与公共卫生、医疗服务、医疗保障体系相衔接。《中共中央 国务院关于深化医药卫生体制改革的意见》(2009 年 3 月发布,以下简称《医改意见》)中提出初步建立国家基本药物制度,建立比较完整的基本药物遴选、生产供应、使用和医疗保险报销的体系。同年 8 月 18 日,卫生部、发改委、工信部、监察部、财政部、人社部、商务部、食品药品监管局、中医药局等 9 部委局联合发布了《关于建立国家基本药物制度的实施意见》(以下简称《实施意见》)。《实施意见》共 20 项,明确了基本药物、国家基本药物制度的概念以及国家基本药物工作委员会的组成和职责,规定了实施国家基本药物制度的具体政策、措施。这是我国政府制定的第一部有关基本药物的制度,其实施有力地促进了我国基本药物的生产、供应与合理使用,确保民众基本用药的可及性、安全性和有效性,减轻医药负担。

国家基本药物制度是药品供应保障体系的基础,是医疗卫生领域基本公共服务的重要内容。新一轮医改以来,国家基本药物制度的建立和实施,对健全药品供应保障体系、保障群众基本用药、减轻患者用药负担发挥了重要作用。同时,其也还存在不完全适应临床基本用药需求、缺乏使用激励机制、仿制品种与原研品种质量疗效存在差距、保障供应机制不健全等问题。为贯彻落实全国卫生与健康大会、《"健康中国 2030"规划纲要》和深化医药卫生体制改革的部署要求,进一步完善国家基本药物制度,国务院发布了《国务院办公厅关于完善国家基本药物制度的意见》。

（一）国家基本药物的概念和分类

1. 国家基本药物的概念 《实施意见》规定,基本药物是适应基本医疗卫生需求,剂型适宜,价格合理,能够保障供应,公众可公平获得的药品。由此定义出基本药物的特征及需要满足的要求,即绝大多数人防治疾病必不可少,具有合适的剂型、可承受的价格,质量优良,生产供应充足、及时,患者很容易得到。

2. 国家基本药物的分类 《国家基本药物目录管理办法》规定,国家基本药物目录中的药品包括化学药品和生物制品、中成药和中药饮片。化学药品和生物制品主要依据临床药理学分类,中成药主要依据功能分类。国家基本药物目录是各级医疗卫生机构配备使用药品的依据。《国家基本药物目录(2018 年版)》(以下简称《药物目录》)收载化学药品和生物制品、中成药、中药饮片 3 大类。

（1）化学药品和生物制品:分为 26 类,417 个品种。其中抗艾滋病用药是指国家免费治疗艾滋病的药品;青蒿素类药物是指按规定列入《抗疟药使用原则和用药方案(修订稿)》中的以青蒿素类药物为基础的复方制剂、联合用药的药物和青蒿素类药物注射剂;国家免疫规划用疫苗是指纳入国家免疫规划的疫苗;避孕药是指纳入国家基本公共卫生服务,由政府集中采购、免费提供的避孕药品。

（2）中成药:分为 7 类,268 个品种。

（3）中药饮片:中药饮片不列具体品种,用文字表述。药品的使用不受目录分类类别的限制,但应遵照有关规定。《中国药典》收载的中药饮片为国家基本药物,国家另有规定的除外。中药饮片的基本药物管理按国务院有关部门关于中药饮片定价、采购、配送、使用和基本医疗保险给付政策规定执行。

（二）国家基本药物的遴选原则

国家卫生健康委、发改委、工信部、财政部、人社部、商务部、药监局、中医药局、总后卫生部 9 部委局组成的国家基本药物工作委员会负责协调解决制定和实施国家基本药物制度过程中各个环节的相关政策问题,确定国家基本药物制度框架和国家基本药物目录遴选和调整的原则、范围、程序和工作方案,审核并授权国家卫生健康委发布国家基本药物目录。

1. 国家基本药物遴选原则 《国家基本药物目录管理办法》规定的基本药物遴选原则:

知识拓展:国务院办公厅印发《关于完善国家基本药物制度的意见》

知识拓展:《国家基本药物目录(2018 年版)》有哪些特点

NOTE

①防治必需;②安全有效;③价格合理;④使用方便;⑤中西药并重;⑥基本保障;⑦临床首选;⑧基层能够配备。结合我国用药特点,参照国际经验,合理确定品种(剂型)和数量。

2. 遴选、调整要求 结合以上原则,国家基本药物目录的制定应当与基本公共卫生服务体系、基本医疗服务体系、基本医疗保障体系相衔接。应当从国家药品标准中遴选基本药物。除急救、抢救用药外,独家生产品种纳入目录应当经过单独论证。以下药品不得纳入目录遴选范围:①含有国家濒危野生动植物药材的;②主要用于滋补保健,易滥用的;③非临床治疗首选的;④因严重不良反应,国务院药品监督管理部门明确规定暂停生产、销售或使用的;⑤违背国家法律、法规,或不符合伦理要求的;⑥国家基本药物工作委员会规定的其他情况。

目录遴选调整应当坚持科学、公正、公开、透明的原则。建立健全循证医学、药物经济学评价标准和工作机制,科学合理地制定目录。广泛听取社会各界的意见和建议,接受社会监督。

（三）制定国家基本药物目录的程序

国家卫生健康委会同有关部门起草国家基本药物目录遴选工作方案和具体遴选原则,经国家基本药物工作委员会审核后组织实施。

1. 目录制定的程序 制定国家基本药物目录的程序包括以下5个步骤。

(1)成立专家组:从国家基本药物专家库中随机抽取专家成立目录咨询专家组和目录评审专家组,咨询专家不参加目录评审工作,评审专家不参加目录制定的咨询工作。

国家卫生健康委负责组织建立国家基本药物专家库,报国家基本药物工作委员会审核。专家库主要由医学、药学、药物经济学、药品监管、药品生产供应管理、医疗保险管理、卫生管理和价格管理等方面专家组成。

(2)形成备选目录:咨询专家组根据循证医学、药物经济学对纳入遴选范围的药品进行技术评价,提出遴选意见,形成备选目录。

(3)形成目录初稿:评审专家组对备选目录进行审核投票,形成目录初稿。

(4)征求意见:将目录初稿征求有关部门意见,修改完善后形成送审稿。

(5)审核发布:送审稿经国家基本药物工作委员会审核后,授权国家卫生健康委发布。

2. 目录的调整 根据经济社会发展、医疗保障水平提高、疾病谱变化、基本医疗卫生需求变化、科技进步等情况,不断优化基本药物品种、类别与结构比例。国家基本药物目录在保持数量相对稳定的基础上,实行动态管理,原则上每3年调整一次。必要时,经国家基本药物工作委员会审核同意,可适时组织调整,调整的程序与上述相同,同样遵循目录制定原则、要求、遴选范围(可选范围、不纳入范围)。调整的品种和数量应当根据以下因素确定:①我国基本医疗卫生需求和基本医疗保障水平变化;②我国疾病谱变化;③药品不良反应监测评价;④国家基本药物应用情况监测和评估;⑤已上市药品循证医学、药物经济学评价;⑥国家基本药物工作委员会规定的其他情况。

从国家基本药物目录中调出的品种应属于下列情形之一:①药品标准被取消的;②国务院药品监督管理部门撤销其药品批准证明文件的;③发生严重不良反应,经评估不宜再作为国家基本药物使用的;④根据药物经济学评价,可被风险效益比或成本效益比更优的品种所替代的;⑤国家基本药物工作委员会认为应当调出的其他情形。

（四）基本药物生产、经营、使用的监督管理

《医改意见》要求建立基本药物的生产供应保障体系,在政府宏观调控下充分发挥市场机制的作用,基本药物实行公开招标采购,统一配送,减少中间环节,保障群众基本用药。由省级人民政府根据招标情况确定本地区的统一采购价格。规范基本药物使用,制定基本药物临床应用指南和基本药物处方集。城乡基层医疗卫生机构应全部配备、使用基本药物,其他各类医疗卫生机构也要将基本药物作为首选药物并确定使用比例。基本药物全部纳入基本医疗保障药物报销目录,报销比例明显高于非基本药物。

1. 生产管理 国家建立完善的医药产业政策和行业发展规划、国家药品储备制度,加强药品质量监督管理。

(1)基本药物招标定点生产:政府主办的医疗卫生机构使用的基本药物,除中药饮片以外,由省级药品采购机构公开招标采购,按我国《招标投标法》和《政府采购法》的有关规定,实行省级集中网上公开招标,由招标选择药品生产企业。结合企业的产品质量、服务和保障能力,制定具体的参与投标的基本药物生产企业资格条件。药品招标采购要坚持"质量优先、价格合理"的原则,坚持全国统一市场,不同地区、不同所有制企业平等参与、公平竞争。药品购销双方要根据招标采购结果签订合同并严格履约。用量较少的基本药物,可以采用招标方式定点生产。

(2)基本药物电子监管:2011年4月1日起国务院药品监督管理部门对基本药物实行全品种电子监管,通过统一标识的药品电子监管码(20位)、每件药品的电子监管码唯一、上市药品最小销售包装上印制或粘贴监管码、运用监管网进行数据采集与报送等实施药品电子身份证监管。2016年2月20日,国家食品药品监督管理总局连发两个公告,宣布暂停药品电子监管码。没有了药品电子监管码,并不意味着没有了药品追溯制度。《药品经营质量管理规范》规定,药品经营企业应当按照国家有关要求建立药品追溯制度,实现药品来源可查、去向可追、责任可究。企业应当建立能够符合经营全过程管理及质量控制要求的计算机系统,实现药品质量可追溯。

2. 配送管理 招标采购的基本药物可由中标生产企业直接配送或者委托有配送能力的药品经营企业配送到指定的医疗机构。药品生产企业委托的药品经营企业应当在省级药品集中采购平台上备案,备案情况向社会公开,省级药品采购机构及时公布每家医疗机构的配送企业名单以便接受社会监督。医疗机构应当按照合同约定的时间在验收药品后30日内支付药品货款。对违规网下采购药品、拖延货款的医疗机构,视情节轻重给予通报批评、限期整改、责令支付违约金等处罚。

3. 使用管理 按照国家规定落实相关政府补助政策,建立基本药物优先和合理使用制度。政府主办的基层医疗卫生机构全部配备和使用国家基本药物。在建立国家基本药物制度的初期,政府主办的基层医疗卫生机构确需配备、使用的非目录药品,暂由省级人民政府统一确定,配备使用的非目录药品执行国家基本药物制度相关政策和规定。其他各类医疗机构也要将基本药物作为首选药物并达到一定的使用比例,具体使用比例由卫生行政部门确定。医疗机构要按照国家基本药物临床应用指南和基本药物处方集,加强合理用药管理,确保规范使用基本药物。实行基本药物制度的政府主办的基层医疗卫生机构、医院等配备使用的基本药物零差率销售。

4. 基本药物费用保障 基本药物全部纳入费用保障范围,如治疗性药品已被列为基本医疗保险药品目录的甲类药品,全额报销;基本药物中的国家免疫规划用疫苗、艾滋病抗病毒药、抗疟药、抗血吸虫病药、抗麻风病药、抗结核病药等由国家免费提供。《国务院办公厅关于建立健全基层医疗卫生机构补偿机制的意见》提出实施基本药物制度后,政府举办的乡镇卫生院、城市社区卫生服务机构的人员支出和业务支出等运行成本通过服务收费和政府补助补偿。

5. 基本药物质量监管 完善基本药物生产、配送质量规范,对基本药物定期进行质量抽检,并向社会及时公布抽检结果。加强和完善基本药物不良反应监测,建立健全药品安全预警和应急处置机制,完善药品召回管理制度,保证用药安全。

(五)基本药物制度绩效评估

统筹利用现有资源,完善基本药物采购、配送、使用、价格和报销信息管理系统,充分发挥

知识拓展:
国外的基本
药物制度

NOTE

行政、技术和社会监督的作用,对基本药物制度实施情况进行绩效评估,发布监测评估报告等相关信息,促进基本药物制度不断完善。

三、药品分类管理制度

（一）处方药和非处方药分类管理概况

1. 处方药和非处方药的概念　处方药是为了保证用药安全,由国务院药品监督管理部门批准,需凭执业医师或执业助理医师处方才可调配、购买和使用的药品。处方药英语名称为prescription drug 或 ethical drug。处方药是医生为患者在临床上用药的主体。所以开此类药的医生必须为执业医师或执业助理医师,而患者须在医生的监护指导下购买、使用。

国务院药品监督管理部门将药理作用大、治疗较重病症、容易产生不良反应的各类药品规定为处方药,患者只能在医生的指导下使用。处方药大多属于以下几种情况。

（1）上市的新药,对其活性或副作用还要进一步观察。

（2）可产生依赖性的某些药物,如吗啡类镇痛药及某些催眠药物等。

（3）药物本身毒性较大,如抗癌药物等。

（4）用于治疗某些疾病的特殊药品,如治疗心脑血管疾病的药物,须经医生确诊后开出处方并在医生指导下使用。

非处方药是指由国务院药品监督管理部门公布的,不需要凭执业医师或执业助理医师处方,消费者可以自行判断、购买和使用的药品。因此,非处方药又称为柜台发售药品(over-the-counter drug),简称OTC,此已成为全球通用的简称。其特点是安全、有效、方便、质量稳定。非处方药主要包括感冒药、止咳药、镇痛药、助消化药、抗胃酸药、维生素类、驱虫药、滋补药、通便药、外用药、避孕药、护肤药等。被列入非处方药的药品,一般都经过较长时间的全面考察,具有疗效确切、毒副作用小、使用方便、便于储存等优点。从严格意义上讲,某种药品被批准为非处方药,只是获得了非处方药的身份,经法规许可放宽其出售和使用的自由度。事实上,许多药品既有处方药身份,又有非处方药身份。非处方药制定实施后,每隔3～5年进行一次再评价,确保非处方药的有效性和安全性。

处方药和非处方药不是药品本质的属性,而是管理上的界定。无论是处方药,还是非处方药,都是经过国务院药品监督管理部门批准的,其安全性和有效性是有保障的。其中非处方药主要用于治疗消费者容易自我诊断、自我治疗的常见轻微疾病。

2. 处方药和非处方药分类管理的形成　处方药和非处方药分类管理在英国首次实行,《药房法1868》《食品和药品销售法》没有规定药品的分类销售,药师可以随意向消费者出售药品;1917年颁布的《国防条例》规定生活绝望的军人须凭医师处方才能购买或领取可卡因、吗啡、阿片等药品;1920年颁布的《危险药品法》进一步确认此规定,从此药品分类管理制度化;1983年开始实行非处方药审批管理;1992年制定非处方药转变准则。美国于1938年以后规定磺胺类药物及其他危险药物如麻醉药品等,必须在合格的专业人员的指导下使用;1944年《联邦食品、药品和化妆品法》修正案明确了处方药与非处方药的区别;1951年《处方药修正案》规定了处方药的3条标准及销售的要求。20世纪60年代以来,越来越多的国家实行处方药与非处方药分类管理制度,1989年WHO向成员国推荐此项制度,至今已有100多个国家采用这种管理办法。

我国从1995年起开始探索药品分类管理工作,1997年1月《中共中央、国务院关于卫生改革与发展的决定》提出国家建立和完善处方药与非处方药分类管理制度;1999年下半年开始药品分类管理试点工作;2000年1月1日施行《处方药与非处方药分类管理办法(试行)》;2001年修订的《药品管理法》规定国家对药品实行处方药和非处方药分类管理制度。20余年来,药品分类管理制度既促进了药品生产、流通和医药经济的发展,又方便了公众防病治病,提高了健康水平。

3. 处方药和非处方药分类管理的意义和作用

（1）保证人们用药安全、有效。分类管理的目的是保证人们用药安全、有效、方便、及时。分类管理的首要作用是确保用药安全,将麻醉药品、精神药品、医疗用毒性药品、放射性药品、注射剂等不良反应严重或使用要求高的药品作为处方药管理,患者需凭医师处方、经药师审核调配后才能购买,这样可保证用药安全。

（2）提供控制药品费用的依据。从处方药中遴选医疗保险报销药品,即确保医疗必需的用药,也可控制医药费用的快速增长,维持医疗保障制度的正常运行。

（3）提高药品监管水平。按处方药和非处方药实施药品质量监督,管理目标清晰,分类管理要求各异,可进行科学的高效管理。药品分类管理是国际普遍的做法,做好分类管理有利于国家间药品监管人员的交往、经验交流。

（4）促进新药开发。企业可根据药品分类要求,明确开发药品的目标、生产市场需要的产品,尤其是适用于大众自我药疗的新产品以及继承、整理和改良传统药,促进药品的进出口贸易。

4. 我国处方药和非处方药分类管理制度 药品分类管理是根据药品安全有效、使用方便的原则,依其品种、规格、适应证、剂量及给药途径的不同,将药品分别按处方药和非处方药进行管理。《药品管理法》第五十四条明确规定,国家对药品实行处方药与非处方药分类管理制度。具体办法由国务院药品监督管理部门会同国务院卫生健康主管部门制定。

（二）处方药管理

1. 处方药的种类 处方药的安全性和稳定性、使用方便程度都不及非处方药,应当在流通、经营、使用中严格管理。目前我国没有制定处方药目录,药品监督管理部门规定必须凭医师处方销售的药品如下:①麻醉药品(包括含麻醉药品的复方口服制剂)、精神药品(包括含曲马多的复方口服制剂)、医疗用毒性药品、放射性药品;②药品类易制毒化学品(包括单位剂量麻黄碱类药含量大于 30 mg 的复方制剂)、疫苗、蛋白同化剂、肽类激素及其他按兴奋剂管理的药品;③终止妊娠药品;④肿瘤治疗药;⑤精神障碍治疗药(抗精神病药、抗焦虑药、抗狂躁药、抗抑郁药);⑥抗病毒药(逆转录酶抑制剂和蛋白酶抑制剂);⑦未列入非处方药目录的抗菌药和激素;⑧注射剂;⑨药品监督管理部门公布的其他必须凭处方销售的药品。

2. 处方药中不得零售的药品 药品监督管理部门规定从 2006 年 1 月 1 日起,以下药品不得在全国范围内的药品零售企业中经营:麻醉药品、第一类精神药品、放射性药品、终止妊娠药品、蛋白同化制剂、肽类激素(胰岛素除外)、药品类易制毒化学品、疫苗,以及我国法律、法规规定的其他药品零售企业不得经营的药品。

3. 处方药的生产经营、销售和使用、广告的管理

（1）生产、经营管理:①处方药的生产销售、批发销售业务必须由具有药品生产许可证、药品 GMP 证书、药品经营许可证、药品 GSP 证书的药品生产企业、药品批发企业经营。必须按有关规定和原则向相应的具有合法经营资格的药品零售企业和医疗机构销售处方药,并按规定保存销售记录备查。②药品生产企业应当在进入药品流通领域的处方药的包装、标签和说明书上醒目地印制警示语或忠告语:"凭医师处方销售、购买和使用!"药品生产、批发企业不得以任何方式直接向患者推荐、销售处方药。③销售处方药的零售药店必须具有药品经营许可证、药品 GSP 证书,必须配备驻店执业药师或药师以上药学技术人员。必须从具有药品生产许可证、药品经营许可证的药品生产企业、药品批发企业采购药品。处方药不得开架自选销售。处方药与非处方药应当分柜摆放。不得采用有奖销售、附赠药品或礼品销售等销售方式

NOTE

药店的药品经营许可证和执业药师资格证书应悬挂在醒目、易见的地方。执业药师应佩戴标明其姓名、技术职称等内容的胸卡。处方药必须凭执业医师或执业助理医师处方销售、购买和使用。患者凭处方可以在药品零售企业或医疗机构购买药品。除麻醉药品、精神药品、医疗用毒性药品和儿科处方外，医疗机构不得限制门诊就诊人员持处方到药店购药。执业药师或药师必须对医师处方进行审核、签字后依据处方正确调配、销售药品。对处方不得擅自更改或代用。对有配伍禁忌或超剂量的处方，应当拒绝调配、销售，必要时，经处方医师更正或重新签字方可调配、销售。处方保存 2 年以上备查。药师不在岗时，应当挂牌告知，并停止销售处方药。④禁止普通商业企业销售处方药。

（2）医疗机构处方与使用管理：医疗机构可以根据临床住院和门诊治疗需要，按照法规的规定使用处方药。必须凭执业医师或执业助理医师开具的处方调配、发放处方药。医师、药师应当按照《处方管理办法》开具处方、调配处方药。

（3）广告管理：处方药只准在专业性医药报刊上进行广告宣传，不得在大众传播媒介进行广告宣传。国务院药品监督管理部门认定了五百多种国内出版发行的医学、药学专业刊物可以发布处方药广告，如《中国执业药师》《中国合理用药探索》《中国药物评价》《中国药物应用与监测》《中国药物经济学》《中国药学杂志》《中国医院药学杂志》《中国药师》等。发布药品广告仅宣传药品名称（包括通用名、商品名）的无须经过审查，否则应当按照《药品广告审查办法》申请广告批准文号。

（三）"双跨"药品的管理

1. "双跨"处方药和非处方药的含义　"双跨"药品是指既可以作为处方药，也可以作为非处方药使用和管理的药品。药品的一种剂型、一个规格用于不同的适应证，即处方药适应证、非处方药适应证，则其用量、疗程不同。非处方药适应证是指消费者可以自我认识、自我判断，并可以通过自我药疗、自我监护的方式进行处理的疾病或症状。例如，奥美拉唑肠溶胶囊（10 mg）适用于胃酸过多引起的胃灼热和反酸症状的短期缓解时，成人患者一般能够了解自己的疾病状况并进行自我治疗，这种情形下奥美拉唑作为非处方药使用、管理，每次剂量 10 mg，疗程 7 日以内。其他适应证如消化性溃疡及其出血、反流性食管炎等，因病情严重，每次剂量大于 20 mg，且疗程在 4 周以上，只能按处方药管理。

2. "双跨"药品的管理　首先，这类药品必须符合食品药品监管部门的《处方药转换为非处方药评价指导原则（试行）》规定的 7 个基本要求：①制剂或其成分应已在我国上市，并经过长期临床使用，同时应用比较广泛、有足够的使用人数；②制剂及其成分的研究应充分，结果应明确，安全性良好；③制剂及其成分具有法定质量标准，质量可控、稳定；④用法用量、疗程明确，疗效确切；⑤药品适应证应符合非处方药适应证，适于自我药疗；⑥如涉及小儿、孕妇等特殊人群用药，应有明确的用药指示；⑦给药途径、剂型、剂量、规格、用药时间、储存、包装、标签及说明书等特性均适于自我药疗需求。根据以上要求，可以认为"双跨"药品的适应证中应当至少有一部分适于非处方药，否则只能作为处方药管理。其次，这类药品必须分别使用不同的包装、标签、说明书，并且包装颜色必须有明显的区别。非处方药的上述用品上应当印有专用标识，说明书必须根据食品药品监管部门发布的非处方药说明书范本印制。销售、广告也应当分别符合相关规定。

（四）非处方药管理

1. 非处方药目录的制定和调整　药品监督管理部门负责非处方药目录的遴选、审批、发布和调整工作。

（1）非处方药目录的遴选与公布：食品药品监管部门组织遴选并公布非处方药目录，遴选原则主要有以下几点：①应用安全；②疗效确切；③质量稳定；④使用方便。

NOTE

（2）非处方药目录的调整：国家药品监督管理局药品评价中心对非处方药目录中的药品进行监测与评价，根据临床安全信息做出目录调整建议，药品监督管理部门公布调整结果。至2015年9月，先后将氯霉素滴眼液及滴耳液、硫酸沙丁醇胺片、胶囊、缓释片、控释胶囊，复方甘草片、含片，吲哚美辛栓，麻黄碱滴鼻液，骨愈灵胶囊，单剂量含麻黄碱类药品大于30 mg（不含30 mg）的复方口服制剂等非处方药转换为处方药。

2. 处方药转换为非处方药的规定 处方药转换为非处方药是指根据我国《药品管理法》及其他有关处方药和非处方药分类管理规定、要求，以"应用安全、疗效确切、质量稳定、使用方便"为评价基准，将已上市适于自我药疗的处方药评价转换为非处方药的过程。

（1）转换程序：除上述非处方药目录制定方式以外，也可根据药品生产企业的申请和建议，组织进行处方药与非处方药的转换评价。药品生产企业按要求将申报资料直接报国家药品监督管理局药品评价中心，该中心根据相关技术原则和要求组织开展技术评价、公示，再由食品药品监管部门审核公布转换为非处方药的药品名单及非处方药说明书范本。

药品生产企业按照《药品注册管理办法》的相关规定，参照食品药品监管部门公布的非处方药说明书范本规范非处方药说明书和标签，并及时向所在地省级药监局提出补充申请，经核准后使用。

（2）不得申请转换为非处方药的情况：①监测期内的药品；②急救和其他患者不宜自我治疗的药品，如用于肿瘤、青光眼、消化道溃疡、精神障碍、糖尿病、肝病、肾病、前列腺病、免疫性疾病、心脑血管疾病、性传播疾病等的治疗药品；③消费者不便自我使用的药品剂型，如注射剂、埋植剂等；④用药期间需要专业人员进行医学监护和指导的药品；⑤需在特殊条件下保存的药品；⑥作用于全身的抗菌药、激素（避孕药除外）；⑦含毒性中药材且不能证明其安全性的药品；⑧原料药、药用辅料、中药材、中药饮片；⑨国家规定的麻、精、毒、放及其他特殊管理的药品；⑩其他不符合非处方药要求的药品。

（3）转换评价、确定原则：2012年国家食品药品监督管理局发布的有关处方药转换为非处方药评价、处理、确定的6个原则，是进行转换的申请、技术评价的政策性依据，内容如下：①处方药转换为非处方药评价指导原则；②非处方药适应证范围确定原则；③含毒性药材中成药转换为非处方药评价处理原则；④乙类非处方药确定原则；⑤中成药的非处方药适应证范围；⑥化学药的非处方药适应证范围。

（4）处方药转换为非处方药申请资料要求。

第一，综合要求如下：①处方药与非处方药转换评价属药品上市后评价范畴，以回顾性研究为主，对品种相关研究资料进行全面回顾和分析。文献检索范围应包括国内外主要医药学文献，相关文献均应纳入综述中。②引用的公开文献应说明文献来源，非公开文献应注明研究机构、研究时间，并应有研究机构的证明。③中药一类、化学药一类品种必须提供的资料中，如无相关研究资料，应予以说明，并说明可不开展此项研究的理由；如未检索到相关文献，应予以说明且注明检索范围。

第二，各项资料要求：①综述资料：处方药转换非处方药申请表、申报资料目录、申报说明、拟使用的非处方药说明书样稿、现销售的最小销售单位样品一份、证明性文件。②药学资料：药品制剂（及药材）和辅料的法定质量标准、药品质量资料。③药品安全性研究：毒理研究资料，不良反应（事件）研究资料，依赖性研究资料，与其他药物和食物相互作用情况，消费者进行自我诊断、自我药疗情况下的安全性研究资料，广泛使用情况下的安全性研究资料。④药品有效性研究：药效学研究资料、药品有效性临床研究资料。

3. 非处方药的分类 根据药品的安全性将非处方药分为甲、乙两类，甲类非处方药的安全性低于乙类非处方药。甲、乙两类非处方药药品目录均分为化学药和中成药两部分,化学药又分为呼吸系统用药、神经系统用药、消化系统用药、皮肤科用药、五官科用药、妇科用药、维生素与矿物质类药7类,中成药分为内科用药、外科用药、妇科用药、儿科用药、五官科用药、骨伤科用药、皮肤科用药7类。

4. 非处方药的生产、经营和使用管理

(1)非处方药的注册:《药品注册管理办法》规定了非处方药注册的申报要求,申请仿制的药品属于按非处方药管理的,申请人应当在药品注册申请表的"附加申请事项"中标注非处方药项;申请仿制的药品属于同时按处方药和非处方药管理的,申请人可以选择按照处方药或者非处方药的要求提出申请。具体规定参见本书第六章相关内容。

(2)生产管理:生产企业必须取得药品生产许可证、药品 GMP 证书。必须在非处方药的包装、标签和说明书上醒目地印制相应的警示语或忠告语:"请仔细阅读药品使用说明书并按说明使用或在药师指导下购买和使用。"

(3)非处方药的专用标识、标签和说明书的管理:非处方药专用标识是用于已列入《国家非处方药目录》,并通过药品监督管理部门审核登记的非处方药药品标签、使用说明书、内包装、外包装的专有标识。专用标识图案分为红色和绿色,红色专用标识用于甲类非处方药;绿色专用标识用于乙类非处方药并用作指南性标志,即经营非处方药的企业指南性标志。

(4)经营管理:经营甲类非处方药的企业必须取得药品经营许可证、药品 GSP 证书。

(5)使用管理:医疗机构根据医疗需要可以决定或推荐使用非处方药,消费者有权自主选购非处方药,必须按非处方药标签和说明书所示内容使用。

5. 非处方药广告的管理 仅宣传非处方药药品名称(包括通用名、商品名)的无须经过审查批准,宣传除药品名称以外的内容则必须申请广告批准文号。2013 年 1 月 1 日,我国正式启动全国广播电视报纸药品医疗器械保健食品广告监测网。

四、药品储备和供应管理制度

药品储备制度属于国家物质储备制度。《药品管理法》第九十二条规定,国家实行药品储备制度,建立中央和地方两级药品储备。发生重大灾情、疫情或者其他突发事件时,依照《中华人民共和国突发事件应对法》的规定,可以紧急调用药品。《药品管理法》明确规定了以下五点内容。

(1)国家实行基本药物制度,遴选适当数量的基本药物品种,加强组织生产和储备,提高基本药物的供给能力,满足疾病防治基本用药需求。

(2)国家建立药品供求监测体系,及时收集和汇总分析短缺药品供求信息,对短缺药品实行预警,采取应对措施。

(3)国家实行短缺药品清单管理制度。具体办法由国务院卫生健康主管部门会同国务院药品监督管理部门等部门制定。药品上市许可持有人停止生产短缺药品的,应当按照规定向国务院药品监督管理部门或者省、自治区、直辖市人民政府药品监督管理部门报告。

(4)国家鼓励短缺药品的研制和生产,对临床急需的短缺药品、防治重大传染病和罕见病等疾病的新药予以优先审评审批。

(5)对短缺药品,国务院可以限制或者禁止出口。必要时,国务院有关部门可以采取组织生产、价格干预和扩大进口等措施,保障药品供应。药品上市许可持有人、药品生产企业、药品经营企业应当按照规定保障药品的生产和供应。

知识拓展:
国外药品的
分类情况

NOTE

本章小结

内 容	学 习 要 点
概念	传统药、现代药、处方药、非处方药、新药、仿制药、医疗机构制剂、国家基本药物、医疗保险用药、特殊管理药品
研究内容	1. 药品管理法律法规中有关药品分类管理的类别 2. 药品监督管理 3. 国家药品标准,药品质量监督检验:抽查检验、注册检验、委托检验、指定检验、复验 4. 基本药物及基本药物制度 5. 药品分类管理的作用,我国的处方药包括的 9 种情形,非处方药的分类

在线答题

参考文献

［1］ 杨世民. 药事管理学［M］. 6 版. 北京:人民卫生出版社,2016.

［2］ 何英梅,杨平荣,任淑玲,等. 从药品质量标准的视角探讨药品的监督与管理［J］. 中国药事,2018,32(12):1596-1602.

［3］ 李慧义. 中国药典 2020 年版二部与化学药品国家标准提高［C］//中国药学会. 2018 年第十二届中国药物制剂大会论文集［C］. 北京:中国药学会,2018.

［4］ 宋飞,刘靖杰,黄玲,等. 美国药品标识类型和要求研究［J］. 中国药事,2017,31(12):1440-1447.

［5］ 刘志强,杨悦. 美国药品安全法律责任设置的特点及其对我国的启示［J］. 中国药房,2018,29 (16):2161-2166.

［6］ Sun B C,Lupulescu-Mann N,Charlesworth C J,et al. Variations in prescription drug monitoring program use by prescriber specialty［J］. J Substance Abuse Treatment,2018,94：35-40.

（李锟）

NOTE

第三章　药事组织与药品监管体制

　学习目标

1. 掌握：我国现行机构改革后国家药品监督管理局机构组成与职责分工。重点掌握新机构改革下我国药品监督管理部门的结构与构成体系。
2. 熟悉：药品技术监督机构及其相应职能。
3. 了解：我国2008年以来药品监督体制改革演变过程。

通过本章学习能较明确我国现行药品监督管理机构的组成和职责分工，以及药品技术监督机构及其相应职能，并全面了解我国药品监督管理体制改革演变过程。以下将分章节介绍我国药事组织体系及概况，我国药品监督管理组织体系及其药品监管体制发展路径、组织机构设置与职能划分，药事行业中药品研制、生产、经营、使用组织、药学教育、药学社会团体以及欧美发达国家药品监管机构概况。

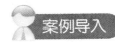 案例导入

2006—2007年集中爆发的"郑筱萸窝案"，原国家药监局药品注册司司长曹文庄为代表的内外勾结倒卖药品批文失职渎职腐败案件，截至2006年国家药监局自1998年成立以来共批准的17.2万个药品批准文号中经曹文庄之手批15万个。最终2007年5月29日北京市第一中级人民法院以受贿罪、玩忽职守罪，判处郑筱萸死刑，剥夺政治权利终身，没收个人全部财产。同年7月，曹文庄以受贿罪、玩忽职守罪，判处死刑，缓期两年执行。2007年国家药监局采取了一系列措施校正并理顺监管思路与策略，从权力监督到机构人员大调整，针对之前药品注册审批弊端对药品行政审批运行模式进行改革，实现受理、审评、审批相分离，并实行药品审评主审集体负责制、审评人员公示制、审评审批责任追究制、注册全过程信息化管理建设，形成了分工合理、权责清晰、相互制约、相互监督的技术审评与行政审批权力相分离的运行体系，从源头上铲除腐败根源。同时国家药监局顺势修改出台了新的《药品注册管理办法》，并规定，对已上市的药品改变剂型、改变给药途径或增加新适应证的按新药程序申报。按新药管理，符合要求的发批准文号不颁发新药证书，从而提高了我国新药审批准入标准，促进了我国药品注册理性申请，控制了申请数量，剔除了无效重复申请。

问题：

（1）该案例说明在国家药监局成立之初，我国药品注册审批监管存在哪些问题？

（2）鉴于此案例暴露出的问题，自2007年采取了哪些改革措施来强化审批监管？

（3）结合此案例，谈谈我国药品注册制度完善过程。

坚持不懈探索科学高效的药品行政监管体系是国家药监部门的职责与使命所在，改革探索之路任重道远，道路虽曲折但前景光明。作为用于预防、治疗、诊断人的疾病的药品，其与人

的生命健康息息相关,关乎着人民切身利益与长久福祉,1964 年因"反应停事件"而兴起全世界大规模的药事立法活动,也形成了以欧美发达国家为代表的药事法律体系及组织,现代药事管理发展趋势逐步走向法制化、规范化、科学化、国际化。

我国药品监管虽然起步较晚,法律规范还不完善,监管体系还有待改进,但经过二十多年的改革推动,在借鉴国外先进的药品监督管理经验与有效理论体系基础上已逐渐形成具有中国特色的药品监管体系。2019 年 8 月 26 日修订的《药品管理法》在法律条款中进一步明确了我国新时期下的监管体系、构建监管责任体系和组织机构体系新的历史定位,在法律制度上确定了其在保证药品质量、保障患者用药安全、维护人民健康等方面都将起到更加积极的作用。

2015 年 5 月 29 日,习近平主席在中共中央政治局就健全公共安全体系进行第二十三次集体学习讲话中提出,"四个最严"监管食品药品安全,加快推进健康中国建设指导意见,切实加强食品药品安全监管,用最严谨的标准、最严格的监管、最严厉的处罚、最严肃的问责,加快建立科学完善的食品药品安全治理体系,严把从农田到餐桌、从实验室到医院的每一道防线。

第一节 药事组织体系概述

药事组织是药事管理的重要组成部分,由组织机构设立和监督管理制度体系建设两部分构成,有狭义与广义之分。狭义的药事组织是指为了实现药学的社会任务所提出的目标,经人为的分工形成的各种形式的药事组织机构的总称;广义的药事组织是指以实现药学社会任务为共同目标而建立起来的人们的集合体。它是药学人员相互影响的社会心理系统,是运用药学知识和药学技术的技术系统,是人们以特定形式的结构关系而共同工作的系统。

一、药事组织的定义

药事组织是全面而综合的概念,涉及药事行业组织机构、体系、体制。

药事组织是指为了实现药学任务和目标,经由社会分工形成的各种形式的药事组织机构,以及药事组织内部、外部相互协作的关系。药事组织在药事管理中具有重要作用和意义,从事药事活动的组织,其行为与公众的生命和健康密切相关。

二、药事组织的类型

药事组织大致分为六类。

1. 药品研发与科研组织 药品研发与科研组织主要工作是开发研究新药,改进已有药品(以仿制药为代表),以及围绕药品和药学的发展进行基础研究,提高创新能力,发展药学事业。

2. 药品生产与经营组织 《药品管理法》第四章药品生产、第五章药品经营和 2016 年 2 月 6 日修订的《中华人民共和国药品管理法实施条例》第十章附则第七十七条第九款、第十款都对药品生产企业、药品经营企业做了明确规定与要求。药品生产组织是典型的药事组织结构类型之一,形式有国有或民营药厂、股份制制药公司、外资或合资制药企业,在我国统称为"药品生产企业"。经过 2010 年版 GMP 认证后我国目前现存药品生产企业有四千多家。药品经营企业在我国的表现形式为药品批发或零售企业、社会药房或单体药店、连锁药店,经过 2015 年版 GSP 实施后,我国药品经营企业仍存在数量多、规模小且分散等问题,特别是零售业,虽然诞生了诸如益丰大药房、老百姓大药房等连锁药店,但总体上缺乏集中度高而强的跨区域集团性质企业。

3. 药品使用单位药学部门组织　我国药品使用单位即医疗机构药学部门组织,是医疗机构的重要技术职能部门。医院药学部是集管理、技术、经营、服务等于一体的综合性科室,在药事组织中占有重要地位和较大比重。根据《医疗机构药事管理规定》规定,医疗机构应根据临床工作需要,设立药事管理组织和药学部门,在设置形式上有医院药房、制剂室、库房、静脉用药调配中心等。医院除设置药学部外,还需设立药事管理的专门组织或机构。

4. 药学教育组织　其主要功能是药学教育,为发展药学事业培养药师、药学家、药学工程师、药学企业家和药事管理的专门技术人才。药学教育组织活动目标分为培养药学人才、取得药学研究成果两个方面。目前药学教育组织分支子系统基本上是按学科专业划分的。

5. 药品监督管理组织　药品管理的行政组织是指政府机构中管理药品和药学企事业单位的国家行政机构。其功能是代表国家对被管理相对人——药品和药学事业组织进行监督管理,制定相关法规政策,对药事组织发挥监管与指导作用,以保证国家意志的执行。药品监督管理组织依法实施的药品监督管理由药品行政监督管理和技术监督管理组织体系两部分组成,药品监管机构依据法律、法规的授权,按照法定的程序和标准,对药品、药事组织和相应从业人员进行必要的监督管理,职能核心为药品质量的监督管理。我国药事管理组织体系构成见图3-1。

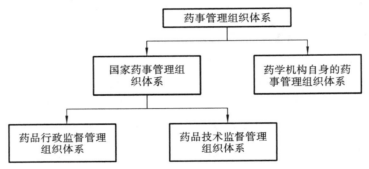

图3-1　我国药事管理组织体系

国家药品监督管理组织机构体系的主要职责与任务是运用法律授予的权力,对药品运行全过程的质量进行严格监督,保证向社会提供合格的药品,并按照法律、法规规定依法对违反药品管理法律、法规和规章的行为进行处置。各省、自治区、直辖市人民政府药品监督管理部门负责本辖区内的药品监督管理以及与药品有关的监督管理工作。

6. 药事社会团体组织　在药事管理与发展进程中,药学行业协作组织发挥了统一行为规范、监督管理、对外联系、协调等作用。政府加强对药品和药事的法律管控,药事社团组织成为药学企事业组织与政府机构联系的纽带,充分发挥协助政府管理药事的作用。

第二节　我国药品监督管理体制及其组织

一、药品监督管理体制的基础理论

药品监督管理体制是指在一定社会制度下药事工作的职责方式、管理制度和管理方法,是国家权力机关关于药事组织机构设置、职能配置及运行方式等方面的制度与规定,属于宏观范畴的药事组织工作。

《药品管理法》第一章第八到十一条、第十三到十五条规定明确了国务院药品监督管理部门主管全国药品监督管理工作。国务院有关部门在各自职责范围内负责与药品有关的监督管理工作。国务院药品监督管理部门配合国务院有关部门,执行国家药品行业发展规划和产业政策。各省、自治区、直辖市人民政府药品监督管理部门负责本行政区域内的药品监督管理工作。设区的市级、县级人民政府承担药品监督管理职责的部门负责本行政区域内的药品监督管理工作。县级以上地方人民政府有关部门在各自职责范围内负责与药品有关的监督管理工作。《药品管理法》同时对药品部门监管与政府职责协同管理做了新的规定。

药品管理是"药品监督管理"的简称。国家通过有关行政机构运用行政和法律手段对药品实施的管理,是药品行政监管的重要内容之一。药品管理的主要任务是保证药品质量,增进药品疗效,保障公众用药安全,维护公众身体健康。药品管理作为公共管理的一种,具有公共管理特性。与其他商品管理相比,药品是关乎国计民生的重要特殊商品,作为防病治病的药品,药品管理具有一定的特殊性,体现在以下几个方面:管控的严格性、药品管理的技术性、价格调控的特殊性、药品使用管理的严格性。要实现科学高效的药品管理,须采取正确的管理手段与方法。①法律方法:高度强制性、原则性、概括性、普遍适应性。②行政方法:权威性、强制性、针对性。③经济方法:运用价格、投资、税收、利润等手段调整药品开发、生产、经营等。④专业技术方法:药品审批、标准制定、药品认证等。

二、我国药品监督管理体制的演变和发展路径

新中国成立以来我国药品监督管理体制的发展路径大体划分为以下几个时期。

(一)药品监督管理体制创建时期(1949—1965 年)

1949 年 11 月 1 日,中央人民政府卫生部成立(1954 年更名为中华人民共和国卫生部),并设立了药政处,后改为药政管理局,协调全国药品生产、经营和使用各环节的药政管理。同时在有条件的省、自治区、直辖市和一些地区相继建立了药政和药检机构。1950 年 8 月 1 日,中国医药公司在天津成立,统一领导全国医药商业,直属卫生部管理。1955 年 3 月,中国药材公司成立,负责全国中药(包括药材、饮片、成药)的生产、收购和经营工作,是农工商一体、产供销合一的企业性质的专业公司,并建立三级医药采购供应站。此外还创建了高等药学院系等,建立了新中国药品监督管理体制。1958 年以后,我国医药工业发展很快,药品品种和数量大幅度增长。1964 年 9 月 1 日,经国家经贸委批准,化工部成立了中国医药工业公司,对全国医药工业实行了集中统一领导和专业化管理,制药工业初步摆脱依赖进口原料的局面,制药工业的布局也日趋合理,中药材、中成药的生产也有很大的发展。

(二)药品监督管理体制发展停滞时期(1966—1976 年)

在此期间,药政管理也难逃厄运,医药管理部门被撤并,卫生行政部门中行使药品监督管理的药政机构被迫取消,中国医药公司、中国药材公司、中国医药工业公司、中国医疗器械工业公司先后被撤销,我国药品监管及医药行业遭受较大破坏,发展受到极大制约。

(三)药品监督管理体制恢复并稳步健康发展时期(1977—1998 年)

1976 年粉碎"四人帮"以后,在以邓小平为核心的党中央指导下,我国的药政管理工作也得以恢复发展,并伴随着国家改革大发展迎来了快速发展,药品监督管理体制也随之发生深刻而有意义的变革。1978 年 6 月 7 日,经国务院批准,成立国家医药管理总局(国务院直属,由卫生部代管)。1979 年 1 月 1 日,国家医药管理总局发出通知,正式成立中国药材公司、中国医药工业公司、中国医疗器械工业公司和中国医药公司。国家医药管理总局成立以后,从1978 年 11 月到 1980 年 1 月,各省、自治区、直辖市先后成立了医药管理局或医药总公司,一

些地、市、县也相应成立医药管理机构。从此,医药事业从上到下实现了统一的管理体制。

1982 年,国家医药管理总局更名为国家医药管理局,隶属于国家经济委员会,负责(除中药以外)化工医药行业监督与管理工作。1984 年 9 月 20 日国家颁布并于 1985 年 7 月 1 日正式实施《药品管理法》,1984 年版《药品管理法》的实施,标志着药品监督管理工作从行政、检验、技术管理进入法制、科学、技术相结合的管理,具有划时代意义。为加强药品标准工作,1993 年将卫生部药典委员会作为卫生部直属单位,并设立国家中药品种保护审评委员会办公室和卫生部药品审评中心,挂靠在卫生部药典委员会内。此外,还设有卫生部药品监督办公室、卫生部药品不良反应监测中心和国家药品认证中心,挂靠在中国药品生物制品检定所。

1998 年以前我国药品监督管理体制为国家级、省级、市级、县级四级管理。

1. 中药、西药生产、经营管理 国家医药管理局统管西药、抗生素,国家中医药管理局统管中药;省级医药管理局统管西药和中药;市级、县级化工医药管理局负责医药管理工作。

2. 其他药品生产、经营管理 国内贸易部负责生化药品管理,卫生部负责疫苗、血清和血液制品、医院制剂管理,核工业总公司(现能源部)负责放射性药品管理,农业部、解放军总后勤卫生部负责各自部门的药品管理。

这一时期药品监督管理的特点是九龙治水,政出多门,多职能交叉严重,导致监管空白地带出现,管理难以一步到位,监管效果欠佳。这一时期药品监管缺点明显,需要改革完善。1998 年以前我国药品监督管理体制四级管理体系见图 3-2。

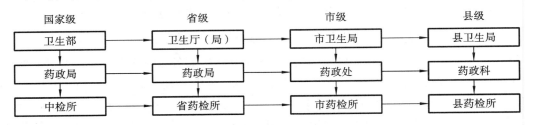

图 3-2 1998 年以前我国药品监督管理体制四级管理体系示意图

(四)监管改革高效运作探索时期(1998—2008 年)

1. 1998 年机构改革 1998 年是我国监督管理体制大力改革元年,为标志性时间节点。根据 1998 年《国务院关于机构设置的通知》,组建了直属国务院领导的国家药品监督管理局(State Drugs Administration,SDA)(副部级),主管全国药品监督管理工作,按"三定方案"定职责、定机构、定人员,确定 SDA 的 14 条职责、组织机构、人员编制。原国家医药管理局西药监管职能、国家中医药管理局中药监管职能、卫生部药政、药检职能,国内贸易部生化药品监管职能、中国核工业总公司放射性药品监管职能等并入新组建的 SDA。SDA 为国务院直属机构,与各省 DA 是业务指导关系,并在药监系统实行省级以下垂直管理(即在人员、财务、物、业务上直属于上一级垂直管理,与地方政府相剥离)。1998 年国家药品监督管理体制四级及省以下垂直管理体制见图 3-3。

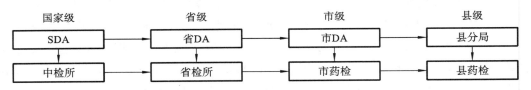

图 3-3 1998 年国家药品监督管理体制四级及省以下垂直管理体制示意图

 NOTE

1998 年 SDA 共设 7 个职能司(室):办公室、药品注册司、安全监管司、市场监督司、医疗器械司、人事教育司、国际合作司。SDA 下属事业单位有药品审评中心、药品认证中心、药品评价中心、国家药典委员会。省 DA 共设置 8 个处(室):办公室、政策法规处、药品注册处、市场流通处、安全监管处、人事教育处、稽查处、医疗器械处,下属事业单位有药品稽查大队(兼有根据需要抽取药品权利)、药品认证中心、不良反应监测中心。

2. 2003 年机构改革 2003 年 3 月,第十届全国人民代表大会第一次会议通过了《国务院机构改革方案》。根据改革方案,国务院在原国家药品监督管理局的基础上组建了国家食品药品监督管理局(State Food and Drug Administration,SFDA)(副部级),主管全国药品监督和食品、医疗器械安全管理的综合监督管理工作。根据《国务院办公厅关于印发国家食品药品监督管理局主要职责内设机构和人员编制规定的通知》的要求,对国家食品药品监督管理局的职责调整、主要职责、内设机构和人员编制等做了明确规定。

国家食品药品监督管理局下设机构重新改革,在 1998 年机构设置基础上增设食品安全协调司、食品安全监察司,并新设了政策法规司、办公室(规划财务司)。鉴于当时国内出现的"苏丹红事件"的影响,2003 年新成立的国家食品药品监督管理局(SFDA)相较于 1998 年的 SDA 增加了食品监管功能,其主要职责是加强食品安全协调、安全监察。

(五)改革深化不断推进完善时期(2008—2019 年)

1. 2008 年机构改革 国务院直属机构大部委制改革,这次改革的任务是围绕转变政府职能和理顺部门职责关系,探索实施职能有机统一的大部门体制,合理配置宏观调控部门,以改善民生为重点加强与整合社会管理和公共服务部门。2008 年 3 月 11 日,第十一届全国人民代表大会第一次会议通过了《国务院机构改革方案》。根据国家大部委制改革方针,国家食品药品监督管理局(SFDA)被划归至卫生部管理,成为卫生部下属二级局,涉及的改革主要有以下几个方面:①被并入后的 SFDA 颁布有关药品及医疗器械相关规章的权限交由卫生部部长签发;②SFDA 综合协调食品安全,组织查处食品安全重大事故的职责划归卫生部;③地方食品药品监督管理体制改革:取消 1998 年成立药监局以来的省级以下垂直管理,改为由各级地方政府分级管理,省、市、县级药监部门只在业务上接受上级主管部门和同级卫生部门组织指导和监督。内设 13 个职能司(室):办公室(规划财务司)、政策法规司、食品许可司、食品安全监管司、药品注册司(中药民族药监管司)、医疗器械监管司、药品安全监管司、稽查局、人事司、国际合作司(港澳台办公室)、直属机关党委、驻局纪检监察司、离退休干部司。卫生部的食品卫生许可,餐饮业、食堂等消费环节食品安全监管,保健食品、化妆品监督管理的职责,划归SFDA。2008 年大部委制下国家食品药品监督管理局职能部门设置见图 3-4。

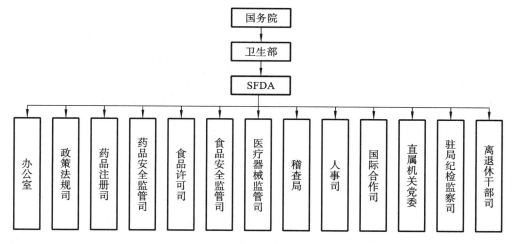

图 3-4 2008 年大部委制下国家食品药品监督管理局职能部门设置示意图

NOTE

2. 2013 年机构改革　2013 年根据第十二次全国人民代表大会第一次会议审议的《国务院关于提请审议国务院机构改革和职能转变方案》中新的政府机构改革方案,组建国家食品药品监督管理总局(China Food and Drug Administration,CFDA)(正部级),国家食品药品监督管理局不再保留,国家食品药品监督管理局的职责、国家质量监督检验检疫总局的生产环节食品安全管理监督职责、国家工商行政管理总局的流通环节食品安全监督管理职责并入国家食品药品监督管理总局,并加挂国务院食品安全委员会办公室牌子(承担国务院食品安全委员会的具体工作)。

根据国务院 2013 年 5 月 15 日机构改革"三定方案",2013 年 CFDA 机构改革延续了 2008 年实行的省以下地方分级管理制度,在职能上有以下几个方面变化。

(1)定职责:职能转变。①合并职责:药品生产行政许可与 GMP 认证、药品经营行政许可与 GSP 认证、执业药师继续教育(转交行业协会)。②下放职责:药品质量管理规范认证、药品再注册以及不改变药品内在质量补充申请许可等权限下放至省 DA。③整合职责:将卫生部组织制定药品法典的职责划入 CFDA。

(2)定机构:下设 17 个司(室):办公厅、综合司(政策研究室)、法制司、食品安全监管一司、食品安全监管二司、食品安全监管三司、药品化妆品注册管理司(中药民族药监管司)、医疗器械注册管理司、药品化妆品监管司、医疗器械监管司、稽查局、应急管理司、科技和标准司、新闻宣传司、人事司、规划财务司、国际合作司(港澳台办公室)。

(3)定人员:行政编制设置为 345 名,其中局长 1 名、副局长 4 名,1 名副局长兼任国家卫生与计划生育委员会副主任,食品安全总监 1 名、药品安全总监 1 名、国家食品药品稽查专员 10 名。

3. 2018 年最新机构改革　根据 2018 年 3 月 13 日国务院最新一轮机构改革,组建国家市场监督管理总局,不再保留国家工商行政管理总局、国家质量监督检验检疫总局、国家食品药品监督管理总局。鉴于药品监管的特殊性,单独组建国家药品监督管理局(National Medical Products Administration,NMPA)(副部级),由国家市场监督管理总局管理,为国家市场监督管理总局管理下属二级局,国家药品监督管理局主要职责有负责药品、化妆品、医疗器械的注册并实施监督管理、市场监管,仍实行地方分级管理,药品监管机构只设到省一级,药品经营销售等行为的监管由市县市场监管部门统一承担。2018 年 7 月,中共中央办公厅、国务院办公厅印发《国家药品监督管理局职能配置、内设机构和人员编制规定》,通知组建新的国家药品监督管理局。相应的,2019 年修订的《药品管理法》在构建监管责任体系、完善监管责任体系、强化部门监管与政府职责协同管理等方面体现出以下几个新的特点。

(1)药品监管实行属地化管理:履行药品安全职责,必须加强地方药品监管机构建设。《药品管理法》第九条规定,县级以上地方人民政府对本行政区域内的药品监督管理工作负责,统一领导、组织、协调本行政区域内的药品监督管理工作以及药品安全突发事件应对工作,建立健全药品监督管理工作机制和信息共享机制。第十条规定,县级以上人民政府应当将药品安全工作纳入本级国民经济和社会发展规划,将药品安全工作经费纳入本级政府预算,加强药品监督管理能力建设,为药品安全工作提供保障。在药品安全监管责任体系中首次将"地方政府负总责"原则立场写入《药品管理法》,地方人民政府在监管中的地位是"领导、组织、协调",将药品安全工作上升到"本级国民经济和社会发展规划"层面,给予财政经费预算保障,用于加强药品监督管理能力建设。

(2)建立约谈制:上级政府监督下级政府、政府监督药品监管机构,压实监管责任。《药品管理法》第一百零九条规定,药品监督管理部门未及时发现药品安全系统性风险,未及时消除监督管理区域内药品安全隐患的,本级人民政府或者上级人民政府药品监督管理部门应当对其主要负责人进行约谈。地方人民政府未履行药品安全职责,未及时消除区域性重大药品安全隐患的,上级人民政府或者上级人民政府药品监督管理部门应当对其主要负责人进行约谈。被约谈的部门和地方人民政府应当立即采取措施,对药品监督管理工作进行整改。约谈情况和整改情况应当纳入有关部门和地方人民政府药品监督管理工作评议、考核记录。

（3）树立"尽职免责、失职追责"的鲜明导向:地方政府履职不利应严肃问责。《药品管理法》第一百四十八条对地方政府的问责条款即体现"失职追责",履责不利、未尽责的进行追责责任。

三、我国现行药品监督管理机构设置

2019 年修订的《药品管理法》与之前相比有两个显著强化。

（1）药品监管机构各司其职:第八条对主管部门、有关部门、省级药监部门、市级承担药品监管部门等做了明确的职责划分,可以概括为属地化监管,部门之间分工协作。

（2）明确了药品专业技术机构的设置和法律地位:药品监管是专业性工作,离不开专业技术机构。2001 年修订的《药品管理法》仅规定了药品检验机构设置及职责,2019 年修订的《药品管理法》把审评、检验、核查、监测与评价等技术机构也予以法律地位确认。2019 年修订的《药品管理法》第十一条规定,药品监督管理部门设置或者指定的药品专业技术机构,承担依法实施药品监督管理所需的审评、检验、核查、监测与评价等工作。"药品监督管理部门设置或者指定的药品专业技术机构",其中的"指定"二字为符合条件的"第三方"单位承担药品专业技术机构工作留了余地。

1. 我国药品监督管理行政机构 我国药品监督管理行政机构包括国家、省（自治区、直辖市）、市、县四级药品监督管理部门。

2. 药品监督管理技术机构

（1）药品检验机构:药品检验机构为同级药品监督管理机构的直属事业单位。中国食品药品检定研究院（国家药品监督管理局医疗器械标准管理中心,中国药品检验总所）是国家药品监督管理局所属的直属机构。省级药品监督管理局设置药品检验机构,市级和县级药品检验机构根据工作需要设置。

（2）国家药品监督管理局直属机构:国家药品监督管理局下设有中国食品药品检定研究院、国家药典委员会、国家药品监督管理局药品审评中心、国家药品监督管理局食品药品审核查验中心、国家药品监督管理局药品评价中心（国家药品不良反应监测中心）、国家药品监督管理局医疗器械技术审评中心、国家药品监督管理局行政事项受理服务和投诉举报中心、国家药品监督管理局机关服务中心、国家药品监督管理局信息中心（中国食品药品监管数据中心）、国家药品监督管理局高级研修学院（国家药品监督管理局安全应急演练中心）、国家药品监督管理局执业药师资格认证中心、国家药品监督管理局新闻宣传中心、中国健康传媒集团、中国食品药品国际交流中心、国家药品监督管理局南方医药经济研究所、中国药学会等机构。

四、国家药品监督管理局职能

（一）国家药品监督管理局的主要职能

根据《国家药品监督管理局职能配置、内设机构和人员编制规定》,国家药品监督管理局是国家市场监督管理总局管理的国家局,为副部级单位,设局长 1 名、副局长 4 名、药品安全总监 1 名、药品稽查专员 1 名、离退休干部局领导职数 2 名。市场监管实行分级管理,药品监管机构只设到省一级,药品经营销售等行为的监管由市县市场监管部门统一承担。国家药品监督管理局的主要职责如下。

（1）负责药品（含中药、民族药,下同）、医疗器械和化妆品安全监督管理。拟订监督管理

政策规划,组织起草法律法规草案,拟订部门规章,并监督实施。研究制定鼓励药品、医疗器械和化妆品新技术、新产品的管理与服务政策。

(2) 负责药品、医疗器械和化妆品标准管理。组织制定、公布国家药典等药品、医疗器械标准,组织拟订化妆品标准,组织制定分类管理制度,并监督实施。参与制定国家基本药物目录,配合实施国家基本药物制度。

(3) 负责药品、医疗器械和化妆品注册管理。制定注册管理制度,严格上市审评审批,完善审评审批服务便利化措施,并组织实施。

(4) 负责药品、医疗器械和化妆品质量管理。制定研制质量管理规范并监督实施。制定生产质量管理规范并依职责监督实施。制定经营、使用质量管理规范并指导实施。

(5) 负责药品、医疗器械和化妆品上市后风险管理。组织开展药品不良反应、医疗器械不良事件和化妆品不良反应的监测、评价和处置工作。依法承担药品、医疗器械和化妆品安全应急管理工作。

(6) 负责执业药师资格准入管理。制定执业药师资格准入制度,指导监督执业药师注册工作。

(7) 负责组织指导药品、医疗器械和化妆品监督检查。制定检查制度,依法查处药品、医疗器械和化妆品注册环节的违法行为,依职责组织指导查处生产环节的违法行为。

(8) 负责药品、医疗器械和化妆品监督管理领域对外交流与合作,参与相关国际监管规则和标准的制定。

(9) 负责指导省、自治区、直辖市药品监督管理部门工作。

(10) 完成党中央、国务院交办的其他任务。

(11) 职能转变。①深入推进简政放权。减少具体行政审批事项,逐步将药品和医疗器械广告、药物临床试验机构、进口非特殊用途化妆品等审批事项取消或者改为备案。对化妆品新原料实行分类管理,高风险的实行许可管理,低风险的实行备案管理。②强化事中事后监管。完善药品、医疗器械全生命周期管理制度,强化全过程质量安全风险管理,创新监管方式,加强信用监管,全面落实"双随机、一公开"和"互联网+监管",提高监管效能,满足新时代公众用药用械需求。③有效提升服务水平。加快创新药品、医疗器械审评审批,建立上市许可持有人制度,推进电子化审评审批,优化流程、提高效率,营造激励创新、保护合法权益环境。及时发布药品注册申请信息,引导申请人有序研发和申报。④全面落实监管责任。按照"最严谨的标准、最严格的监管、最严厉的处罚、最严肃的问责"要求,完善药品、医疗器械和化妆品审评、检查、检验、监测等体系,提升监管队伍职业化水平。加快仿制药质量和疗效一致性评价,推进追溯体系建设,落实企业主体责任,防范系统性、区域性风险,保障药品、医疗器械安全有效。

(12) 有关职责分工。①与国家市场监督管理总局的有关职责分工。国家药品监督管理局负责制定药品、医疗器械和化妆品监管制度,并负责药品、医疗器械和化妆品研制环节的许可、检查和处罚。省级药品监督管理部门负责药品、医疗器械和化妆品生产环节的许可、检查和处罚,以及药品批发许可、零售连锁总部许可、互联网销售第三方平台备案及检查和处罚。市县两级市场监管部门负责药品零售、医疗器械经营的许可、检查和处罚,以及化妆品经营和药品、医疗器械使用环节质量的检查和处罚。②与国家卫生健康委员会的有关职责分工。国家药品监督管理局会同国家卫生健康委员会组织国家药典委员会并制定国家药典,建立重大药品不良反应和医疗器械不良事件相互通报机制和联合处置机制。③与商务部的有关职责分工。商务部负责拟订药品流通发展规划和政策,国家药品监督管理局在药品监督管理工作中,配合执行药品流通发展规划和政策。商务部发放药品类易制毒化学品进口许可前,应当征得国家药品监督管理局同意。④与公安部的有关职责分工。公安部负责组织指导药品、医疗器械和化妆品犯罪案件侦查工作。国家药品监督管理局与公安部建立行政执法和刑事司法工作衔接机制。药品监督管理部门发现违法行为涉嫌犯罪的,按照有关规定及时移送公安机关,公安机关应当迅速进行审查,并依法做出立案或者不予立案的决定。公安机关依法提请药品监督管理部门做出检验、鉴定、认定等协助的,药品监督管理部门应当予以协助。

(二)国家药品监督管理局内设机构及其职能

1. 综合和规划财务司 负责机关日常运转,承担信息、安全、保密、信访、政务公开、信息化、新闻宣传等工作。拟订并组织实施发展规划和专项建设规划,推动监督管理体系建设。承担机关和直属单位预决算、财务、国有资产管理及内部审计工作。组织起草综合性文稿和重要会议文件。

2. 政策法规司 研究药品、医疗器械和化妆品监督管理重大政策。组织起草法律、法规及部门规章草案,承担规范性文件的合法性审查工作。承担执法监督、行政复议、行政应诉工作。承担行政执法与刑事司法衔接管理工作。承担普法宣传工作。

3. 药品注册管理司(中药民族药监督管理司) 组织拟订并监督实施国家药典等药品标准、技术指导原则,拟订并实施药品注册管理制度。监督实施药物非临床研究和临床试验质量管理规范、中药饮片炮制规范,实施中药品种保护制度。承担组织实施分类管理制度、检查研制现场、查处相关违法行为工作。参与制定国家基本药物目录,配合实施国家基本药物制度。

4. 药品监督管理司 组织拟订并依职责监督实施药品生产质量管理规范,组织拟订并指导实施经营、使用质量管理规范。承担组织指导生产现场检查、组织查处重大违法行为工作。组织质量抽查检验,定期发布质量公告。组织开展不良反应监测并依法处置。承担放射性药品、麻醉药品、毒性药品及精神药品、药品类易制毒化学品监督管理工作。

5. 医疗器械注册管理司 组织拟订并监督实施医疗器械标准、分类规则、命名规则和编码规则,拟订并实施医疗器械注册管理制度。拟订并监督实施医疗器械临床试验质量管理规范、技术指导原则。承担组织检查研制现场、查处违法行为工作。

6. 医疗器械监督管理司 组织拟订并依职责监督实施医疗器械生产质量管理规范,组织拟订并指导实施经营、使用质量管理规范。承担组织指导生产现场检查、组织查处重大违法行为工作。组织质量抽查检验,定期发布质量公告。组织开展不良事件监测并依法处置。

7. 化妆品监督管理司 组织实施化妆品注册备案工作。组织拟订并监督实施化妆品标准、分类规则、技术指导原则。承担拟订化妆品检查制度、检查研制现场、依职责组织指导生产现场检查、查处重大违法行为工作。组织质量抽查检验,定期发布质量公告。组织开展不良反应监测并依法处置。

8. 科技和国际合作司(港澳台办公室) 组织研究实施药品、医疗器械和化妆品审评、检查、检验的科学工具和方法,研究拟订鼓励新技术、新产品的管理与服务政策。拟订并监督实施实验室建设标准和管理规范、检验检测机构资质认定条件和检验规范。组织实施重大科技项目。组织开展国际交流与合作,以及与港澳台地区的交流与合作。协调参与国际监管规则和标准的制定。

9. 人事司 承担机关和直属单位的干部人事、机构编制、劳动工资和教育工作,指导相关人才队伍建设工作。承担执业药师资格管理工作。

10. 直属机关党委 负责机关和在京直属单位的党群工作。

11. 离退休干部局 负责机关离退休干部工作,指导直属单位离退休干部工作。

2018年组建的国家药品监督管理局(NMPA)组织机构体系见图3-5。

2018年药品监督管理机构改革是深化党和国家机构改革、深入贯彻落实党的十九大精神的重大举措,是推进国家治理体系和治理能力现代化的重要任务,有着非常深远的意义,有助于保证药品监管工作的连续性、加大药品日常监管力度、深化药品医疗器械审评审批制度改革、正确引导社会舆论营造良好氛围、全面落实属地管理责任。

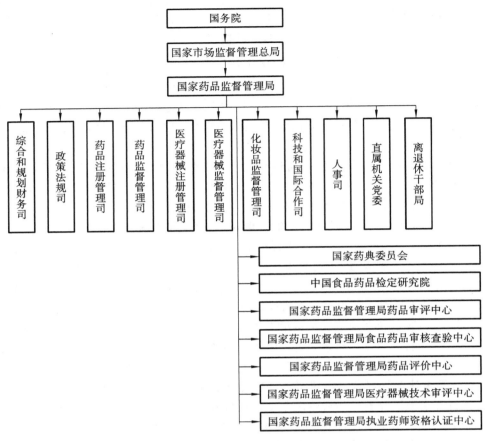

图 3-5　国家药品监督管理局(NMPA)组织机构体系示意图

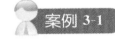

2006 年以来药品安全科学监管成效

我国自 2006 年以来,全国药品监管系统以科学发展观为指导,树立科学监管理念,团结一致,齐心协力,积极查处大案要案,沉着应对突发事件,集中查处了齐齐哈尔第二制药厂"亮甲菌素注射液"重大假药案、安徽华源生物药业有限公司"欣弗"劣药案、上海医药(集团)有限公司华联制药厂"注射用甲氨蝶呤"案件等一批大案要案;整治药品注册申报资料造假,治理"一药多名"现象等均取得显著成效;通过严厉打击制售假劣药品行为,大力整治中药材专业市场,集中整顿疫苗生产流通秩序,强化对医疗器械的监管,打击虚假违法药品广告,极大地打击并遏制了制售假冒伪劣药品猖獗的行为。同时,工商、质检、卫生、农业等有关部门联合行动,开展打击邮寄假劣药品、非法回收药品的专项整治行动,通过深入开展农村食品药品"三网"建设,实施惠民工程,保护了公众的饮食用药安全,解决了一系列关系群众切身利益的突出问题。

问题:

构建并完善我国药品法规制度与行政监管体系有何重要作用与意义?

五、国家药品监督管理局主要直属事业机构

(一)中国食品药品检定研究院

中国食品药品检定研究院(国家药品监督管理局医疗器械标准管理中心,简称中检院)

NOTE

案例答案

(National Institute for Food and Drug Control，NIFDC)，前身为卫生部药物食品检验所，成立于1950年。1961年与生物制品检定所合并成为卫生部药品生物制品检定所，1980年更名为中国药品生物制品检定所(National Institute for the Control of Pharmaceutical and Biological Products，NICPBP)，2010年9月26日，经中央编办批准更名为中国食品药品检定研究院，是国家食品药品监督管理局的直属事业单位，为国家检验药品、生物制品质量的法定机构和最高检验仲裁机构，全国药品检验所业务技术的指导中心。依法承担实施药品、生物制品、医疗器械、食品、化妆品、实验动物、包装材料等多领域产品的审批注册检验、进口检验、监督检验、安全评价及生物制品批签发，负责国家药品、医疗器械标准物质和生产检定用菌毒种的研究、分发和管理，开展相关技术研究工作。中国食品药品检定研究院是WHO指定的"世界卫生组织药品质量保证中心"。

药品监督检验是代表国家对研制、生产、经营、使用的药品质量进行的检验，具有比生产或验收检验更高的权威性，是根据国家的法规进行的检验，在法律上具有更强的仲裁性。国家各级药品检验机构通过监督检验的形式实现对药品的监督监管。

中国食品药品检定研究院内设机构具体有办公室、综合业务处、技术监督中心、中药民族药检定所、化学药品检定所、生物制品检定所、医疗器械检定所、体外诊断试剂检定所、药用辅料和包装材料检定所、实验动物资源研究所、标准物质与标准化管理中心、安全评价研究所、医疗器械标准管理研究所、检验机构能力评价研究中心(质量管理中心)、党委办公室(纪检监察室)、计划财务处等。

（二）国家药典委员会

国家药典委员会(Chinese Pharmacopoeia Commission)前身为卫生部药典委员会，成立于1950年，是我国最早成立的标准化机构，是负责制定和修订国家药品标准的技术委员会，是国家药品标准化管理的法定机构。1998年9月，隶属于卫生部的药典委员会划归国家药品监督管理局，并更名为国家药典委员会。国家药典委员会由主任委员、副主任委员、执行委员和委员组成。

国家药典委员会负责组织编纂《中华人民共和国药典》(ChP)及制定、修订国家药品标准，是法定的国家药品标准工作专业管理机构。常设的办事机构实行秘书长制，下设办公室、人事处、业务综合处、中药标准处、化学药品标准处、生物制品标准处等处室，以及卫标发展中心、《中国药品标准》杂志社等分支机构。

（三）国家药品监督管理局药品审评中心

国家药品监督管理局药品审评中心(Center for Drug Evaluation，CDE)是国家药品监督管理局药品注册技术审评机构，为药品注册提供技术支持，负责对药品注册申请进行技术审评。

1985年《药品管理法》实施，成立卫生部药品审评委员会，下设药品审评办公室，主要对新药进行技术审评，审评模式为依靠外部专家进行外部审评。1998年，药品审评中心划归国家药品监督管理局，更名为国家药品监督管理局药品审评中心。职能增加了对仿制药、进口药进行技术审评，审评模式由外部审评向内部审评转变。2005年机构调整，全面推行以项目负责人制度为核心的审评机制。2014年更名为国家食品药品监督管理总局药品审评中心。2017年内设机构及其职责任务进行了调整，增设合规处、临床试验管理处、数据管理处、党委办公室(纪检监察室)。

该中心按照国家药品监督管理局颁布的药品注册管理有关规章，负责组织对药品注册申请进行技术审评。内设19个部门，分别是办公室、人事处、财务处、党委办公室(纪检监察室)、业务管理处、质量管理处、合规处、临床试验管理处、数据管理处、中药民族药药学部、化学药学一部、化学药学二部、生物制品药学部、药理毒理学部、中药民族药临床部、化学临床一部、化学临床二部、生物制品临床部、统计与临床药理学部。

（四）国家药品监督管理局食品药品审核查验中心

根据《国家药监局关于所属事业单位机构调整事宜的通知》，国家药品监督管理局食品药品审核查验中心（Center for Food and Drug Inspection of NMPA，CFDI）为国家药品监督管理局直属事业单位（正局级），是专门从事药品认证管理的机构。

国家药品监督管理局食品药品审核查验中心内设 10 个职能部门，分别为办公室、信息管理处、检查一处、检查二处、检查三处、检查四处、检查五处、检查六处、人事处、财务处。

（五）国家药品监督管理局药品评价中心（国家药品不良反应监测中心）

国家药品监督管理局药品评价中心（Center for Drug Reevaluation，CDR）是国家药品监督管理局直属事业单位，是专门负责基本药物、非处方药的筛选及药品再评价工作的机构。内设 8 个机构，分别为办公室、综合业务处、化学药品监测和评价一部、中药监测和评价部、化学药品监测和评价二部、医疗器械监测和评价一部、化妆品监测和评价部、医疗器械监测和评价二部。

（六）国家药品监督管理局行政事项受理服务和投诉举报中心

该中心共设置 6 个内设机构，分别为办公室、信息与综合业务处、行政受理服务处、行政许可发放处、举报受理处、举报督办处。该中心负责药品行政事项受理服务和投诉举报等。

（七）国家药品监督管理局执业药师资格认证中心

国家药品监督管理局执业药师资格认证中心（Certification Center for Licensed Pharmacist of NMPA，CQLP），根据《中央编办关于国家药品监督管理局所属事业单位机构编制的批复》，国家药品监督管理局执业药师资格认证中心为国家药品监督管理局直属事业单位（正局级）。该中心承担执业药师资格考试、注册、继续教育等专业技术业务组织工作。认证中心设置 4 个职能处（室），分别为办公室、考试处、注册管理处、信息处。

（八）中国药学会

中国药学会（Chinese Pharmaceutical Association，CPA）成立于 1907 年，是中国早期成立的学术团体之一，是由全国药学工作者自愿组成依法登记成立的学术性、公益性、非营利性的法人社会团体，是党和政府联系药学工作者的桥梁和纽带，是国家推动药学科学技术和民族医药事业健康发展、为公共健康服务的重要力量。中国药学会是国际药学联合会和亚洲药物化学联合会成员，现有注册会员 12 万多人。

学会宗旨是团结和组织广大会员和药学工作者，推动实施科教兴国战略、人才强国战略和可持续发展战略，促进药学科学技术普及、繁荣与发展，促进药学人才成长与提高，促进药学科学技术与产业结合，为经济社会发展服务，维护广大会员和药学工作者的合法权益。

学会办事机构为秘书处，内设办公室、会员服务部、学术部（继续教育部）、编辑出版部（科学普及部）、国际合作部、财务部等部门。

第三节　药事监管行政行为

一、药事行政行为概述

行政行为是行政管理法律关系的客体，即双方当事人的权利、义务指向的对象。双方当事人围绕行政行为形成法律关系。行政主体有权依法实施行政行为,行政相对人则负有服从的义务。行政行为有广义和狭义两种含义。广义的行政行为是指行政组织实施的所有"生效行政法律效力的行为"。狭义的行政行为是指行政主体及其工作人员行使行政职权对行政相对人做出的法律行为。行政行为一般取狭义解释。

二、药事行政行为及效力

(一)药事行政行为的概念

药事行政行为是药品监督管理的行政机关或者药事法律、法规授权的组织,在行使行政职权时实施的具有法律意义、产生法律效果的行为。药事行政行为应当包括以下四个要素。

1. 主体要素 药事行政行为的主体只能是行政机关或者法律、法规授权的组织,如国家药品监督管理局。

2. 权力要素 药事行政行为必须是行政主体行使管理权力的行为,如药品监管机构行使的行政监督权。行政机关所进行的一般民事活动、处理机关事务的活动、一般的宣传教育活动等不属于药事行政行为。

3. 法律要素 药事行政行为一定是具有法律意义、产生法律效果的活动,药事行政行为一旦做出,非依法定程序不得撤销,行政相对人必须遵守和服从。

4. 目的要素 药事行政行为必须是行政机关为实现法定行政管理目的而依法做出的行为。

(二)药事行政行为的效力

药事行政行为的效力是指药事行政行为在药事法律上所发生的效果及对当事人的影响,体现在以下几个方面。

1. 确定力 药事行政行为具有确定力,是指有效成立的药事行政行为,具有不可变更性(即非依法不得随意变更或撤销)和不可争辩力。例如,依据《药品管理法》第八条和《实施条例》第三条、第四条的规定,开办条件经组织验收合格的,发给药品生产许可证,发证后就不得随意更改许可证事项和范围。

药事行政行为具有确定力,但基于法定理由和经过法定程序,药事行政行为可以依法改变。如通过补充申请和变更申请改变,或行政复议、行政诉讼等方式改变。

2. 拘束力 药事行政行为的拘束力,是指药事行政行为成立、生效后,其内容对有关人员和组织所产生的法律上的约束力,有关人员和组织必须遵守、服从。

药事行政行为的拘束力具体表现在两个方面:一是对行政相对人的拘束力。药事行政行为所针对的首先是行政相对人,如受到罚款处罚的企业,应当依法按期如数缴纳罚款。二是对行政机关和被授权组织的拘束力。药事行政行为成立、生效后,行政主体同样要受其拘束。不仅做出该药事行政行为的行政机关必须承担自己应履行的义务,上级行政机关与下级行政机关也同样要受其拘束,除非经法定程序,否则不得改变。

3. 公定力 药事行政行为的公定力,是指药事行政行为一经做出即具有被推定为合法、有效的法律效力。药事行政行为一经做出就事先假定其合法,在没有被有关国家机关确认违法或撤销之前,对行政主体和行政相对人以及其他国家机关均具有拘束力,任何个人或组织都必须遵守和服从。

4. 执行力 药事行政行为具有执行力,是指药事行政行为生效后,行政主体依法有权采取一定手段,使药事行政行为的内容得以实现的效力,如强制受罚人缴纳罚款。药事行政行为具有执行力,并不等同于所有药事行政行为都必须执行,有些药事行政许可行为就不涉及强制执行问题。同时,也并不意味着药事行政行为在任何情况下都必须强制执行,一般来说,必须

NOTE

是在相对方拒不履行义务的情况下,药事行政行为才需要予以强制执行。

三、药事行政行为的分类

1. 内部药事行政行为与外部药事行政行为 以药事行政行为的适用和效力作用的对象范围为标准,可将药事行政行为分为内部药事行政行为与外部药事行政行为。

内部药事行政行为是指药品监管部门在内部行政组织管理过程中所做的只对行政组织内部产生法律效力的药事行政行为。如《药品管理法》第九十九条中规定,药品监督管理人员滥用职权、徇私舞弊、玩忽职守的,依法给予处分。

外部药事行政行为是指药事行政主体在对社会实施行政管理的过程中,针对公民、法人或其他组织做出的药事行政行为。如《实施条例》第十一条规定,依据《药品管理法》第十五条规定的开办条件组织验收,符合条件的,发给药品经营许可证。

2. 抽象药事行政行为与具体药事行政行为 药事行政行为以其对象是否特定为标准,分为抽象药事行政行为和具体药事行政行为。

抽象药事行政行为是指行政主体制定和发布普遍性行为规则的行为,如颁布规定、发布行政命令。行政主体实施抽象药事行政行为的结果,就是行政法规的出现。

具体药事行政行为是指国家行政机关、法律法规授权的组织、行政机关委托的组织及这些组织中的工作人员,在行政管理活动中行使行政职权,针对特定的公民、法人或者其他组织,就特定的具体事项,做出的有关该公民、法人或者其他组织权利义务的单方行为。具体可分为以下几种。

(1)药事行政处罚 药事行政处罚指药品监督管理部门在职权范围内对违反药事法但尚未构成犯罪的行为所实施的行政制裁。行政处罚的种类主要有警告、罚款、没收非法财物、没收违法所得、责令停产停业、暂扣或吊销有关许可证等。

(2)药事行政确认 药事行政确认是指药事行政主体根据法律、法规的规定或授权,依职权或依当事人的申请,对一定的法律事实、法律关系、权利、资格或法律地位等进行的确认、甄别、证明等行为。如执业药师资格考试合格后,资格证书的颁发即为行政确认。

(3)药事行政许可 药事行政许可是指药事行政执法主体根据相对人的申请,依法进行审查,对符合法定手续和技术规范要求的相对人赋予其相应的权利或资格的药事行政行为。如药品生产企业的开办许可、药品注册、执业药师执业(注册)证颁发等。

(4)药事行政强制执行 药事行政强制执行是指药事行政执法主体为了预防、制止危害社会行为的发生而对相对人采取的迫使其履行义务的药事行政行为。如查封、扣押、冻结等。《药品管理法》第一百条规定,药品监督管理部门对有证据证明可能危害人体健康的药品及其有关材料可以采取查封、扣押的行政强制措施。

3. 羁束性药事行政行为与裁量性药事行政行为 药事行政行为以受法律规范拘束的程度为标准,分为羁束性药事行政行为和裁量性药事行政行为。羁束性药事行政行为是指法律规范对其范围、条件、标准、形式、程序等做出详细、具体、明确规定的药事行政行为。裁量性药事行政行为是指法律规范仅对行为目的、行为范围等做一些原则性规定,而具体的条件、标准、幅度、方式等留给行政机关自行选择、决定的药事行政行为。

4. 依职权的药事行政行为与依申请的药事行政行为 以行政主体是否可以主动做出药事行政行为为标准,可将药事行政行为分为依职权的药事行政行为与依申请的药事行政行为。

依职权的药事行政行为是指行政主体依据法律设定或授予的职权,无需相对方的申请而主动实施的药事行政行为,如药品监督管理部门根据监督检查的需要,可以对药品质量进行抽查检验的行为。依申请的药事行政行为是指行政主体必须依据相对方的申请才能实施的药事行政行为,未经相对方的请求,行政主体不能主动做出药事行政行为,如颁发药品生产或经营许可证等药事行政行为。

5. 作为药事行政行为与不作为药事行政行为 以药事行政行为是否以作为方式表现为标准,可将药事行政行为分为作为药事行政行为与不作为药事行政行为。作为药事行政行为,是指以积极作为的方式表现出来的药事行政行为,如行政奖励、行政强制力等。不作为药事行政行为,是指以消极不作为的方式表现出来的药事行政行为。如行政部门接到某处制售假药的举报而不予处理,即为典型的不作为药事行政行为。

第四节 药学教育、科研机构及学术团体

药学教育和药学科研组织主要是指从事药学教育、科研的各级各类大专院校和科研院所。这些组织都是药事管理体系的重要组成部分。随着改革的深入和发展,我国药学教育、科研机构和药学社会团体的体制发生了较大的变化。药学教育已形成多层次、多类型、多专业、多形式的药学教育办学体系;药学科研机构正在从事业性组织向企业性质转化。而药学学术团体则包括中国药学会及经政府批准成立的各种协会。政府机构改革以来,其部分原有职能委托药学社团机构办理,药学社团的行业管理职能有所加强。

一、药学教育机构与科研机构

我国高等药学教育创办于 1906 年,至今已走过 100 多年的历程,目前我国的药学教育主要由高等药学教育、中等药学教育和药学继续教育三部分组成,基本形成了多类型、多层次、多种办学形式的教育体系。截至 2016 年底,全国设置药学类、制药工程类专业的高等院校共计472 所,其中本科院校 269 所,医药高等专科学校 38 所,独立设置的高等职业技术学院 165所。设置药学类专业(院、系)的高等院校中,有 20 所直属国家教育部,其他均归省属。军队院校中有 6 所设置了药学类专业(院、系)。现在全国设置药学类专业(院、系)的大多数高等院校和部分科研院所在招收硕士、博士研究生,进行各专业研究方向的研究生培养教育。

依据《中华人民共和国教育法》《中华人民共和国高等教育法》有关规定,设有药学类专业(院、系)高等院校和设置药学专业的中等学校均为政府、社会力量投资兴办的事业法人单位。由企业或行业管理部门依法设立的医药职工大学和医药职工中专,也均为事业法人单位。

我国药学科研机构包括国家及各级政府设置的医药科研院所和高等医药院校的科研机构,以及有一定规模的制药企业和医疗机构设置的药学研究所(室)。目前全国有独立的专门药学科研机构 130 余个,分别隶属于中国科学院、中国医学科学院、中医研究院、军事医学科学院等国家和地方科学院系统以及国家和各级政府卫生、医药和教育行政主管部门,并均属事业单位。

二、药学社会团体

我国的药学协会主要有中国医药企业管理协会、中国非处方药物协会、中国化学制药工业协会、中国医药商业协会、中国中药协会、中国医药教育协会及中国药师协会等。

1. 中国医药企业管理协会 中国医药企业管理协会(China Pharmaceutical Enterprises Association)于 1985 年 7 月成立,经中华人民共和国民政部登记注册。中国医药企业管理协会是全国性的、非营利性的社会团体法人组织,其业务指导部门为国务院国有资产监督管理委员会。

协会的宗旨是宣传贯彻党的各项方针政策,面向医药企业,为医药企业和医药企业家(经营管理者)服务。探索和建立现代企业制度及符合社会主义市场经济规律的中国医药企业管

理体系,在政府和企业之间发挥桥梁和纽带作用。

协会的领导机构是理事会和常务理事会。办事机构是秘书处。

2. 中国非处方药物协会　中国非处方药物协会前身为中国大众药物协会,英文名称 China Nonprescription Medicines Association(CNMA),成立于 1988 年,是由非处方药(OTC) 相关领域的生产经营企业、销售企业,研究、教育机构及媒体等单位组成的行业组织。致力于 中国非处方药行业的发展、宣传普及自我药疗的理念和知识,属专业性、非营利性、全国性社 团,现有团体会员 200 多个。CNMA 是世界自我药疗产业协会(World Self-medication Industry,WSMI)的理事单位。协会的宗旨是面向医药行业,为会员服务,努力促进和提高我 国非处方药生产、经营管理水平,倡导负责任的自我药疗。

3. 中国中药协会　中国中药协会(China Association of Traditional Chinese Medicine)筹 建于 1999 年,并于 2000 年 7 月经民政部上报国务院,经国务院领导批示,2000 年 12 月 18 日 民政部批准,中国中药企业管理协会更名为中国中药协会。2001 年 5 月 20 日在北京人民大 会堂举行了中国中药协会成立大会。该协会是国内代表中药行业的权威社团法人组织。协会 宗旨是为中药行业服务,维护会员单位的合法权益,促进中药行业的规范和发展,弘扬中药文 化,更好地满足人民群众用药需求。

4. 中国医药教育协会　中国医药教育协会(Chinese Medicine Education Association)成 立于 1992 年 7 月 3 日,是全国唯一的一个医药教育学术性社团组织,其主管部门是国务院国 有资产监督管理委员会。其宗旨是全面贯彻国家医药教育、药品监管、医药卫生等工作方针和 政策、法规,坚持以教育为本的科学理念,组织会员及其单位不断创新,共同发展医药教育事 业,提高医药从业人员的素质,为实现医药教育现代化服务。协会下设 3 个专业委员会和协会 秘书处、培训部、学术部、国际合作部等常设工作机构。

5. 中国药师协会　中国药师协会(Chinese Pharmacists Association)前身为中国执业药 师协会,成立于 2003 年 2 月 22 日。协会于 2013 年 11 月召开了第三届会员代表大会,选举产 生了新一届理事会和领导机构。2014 年 5 月,经中华人民共和国民政部批准,正式更名为中 国药师协会。该协会是由具有药学专业技术职务或执业资格的药学技术人员及相关单位会员 自愿结成的全国性、行业性、非营利性社会组织。协会宗旨强调自律、维权、协调、服务,致力于 加强药师队伍建设与管理,维护药师的合法权益;增强药师的法律、道德和专业素质,提高药师 的执业能力;保证药品质量和药学服务质量,促进公众合理用药,保障人民身体健康。

2019 年修订的《药品管理法》不仅对各级人民政府及其有关部门规定了职责,还引入药品 行业协会加强行业自律条款、新闻媒体舆论监督条款以及举报人奖励制度,以构建新时期药品 安全社会共治新格局。

第五节　国外发达国家药事管理体制

各国的药事管理体制是根据其社会制度、历史发展、国体政体等背景而形成的,因国体政 体各异而有所不同,但总体的发展变化趋势均有共同之处,都是为了保障公众用药安全有效、 强化药品监管、降低卫生经费支出等。下面简单介绍国外发达国家药品管理机构以及世界卫 生组织的概况。

一、美国食品药品监督管理局

美国食品药品监督管理局(Food and Drug Administration,FDA)为直属美国健康与人类 服务部(Department of Health and Human Services,DHHS)管辖的联邦政府机构,为美国联

邦政府用以保护公共健康和安全的监管机构。其体制特点是权限广泛,监管独立,不受政治干预,在全国实行垂直管理。

美国 FDA 由局长办公室、4 个分管办公室和 7 个产品中心等组成(图 3-6)。局长办公室主要负责整个 FDA 的事务,有包括制定政策、法规、计划,行政管理,外联,风险管理等职能。其内设政策、规划与预算办公室、首席顾问办公室、对外事务办公室、首席科学家办公室、立法办公室、妇女健康办公室、咨询专员办公室。4 个分管办公室分别是食品和兽医办公室、医疗产品和烟草办公室(下设特殊医疗项目办公室)、运营办公室、全球监管运营和政策办公室(下设平等就业机会办公室)。7 个产品中心分别是国家毒理学研究中心、兽用药品中心、食品安全与应用营养学中心、设备安全与放射健康中心、药品评估与研究中心、生物制品评估与研究中心、烟草制品中心。

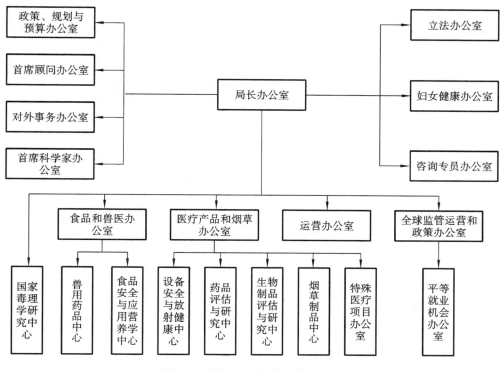

图 3-6　美国 FDA 机构设置示意图

美国 FDA 的药品监管职责主要如下:①新产品上市前的审评。即对企业申报上市产品的实验室及临床数据进行审核,以决定该产品是否安全有效。②产品跟踪检查。产品上市后,FDA 将对产品的生产情况及上市后发现的各类风险因素进行跟踪检查,并抽取样品进行检验。③制定各类技术标准和相关法规。FDA 制定各类产品的技术标准及相关法规,以确保产品安全有效并符合质量标准的要求。④科学研究。FDA 同时也开展一些科研活动,为监督管理的各项决策提供科学依据,指导制定产品质量标准及风险评估。⑤监督执法。如果产品出现质量问题,FDA 将采取各种法律手段强制企业收回产品,并请法院将违法者绳之以法。

二、日本药品监督管理机构

日本的药品监督管理机构称为药务局,隶属于日本厚生劳动省,药物局为厚生劳动省的九个局之一,药务局下设课,其职能如下(图 3-7)。①总务课。负责制订计划,在药务局权限下调整全部药品处理工作,并执行有关国家卫生科学学会及中央药事委员会的相关工作。②医疗器械审查管理课。主要制定检查和调整药品、类药品、医疗器械及卫生用品的生产和贸易计

NOTE

划,保证药品的供应与分配,并适当调整药品价格。③医药品审查管理课。负责对药品、类药品、化妆品和医疗器械的制造进行技术指导与监督。④医药安全对策课。负责制定日本药局方,规定常用药、类药品、化妆品和医疗器械的规格标准,研究药物的适应证、有效性、质量与安全性,加强国内药品检验及审评。⑤监视指导·麻药对策课。对药品的化验和国家检定进行指导,制定 GMP,并对药品生产企业进行监督及对 GMP 检察员进行技术指导。对大麻、阿片的进口、制造等进行管理,并负责制定相关的管理法规。

日本地方的各都道府县设有卫生主管部局,其机构内设有药务主管课。日本的药政管理体系虽然基本采用了美国药事管理制度和方法,但是日本在借鉴的基础上结合本国实际,建立健全了较为完整严密的药品监督管理体系。

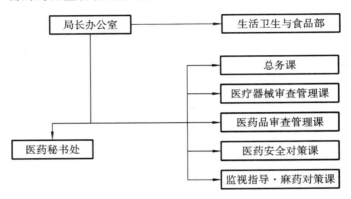

图 3-7 日本医药管理局机构设置示意图

三、欧洲药品管理局

欧洲药品管理局(European Medicines Agency,EMA)是欧盟管理人用药品、兽药等健康产品的主要机构,它是应欧盟部长委员会条例(EEC)而成立的,1993 年 10 月 29 日欧盟政府首脑决定将其办公地址选在英国伦敦。EMA 成立的主要目的是通过对药品的上市审评和监管来保护公众健康,协调欧盟的药品评估工作,对欧盟各成员国用于药品审评、监管以及药物警戒等的资源进行合理整合,减少不必要的浪费。

1. EMA 的组织机构 EMA 内部不仅有对药品进行审批的行政机构,而且还设有各种委员会(Committee for Medicinal Products for Human Use,CHMP),其主要职责是对涉及人用药品的问题向当局提建议。

2. EMA 的职责

(1)通过评价和监管人用药品和兽药来保障和提高公众和动物的健康。

(2)严格而又科学地对欧盟内的药品上市申请进行审评:在集中体系下,企业需提交单一的上市申请给 EMA。

(3)对下列药品通过集中体系进行认证:所有的生物技术药品或其他高科技药品;所有治疗艾滋病、糖尿病、癌症以及神经退行性疾病的药品;指定的罕见病药;一些能够促使动物生长和提高出生率的有增强功效的兽药。如果生产的产品不在上述范围内,企业可以向 EMA 提交一份要求通过集中体系来认证的申请,但是必须证明该药品有显著疗效,或有科学技术上的革新,或在其他任何方面对公众或动物有益。

(4)通过药物警戒来监测药品的安全:如果药品不良反应报告显示某种上市后药品的收益和风险的平衡发生了变化,EMA 将采取适当的措施来保证公众的安全。

(5)鼓励药品的研发和创新:为制药企业研制新药提供科学的建议和帮助,并发布一系列有关药品安全、有效和质量可控性测验要求的指南。比如 EMA 于 2005 年成立了专门的办公

NOTE

室为中小型企业提供帮助。

（6）发布真实而又详细的药品信息以及其使用方法和情况，并且和患者、医护专业人员以及股东进行交流和对话。

（7）为欧洲的药品上市审评和监督提供良好的管理规范，并且和欧盟各成员国以及欧盟委员会一起致力于国际各个国家和地区间法规的协调工作，积极和欧洲药典会、WHO、ICH等组织进行合作。

四、世界卫生组织

世界卫生组织（World Health Organization，WHO）是联合国专门机构，属国际性组织。1946年7月，世界卫生组织在纽约成立筹备会，并通过《世界卫生组织法》。1948年4月7日，该法得到26个联合国会员国的批准并生效，并将每年的4月7日设定为世界卫生日。世界卫生组织总部设在瑞士日内瓦。同年6月24日，世界卫生组织在日内瓦召开第一届世界卫生大会。

WHO的宗旨是使全世界人民获得可能的最高水平的健康。其职能是承担国际卫生工作的指导与协调责任；协调各国政府加强卫生义务，发展各成员国之间的技术合作，并在紧急情况给予必要的医疗卫生救助；促进流行病、地方病及其他疾病的防治工作；促进营养、环境卫生及食品、生物制品与药物等国际标准化。

WHO下设3个主要机构，即世界卫生大会、执行委员会和秘书处。WHO的专业机构如下：①顾问和临时顾问；②专家咨询和专家委员会，共47个，其中与药品、生物制品、血液制品有关的有6个，分别是生物制品标准化、药物成瘾和乙醇中毒、药物评价、人血制品和有关产品、国际药典和药物制剂、传统医学专业委员会；③全球和地区医学研究顾问委员会；④WHO合作中心，我国有42个卫生机构已被指定为WHO合作中心，其中涉及药品的有WHO药品控制合作中心（中国食品药品检定研究院）、WHO传统药品合作中心（中国医学科学院药用植物资源开发研究所）、WHO传统医学合作中心（中国中医科学院中药研究所）。

本章小结

内　容	学习要点
概念	组织、药品管理、药品监管体制、药品行政与技术监管、垂直管理、大部委制
我国药品监管体制改革	1998—2018年五次机构改革及路径，SDA、SFDA、CFDA、NMPA，机构改革意义
我国药品监管体系	重点掌握最新国家与省级药品监管部门机构组成及职责、国家药品技术监管部门机构组成及职责
药品监管	药品监管目的与意义、特性、手段与方法

目标检测

1. 我国药品监督管理体制经历了哪几次改革？

2. 我国现行国家药品监督管理局内设机构的主要业务部门及职能是什么？

3. 我国药品监督检验的作用与意义有哪些？

目标检测
参考答案

在线答题

NOTE

4. 美国 FDA 的组织机构设置及相应监管职能有哪些?

5. 2018 年机构改革中为何在国家市场监督管理总局下单独设立国家药品监督管理局?

参 考 文 献

[1] 杨世民.药事管理学[M].6 版.北京:中国医药科技出版社,2016.

[2] 吴蓬.药事管理学[M].2 版.北京:人民卫生出版社,2001.

[3] 胡廷熹.国际药事法规解说[M].北京:化学工业出版社,2004.

[4] 沈荣华.分权背景下的政府垂直管理:模式和思路[J].中国行政管理,2009(9):38-43.

[5] 汪玉凯.中国的"大部制"改革及其难点分析[J].学习论坛,2008(3):52-55.

（刘利萍　朱雨蕾　宋玉清）

NOTE

第四章 药师与药学服务管理

 学习目标 ┃····

1. 掌握:药师等的概念,药学相关的法律法规体系。
2. 熟悉:药学服务的内容及方法,药学职业道德规范与行为准则。
3. 了解:国内外药学服务的比较,药学伦理学。

扫码看课件

本章将介绍药师的相关概念、药学服务的内容方法及管理等相关知识、国内外药学服务的比较,以及药学职业道德的含义、药学职业道德规范与行为准则、国际药师职业道德规范;同时介绍药学伦理学。

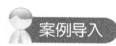

2017 年 AHA 科学年会于 11 月 11—15 日在美国加州阿纳海姆举行。会议期间,由 AHA 和 ACC 共同指导编写的 2017 年版高血压指南正式发布。高血压诊断标准为 130/80 mmHg(1 mmHg=0.133 kPa,原为 140/90 mmHg),高血压水平分类:正常血压(<120/80 mmHg)、血压升高((120~129)/<80 mmHg)、高血压 Ⅰ 期((130~139)/(80~89) mmHg)、高血压 Ⅱ 期(≥140/90 mmHg)。

案例答案

2018 年 7 月,国家卫健委发出通知,要求各医疗机构做好配合召回和停止使用含华海药业缬沙坦原料药药品有关工作。通知明确规定,各级各类医疗机构要按照国家药监局要求,配合做好含华海药业缬沙坦原料药药品召回工作。

2018 年 6 月 15 日,华海药业在对缬沙坦原料药生产工艺优化评估过程中,发现并检定出一未知杂质为亚硝基二甲胺(NDMA)。该杂质是缬沙坦原料药在正常生产过程中,使用现行注册工艺产生的微量杂质,公司生产工艺均经过相关国家药监部门批准,符合法规标准。公司从防范风险角度考虑,决定主动召回在国内外上市的缬沙坦原料药,及在国内上市的缬沙坦制剂产品。截至 7 月 23 日,华海药业已完成国内所有原料药召回。

世界卫生组织(WHO)所属机构国际癌症研究机构(IARC)于 2017 年 10 月 27 日公布致癌物清单,NDMA 归为 2A 类致癌物质。2A 类是指在动物实验中有相应数据支持,但对人类致癌性证据有限的物质。与 NDMA 同属于 2A 类物质的共有 81 种,包括油炸食品中普遍存在的丙烯酰胺、温度高于 65 ℃ 的饮料、红肉等物质。虽然在非常高剂量的动物研究中发现 NDMA 可增高癌症发生率,但该杂质对人体致癌性的影响尚无充分数据支持。

问题:

(1) 此案例说明了我国制药企业在制药或公共危险防范意识方面有哪些变化?

(2) 作为药师应该扮演怎样的角色?

(3) 药师应该具备怎样的药学知识及处理突发事件的能力?

NOTE

第一节 药 师

人类在漫长的生存斗争中发现了防治疾病的药品,而药品的不断发现又促进了药学科学和药学职业的形成。药学职业是指经过系统学习药学科学的基础和专业理论知识,掌握药学技术,具有药学工作能力,并经国家考核合格,运用所掌握的药学知识和技术,遵循药学伦理准则,为人类健康事业服务,依靠这种服务的收入为生的工作和地位。从事这种工作的群体构成一种社会体系,统称为药学职业。药学技术作为一种职业存在于社会,它的功能对药学科学的发展壮大至关重要。

为了人类的健康,保证用药的安全、有效、合理,药师在医疗、保健体系中发挥着重要作用。随着社会的进步、经济的发展,药师的职能作用面临着新的要求和发展。药师的工作重点,从过去的以分发调配、提供药品为中心的职能,转移到参与临床服务,以患者为中心,促使医生和患者经济合理地使用药品,提高药品使用的安全性、有效性以及经济性。因此,药师职业的重要性已逐渐被民众所认可,我国有关法规对配备药学专业技术人员也做了明确规定。在美国和加拿大,药师职业已经成为最受人尊重的职业。

在医药学市场经济与科学技术的不断发展下,医药学工作也逐步发生改变,从传统的药品经营主导模式转换为现代化的药学服务主导模式。所谓药学服务主要是药学工作人员通过运用自身所掌握的专业文化知识与相关技术操作,为患者与其家属、医疗工作者进行药物使用的各种相关类型的服务,以保证药物治疗具有可靠性、安全性、经济性、高效性。药学服务的核心理念是合理用药,合理用药在整个药学服务环节中具有决定性的作用。

一、药师的概念

《辞海》对药师的定义是受过高等药学教育或在医疗预防机构、药事机构和制药企业从事药品调剂、制备、检定和生产等工作并经卫生部门审查合格的高级药学人员。

1. 广义的药师(pharmacist) 泛指具有高等药学院校的学历,从事药学各种工作,经行业主管部门及人事部门审查合格的人员。

2. 药师的分类 按职称级别分为药师(初级职称)、主管药师(中级职称)、副主任药师和主任药师(高级职称)。按所学专业,药师可分为药师、中药师。按照岗位可以分为调剂药师和临床药师。根据工作单位可分为药房、经营企业、生产企业、药物科研单位、药检所和药品监督管理等部门药师。

目前药学部门的从业人员应是经国家相关管理部门认定的具有药学专业技术职称的人员。药师是临床治疗团队的成员之一,具备提供临床治疗中正确使用药品知识的技能;要主动与其他医务工作者合作,成为患者和公众正确选择和使用药品的指导者,以满足临床和消费者防治疾病的需要。

3. 药师的职责

(1)药师应遵循安全、有效、经济的合理用药原则,对临床诊断、预防和治疗疾病用药全过程实施监督管理。

(2)药师应遵循有关药物临床应用指导原则、临床路径、临床诊疗指南和药品说明书等合理使用药物;对医师处方、用药医嘱的适宜性进行审核。

(3)药师应与医师、护士组成临床治疗团队,开展临床合理用药工作。例如,参与临床药物治疗,进行个体化药物治疗方案的设计与实施;开展药学查房,为患者提供药学专业技术服务;参加查房、会诊、病例讨论和疑难、危重患者的医疗救治,协同医师做好药物使用,对临床药物治疗提出意见或调整建议,与医师共同对药物治疗负责。

（4）药师应开展药物安全监测与超常预警,如抗菌药物临床应用监测,实施处方点评与超常预警;开展药品质量监测,药品严重不良反应和药害事件的收集、整理、报告等工作。

（5）药师应掌握与临床用药相关的药物信息,提供用药信息与药学咨询服务,向公众宣传合理用药知识。

（6）药师应结合临床药物治疗实践,进行药学临床应用研究;开展药物利用评价和药物临床应用研究;参与新药临床试验和新药上市后安全性与有效性监测。

二、执业药师

1994 年 3 月 15 日我国开始实施执业药师资格制度。它是为了实行对药学技术人员的职业准入控制,科学、公正、客观地评价和选拔人才,全面提高药学技术人员的素质,建设一支既有专业知识和实际能力,又有药事管理和法规知识,能严格依法执业的药师队伍,以确保药品质量、保障公众用药的安全有效。

1. 执业药师的概念 执业药师是指经全国统一考试合格,取得执业药师资格证书并经注册登记,在药品生产、经营、使用单位中执业的药学专业技术人员。其是实行"药师法"管理的国家和地区,实行统一的药师资格考试,合格后按规定要求注册并执业的"药师",亦称为"执照药师"或"注册药师"。

衡量一个国家公众健康保障水平,特别是公众药学保健水平的指标之一就是药师占总人口的比例。在美国、英国、法国、日本等发达国家,开办药店不仅必须有执业药师,有的执业药师学历已达到博士水平。它们的执业药师占总人口的比例约为 1∶1500。我国有执业药师资格的药学专业技术人员 16 万多人,平均 8000 多人才拥有一名执业药师。因此,必须加快我国执业药师队伍建设,从而满足广大人民群众对执业药师和高质量药学服务的迫切需要。

2. 执业药师的主要职责

（1）管理药品质量和药学服务质量,依法组织制定、修订并监督实施能够有效保证药品质量和药学服务质量的管理规章和制度。

（2）指导甲类非处方药的购买、销售和使用,保证安全、有效、经济、合理用药。

（3）与医师合作为特殊患者制定安全、有效、经济、合理的临床用药方案,监测药物使用情况。

（4）管理麻醉药品、精神药品、医疗用毒性药品等特殊管理药品及抗生素等处方药的使用,保证此类药品安全、有效、合理地使用。

（5）向患者提供用药咨询和保健咨询,指导其安全、有效、经济、合理地使用药品。

（6）决定购进药品的品种及渠道,管理药品储存过程,保证购进、储藏药品的质量。

（7）与医师合作收集并依法及时报告新的药物不良反应情况。

（8）指导、监督其技术助理的药学技术工作,保证药学技术业务工作质量。

（9）宣传药品、保健知识和有关法律知识。

（10）开展用药调查及药品利用评价。

3. 执业药师与药学专业技术人员的关系 执业药师是指经全国统一考试合格,取得执业药师资格证书并经注册登记在药品生产、经营、使用单位中执业的药学专业技术人员。药学专业技术人员是指具有药学专业知识,取得药学专业技术职称并从事药学工作的技术人员。执业药师是药学专业技术人员的一部分。药学专业技术人员不一定是执业药师,但执业药师一定是药学专业技术人员。

4. 执业药师资格获得的相关内容 按照当前规定,凡中华人民共和国公民和获准在我国境内就业的外籍人员,具备以下条件之一者,均可申请参加执业药师职业资格考试。

（1）取得药学类、中药学类专业大专学历，在药学或中药学岗位工作满 5 年。

（2）取得药学类、中药学类专业大学本科学历或学士学位，在药学或中药学岗位工作满3 年。

（3）取得药学类、中药学类专业第二学士学位、研究生班毕业或硕士学位，在药学或中药学岗位工作满 1 年。

（4）取得药学类、中药学类专业博士学位。

（5）取得药学类、中药学类相关专业相应学历或学位的人员，在药学或中药学岗位工作的年限相应增加 1 年。

5. 执业药师的继续教育　为了不断提高执业药师的职业道德和技术素质，凡取得执业药师资格的药学专业技术人员，每年必须参加有关部门组织的执业药师继续教育，不断更新知识、掌握最新医药信息，保持较高的专业水平，依法执业。执业药师继续教育是针对取得执业药师资格的人员进行的有关法律法规、职业道德和专业知识与技能的继续教育。

三、临床药师

1. 临床药师的概念　临床药师是经过高等临床药学专业教育，具有扎实的现代临床药学专业理论知识与技能，又具有医学以及与医学相关专业的基础知识与技能，参与临床药物治疗方案的设计与实践、研究与实施合理用药的知识与技能，并承担医疗机构临床药学技术工作的专业人才。临床药学的工作核心是合理用药。一个合格的临床药师应该能找出处方或医疗方案中存在的问题，并能指出问题的依据，然后提出解决问题的方案。

2. 临床药师的主要职责

（1）深入临床了解药物应用情况，直接参与临床药物治疗工作，审核用药医嘱或处方，与临床医师共同进行药物治疗方案设计、实施与监护。

（2）参与日常性医疗查房和会诊，参加危重患者的救治和病案讨论，协助临床医师做好药物鉴别遴选工作。在用药实践中发现、解决、预防潜在的或实际存在的用药问题。对用药难度大的患者，应实施药学监护、查房和书写药历。

（3）根据临床药物治疗的需要进行治疗药物的监测，并依据其临床诊断和药动学、药效学的特点设计个体化给药方案。

（4）指导护士做好药品请领、保管和正确使用工作。

（5）掌握与临床用药有关的药物信息，为医务人员和患者提供及时、准确、完整的用药信息及咨询服务；开展合理用药教育，宣传用药知识，指导患者安全用药。

（6）协助临床医师共同做好各类药物临床观察，特别是新药上市后的安全性和有效性监测，并进行相关资料的收集、整理、分析、评估和反馈工作。

（7）结合临床药物治疗实践，进行用药调查，开展合理用药、药物评价和药物利用的研究。

第二节　药学服务管理

药学服务，即药师应用所掌握的药学专业知识向广大公众提供直接的、负责任的、与用药相关的服务，目的是提高药物治疗的安全性、有效性、经济性和适宜性，宗旨是提高患者的生活质量。

药学服务的最基本要素是"与药物相关"的"服务"，不仅包括实物形式，还包括信息和知识等形式。药学服务的对象是"广大公众"，其中包括需长期或终生用药者，如慢性病患者，患有多种疾病、联合用药较多、用药复杂者，因用药效果不佳需换药或调整用药方案、计量、方法者，出现明显药物不良反应者,应用特殊剂型、特殊给药途径以及治疗窗窄需做监控者,以及特殊和过敏体质人群、肝肾功能不全者、儿童、老年人、妊娠及哺乳期妇女、血透患者等。

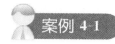

案例 4-1

家庭医生签约服务

自 2013 年广东省发布《关于开展家庭医生式服务试点工作的通知》,全省范围内进入大规模探索家庭医生的阶段。居民在签约家庭医生服务后,将享受社区卫生服务中心的家庭医生团队提供的基本医疗、公共卫生和约定的健康管理服务。在全面取消药品加成背景下,以"患者为中心"的药学服务是保证药师专业价值、拓展药学服务的重要举措。广东省自 2009 年开始家庭医生签约服务的探索,可以说走在家庭医生签约服务及社区药学服务的前沿,因此希望总结广东省开展的家庭医生签约服务以及社区药学服务的政策和现状来促进我国家庭医生签约服务背景下社区药学服务的发展。

问题:
(1)将药师纳入家庭医生团队的必要性是什么?
(2)家庭医生团队的药师需要具备哪些技能?

案例答案

一、药学服务内容

1. 处方审核 处方审核是指药学专业技术人员运用专业知识与实践技能,进行处方合法性的审核,根据相关法律法规、规章制度与技术规范等,对医师在诊疗活动中为患者开具的处方进行合法性、规范性和适宜性审核,并做出是否同意调配发药决定的药学技术服务。审核的处方包括纸质处方、电子处方和医疗机构病区用药医嘱单,所有处方均应当经审核通过后进入调配环节,未经审核通过的处方不得调配。

药师是处方审核工作的第一责任人,应当对处方各项内容进行逐一审核。医疗机构可以通过相关信息系统辅助药师开展处方审核,信息系统筛选出的不合理处方及信息系统不能审核的部分,应当由药师进行人工审核。

药师审核后,认为存在用药不适宜时,应当告知处方医师,建议其修改或者重新开具处方;药师发现不合理用药,而处方医师不同意修改时,药师应当做好记录并纳入处方点评;药师发现严重不合理用药或者用药错误时,应当拒绝调配,及时告知处方医师并记录,按照有关规定报告。处方审核依据国家药品管理相关法律、法规和规范性文件,临床诊疗规范、指南,临床路径,药品说明书,国家处方集等。

知识拓展:
药学服务进入"智能"时代:提升病患合理用药水平

2. 处方调配 处方调配是联系和沟通医、药、患之间最重要的纽带。

(1)门诊处方调配:调配处方时必须做到"四查十对"。查处方,对科别、姓名、年龄;查药品,对药名、剂型、规格、数量;查配伍禁忌,对药品性状、用法用量;查用药合理性,对临床诊断。门诊医师开具的麻醉药品和精神药品处方应当符合《处方管理办法》中对麻醉药品和精神药品用量的要求。发出药品应按药品说明书或处方用法,向患者或其家属进行相应的用药交代与指导,包括每种药品的用法、用量、注意事项等并耐心解答患者提出的问题。药师在完成处方调配审核后,处方调配人及审核人均应在处方上签名或者加盖专用签章。

(2)住院用药医嘱的调配:由具有药师及其以上专业技术资格人员负责住院用药医嘱的审核。麻醉药品和精神药品处方根据门诊处方审核标准进行审核,麻醉药品和精神药品用量应符合《处方管理办法》规定。药师对医嘱进行审核后,认为存在用药不适宜时,应告知处方医师,请其确认或重新开立医嘱。药师发现严重不合理用药或用药错误时,应当拒绝调配,及时告知处方医师并记录,所有不合理用药干预情况应当留有记录。药师在完成医嘱调配审核后,

 NOTE

处方调配人及审核人均应在处方上签名或者加盖专用签章。

3. 静脉用药配制服务　静脉用药调配中心（Pharmacy Intravenous Admixture Services，PIVAS）是指在符合国际标准、依据药物特性设计的操作环境下，经过药师审核的处方由受过专门培训的药学专业技术人员严格按照标准操作程序进行全静脉营养、细胞毒性药物和抗生素等静脉药物的配制，为临床提供优质的产品和药学服务的机构。这并不是护士的职责，药师有责任严格按照标准进行程序化静脉药物配制。

4. 临床药物治疗　临床药物治疗学是在临床药理学已具备的实验基础上结合药物学、治疗学等学科发展起来的，它是连接临床医学和基础药学的桥梁，是一门实践性很强的应用型学科。药物治疗是疾病临床治疗中应用最广泛的基本手段，药物治疗学是运用药学专业（包括药理学、临床药理学、生物药剂学等）基础知识，针对疾病的发病机制和临床发展过程，依据患者的病理、生理、心理和遗传特征，制订合理的个体化给药方案，以获得最佳治疗效果。

5. 治疗药物监测（TDM）服务　治疗药物监测（therapeutic drug monitoring，TDM）是药师参与临床药物治疗、提供药学服务的重要方式，也是未来药物治疗的发展趋势。传统的TDM更多的是通过测定体内药物浓度来调整患者的给药方案，以减少毒副作用或提高疗效。随着对药动学和药效学理论的深入，TDM逐渐开展根据血中药物浓度，结合人口学特征参数，也就是我们所说的PPK来设计给药剂量，维持个体的有效药物浓度。而药物有效性和安全性不仅与体内药物浓度有关，同时受机体内药物作用靶点、药物转运蛋白和药物代谢酶及其相关基因差异的影响。基于遗传药理学理论，各医院实验室也陆续开展了药物作用靶点、药物代谢酶和药物转运蛋白的相关基因监测，以此来设计或者调整给药方案。而监测只是TDM服务的一部分，为了提供更好的药学服务，TDM从业人员必须具备解读监测结果的能力，并予以重视，这样才能为临床提供合理的个体化给药方案建议。TDM专业涉及临床药理学、药代动力学、生物药剂学、药物分析、分子生物学、药物治疗学及药物流行病学等多学科理论和技术。运用临床药理学、药代动力学、生物药剂学的理论研究患者个体的特征及用药方案，解释药物的个体反应；运用药物分析和分子生物学技术分析检测体内药物及相应药理效应的生物标志物；运用药物流行病学方法揭示群体治疗效应的规律，侧重于评价和解释药物群体治疗结果。所以，现代TDM的定义是根据临床药理学、生物药剂学及药物治疗学理论，结合药物分析及分子生物学技术，运用流行病学的方法归纳总结，多学科交融进行药物治疗个体化研究和应用的一门药学临床学科。其研究对象为实施药物治疗的人体，药物治疗方案个体化是核心。随着现代科学的发展，我国的药物种类更加多样，且同一类药物也可达几百种，已经影响药物的治疗水平。TDM使医学技术专家的技术和潜能得到最充分体现，临床药学家的知识得到了最实际的应用，医师则把精力和时间放在疑难病例的诊断和治疗上。其结果是综合多学科知识、技术和经验，共同为患者服务。

6. 药物利用研究与评价　药物利用研究与评价的目的就是保证用药的合理性。药物利用研究是对全社会的药物市场、供给、处方及其使用的研究，其研究重点是药物利用所引起的医药的、社会的和经济的后果以及各种药物和非药物的因素对药物利用的影响。具体地讲，药物利用研究就是对药物处方、调剂及其摄入的研究。从客观上保证合理的开写处方和随之而来的治疗质量的提高，使不必要的药物消费支出降到最低，即在保证治疗质量的前提下，用不太昂贵的药品，甚至不用药品的治疗来代替原先的治疗方法。

7. 药学信息咨询　药学信息咨询人员应当掌握国内外药学发展的动向，负责药学情报资料的收集、分类整理工作。及时收集药品说明书、新药介绍等相关药品信息资料，并分类保存。负责及时收集临床药物用药情况，收集整理药物不良反应报告。收订和保管药学及相关专业的报纸、杂志、会议论文和图书文献等资料并登记建档，承担临床用药咨询服务，并做好登记记录。积极主动向药学部门和临床提供药品相关资料信息，为科研、教学和治疗用药等提供优质的服务。

8. 健康教育 药师重点宣传合理用药的基本知识,为广大公众普及合理用药的基本知识和相关理念,提高患者的用药依从性。健康教育是人类与疾病做斗争的客观需要,是医学药学发展的必然结果。

二、药学服务方法

1. 职业道德 药师进行药学服务的基本原则是对药品质量负责、保证公众用药安全。工作中必须恪守职业道德,忠于职守,同时必须要有良好的人文道德素养,严守社会伦理规范。详见第四章第三节。

2. 专业知识 提供药学服务的药师必须具有药学专业知识以及相关的基本医学专业知识。

3. 专业技能

(1) 调剂技能:调剂技能是药师的最基本技能,详见本节处方审核和处方调配内容。

(2) 咨询用药教育技能:用通俗易懂的语言进行解释,以提高患者的用药依从性。进行用药指导时,可以辅助使用试听教材、给药装置(如滴眼剂装置、吸入装置、胰岛素笔等)进行讲解与演示,也可以在讲解后请患者实际操作,了解讲解的效果并及时调整。用药咨询一般包括新药信息、合理用药信息以及血药浓度检测信息咨询。

(3) 药品管理技能:医院药品管理是医院药事管理的核心,医院药品管理除包括药品购进、储藏、供应、使用、质量管理等传统业务外,还涉及药学服务质量、药品储备、药品价格、医疗保险、财务经济、药品信息、临床合理用药、患者医药费用等多方面的管理工作。医院药品管理本着以患者为中心,贯彻优质、合理、高效、低耗的原则,做好药学服务,以达到安全、有效和经济、方便地使用药品的目的。

(4) 药物警戒技能:药物警戒可定义为与药品不良事件或其他与药品可能相关的问题的发现、评估、理解及预防等科学活动。由于综合的交流及数据分析技术的发展,药物警戒学科获得了巨大的发展,成为临床医学实践中保障公众卫生安全的关键学科。药品监管部门负责监管在广大人群中使用的医药产品的安全。在美国相应部门为美国食品药品监督管理局(FDA),FDA在负责药品安全监管的同时也对其他产品如食品、化妆品及医疗器械的安全进行监管。欧洲相应的部门为欧盟药品管理局(EMEA)。

(5) 沟通技能:在与患者的沟通中首先要做到认真聆听,许多老年患者表达能力有限,需要我们更加有耐心去理解他们的意思,注意观察对方的表情变化,从中判断其对问题的理解和接受程度;其次要注意语言的表达,注意使用通俗易懂的语言,尽量避免使用专业术语,谈话中尽量使用短语,并且试图使用开放式的提问方式,谈话时间不宜过长,一次性提供的信息也不宜过多。

(6) 药历书写技能:药历是临床药师在参与患者临床用药实践过程中形成的,对患者药物治疗过程的记录。临床药师对患者的用药指导和教育记录是为患者进行个体化药物治疗的重要依据,是开展药学服务工作的必备资料。临床药师在参与患者临床用药实践过程中通过查房(药学查房、医学查房)、阅读医师书写的病历等药物治疗活动获得有关资料,并进行归纳、分析、整理形成医疗活动记录。

(7) 应对投诉技能:在我们的实际工作中,难免会面对患者的投诉,药师必须有应对投诉的能力,多数患者投诉的原因是对药师的服务态度不满意,但也有对药品质量或者数量存在异议、对药品有不良反应或者对药品价格有疑问的。面对医患纠纷时,我们应尽快将患者带离现场,宜由负责人与患者交涉,不宜过早地让当事人出现,交谈中要保持足够的尊重,要注意保存有形证据包括处方、清单、药历或者计算机存储相关信息。

三、药学服务管理

药学服务的对象是广大公众,包括患者及其家属,医护工作者,药品消费者和健康人群。其含义是药师应用药学专业知识向公众提供直接的、负责任的、与用药相关的服务,以期提高药物治疗的安全性、有效性、经济性和适宜性,改善和提高公众生活质量。

"共享药师"是新型药学模式,还是商业噱头?

根据《"十三五"国家药品安全规划》《药品经营质量管理规范》中关于执业药师配备的政策要求,一家社会药店可以要求配备2名执业药师,1名是企业法人或企业负责人,另1名负责合理用药指导。

根据原国家食品药品监督管理总局的统计数据,截至2016年11月底,我国零售连锁门店有22.07万家、单体药店有22.63万家,社会药店配备1名执业药师的要求接近完成(地区和药店间存在配备不均衡),距配备2名执业药师的要求还有一定距离。截至2017年12月底,全国注册执业药师有40.84万人,平均每万人口执业药师3人,远低于世界药学联合会公布的每万人口累计拥有执业药师6.2人的标准。在一些偏远的乡村和深山地区,药师、医生、卫生所这样的医疗资源更是难以企及。

在这种情况下,"共享药师"应运而生,一名执业药师能同时负责多家药店的工作。"共享药师"主要是"免费向社会药店提供第三方药事咨询服务",并且主要针对非处方药,这也能够体现执业药师的服务价值,更好地指导患者合理用药。"共享药师"在一定程度上能缓解执业药师缺口较大的现状。

"共享药师"平台目前已有超过3000名持有国家执业资格认证的药师入驻。目前"共享药师"主要面向单体药店和诊所提供服务,旨在解决药店执业药师配备不足的问题,帮助药店更好地服务到店顾客。"连锁药店相对体量较大,执业药师在岗服务较好,但单体药店执业药师的数量和质量,很多时候难以满足顾客即时性咨询需求。平台看到了这一现实困境,愿意将平台药师共享,希望能在一定程度上帮助用户解决问题。"

问题:

1. "共享药师"能否真正缓解执业药师缺口较大的现状?

2. 对于"共享药师"而言,药学服务管理是否需要做调整?

四、国内外药学服务的比较

药学服务的概念最初是由美国学者在20世纪90年代提出,明确其内涵为药师直接、负责地向患者提供与用药有关的服务,以达到改善患者生活质量的效果与目的。在国外药学服务的发展与中国是有明确区别的,在国外药学服务简称 pharmaceutical care(PC)。

1. 服务思路比较 国内外药学服务思路相同,一是直接对药师、医师等 PC 相关主体所感知的因素进行调查分析,二是先对 PC 相关主体的态度和行为进行调查,再定量分析影响其态度和行为的各种因素。

2. 研究的方法学比较 国外研究讲究科学规范的方法和多样的手段,大多数国外研究遵循科学规范的研究方法学。药物治疗管理服务(medication therapy management services,MTMS)是由美国社会药房提供的 PC 项目,早期主要服务内容为药师审核患者病例资料和药物治疗方案,为患者提供合理用药咨询指导,其目的是帮助患有多种慢性病的社区老年患者树立对疾病以及药物治疗的正确认识,发现并纠正潜在的药物相关问题,提高药物治疗的依从

案例答案

知识拓展:
国外开展的
药学服务研究

NOTE

性,优化药物治疗的效果,降低药费。国外研究的问卷设计手段也比较丰富,如在问卷设计中引入情境式量表,使问题更容易理解和判断。

3. 理论基础比较 药学服务管理科学建立在数学、行为学和经济学的基础之上。不少国外研究引入了行为学、心理学和经济学的理论作为研究设计的基础,大大加强了研究设计的科学性和研究结论的可信性,而国内在这方面比较薄弱。国外研究的理论基础较为充实,健康信念模式(health belief model,HBM)可用于解释患者改变、维持健康的行为,设计健康干预策略。

4. 服务对象及样本选择比较 国内外研究虽均以实施者(药师、医师等)和受益者(患者等)为主要服务对象,但两者在服务对象及样本选择上存在差异,国内服务对象及样本选择亟待合理。一线工作的医院药师是现在或将来从事 PC 的主体,他们对开展 PC 的影响因素的认知应最具有说服力,但是当前国内研究很少直接选择医院药师作为研究样本,且多数研究将研究对象集中在二级以上医院的医药专业技术人员上,尚缺乏以基层医疗机构的药师、全科医师或乡村医师为对象的实证研究,以社会药房药师作为研究对象的实证研究也不多见。这与我国优势医疗卫生资源多集中在城市的大型医院有关,基层医疗机构的硬件设施和医疗技术力量薄弱,PC 在基层医疗机构中的认知度较低,有关 PC 影响因素的调查研究多选择大型医院为现场进行。但是基层医疗机构不合理用药的现象较大型医院更为严重,开展 PC 的紧迫性更强。另外,部分国内研究的样本选择缺乏代表性,有些研究以三甲医院的药师和医师为研究对象总体,但是其样本选择仅仅为某一家三甲医院的全体药师和医师,所抽取的样本很难代表总体。

目前可以看出虽然国内外药学服务研究思路相似,但国内服务水平与国外相比差距较大,如要提高国内服务水平,必须从多方面入手,力争达到方法科学、理论扎实、研究对象和样本选择适当。由于医药卫生体制的差异,开展药学服务的主要医疗卫生服务机构也有所不同,获取数据的难易度不同,更使得国内外研究在可行性上存在差异。因此,在借鉴国外研究经验时,除应结合我国药学服务的发展现状外,还应注意考察政策、文化等多方面的差异,做到科学借鉴,合理运用。

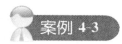 **案例 4-3**

人工智能在医药领域的应用

人工智能(artificial intelligence,AI)亦称智械、机器智能,指由人制造出来的机器所表现出来的智能。人工智能的传说可以追溯到古埃及,但 AI 一词最初是在 1956 年 DARTMOUTH 学会上提出的,从那以后,研究者们发展了众多理论和原理,人工智能的概念也随之扩展。约翰·麦卡锡于 1955 年提出的定义是"制造智能机器的科学与工程"。安德里亚斯·卡普兰(Andreas Kaplan)和迈克尔·海恩莱因(Michael Haenlein)将人工智能定义为"系统正确解释外部数据,从这些数据中学习,并利用这些知识通过灵活适应实现特定目标和任务的能力"。

人工智能的研究是具有高度技术性和专业性的,各分支领域都深入且各不相通,涉及范围极广。在它还不长的历史中,人工智能发展比预想的要慢,但一直在前进,至今,已经出现了许多人工智能程序,并且它们也影响到了其他技术的发展。2017 年 12 月,人工智能入选"2017年度中国媒体十大流行语"。

随着"AI+医疗"的进一步融合、深入,政策和资金层面的大规模投入,AI 辅助技术也在多个医疗细分领域提供了帮助。人工智能在医疗领域的应用,意味着全世界的人都能得到更为优惠的医疗救助。其应用技术主要包括智能诊疗、语音录入病历、医疗影像辅助诊断、药物智

案例答案

 NOTE

能研发、医疗机器人、个人健康大数据的智能分析等。

2018 年在广州举行的一场名为"未来健康产业峰会"的平行论坛,让广州市卫计委信息统计处调研员蒋自辉非常激动。"医疗人工智能领域投融资热度明显高涨,已成为热门的研究和应用领域!"与会者一致表示,人工智能并不是要让医生失业,而是为了让医生更好地做好他们的工作。希望相关部门大力促进人工智能在卫生健康领域的实际运用,让科技进步的"红利"惠及全体国民。

问题:

(1)人工智能的发展对药师提出了怎样的挑战?

(2)药师应该如何协助医师应对人工智能的发展?

第三节　药师职业道德

加强医德医风建设,重视医务人员人文素养培养和职业素质教育,大力弘扬救死扶伤精神。优化医务人员执业环境和条件,保护医务人员的合法权益,调动医务人员改善服务和提高效率的积极性。在全社会形成尊重医学科学、尊重医疗卫生工作者、尊重患者的良好风气。药师是专业性极强的职业,由于与公众信息极不对称的职业特性,要求药师必须依法执业,同时,也要求其必须遵守职业道德。因为这关系着公众的用药安全及生命健康问题。因此,在药学教育中,应以培养药学技术人员的职业道德作为重要任务,这应贯穿于每门课程的教学之中。

一、药学职业道德的含义

药学职业道德是调整药学人员与患者等服务对象之间的关系,药学人员与社会之间关系和药学人员之间关系的行为准则、规范的总和。药学职业道德是一般社会职业道德在医药领域中的特殊表现,是从事药学科研、生产、经营、使用、教育和管理等的药学人员应当恪守的职业道德。

二、药学职业道德规范与行为准则

1. 药学职业道德基本原则　药学职业道德的原则是从事药品研究、生产、经营、使用和监督管理等的药学人员在药学领域活动和实践中应遵循的根本指导原则,是评价与衡量药学领域内所有人员的个人行为和思想品质的最高道德标准。药学职业道德的原则概括如下。

(1)以患者为中心,实行人道主义,体现继承性和时代性的统一。人道主义的核心是尊重人的生命,一视同仁治愈人的疾病,保障其身心健康。在我国提倡人道主义,是主张对个人的尊重、对大众健康的关怀,贯穿于整个药学事业之中。

(2)以患者为中心,为公众防病治病提供安全、有效、经济、合理的优质药品和药学服务,是药学领域各行业药学人员共同的根本任务,也是药学职业道德的基本特点。药学事业的根本目的是保障公众健康。所以,药学人员的各项工作必须以患者为出发点,围绕治愈疾病和提高患者生活质量开展工作。世界各国已把药物的经济性列为与安全性、有效性并列的临床用药三原则之一,所以在药品研究开发、生产、流通和临床应用过程中都必须考虑这个问题。既要为社会提供安全有效的药品,又要考虑到民众经济承受能力问题,更重要的是树立药品质量第一的理念,对公众生命健康负责,这是药学工作者神圣的使命,也是必须遵守的药学职业道德原则。

(3)全心全意为人民服务,是药学职业道德的根本宗旨。药学人员在一生的职业生涯中,

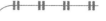

应将为救死扶伤、防病治病提供优质高效的药学服务作为理想追求,应为自己从事这个神圣职业而自豪。这样工作中就会积极主动,任劳任怨,不计较个人得失,对业务技术才会精益求精,刻苦钻研,以饱满的热情为患者提供良好的药学服务。

2. 药学职业道德规范 药学职业道德规范是社会根据其道德原则提出的,要求药学人员在处理个人与他人、个人与社会关系时必须普遍遵循的行为准则。药学人员的最终服务对象是患者,其职业道德行为对患者的身心康复有直接影响。因此,在药学教育中,应将培养药师的职业道德规范作为一项重要任务,社会主义市场经济体制下加强药学伦理教育的必要性主要取决于正确处理市场经济对医学服务正负双重效应的要求,贯穿于每门课程的教学之中。药师职业道德规范主要内容包括以下几个部分。

(1)药师与患者的关系:药师必须把患者的健康和安全放在首位。药师应向患者提供专业的、真实的、全面的信息。绝不能调配、推销不符合法定药品标准、疗效差的药品和保健品给患者。在患者利益和商业利益之间要做到充分考虑患者利益,不能利用专业服务性质在费用和价值方面欺骗患者。药师要为患者保密,必须严守病历中的个人秘密,除非法律要求,不得将患者的病情和治疗泄露给第三者。药师应对患者一视同仁,尊重患者的生命和尊严。药师应不断更新和拓宽自己的专业知识,提供更好的药学服务。药学伦理学的核心问题就是药学人员与患者的关系。

(2)药师与同事的关系:药师应与共事的其他药师及医务人员合作,保持良好的业务关系,通力合作,以提供完善的药学服务。药师应尊重同事,不应以错误方式与患者或他人讨论处方的治疗作用,以免有损开方者的威信。药师绝不能同意或有利用职业上的便利进行私下的钱财交易等行为。除非是公众提出请求,药师不应主动推荐医生或医疗服务项目。

(3)药师与社会的关系:药师应维护其职业的高尚品质和荣誉,绝不能从事任何可能败坏职业荣誉的活动,不允许他人将自己的名字、资格、地址或照片用于面向公众的任何药品广告或表述。药师应敢于揭露本行业中非法的、不道德的行为。药师在任何时候都只能为自己的服务索取公正合理的报酬。药师绝不能在可能妨碍或损害自己正常专业判断力和技能的条件下工作。

3. 药学职业道德的行为准则

(1)遵守社会公德:我国宪法中规定的社会公德是"爱祖国、爱人民、爱劳动、爱科学、爱社会主义",这是每个公民所应遵守的。

(2)对工作、对事业极端负责:药学人员的工作质量优劣关系到人民群众的健康甚至生命。这就要求每位药学人员在工作中必须有高度的责任心、严谨科学的工作态度,严格执行法律法规、规章制度和技术操作规程。

要做到对工作、对事业极端负责,首先要有高尚的药学职业道德情操,对药学事业无比热爱,对公众健康充满责任感和同情心。这样才能在药学工作实践中,避免因缺乏工作责任心而发生各种事故。

(3)对技术精益求精:在竞争激烈的市场中,竞争的核心是技术,而技术竞争的关键又是人才的竞争。这就要求药学人员不仅要有敬业爱岗的奉献精神,还要有较高的专业技术水平,德才兼备才能实现为人类解除病痛的愿望。如果仅有良好的道德修养,而缺乏熟练的业务能力,在事业上是不能达到全心全意为人民服务的最高境界的。所以,药学人员要树立终身学习的态度,不断扩大知识面,在工作中要关注国内外本专业的研究成果,还要了解与本学科知识相关的最新发展动态,掌握更多更新的药学技术和相关科学知识,工作中才能得心应手,游刃有余。

(4)团结协作,共同为公众健康服务:随着科学技术的发展,药学与很多学科知识交叉融合,药品在研制、生产、检验、经营和使用过程中,需要彼此密切配合才能取得预期成果。首先,要正确处理人际关系,大家在各自平凡的工作岗位上不懈地努力,不计较个人得失。同事间要相互尊重,平等相待。工作中相互支持,技术上真诚交流,生活上互相关心,形成一个团结和谐、积极向上的良好的工作氛围,共同为发展我国的药学事业做出贡献。

(5)慎言守密:慎言守密是对药学人员在职业活动中言行的特殊要求。在治疗疾病的过程中,药学人员也应注意贯彻保护性医疗制度,不仅要为患者严守秘密、保护隐私,还可以对患者进行适当的心理疏导,帮助患者树立战胜疾病的信心。这对于促进患者康复具有重要意义。与患者进行语言交流时,特别要讲究语言艺术和效果,做到分寸得当,避免其产生误解、疑虑、悲观等不良情绪或造成其他不必要的伤害。

(6)坚持社会效益和经济效益并重:药学事业是公益服务事业。在药品生产、经营、使用活动中首先要重视社会效益,要考虑到公共福利性和治疗疾病对药品品种的需求。当然也要重视合理的经济效益,这样做不仅可以提高企业的影响力,还可以促进企业经济的良性运转。

(7)文明礼貌:药学人员的文明礼貌有其特殊意义。在药学工作中,药学人员服务的患者的文化素质参差不齐,经济条件也各不相同,但药学人员为人民服务的服务宗旨应当是一致的。药学人员要尊重患者,同情患者,一视同仁。提供药学服务时,态度要和蔼,特别是在交代用药方法时要耐心细致地解释。在与患者交流时,要语气温和,让患者感受到药学人员高尚的道德情操和良好的文明素质。

(8)遵纪守法,廉洁奉公:药学人员在药品研究开发、生产、经营、配发、管理等工作中,都应严守《药品管理法》和有关法律法规,不能以权谋私,要依法进行药学职业活动。这是对药学人员职业道德的最低要求。

三、国际上的药师职业道德规范

国际药学联合会推荐,在每个国家,药师协会应该制定药师道德准则,规定职业义务,进一步制订措施保证药师遵守准则中的条款。

作为一名卫生人员,药师应努力完善和扩大自己的专业知识,并应有效地运用这些知识,使自己的专业判断力达到最佳水平,奉献自己的全部才智给每一个患者,维护患者的健康和安全。在任何时候都只能为自己的服务索取公正合理的报酬,绝不能同意或参与他人利用自己的职业进行私下的钱财交易和别的剥削性的行为,绝不允许调制、推销、分发质量差、没有达到法定标准要求、缺乏疗效的药物、医疗器械或辅助品给患者。

药师有义务遵守法律,维护其职业的高尚品质和荣誉,遵守职业道德规范。绝不从事任何可能败坏职业荣誉的活动,同时毫无畏惧、不偏袒地揭露本行业中非法的、不道德的行为。严守专业记录中的个人秘密,除非因患者切身利益的需要或法律要求,不得在未获患者同意前公开这些记录给任何人。绝不从事妨碍或损害自己正常的专业判断和技能从而使自己服务质量下降或使自己有不道德行为的工作。尽力为患者提供专业、真实、准确、全面的信息。避免在专业服务的性质、费用和价值方面欺骗患者。

四、药学伦理学

(一)药学伦理学的研究对象

药学伦理学以药学领域中的道德现象和道德关系为研究对象。药学道德现象是药学领域中人们道德关系的具体体现。它包括药学道德的意识现象、药学道德规范现象和药学道德活动现象。药学道德关系是由药学领域中的经济关系所决定,按照一定的道德观念、道德原则、道德意识和规范形成的一种特殊的社会关系,派生在药学人员与患者或服务对象之间、药学领域内各行业之间、药学人员之间、药学人员及主管部门与社会之间等方面的关系,其中最重要的是药学人员与患者或服务对象之间的关系。

（二）药学伦理学的主要任务

构建药学伦理学的科学体系，丰富和完善马克思主义伦理学关于职业道德的理论和内容，肩负起建设具有中国特色社会主义精神文明的重任。通过学习与实践，使药学人员掌握药学伦理学知识。通过开展药学道德的教育与监督，提高药学人员道德修养水平，树立正确的药学道德观，在实践中改造、完善自我。

（三）药学伦理学的规范体系

保证药品质量，增进药品疗效，实行社会主义医药学人道主义，全心全意为公众的健康长寿服务是药学道德的一个基本原则。严谨治学，理明术精；仁爱救人，文明服务；坚持公益原则，维护人类健康；宣传药学知识，承担保健职责；勇于探索创新，献身药学事业；谦虚谨慎，团结协作；淡泊名利，精心育人是药学伦理学对医药工作者的工作规范。权利与责任、良心与理想、荣誉与信誉是药学伦理学的三个基本范畴。

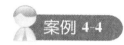 **案例 4-4**

产妇坠楼事件

2017 年 8 月 31 日陕西榆林某医院里，一位准妈妈因顺产疼痛难忍，情绪失控，带着她肚子里未出生的孩子从 5 楼一跃而下，经抢救无效去世。产妇去世后，整个事件陷入了"罗生门"。医院和家属相继连发多条声明，各执一词。家属称曾要求医生剖宫产被拒，院方则两次发声明表示，拒绝剖宫产的是家属。双方纷纷指控是对方的一己私利和不作为，害死了年轻的产妇和未出世的孩子。医院先是公布家属亲笔签名的委托书，凌晨又发布声明和监控视频，坚称产妇向家属下跪；家属也迅速回应，解释产妇只是因为疼痛下跪，与哀求无关。

问题：
(1) 从伦理学的角度分析这个事件中院方的行为。
(2) 作为一名医院药师，你可以做些什么？

案例答案

本章小结

内　　容	学 习 要 点
概念	药师、药学服务
研究内容	药师、执业药师以及临床药师的概念，药事法规体系、药学服务内容、药学服务方法、药学服务管理以及国外药学服务模式和内容；药学职业道德的含义、药学职业道德规范与行为准则、国际上的药师职业道德规范以及药学伦理学

目标检测

1. 什么是药师？
2. 简述处方审核的基本要求。
3. 简述处方调配的基本要求。
4. 现代治疗药物监测的主要方法有哪些？
5. 国内外药学服务研究的区别是什么？

目标检测

参考答案

在线答题

 NOTE

6. 医药人员如何正确处理德与术的关系?

7. 从医药道德的特殊性出发,作为一名医药从业人员,你应怎样践行医药职业道德?

参 考 文 献

[1] 《药学服务咨询》编委会. 药学服务咨询[M]. 北京:北京科学技术出版社,2005.

[2] 陈历,唐发宝. 临床药师参与药学监护实践的体会[J]. 中国医药导报,2007,4(20):101-102.

[3] 王婷,李文斌. 浅谈临床药师的培养[J]. 中国医药指南,2013,11(31):575-576.

[4] 安喜峰,赵成伟. 谈临床药师发挥重要作用的途径[J]. 中国医药指南,2013,11(27):585-586.

[5] 曹永兵,梁蓉梅,阎澜,等. 临床药学思维模式培养浅谈[J]. 药学服务与研究,2011,11(5):350,355,369.

[6] 左金梁,颜久兴,张秀谣,等. 临床药师的工作内容与素质能力的调查[J]. 沈阳药科大学学报,2014,31(11):917-921.

[7] 庞津,刘芳. 基于思维导图探究药学专业知识框架的构建[J]. 继续医学教育,2016,30(6):11-13.

[8] 张晓玲,毛德莉,邹明华. 国内外临床药师的差距浅析[J]. 西部医学,2007,19(6):1169-1170.

[9] 运乃茹,段金菊. 临床药师在1例青霉素引起的药源性疾病诊断中发挥的作用[J]. 中国药房,2011,22(46):4412-4414.

[10] 刘姗娟,康勤洪,黄芳. 基层医院临床药学工作的开展与心得体会[J]. 儿科药学杂志,2014,20(1):59-61.

[11] 孙婷,刘江,张俊贞,等. 加强临床医学生药学伦理教育的实践[J]. 中国医学伦理学,2015,28(5):765-768.

[12] 刘丽珍. 基于大学化学课程的科技伦理教育思考[J]. 林区教学,2017(9):11-12.

[13] Boyle M, Myford C. Pharmacists' expertations for entry-level practioner competency[J]. Am J Pharm Educ,2013,77(1):5.

[14] 曹文军,耿堃,翟钢. 理工科院校工程伦理教育的困境及对策[J]. 绿色科技,2016(21):140-141.

[15] 奚颖,东永强,何雪薇. 基于SWOT分析的大学生责任伦理教育实证研究[J]. 管理观察,2016(34):107-109,112.

[16] 陈柯蓓,周开发,倪家强. 美国工程伦理教育探析及对我国新工科建设的启示[J]. 重庆高教研究,2017,5(3):36-43.

[17] Pucci A. Pharmacist involvement in establishing a patient-centered medical home[J]. Am J Health Syst Pharm,2013,70(10):842-844.

[18] 林季杉. "师"之传统与关怀伦理教育——论高校教师职业道德建设[J]. 重庆科技学院学报(社会科学版),2017(4):1-4.

[19] 刘晓宇. "互联网+"背景下金融类本科院校金融伦理教育的对策研究[J]. 金融理论与教学,2017(3):104-106.

[20] 丛艳丽,孙丽丽. 理工科院校思政课渗透工程伦理教育的思考[J]. 学理论,2017(3):240-241.

[21] 杨斌,张满,沈岩. 推动面向未来发展的中国工程伦理教育[J]. 清华大学教育研究,2017,38(4):1-8.

［22］ 万翔,黄思琦,潘建红.我国理工科大学生的工程伦理教育探析［J］.武汉理工大学学报
（社会科学版）,2017,30(4):242-246.

［23］ Xu Y,Wang L,He J,et al. Prevalence and control of diabetes in chinese adults［J］.
JAMA,2013,310(9):948-958.

［24］ 徐康林.浅谈医院药学服务［J］.北方药学,2011,8(12):62-63.

［25］ 吴江民,张梅.现行医院药学体制中药师身份与职责的转换［J］.中国医学创新,2010,7
(30):145-146.

［26］ 冯彦,王红丽.新医改形势下医院药学服务工作模式初探［J］.中国中医药现代远程教
育,2011,9(3):156-157.

［27］ Still K L,Davis A K,Chilipko A A,et al. Evaluation of a pharmacy-driven inpatient
discharge counseling service:impact on 30-day readmission rates ［J］. Consult Pharm,
2013,28(12):775-785.

（刘平羽）

NOTE

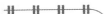

第五章　药事管理立法

 学习目标 ▮

1. 掌握：药事法律的渊源、效力等级、适用原则和常见法律责任，《药品管理法》中关于药品上市许可持有人、假劣药界定的相关内容。
2. 熟悉：药事法律体系、法律关系，《药品管理法》的内容概述。
3. 了解：药事管理立法沿革，国外药事管理的法律、法规。

本章将介绍药事管理立法的法律基础内容，我国当前药事法律体系的主要构成，并对涉及的法律责任进行讲解，此外还涉及国外药事管理法律体系的相关内容。

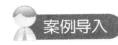 **案例导入**

2018 年查明长春长生生物科技有限公司在生产狂犬病疫苗的过程中编造生产记录和产品检验记录，随意变更工艺参数和设备，上述行为严重违反了《中华人民共和国药品管理法》《药品生产质量管理规范》的有关规定，国务院药品监督管理部门已责令其停止生产，收回药品GMP 证书，召回尚未使用的狂犬病疫苗，并做出多项行政处罚，包括撤销该公司狂犬病疫苗（国药准字 S20120016）药品批准证明文件；撤销涉案产品生物制品批签发合格证，并处罚款1203 万元；没收违法生产的疫苗、违法所得 18.9 亿元，处违法生产、销售货值金额三倍罚款72.1 亿元，罚没款共计 91 亿元；对涉案的 14 名直接负责的主管人员和其他直接责任人员做出依法不得从事药品生产经营活动的行政处罚。国务院药品监督管理部门会同吉林省级药监部门对企业立案调查。依据《中华人民共和国刑事诉讼法》第 79 条规定，长春新区公安分局以涉嫌生产、销售劣药罪，对董事长等 18 名犯罪嫌疑人向检察机关提请批准逮捕。同时多部门联合制定发布了《长春长生公司狂犬病问题疫苗赔偿实施方案》，对长生生物相关涉案疫苗受种者进行认定，并对造成的损害进行赔偿：造成一般残疾的，一次性赔偿 20 万元/人；造成重度残疾或瘫痪的，一次性赔偿 50 万元/人；导致死亡的，一次性赔偿 65 万元/人。

问题：

（1）本案涉及的药品为何定性为劣药？

（2）本案处理结果涉及哪些法律责任的承担？

（3）本案处理结果的法律依据是什么？

第一节 药事法律基础

一、药事法的基本概念

（一）法的概念

法（law）是由一定社会物质生活条件决定的掌握国家政权的阶级共同利益和意志的体现，它是由国家制定或认可并由国家强制力保证实施的行为规范体系及其实施所形成的法律关系和法律秩序的总和，其目的在于维护和发展有利于统治阶级的社会关系和社会秩序。广义的法指一切国家机关依照法定权限和程序制定的规范性法律文件。狭义的法专指由全国人民代表大会及其常务委员会制定的规范性法律文件。

（二）药事法的概念

药事法（pharmaceutical law）是指由国家制定或认可，并由国家强制力保证实施，具有普遍效力和严格程序的行为规范体系，是调整和保护公民在药事活动中为维护人体生命健康权益而形成的各种社会关系的法律规范的总和。药事法是诸多法律规范中的一种类型，与其他法律规范一样，其是由一定物质生活条件所决定的，具有规范性、国家意志性、国家强制性、普遍性、程序性等特点。从根本上说，药事法取决于我国医药行业的发展水平和现状。

二、药事管理立法

（一）药事管理立法的含义与特征

药事管理立法（legislation of drug administration）是指由特定的国家机关，依据法定的权限和程序，制定、认可、修订、废止药事管理法律规范的活动。立法应遵循一定的程序和原则进行，才能保证立法具有严肃性、权威性和稳定性。我国现行立法程序大致可划分为4个阶段，即法律草案的提出、法律草案的审议、法律草案的通过、法律的公布。药事管理立法相较于其他立法活动，具有以下特征。

1. 立法的目的是维护人民健康 药品质量与人民的身体健康和生命安全息息相关，因此药事管理立法围绕着如何更好地维护人民健康，通过制定药事管理法律规范，加强药品监督管理，保证药品质量，达到维护人民健康、保证用药人合法权益的目的。

2. 以确保药品质量为立法核心 只有保证了药品质量，才能实现药品的安全有效，所以药事管理立法中有关药品标准和保证药品质量的工作标准仍然是立法的核心内容。

3. 药事管理立法的系统性 对药品的管理涉及研制、注册、生产、经营、使用等各个环节，为保证药品的安全有效，对药品生命周期全流程进行系统的法制化管理，要制定不同环节的药事管理法律规范。

4. 药事管理立法的国际化 当前各国在药事管理立法方面不断加强交流和合作，互相借鉴，共同缔结国际条约，2017年6月我国药品监督管理机构正式确认加入国际人用药品注册技术协调会，成为其全球第八个监管机构成员，意味着中国的药品监管部门、制药行业和研发机构将逐步转化和实施国际最高技术标准和指南，未来药事管理立法将越来越国际化。

（二）药事管理立法沿革

药事管理立法是动态的，有其历史发展过程。我国近现代的药事管理立法始于1911年辛亥革命之后，先后经历了雏形阶段、形成阶段、发展阶段、完善阶段4个阶段。

知识拓展：
当前我国法律
的立法程序

NOTE

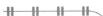

1. 雏形阶段（1911—1948 年）　新中国成立以前是以国民政府公布的有关药事法规为主，如《管理药商规程》《管理药商规则》《管理成药规则》《麻醉药品管理条例》《购用麻醉药品暂行条例》《药剂师法》等。

2. 形成阶段（1949—1983 年）　新中国成立以后，党和政府十分关注人民健康，相继出台《中华人民共和国药典》《管理毒性中药的暂行办法》《管理毒药、限制性剧药的暂行规定》《药政管理条例（试行）》《麻醉药品管理条例》《新药管理办法（试行）》等法律法规，其中 1978 年卫生部制定的《药政管理条例（试行）》是我国《药品管理法》的最早雏形；此外，1982 年卫生部、国家医药管理总局颁布《国家基本药物目录》是我国国家基本药物制度的开端。

3. 发展阶段（1984—1997 年）　1984 年第六届全国人民代表大会常务委员会第七次会议通过并颁布我国第一部药品管理的正式法律——《中华人民共和国药品管理法》（简称《药品管理法》），明确了药品监督管理的法律地位，标志着我国药品监管工作真正进入法制化管理阶段。之后卫生部颁布了《新药审批办法》《新生物制品审批办法》《医院药剂管理办法》《药品生产质量管理规范》等一系列重要规范性文件；国务院先后颁布《麻醉药品管理办法》《精神药品管理办法》《医疗用毒性药品管理办法》《放射性药品管理办法》《野生药材资源保护管理条例》《中药品种保护条例》《药品行政保护条例》《中华人民共和国药品管理法实施办法》等，这些法律法规的颁布逐渐构建起药事管理的法律体系。

4. 完善阶段（1998 年至今）　1998 年国家成立专门的药品监管机构国家药品监督管理局（SDA），2003 年组建成为国家食品药品监督管理局（SFDA），2008 年 SFDA 划归为卫生部管理，2013 年成立国家食品药品监督管理总局（CFDA），2018 年国家药品监督管理局（NMPA）划归国家市场监督总局管理。虽然药品监管体制几经变革，但是药事法律体系不断在进行修订和完善。在法律法规方面，2001 年全国人民代表大会常务委员会修订通过《药品管理法》，2013 年 12 月和 2015 年 4 月全国人民代表大会常务委员会分别对《药品管理法》进行个别条款修正，2019 年 8 月 26 日，《药品管理法》经第十三届全国人民代表大会常务委员会第十二次会议表决通过，这也是对 1984 年制定的《药品管理法》进行的第二次全面修订，《药品管理法》不断在修订完善。此外，2016 年 12 月全国人民代表大会常务委员会颁布了《中华人民共和国中医药法》（以下简称《中医药法》），2019 年 6 月全国人民代表大会常务委员会颁布了《中华人民共和国疫苗管理法》（以下简称《疫苗管理法》），两部法律的颁布实施意味着药事管理立法得到国家重视。在此期间，国务院也相继颁布《中华人民共和国药品管理法实施条例》《反兴奋剂条例》《麻醉药品和精神药品管理条例》《戒毒条例》等行政法规，在行政规章方面也在不断构建和完善药品研发、生产、流通、使用和监管各环节的法律规章制度，详见各章节法律责任部分。总之，整个药事法规体系的内容和层次在不断丰富和完善。

三、药事法的渊源和效力

（一）药事法的渊源

法的渊源（source of law）在中国也称为法的形式，通常把法的渊源分为正式意义上的和非正式意义上的两种。正式意义上的法的渊源，主要指以规范性法文件形式表现出来的成文法，如立法机关或立法主体制定的宪法、法律、法规、规章和条约等。非正式意义上的法的渊源，主要指具有法的意义的观念和其他有关准则，如正义和公平等观念，政策、道德和习惯等准则，还有权威性法学著作等。在我国，正式意义上的法的渊源或法的形式有宪法、法律、行政法规、地方性法规、规章、民族自治法规、特别行政区的法律、中国政府承认或加入的国际条约等。对于药事法来说，药事法的渊源（source of pharmaceutical law）就是指药事管理法律法规的具体表现形式，主要有以下几种。

1. 宪法 宪法是民主国家最根本的法的渊源，《宪法》由我国最高权力机关——全国人民代表大会制定和修改。宪法具有最高的法的效力，一切法律、行政法规和地方性法规都不得同宪法相抵触。它是国家最高权力的象征或标志，宪法的权威直接来源于人民。《宪法》中关于药品方面的规定主要有国家发展医疗卫生事业，发展现代医药和我国传统医药等。

2. 法律 法律是指由全国人民代表大会及其常务委员会制定的规范性文件，其地位和效力仅次于宪法。全国人民代表大会和全国人民代表大会常务委员会行使国家立法权。全国人民代表大会常务委员会制定和修改除应当由全国人民代表大会制定的法律以外的其他法律；在全国人民代表大会闭会期间，对全国人民代表大会制定的法律进行部分补充和修改，但是不得同该法律的基本原则相抵触。《药品管理法》《中医药法》《疫苗管理法》由全国人民代表大会常务委员会制定，在药事法体系中都属于法律。

3. 行政法规 国务院根据宪法和法律，制定行政法规。行政法规可以就下列事项做出规定：①为执行法律的规定需要制定行政法规的事项；②《宪法》第八十九条规定的国务院行政管理职权的事项。此外，应当由全国人民代表大会及其常务委员会制定法律的事项，国务院根据全国人民代表大会及其常务委员会的授权决定先制定的行政法规，经过实践检验，制定法律的条件成熟时，国务院应当及时提请全国人民代表大会及其常务委员会制定法律。《中华人民共和国药品管理法实施条例》《疫苗流通和预防接种管理条例》《中药品种保护条例》《麻醉药品和精神药品管理条例》《反兴奋剂条例》都属于行政法规。

4. 地方性法规 省、自治区、直辖市的人民代表大会及其常务委员会根据本行政区域的具体情况和实际需要，在不与宪法、法律、行政法规相抵触的前提下，可以制定地方性法规。

设区的市的人民代表大会及其常务委员会根据本市的具体情况和实际需要，在不与宪法、法律、行政法规和本省、自治区的地方性法规相抵触的前提下，可以对城乡建设与管理、环境保护、历史文化保护等方面的事项制定地方性法规，法律对设区的市制定地方性法规的事项另有规定的，从其规定。《黑龙江省野生药材资源保护条例》《云南省药品管理条例》都属于地方性法规。

5. 规章 根据制定主体分为部门规章和地方性规章。部门规章由国务院各部、委员会、中国人民银行、审计署和具有行政管理职能的直属机构根据法律和国务院的行政法规、决定、命令，在本部门的权限范围内制定，药事有关的法律法规文件中部门规章占据的数量最多，如《药物非临床研究质量管理规范》《药物临床试验质量管理规范》《药品生产质量管理规范》《药品经营质量管理规范》《药品注册管理办法》《药品召回管理办法》等。地方性规章由省、自治区、直辖市和设区的市、自治州的人民政府根据法律、行政法规和本省、自治区、直辖市的地方性法规制定，其中设区的市、自治州的人民政府制定的地方性规章限于城乡建设与管理、环境保护、历史文化保护等方面的事项。《广东省药品包装用材料、容器管理办法》《石家庄市药品医疗器械使用监督管理办法》《重庆市药品储备管理办法》属于地方性规章。

6. 自治条例和单行条例 民族自治地方的人民代表大会有权依照当地民族的政治、经济和文化的特点，制定自治条例和单行条例，如《西藏自治区实施〈中华人民共和国药品管理法〉的办法》。药事自治条例和单行条例依法对药事法律、药事法规、地方性药事法规做变通规定的，在本自治地方适用药事自治条例和单行条例的规定。

7. 国际条约 我国与外国签订的或批准、承认的某些国际条约或协定，如《麻醉品单一公约》。国际药事条约只有在其规定转化为我国国内法以后，才能在我国进行适用。

（二）药事法的效力等级和适用原则

法律效力的等级是指规范性法律文件之间的效力等级关系。主要内容可以概括如下。

1. 上位法的效力高于下位法 《宪法》具有最高效力，一切药事法律、药事行政法规、地方性药事法规、药事自治条例和单行条例、药事规章都不得同《宪法》相抵触。药事法律的效力仅次于《宪法》，但高于药事行政法规、地方性药事法规、药事规章。药事行政法规的效力高于地方性药事法规、药事规章。地方性药事法规的效力高于本级和下级地方政府药事规章。省、自治区的人民政府制定的药事规章的效力高于本行政区域内市级人民政府制定的药事规章。药事部门规章之间、药事部门规章与地方政府药事规章之间具有同等效力，在各自的权限范围内施行。

2. 特别法优于一般法 特别法优于一般法，是指对同一事项规定不一致时，特别规定优于一般规定，或者特殊条款优于一般条款。例如，《药品管理法》和《疫苗管理法》均由全国人民代表大会常务委员会制定，效力等级相同，但前者是普通法，后者是特别法。当对同一事项两者均有规定时，应当适用特别法即《疫苗管理法》，若《疫苗管理法》没有规定，则适用《药品管理法》。

3. 新法优于旧法 新法优于旧法，主要是指一部新法中的规定优于另一部旧法中的规定，或者称"后法优于前法"。对于同一部法，一般修订后，或者是旧法全部废止，以新法代替，或者是该法中新的规定取代旧的规定。

4. 同级冲突适用规则 司法机关对同一等级的法律规范之间的冲突不可能凭借现有的规则做出判断时，只能送请有权机关做出裁决。例如，部门药事规章之间、部门药事规章与地方政府药事规章之间对同一事项的规定不一致时，由国务院裁决。地方性药事法规与药事部门规章之间对同一事项的规定不一致，不能确定如何适用时，由国务院提出意见，国务院认为应当适用地方性药事法规的，应当决定在该地方适用地方性药事法规的规定；认为应当适用药事部门规章的，应当提请全国人民代表大会常务委员会裁决。

（三）药事法的效力范围

法的效力范围即法的效力、法的生效范围，也就是法律规范对什么人、在什么地方和什么时间发生效力。

1. 对人的效力 法律对什么人发生效力。药事法主要实行以地域为准的属地主义，法律规范在该国领土，即该国主权下的陆地、水域及其底床、底土和上空区域之内有绝对的效力，不管本国人、外国人，一律适用该国法律。此外，兼顾属人主义和保护主义的原则。

2. 空间效力 全国性的药品管理法律、法规、部门规章在全国范围内发生法律效力，地区性的药品管理法律法规在本地区空间范围内发生效力。

3. 时间效力 药事法生效时间主要有两种，即自法律公布之日起开始生效，以及在法律条文中明确规定其颁布后的某一具体时间生效。药事法的失效有三种情况，即法律自行规定有效时间的情况下时限届满又无延期规定的情况下自行停止生效，随着新的法律颁布，相应的旧的法规失去效力，以及颁布特别决议将旧法规废除。

四、药事法律关系

（一）药事法律关系的含义

法律关系（legal relationship）是指法律所调整的人与人之间的权利与义务关系，是根据法律规范建立的一种社会关系，具有合法性。在此意义上，法律关系是人与人之间的符合法律规范的关系，这是它与其他社会关系的根本区别。每一个法律部门都调整着特定方面的社会关系，药事法作为一个独立的法律部门，调整着药品研制、生产、流通、使用等多个领域内的社会关系。因此，药事法律关系是指药事法所调整的、在药事管理和药事预防保健服务过程中国家机关、企事业单位、社会团体或者公民之间的权利与义务关系。

（二）药事法律关系的构成要素

同其他法律关系的构成要素一样，药事法律关系也是由主体、客体和内容三个要素构成的。这三个要素必须同时具备，缺一不可，如果缺少其中任何一个要素，该药事法律关系就无法形成或继续存在。

1. 药事法律关系的主体　药事法律关系的主体是指药事法律关系的参加者，即在药事法律关系中一定权利的享有者和一定义务的承担者，包括自然人、药事机构和组织。其中自然人指享有药事权利、承担药事义务的公民，既包括中国公民，也包括在我国参加药事法律关系的外国人和无国籍人。药事法律关系中的药事机构和组织主要有五类：一是行政机关，如国务院药品监督管理部门、省级药品监督管理部门等；二是医疗卫生机构，如医院、个人诊所、村镇卫生院、社区卫生服务中心等；三是其他各类事业单位，如各级药品不良反应监测中心、药品审评中心、药品检验机构等；四是在我国境内开办的各种药品生产企业、经营企业等；五是各种社会团体，如中国药学会等。

2. 药事法律关系的客体　药事法律关系的客体是指药事法律关系主体的药事权利和药事义务所共同指向的对象。药事法律关系的客体大致可分为公民的生命健康权、行为、物和智力成果四类。其中公民的生命健康权是人身权益中最重要的一部分，包括生命权和健康权。保障公民的生命健康权是我国药事法的基本与首要目的。因此，公民的生命健康权是各种药事法律关系共同的、最高层次的客体。

3. 药事法律关系的内容　药事法律关系的内容指药事法律关系的主体依法享有的权利和应承担的义务。其中，药事权利指由药事法规定的，药事法律关系主体根据自己的意愿实现某种利益的可能性。药事义务指依照药事法的规定，药事法律关系的义务主体为了满足权利主体的某种利益而为一定行为或者不为一定行为的必要性。药事权利和药事义务是药事法律关系的两个不同方面，二者相互依存、密不可分。

（三）药事法律关系的产生、变更、消灭

在实际生活中，各种各样的药事法律关系是处于不断产生、变更和消灭的发展变化中的。药事法律关系只有在一定条件下才能产生、变更或消灭，这种条件即药事法律事实的出现。所谓药事法律事实，是指药事法规定的能够引起药事法律关系产生、变更或消灭的事件和行为。依照是否以人们的意志转移为标准，可将药事法律事实分为药事法律事件和药事法律行为两类。前者不以人的意志为转移，如重大疫情引起的公共卫生突发事件；而后者往往有人的意志参与，如制售假药行为造成人员伤害后引起的民事法律赔偿关系的产生。

五、药事法律体系

药事法律体系（pharmaceutical regulation system）是指以宪法为依据，以《药品管理法》为基本法，由数量众多的药事行政法规、部门规章以及地方性药事法规和地方性药事规章组成的多层次、多门类的法律体系。经过三十多年的法制化建设和发展，我国药品管理基本上形成了较为全面的法律法规体系。主要内容如下。

（一）基本的药品管理法律

《药品管理法》在药事法律体系中居于核心地位，在专门的药事管理法律法规中效力层级最高，是我国基本的药品管理法律。伴随《药品管理法》颁布的还有《中华人民共和国药品管理法实施条例》，这两部分的内容将在本章第二节展开讲解。《疫苗管理法》在药事法律体系中也占据重要地位，但相对于《药品管理法》，其效力范围仅涉于疫苗监管。

（二）专门的药事管理法律法规

基于《药品管理法》及其实施条例的基础，围绕着药品生命全周期各环节分布着数量众多的法规规章,这部分内容构成了药事法律体系的主要内容。

1. 药品研制环节法律法规　我国药品管理包括研制环节、生产环节、经营环节、使用环节等环节的管理。其中药品研制是药品的质量确定阶段,它直接关系到将一种物质作为药品来使用时的安全性、有效性和质量可控性。我国对药品研制环节的监督管理法规主要包括《药物非临床研究质量管理规范》(GLP)、《药物临床试验质量管理规范》(GCP)、《药品注册管理办法》、《医疗机构制剂注册管理办法》(试行)等。

2. 药品生产环节法律法规　药品生产是药品的质量形成阶段,是影响药品质量水平的关键阶段。与这一环节相关的法律法规主要有《药品生产监督管理办法》《药品生产质量管理规范》(GMP)与《药品说明书和标签管理规定》等。

3. 药品经营环节法律法规　药品经营环节是保证安全、有效、质量均一的药品到达消费者手中的重要阶段,其涉及的法律法规主要有《药品经营质量管理规范》(GSP)、《药品流通监督管理办法》《药品召回管理办法》《药品进口管理办法》《互联网药品信息服务管理办法》《药品广告审查办法》等。

4. 药品使用环节法律法规　药品使用环节管理,对提高临床合理用药水平,改善疾病治疗效果有重大意义,药品使用环节相关的法律法规主要有《医疗机构药事管理规定》《处方管理办法》医疗机构药品采购相关法规以及我国基本医疗保险制度等相关规定。

5. 规范药品行政监督管理的法律规范　行政机关在履行药品管理职能时如何依法行政,实现公平与效率,保障人体用药安全是药品行政监督管理领域的重要内容,其涉及的法律法规主要有行政立法、行政审批、行政处罚、行政复议等方面的相关规定。

6. 其他重要制度　除上述法律法规外,我国药事法律体系还通过《药品管理法》确定了药品分类管理制度、国家药品储备制度、药品不良反应报告和监测管理制度、药品质量公告制度、药品召回制度、国家基本药物制度、特殊管理药品管理制度、执业药师资格准入制度等重要法律制度。

（三）相关药品管理法律

我国《中医药法》《民法通则》《刑法》《产品质量法》等法律中关于药品的相关条款,也是我国药事法律体系的重要组成部分。其中《中医药法》于 2016 年 12 月 25 日发布,自 2017 年 7 月 1 日起施行,从法律层面明确了中医药的重要地位、发展方针和扶持措施,为中医药事业发展提供了保障。

六、国外药事管理法律法规

绝大多数国家已经建立起完整的药事法律体系,其中美国、英国、日本等国药品管理经过多年发展,已建立相对完善的药事法律体系,具有一定的代表性。随着医药产业国际化的发展趋势,研究国外药事管理法律法规对完善我国药事法律体系、促进我国医药产业发展具有重要意义。

（一）美国药事管理法律法规

自 19 世纪以来,美国药事管理法律法规逐渐发展和完善,美国规范药事活动的最主要法案是《联邦食品、药品和化妆品法》(FDCA)、州药房法以及有关麻醉药品、精神药品、毒性药品的管理法规。美国在 FDCA 的法律框架下,还制定了许多 FDCA 的修正案,进一步完善配套法规。其中比较重要的有《罕见病药品法案》《药品价格竞争和专利期恢复法案》(又称 Waxman-Hatch 法案)、《处方药销售法案》《处方药修正案》《处方药申报者付费法案》(PDUFA)、《1997 年 FDA 现代化法案》(FDAMA)、《良好包装与标签法案》《公共卫生服务法案》《标准州药房法》等。

（二）英国药事管理法律法规

19 世纪以前英国还没有专门的法律法规对药品管理加以规定。直到 1859 年英国议会通过《药品和食品法规》,英国药事法律体系才建立并完善起来。当前英国的药事法律体系分为三个层级。

1. 欧盟立法 2001/83/EC 指令、2004/27/EC 指令、2004/24/EC 指令以及 2002/98/EC 指令,统一管理欧盟内人用药品许可、生产和批发;2003/94/EC 指令(GMP)规定了人用药品和临床试验用药品的 GMP 原则和指南。

2. 英国基本立法 《1968 年药品法》(*Medicines Act* 1968)及其修订案是一个综合的药品许可系统,管理部分药品的生产、流通和进口,系统地提供了核发药品产品执照、生产执照、供应或进口执照、临床试验的证书或豁免材料执照的程序、要求,以及规定了药品再评价的内容。

3. 英国二级立法 包括管理条例和指南。例如,《人用药(生产、批发和各方面修正案)管理条例》《药品(为进口药品而成为生产商)条例》《人用药品条例》《良好药品分销指南》(GDP)、《人用药品处方令》(1997 年修订版)、《药品(广告修订)条例》等。

（三）日本药事管理法律法规

在日本,药事管理法律法规主要分为三类:①由日本议会批准通过的称为法律;②由日本政府内阁批准通过的称为政令或法令;③由日本厚生劳动省大臣批准通过的称为告示或省令。日本议会批准颁布的关于药品监管的法规有《药事法》《药剂师法》《麻醉药品和精神药品控制法》《鸦片控制法》《大麻控制法》《兴奋剂控制法》《失血和献血控制法》《有毒有害物质控制法》等。

第二节 药品管理法的制定与实施

一、《药品管理法》的修订历程

《中华人民共和国药品管理法》(Pharmaceutical Administration Law of the People's Republic of China)是我国药品监督管理的基本法律,是药品监督管理法律体系的核心,其经过不断的修订和完善,在整顿和规范药品市场秩序、加强药品监督管理、确保药品质量、打击制售假劣药品行为、保障公众用药安全有效、促进医药行业健康发展等方面发挥了重要作用。

（一）制定及颁布

1978 年卫生部制定了《药政管理条例(试行)》,这是《药品管理法》的最早雏形。我国《药品管理法》由第六届全国人民代表大会常务委员会第七次会议于 1984 年 9 月 20 日通过,自 1985 年 7 月 1 日起实施。《药品管理法》是我国第一部通过现代立法颁布的药品管理法律,具有划时代的意义。它的颁布实施明确了药事管理工作的法律地位,为我国药事法的发展奠定了坚实的法律基础,至此药事法成为我国法律体系中的一个重要组成部分。

（二）2001 年修订

随着药事管理体制改革的不断深化,药事管理中出现了一些新问题、新情况,1984 年制定的《药品管理法》已经不能完全适应现实的发展及需要。2000 年 8 月,国务院将《药品管理法》修订草案提请第九届全国人民代表大会常务委员会第十七次会议审议,2001 年 2 月 28 日由第九届全国人民代表大会常务委员会第二十次会议修订通过,由国家主席令第 45 号公布,自 2001 年 12 月 1 日开始实施。这是《药品管理法》颁布以来的首次全面修订,此次修订完的《药

NOTE

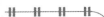
品管理法》共十章 106 条。

（三）2013 年修正

根据 2013 年 12 月 28 日第十二届全国人民代表大会常务委员会第六次会议《关于修改〈中华人民共和国海洋环境保护法〉等七部法律的决定》第一次修正，自 2013 年 12 月 28 日起施行；主要是将第十三条修改为"经省、自治区、直辖市人民政府药品监督管理部门批准，药品生产企业可以接受委托生产药品"。此次修正主要是通过简化委托生产审批，满足行业发展需要，更好地整合闲置生产资源、释放优质企业过剩产能。此次修正完的《药品管理法》共十章 106 条。

（四）2015 年修正

根据 2015 年 4 月 24 日第十二届全国人民代表大会常务委员会第十四次会议《关于修改〈中华人民共和国药品管理法〉的决定》第二次修订，中华人民共和国主席令第 27 号公布，自公布之日起施行。本次修正的主要内容是取消设立药品生产/经营企业的"先证后照"制度，取消药品定价中的政府定价和政府指导价，以及根据最新药品价格管理改革方向正式将药品价格"市场化"。此次修正完的《药品管理法》共十章 104 条。

（五）2019 年修订

2019 年 8 月 26 日，第十三届全国人民代表大会常务委员会第十二次会议表决通过了新修订的《药品管理法》，并明确该法自 2019 年 12 月 1 日施行。此次修订涉及立法目的、篇章、构架、管理思路、管理原则理念及一些新制度等实质性变化，这是《药品管理法》自 1984 年颁布以来的第二次系统性、结构性的重大修改，将药品领域改革成果和行之有效的做法上升为法律，为公众健康提供更有力的法治保障。本次修订严格贯彻落实党中央有关药品安全"四个最严"的要求，明确了保护和促进公众健康的药学管理工作使命，确立了以人民健康为中心，坚持风险管理、全程管控、社会共治的基本原则，要求建立科学、严格的监督管理制度，全面提升药品质量，保障药品的安全、有效、可及。2019 年修订版《药品管理法》共计十二章 155 条。

任何一部法律法规都不可能一步到位，针对医药行业发展和药品监管中出现的新问题和新情况，《药品管理法》只有不断进行调整、补充和完善，才能更好地适应药品监管工作的需要和形势的发展。

二、现行《药品管理法》的概述

现行《药品管理法》为 2019 年 8 月 26 日第十三届全国人民代表大会常务委员会第十二次会议修改制定，主要内容分布见表 5-1。

表 5-1 现行《药品管理法》各章内容法条分布

章 节	法条范围	法条数
总则	第 1～15 条	15 条
药品研制和注册	第 16～29 条	14 条
药品上市许可持有人	第 30～40 条	11 条
药品生产	第 41～50 条	10 条
药品经营	第 51～68 条	18 条
医疗机构药事管理	第 69～76 条	8 条
药品上市后管理	第 77～83 条	7 条
药品价格和广告	第 84～91 条	8 条

续表

章 节	法 条 范 围	法 条 数
药品储备和供应	第92～97条	6条
监督管理	第98～113条	16条
法律责任	第114～151条	38条
附则	第152～155条	4条

各章节具体内容如下。

（一）总则

法律的总则规定的是该部法律总的原则和基本制度,是整部法律的纲领性规定。《药品管理法》第一章总则规定了《药品管理法》的立法目的、适用范围、国家发展药品的方针和政策、药品监管体制。

1. 立法宗旨 加强药品管理,保证药品质量,保障公众用药安全和合法权益,保护和促进公众健康。

2. 适用范围 在中华人民共和国境内从事药品研制、生产、经营、使用和监督管理活动,适用本法,表明了本法的适用效力范围。

3. 原则方针 总则提出药品管理的中心、总原则以及重大的方针政策。我国药品管理的中心和总原则:药品管理应当以人民健康为中心,坚持风险管理、全程管控、社会共治的原则,建立科学、严格的监督管理制度,全面提升药品质量,保障药品的安全、有效、可及。我国药品管理的方针政策:国家发展现代药和传统药,充分发挥其在预防、医疗和保健中的作用。国家保护野生药材资源和中药品种,鼓励培育道地中药材。国家鼓励研究和创制新药,保护公民、法人和其他组织研究、开发新药的合法权益。

4. 基本制度 总则提出国家对药品管理实行药品上市许可持有人制度,并建立健全药品追溯制度,以及建立药物警戒制度。表现如下:国家对药品管理实行药品上市许可持有人制度。药品上市许可持有人依法对药品研制、生产、经营、使用全过程中药品的安全性、有效性和质量可控性负责。从事药品研制、生产、经营、使用活动,应当遵守法律、法规、规章、标准和规范,保证全过程信息真实、准确、完整和可追溯。国家建立健全药品追溯制度。国务院药品监督管理部门应当制定统一的药品追溯标准和规范,推进药品追溯信息互通互享,实现药品可追溯。国家建立药物警戒制度,对药品不良反应及其他与用药有关的有害反应进行监测、识别、评估和控制。

5. 药品监管体制 总则对当前我国药品监管体制做出规定,主要涉及国务院药品监督管理部门,省、自治区、直辖市人民政府药品监督管理部门,县级以上地方人民政府,药品监督管理部门设置或者指定的药品专业技术机构,药品行业协会等的职责分工,具体内容可详见本书第三章"药事组织"。

（二）药品研制和注册

2019年修订版《药品管理法》专设第二章"药品研制和注册",对我国药品研制政策、药物非临床研究管理、药物临床试验管理,以及药品注册过程中的申报与审评制度做出规定。同时,确立一系列新制度,如备案制度、附条件批准制度、拓展性临床试验等。具体内容可详见本书第六章"药品注册管理"。

（三）药品上市许可持有人

国家对药品管理实行药品上市许可持有人制度。2019年修订版《药品管理法》专设第三

NOTE

章"药品上市许可持有人"，对持有人的条件、权利、义务、责任等做出了全面系统的规定。根据2019年修订版《药品管理法》第三十条的规定，药品上市许可持有人是指取得药品注册证书的企业或者药品研制机构等。药品上市许可持有人依法对药品研制、生产、经营、使用全过程中药品的安全性、有效性和质量可控性负责。

1. 药品上市许可持有人的主体条件　根据2019年修订版《药品管理法》第三十条的规定，取得药品注册证书的企业或者药品研制机构可以申请成为药品上市许可持有人。因此，药品上市许可持有人的主体将不限于药品生产企业，没有生产能力的企业或药品研制机构也可以申请成为药品上市许可持有人。

2. 药品上市许可持有人的权利　药品上市许可持有人享有以下权利：①药品上市许可持有人可以自行生产药品，也可以委托药品生产企业生产。药品上市许可持有人自行生产药品的，应当依照本法规定取得药品生产许可证；委托生产的，应当委托符合条件的药品生产企业。药品上市许可持有人和受托生产企业应当签订委托协议和质量协议，并严格履行协议约定的义务。②药品上市许可持有人可以自行销售其取得药品注册证书的药品，也可以委托药品经营企业销售。药品上市许可持有人从事药品零售活动的，应当取得药品经营许可证。药品上市许可持有人自行销售药品的，应当具备《药品管理法》第五十二条规定的条件；委托销售的，应当委托符合条件的药品经营企业。药品上市许可持有人和受托经营企业应当签订委托协议，并严格履行协议约定的义务。③经国务院药品监督管理部门批准，药品上市许可持有人可以转让药品上市许可。受让方应当具备保障药品安全性、有效性和质量可控性的质量管理、风险防控和责任赔偿等能力，履行药品上市许可持有人义务。

3. 药品上市许可持有人的义务　药品上市许可持有人需履行以下义务：①药品上市许可持有人应当建立药品质量保证体系，配备专门人员独立负责药品质量管理。药品上市许可持有人应当对受托药品生产企业、药品经营企业的质量管理体系进行定期审核，监督其持续具备质量保证和控制能力。②药品上市许可持有人应当建立药品上市放行规程，对药品生产企业出厂放行的药品进行审核，经质量受权人签字后方可放行。不符合国家药品标准的，不得放行。③药品上市许可持有人、药品生产企业、药品经营企业委托储存、运输药品的，应当对受托方的质量保证能力和风险管理能力进行评估，与其签订委托协议，约定药品质量责任、操作规程等内容，并对受托方进行监督。④药品上市许可持有人、药品生产企业、药品经营企业和医疗机构应当建立并实施药品追溯制度，按照规定提供追溯信息，保证药品可追溯。⑤药品上市许可持有人应当建立年度报告制度，每年将药品生产销售、上市后研究、风险管理等情况按照规定向省、自治区、直辖市人民政府药品监督管理部门报告。此外，药品上市许可持有人还要在药品生产、药品经营、药品上市后管理、药品价格和广告、药品储备和供应等环节按照相应法律规定履行持有人义务，具体内容可详见各相应章节内容。

4. 药品上市许可持有人的责任　药品上市许可持有人依法对药品研制、生产、经营、使用全过程中药品的安全性、有效性和质量可控性负责。药品上市许可持有人应当依法对药品的非临床研究、临床试验、生产经营、上市后研究、不良反应监测及报告与处理等承担责任。其他从事药品研制、生产、经营、储存、运输、使用等活动的单位和个人依法承担相应责任。药品上市许可持有人的法定代表人、主要负责人对药品质量全面负责。具体法律责任：①药品上市许可持有人未按照规定开展药品不良反应监测或者报告疑似药品不良反应的，责令限期改正，给予警告；逾期不改正的，责令停产停业整顿，并处十万元以上一百万元以下的罚款；②药品上市许可持有人在省、自治区、直辖市人民政府药品监督管理部门责令其召回后，拒不召回的，处应召回药品货值金额五倍以上十倍以下的罚款；货值金额不足十万元的，按十万元计算；情节严重的，吊销药品批准证明文件、药品生产许可证、药品经营许可证，对法定代表人、主要负责人、直接负责的主管人员和其他责任人员，处二万元以上二十万元以下的罚款。药品生产企业、药品经营企业、医疗机构拒不配合召回的,处十万元以上五十万元以下的罚款;③药品上市许可持有人违反本法规定,给用药者造成损害的,依法承担赔偿责任。因药品质量问题受到损害的,受害人可以向药品上市许可持有人、药品生产企业请求赔偿损失,也可以向药品经营企业、医疗机构请求赔偿损失。接到受害人赔偿请求的,应当实行首负责任制,先行赔付;先行赔付后,可以依法追偿。此外,药品上市许可持有人为境外企业的,其指定的在中国境内的企业法人未依照本法规定履行相关义务的,适用本法有关药品上市许可持有人法律责任的规定。具体内容可详见本节法律责任部分内容。

(四)药品生产

药品生产企业管理主要包括开办药品生产企业的许可、药品生产企业的审批、开办药品生产企业的条件、实施《药品生产质量管理规范》、药品生产管理的法律规定、药品包装标签等内容,具体内容可见本书第七章"药品生产管理"。

(五)药品经营

药品经营企业管理主要包括开办药品经营企业的许可、药品经营企业的审批、开办药品经营企业的条件、实施《药品经营质量管理规范》、药品经营管理的法律规定、互联网药品销售管理、进口药品管理等内容,具体内容可见本书第八章"药品经营管理"。

(六)医疗机构药事管理

医疗机构药事管理主要包括医疗机构配备药学技术人员的规定,医疗机构配制制剂的规定,医疗机构购进、保管药品的规定,医疗机构调配处方的规定,具体内容可见本书第九章"医疗机构药事管理"。

(七)药品上市后管理

药品上市后管理主要包括药品上市后风险管理、药品上市后不良反应监测、药品上市后召回以及药品上市后评价等内容,具体内容可见本书第十章"药品上市后监督管理"。

(八)药品价格和广告

药品价格和广告的管理包括药品价格管理,药品广告审批、范围与内容等内容,有关药品广告的具体内容可见本书第十三章"药品信息管理"。药品价格管理的相关内容如下。

1. 价格监测 国家完善药品采购管理制度,对药品价格进行监测,开展成本价格调查,加强药品价格监督检查,依法查处价格垄断、哄抬价格等药品价格违法行为,维护药品价格秩序。

2. 市场调节 依法实行市场调节价的药品,药品上市许可持有人、药品生产企业、药品经营企业和医疗机构应当按照公平、合理和诚实信用、质价相符的原则制定价格,为用药者提供价格合理的药品。药品上市许可持有人、药品生产企业、药品经营企业和医疗机构应当遵守国务院药品价格主管部门关于药品价格管理的规定,制定和标明药品零售价格,禁止暴利、价格垄断和价格欺诈等行为。

3. 日常监管 药品上市许可持有人、药品生产企业、药品经营企业和医疗机构应当依法向药品价格主管部门提供其药品的实际购销价格和购销数量等资料。医疗机构应当向患者提供所用药品的价格清单,按照规定如实公布其常用药品的价格,加强合理用药管理。具体办法由国务院卫生健康主管部门制定。

4. 禁止商业贿赂 禁止药品上市许可持有人、药品生产企业、药品经营企业和医疗机构在药品购销中给予、收受回扣或者其他不正当利益。禁止药品上市许可持有人、药品生产企业、药品经营企业或者代理人以任何名义给予使用其药品的医疗机构的负责人、药品采购人员、医师、药师等有关人员财物或者其他不正当利益。禁止医疗机构的负责人、药品采购人员、医师、药师等有关人员以任何名义收受药品上市许可持有人、药品生产企业、药品经营企业或者代理人给予的财物或者其他不正当利益。

（九）药品储备和供应

药品储备和供应主要包括药品储备制度、基本药物制度、药品供求监测体系、短缺药品管理制度等制度,内容详见本书第二章"药品及药品管理制度"。

（十）监督管理

本部分对药品管理涉及的监管行为进行了规定,主要涉及假劣药界定、药品监督检查、药品安全信息公布、药品安全事件应急及监管职责等问题。内容较为综合,主要分布于本书第二、三、十三章,以下对假劣药的相关内容做简要说明。

1. 假药定义　有下列情形之一的,为假药:①药品所含成分与国家药品标准规定的成分不符;②以非药品冒充药品或者以他种药品冒充此种药品;③变质的药品;④药品所标明的适应证或者功能主治超出规定范围。

2. 劣药定义　有下列情形之一的,为劣药:①药品成分的含量不符合国家药品标准;②被污染的药品;③未标明或者更改有效期的药品;④未注明或者更改产品批号的药品;⑤超过有效期的药品;⑥擅自添加防腐剂、辅料的药品;⑦其他不符合药品标准的药品。

（十一）法律责任

法律责任在整部法律中占据的篇幅较大,主要包括药品研制、生产、经营、使用及监管各环节违法行为的法律责任,将在本章第三节"药事法律责任"部分展开。

（十二）附则

附则部分对中药材、地区性民间习用药材、中国人民解放军和中国人民武装警察部队的法律适用做补充说明,对法律生效时间进行了规定。

三、《中华人民共和国药品管理法实施条例》概述

《中华人民共和国药品管理法实施条例》(以下简称《药品管理法实施条例》)属于行政法规,2002年8月4日以中华人民共和国国务院令第360号公布,自2002年9月15日起施行。之后又根据2016年2月6日国务院令第666号《国务院关于修改部分行政法规的决定》进行修订,现共有十章80条。《药品管理法实施条例》以《药品管理法》的体例为基准,并与《药品管理法》的章节相对应,是《药品管理法》的配套法规,是对《药品管理法》实施的解释和补充,其内容更具有针对性和操作性。

四、《中华人民共和国疫苗管理法》概述

疫苗关系人民群众健康,关系公共卫生安全和国家安全,是国家战略性、公益性产品。《中华人民共和国疫苗管理法》(以下简称《疫苗管理法》)于2019年6月29日由第十三届全国人民代表大会常务委员会第十一次会议审议通过,自2019年12月1日起施行。《疫苗管理法》坚持以人民为中心的思想,将中央部署的疫苗监管新举措以法律形式固化,将分散的疫苗管理规范整合集成,对疫苗研制、生产、流通、预防接种及监督管理做出系统性规定,是全球首部综合性疫苗管理法律,充分体现了党中央对疫苗的高度重视,对促进疫苗产业创新和行业健康发展,保证疫苗安全、有效、可及,重塑人民群众疫苗安全信心,保护和促进公众健康,具有重要意义。本部法律共十一章100条,内容框架见表5-2。

表 5-2 《疫苗管理法》各章内容法条分布

章　节	法条范围	法　条　数
总则	第 1～13 条	13 条
疫苗研制和注册	第 14～21 条	8 条
疫苗生产和批签发	第 22～31 条	10 条
疫苗流通	第 32～40 条	9 条
预防接种	第 41～51 条	11 条
异常反应监测和处理	第 52～56 条	5 条
疫苗上市后管理	第 57～62 条	6 条
保障措施	第 63～69 条	7 条
监督管理	第 70～78 条	9 条
法律责任	第 79～96 条	18 条
附则	第 97～100 条	4 条

第三节　药事法律责任

一、药事法律责任概述

(一)基本概念

药事法律责任(medicinal legal liability)是指药事法律关系的主体由于违反药事法律规范所应承担的带有强制性的法律后果。根据行为人违反药事法律规范的性质和社会危害程度的不同,药事法律责任可以分为民事责任、行政责任和刑事责任三种。

(二)药事法律责任的分类

1. 民事责任　民事责任是指当事人不履行民事义务所应承担的民法上的后果。药事民事责任是指药品的研制、生产、经营、使用单位以及相关个人因违反与药品相关的法律规定,侵犯他人民事权利所应承担的民事法律后果。民事责任分为违约责任和侵权责任两大类,药事民事责任多为侵权责任。民事责任的责任形式有财产责任和非财产责任,包括赔偿损失、惩罚性赔偿、支付违约金、支付精神损害赔偿金、停止侵害、排除妨碍、消除危险、返还财产、恢复原状以及恢复名誉、消除影响、赔礼道歉等。以上责任形式既可以单独适用,也可以合并适用。

2. 行政责任　行政责任是行政法律关系主体由于违反行政法律义务构成行政违法而应当依法承担的否定性法律后果。产生药事行政责任的原因是药事行为人的行为违法,即药事行政法律关系主体违反药事法规的相关条款时所应承担的法律责任。与一般行政责任一样,药事行政责任也表现为行政处罚和行政处分两种。

行政处罚由各药事行政主体实施,处罚的是医药行政相对人违反药事法规的行为。行政处罚的种类主要有警告、罚款、没收非法财物、没收违法所得、责令停产停业、暂扣或吊销有关许可证等,按照处罚性质分为以下几种:①人身罚,也称自由罚,是指特定行政主体限制和剥夺违法行为人人身自由的行政处罚,如行政拘留。②资格罚,又称能力罚,是指行政主体限制、暂定或剥夺做出违法行为的行政相对人某种行为能力或资格的处罚措施,主要包括责令停产停

NOTE

业、吊销许可证或者执照等。③财产罚,是指行政主体依法对违法行为人给予的剥夺财产权的处罚形式。财产罚是运用最广泛的一种行政处罚,财产罚的形式主要有罚款和没收财物(没收违法所得、没收非法财物等)两种。④申诫罚,又称声誉罚,是指行政主体对违反行政法律规范的公民、法人或其他组织的谴责和警戒,通过对违法行为人的名誉、荣誉、信誉或精神上的利益造成一定损害进行处罚,具体形式主要有警告和通报批评两种。

行政处分是行政机关内部,上级对有隶属关系的下级违反纪律的行为或者是尚未构成犯罪的轻微违法行为给予的纪律制裁,其种类有警告、记过、记大过、降级、降职、撤职、开除留用察看、开除八种形式。《药品管理法》第145～150条对药品监管人员涉及的违法行为,如参与生产经营行为、违法收取检验费用、不符合条件审批发放各类许可、履职不力或不履行药品监督管理职责、滥用职权、徇私舞弊、玩忽职守等行为给予了相应的行政处分。

行政处罚与行政处分的主要区别:①主体不同。行政处分可以由药事行政主体或者医药行政相对人做出,针对的是其内部所属人员的违法失职行为。②性质不同。行政处罚属于外部行政行为,行政处分属于内部行政行为。③法律救济方式不同。当事人对行政处罚不服的,可以提起行政复议和行政诉讼;对行政处分不服的只能申诉,不能进行复议或者诉讼。

3. 刑事责任　刑事责任是犯罪人因实施刑法规定的犯罪行为所产生的法律后果。药事刑事责任是指药品监督管理部门的工作人员、医疗机构的工作人员及药品的生产、经营者违反了药事法律法规,严重侵犯了国家的药品监管秩序或者公民的生命健康,构成犯罪时承担的法律后果。根据《刑法》规定,我国的刑罚分为主刑和附加刑,其中主刑以剥夺或限制犯罪分子人身权利为内容,包括管制、拘役、有期徒刑、无期徒刑和死刑五种刑罚。主刑只能独立适用,不能相互附加适用,即人民法院在定罪量刑时对一个犯罪行为只能判处一种主刑,不能同时判处两种或两种以上的主刑。附加刑指以人身权利以外的其他权利(如财产权、资格等)为惩罚对象和刑罚内容的刑种,包括罚金、剥夺政治权利与没收财产三种,但对犯罪的外国人还可以独立适用或附加适用驱逐出境。附加刑作为补充主刑的刑罚方法,既可以与主刑一起合并适用,也可以独立适用,且可以同时判处两种或两种以上附加刑。

(三)药事法律责任的对比

民事责任与行政责任、刑事责任的区别:第一,法律依据不同。民事责任依据民事法,行政责任依据行政法,刑事责任依据刑法。第二,责任形态不同。民事责任中重救济轻制裁,损害赔偿为最主要的民事责任形态,行政责任与刑事责任则以惩罚制裁的形态为主。第三,责任性质不同。民事责任具有一定程度的任意性,当事人双方可在法律允许的范围内对责任的内容方式进行协商,行政责任与刑事责任则具有强制性,当事人在一般情况下不得对其进行协商。民事责任与行政责任、刑事责任在一定程度上可以并用,但民事责任往往具有优先适用性。

知识拓展:
2019 年修订版
《药品管理法》
法律责任特点

二、药事民事责任

根据前述,民事责任分为违约责任和侵权责任两大类,其中侵权责任是指民事主体因实施侵权行为而应承担的民事法律后果。现实中药事民事责任多为侵权责任,以下介绍民事责任认定理论基础。

(一)民事责任认定理论基础

1. 构成要件　判定成立侵权责任需要满足一定的条件,也就是构成要件。侵权责任的构成要件如下:药事民事行为必须具有违法性、损害事实的客观存在、违法行为与损害后果之间的因果关系、行为人主观上有过错。侵权责任分为一般侵权责任和特殊侵权责任,一般侵权责任包括违法行为、损害、因果关系、过错四个要件。而特殊侵权责任不像一般侵权责任那样具有侵权责任的全部构成要件,并不以行为人具有主观过错为前提,它是基于法律规定而归责于

NOTE

行为人或第三人的一种行为。

2. 归责原则 归责是指行为人的行为或物件致他人损害的事实发生以后,应依何种根据使其负责的一种判定形式。归责原则是指确定行为人承担民事责任的一般根据和标准,也是药事民事责任的核心问题。常见的民事责任归责原则如下。

(1)无过错责任原则:又称为"严格责任",是指无论行为人主观上有无过错,只要造成他人损害的,都须依照法律的特别规定承担责任的一种归责原则。执行这一原则,主要不是根据责任人的过错,而是基于损害事实的客观存在、行为人的活动及所管理的人或物的危险性质及所造成损害后果的因果关系,由法律规定的特别加重责任。药品生产者对其生产的缺陷产品造成他人人身或者财产损害承担无过错责任,也就是说无论生产者主观上有无过错,只要损害后果是由产品缺陷所致,生产者均应承担严格责任。

(2)过错责任原则:过错责任原则,是指以行为人主观上的过错为承担民事责任认定条件的准则。在药品民事纠纷中,药品使用者(患者)承担责任的基础是其存在主观过错。患者本身存在主观过错,可以成为对方当事人的免责事由。

(3)过错推定责任原则:过错推定责任原则,是指如果受害人能证明其所受的损害是加害人所致,而加害人不能证明自己没有过错,则应推定加害人有过错并应负民事责任。药品销售者在一般情况下承担过错推定责任,无论销售者主观上是故意的还是过失,行为上是作为还是不作为,只要造成了患者的损害,销售者必须要为自己的无过错进行举证,如果不能举证就应承担相应的赔偿责任。

(4)公平责任原则:公平责任原则是指对于损害的发生双方当事人都没有过错,而且不能够适用无过错责任原则,但受害人遭受的重大损失得不到赔偿又显失公平的情况下,法院可根据具体情况,要求双方当事人公平分担损失的原则。《中华人民共和国民法通则》第一百三十二条规定,当事人对造成损害都没有过错的,可以根据实际情况,由当事人分担民事责任,体现了公平责任原则。

3. 抗辩事由 抗辩事由是指针对原告的诉讼请求而提出的证明原告的诉讼请求不成立或不完全成立的事实。药品质量责任的抗辩事由主要有法定事由和特定事由。

(1)法定事由是法律规定可以免责的事由。《中华人民共和国产品质量法》第四十一条第二款规定,生产者能够证明下列情形之一的,不承担赔偿责任:①未将产品投入流通的;②产品投入流通时,引起损害的缺陷尚不存在的;③将产品投入流通时的科学技术水平尚不能发现缺陷存在的。

(2)特定事由包括受害人自身过错和协议排除(风险自担)。在医药行业中应用协议排除事由的有两种情况,一是患者违反药品说明书规定滥用或误用药品的;二是临床试验时,受试药物生产厂家与受试者签订了协议的,受试者自愿承担药品试验过程中出现的无法预测的安全风险,且受试者为承担上述风险收取了相应酬金。

(二)常见药事民事责任

在医药民事责任领域,较为常见的药事民事责任主要为药品质量责任、医药知识产权侵权责任、医疗事故责任等。

1. 假劣药为主的药品质量责任 药品质量责任是指药品质量存在缺陷,给受害人造成人身伤害或药品以外的财产损失所产生的法律后果。《中华人民共和国产品质量法》第四十六条规定,本法所称缺陷,是指产品存在危及人身或财产安全的不合理的危险;产品有保障人体健康和人身财产安全的国家标准、行业标准的,是指不符合该标准。按照该规定,不符合药品法定标准的即为缺陷药品,主要表现为假劣药。《药品管理法》第144条规定,药品上市许可持有人、药品生产企业、药品经营企业或者医疗机构违反本法规定,给用药者造成损害的,依法承担赔偿责任。因药品质量问题受到损害的,受害人可以向药品上市许可持有人、药品生产企业请求赔偿损失,也可以向药品经营企业、医疗机构请求赔偿损失。接到受害人赔偿请求的,应当实行首负责任制,先行赔付;先行赔付后,可以依法追偿。生产假药、劣药或者明知是假药、劣药仍然销售、使用的,受害人或者其近亲属除请求赔偿损失外,还可以请求支付价款十倍或者损失三倍的赔偿金;增加赔偿的金额不足一千元的,为一千元。

药品质量引发的损害属于特殊侵权行为,责任构成要件只需要具备违法行为、损害、因果关系三个构成要件就可以。根据不同主体责任适用不同归责原则,药品上市许可持有人或药品生产企业责任适用无过错责任,药品经营企业或医疗机构责任适用过错推定责任,药品使用者(患者)责任适用过错责任,药品上市许可持有人、药品生产企业、药品经营企业或者医疗机构要对受害者承担连带责任,实行首负责任制,先行偿付后,可以依法追偿。责任承担方式为对人身损害的赔偿、对财产损失的赔偿和对精神损害的赔偿以及惩罚性赔偿。

2. 药品不良反应损害赔偿责任 药品不良反应,是指合格药品在正常用法用量下出现的与用药目的无关的有害反应。《中华人民共和国产品责任法》的规定表明"强制性标准"和"不合理危险"是我国对产品缺陷进行判断的两个平行的适用标准。而药品不良反应涉及的是合格药品,所谓合格药品是指符合国家药典标准,按照国家药品标准进行药品生产,按照已有标准检验合格的药品。药品不良反应是否属于缺陷尚存争论,损害责任难以适用《中华人民共和国产品责任法》。当前针对药品不良反应损害赔偿责任,主要适用公平责任原则进行救济。

3. 与药品有关的医疗事故责任 医疗事故是指医疗机构及其医务人员在医疗活动中,违反医疗卫生管理法律、行政法规、部门规章和诊疗护理规范、常规,误诊而采取治疗措施不当导致患者智力、身体不同程度的损害或漏诊延误时机造成损害的事故。是否为医疗事故目前需要医疗事故鉴定委员会鉴定认定。医疗事故中与药品有关的事故表现为错用药物、过量用药。

根据《医疗事故处理条例》和《最高人民法院关于民事诉讼证据的若干规定》的规定,医疗损害赔偿责任的归责原则为过错推定责任原则,也就是要求医疗机构对自己的医疗行为是否有过错以及过错行为与后果之间是否存在因果关系进行举证,受害人只要证明自己在医疗机构就医期间受到损害,就可以向法院起诉,不必证明医院的医疗行为与损害后果有因果关系,也不必证明医院方的过错。鉴定为医疗事故后,按照医疗事故的分级来进行赔偿。赔偿内容包括医疗费、误工费、住院伙食补助费、陪护费、残疾生活补助费、残疾用具费、丧葬费、交通费、精神损害赔偿。

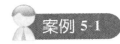

"甲氨蝶呤"药害事件

2007 年 6 月起,某医院 11 例患者在使用上海华联制药厂生产的注射用甲氨蝶呤药品后出现群体药品伤害事件,5 例患者在出院前疾病持续恶化导致死亡,其余 6 例出院前下肢活动完全瘫痪、肌肉严重萎缩、大小便失禁,经司法鉴定为一级严重伤残,后在 2010 年 6 月前全部死亡。经有关部门调查发现,上海华联制药厂在生产过程中,现场操作人员将硫酸长春新碱尾液混于注射用甲氨蝶呤及盐酸阿糖胞苷等批号的药品中,导致多个批次的药品被污染。2007年国家卫生部和国家食品药品监督管理局公布的调查结果显示,全国范围内使用该药品的 30 多个医疗机构均发生了相同药害事件,受害者 278 例,并且数量随着患者脊髓神经根受损症状的逐步显现而增加,给患者身心、患者家属和社会稳定造成严重伤害。

事件发生后,相关部门责成企业成立安抚与理赔工作小组,启动具体的赔付工作。理赔工作小组与几位受害者家属协商赔偿金额,详细介绍具体赔偿方案,包括肌力残疾赔偿、受害后5 年的护理费用、残疾用具费用、康复治疗费用和精神抚慰金等 10 个赔偿项目。发生在某医

案例答案

院的"甲氨蝶呤"药害事件,在上级部门的指导和协调下,经医院、药厂、患者三方充分、公平协商处理,于 2008 年 3 月 24 日率先在国内全部调解处理完毕,11 例患者的家属全部与药厂、医院签订了《一次性终结医疗损害、药品损害协议书》,当年赔付患者家属总计 968.23 万元。然而由于受害者数量众多,后续产生了很多损害赔偿纠纷,该次药害事件也成为当时国内药害事件中赔偿额最高的事件,也是备受关注的药害民事赔偿案件之一。

问题:

(1)本药害事件中涉案药品如何定性?

(2)事件中受害者可以向谁要求赔偿?

(3)本案件中应适用什么原则判定相关主体的民事责任?

三、药事行政责任

在医药领域,药事行政责任以药事行政处罚为主。下面将从行政处罚的实施原则、处罚程序、责任救济和常见行政处罚责任等方面进行展开。

(一)药事行政处罚实施原则

《中华人民共和国行政处罚法》(以下简称《行政处罚法》)中规定,行政主体在实施行政处罚时,必须遵循"处罚法定、处罚公正公开、处罚与教育相结合、保障相对人权利、监督制约和职能分离、一事不再罚"原则。药事管理行政主体在实施药事行政处罚时,同样也应当遵循这些原则,其中特别重要的是以下三条。

1. 处罚法定原则 由于药事行政处罚导致对财产、营业以及荣誉权的剥夺、限制等后果,因此,药事行政处罚必须从法治主义出发,必须具有法定依据。具体而言包括处罚设定权法定、行政处罚依据法定、行政处罚主体及其职权法定,以及行政处罚程序法定。

2. 处罚公正公开原则 《行政处罚法》第四条规定,行政处罚应遵循公开、公正原则。药事行政处罚的公开原则体现在处罚规定的公开,以及处罚程序的公开。

3. 一事不再罚原则 行政机关对违法当事人的同一个违法行为不得以同一事实和同一根据给予两次以上的行政处罚(罚款)。即对于公民、法人等的某一违法行为,某一行政机关对其处罚后,其他行政机关不得再以同一事实、同一理由再次予以处罚。但是,当某一违法行为违反了两个或者两个以上法律规范时,也就是说,一个违法行为触犯了若干法律规范,有了若干违法性质,则处理时要分以下两种情况讨论:如果这若干个违法性质由一个行政机关管辖,而应当适用的若干法律法规又是特别法和一般法的关系时,应优先适用特别法,并采取重罚吸收轻罚,或者从重处罚的做法;如果这若干个违法性质由不同行政机关管辖,在实践中一般适用"谁先查处谁制裁"的原则,但其他行政机关可以依法处以罚款以外的其他行政处罚。

案例 5-2

钱某无证行医售药案

某市药品监管执法人员在接到举报信息并确认后,经公安执法人员的协助,对公民钱某的住宅进行了检查,发现其住宅内储存着大量药品和一次性使用无菌注射器,以及其为患者开具的处方笺若干张。经调查,钱某系一退休医生,其在没有取得医疗机构执业许可证的情况下,在住宅内擅自执业长达 5 个月之久,并以批发价加价 15% 的价格向患者出售药品和以 2.00 元/支的价格向患者收取注射费用。经调查,钱某不具有药品和第三类医疗器械经营资格。

问题:

(1)本例无证行医售药案应由哪个部门管辖?

(2)案件处理中应注意什么处罚原则?

案例答案

NOTE

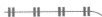

（二）药事行政责任处罚程序

由于行政处罚直接涉及相对人的权利和义务,因此要遵循严格的程序规则。对药事行政处罚而言,在实体上适用于药品管理相关法律规定,而程序上适用《行政处罚法》。药事行政处罚程序的主要任务是保障行政处罚在实体上的合法实施,提高行政效率,并保护行政相对人的合法权益。药事行政处罚程序分为简易程序和一般程序。

1. 药事行政处罚简易程序 药事行政处罚简易程序适用于三种情况:警告;对公民处以50元以下罚款;对法人或者其他组织处以1000元以下罚款。根据《行政处罚法》的其他相关规定,药事行政执法人员适用简易程序处理案件的过程主要包括出示执法证件、履行有关告知义务、听取陈述和申辩、当场填写决定书、送达决定书和备案。

2. 药事行政处罚一般程序 除当场做出行政处罚的简易程序案件外,药事行政处罚案件均适用一般程序。药事行政处罚的一般程序分为以下几个步骤:案情发现、立案、调查取证、进行合议、事先告知、组织听证、做出处罚决定、交付送达、执行。

（1）案情发现阶段。案情发现引发行政处罚程序的启动。根据相关法律规定,药事行政处罚案件的发现有以下几种情况:①在监督检查及抽验中发现案件线索的;②公民、法人或者其他组织投诉、举报的;③上级机关交办或者下级机关报请查处的;④有关部门移送或者经由其他方式、途径披露的。

（2）立案阶段。根据相关法律规定,药品监督管理部门发现违法行为时,需要具备以下条件才能立案查处。①有明确的违法嫌疑人;②有违法事实;③属于药品监督管理行政处罚的范围;④属于本部门管辖。符合立案条件的,应当报分管负责人批准立案,并确定2名以上执法人员为案件承办人。立案决定应该在七个工作日内做出。

（3）调查取证阶段。药事行政处罚案件在调查取证的过程中需要确保证据确认、取得的程序和方式合法,证据之间应当有关联性和逻辑性。此外,依照《药品管理法》第一百条规定,对有证据证明可能危害人体健康的药品及其有关材料,药品监督管理部门可以采取查封、扣押,并在七日内做出行政处理决定。

（4）合议阶段。药事行政处罚案件在调查取证工作完成后,应由案件承办人员提交调查终结报告,药品监督管理部门应当组织3名以上有关人员对违法行为的事实、性质、情节、社会危害程度、办案程序、处罚意见等进行合议,并拟定行政处罚的内容。

（5）事先告知阶段。在药品监督管理部门做出行政处罚决定书之前,应当制作行政处罚事先告知书,告知被处罚人的违法事实、处罚的理由和依据,及其所享有的陈述、申辩的权利。

（6）听证程序。听证程序是《行政处罚法》规定的一种特殊的行政处罚程序,是指药品监督管理部门在做出某些行政处罚决定前,由该部门中相对独立的机构和工作人员主持,由该部门调查取证人员和行为人作为双方当事人参加,对案件有关问题进行质证、辩论、听取意见、获取证据,进一步查明事实的法定程序。听证程序非必需程序,只是行政机关在做出责令停产停业、吊销许可证或者执照、较大数额罚款等行政处罚决定之前,应当告知当事人有要求举行听证的权利;当事人要求听证的,行政机关应当组织听证。因此,药品监督管理部门向行政相对人送达的行政处罚事先告知书或听证告知书中应当书面告知当事人有听证的权利,若当事人要求听证,则应当进入听证程序。听证应当遵循公开、公正的原则。除涉及国家秘密、当事人的业务、技术秘密或者个人隐私外,听证应当公开进行。举行听证时,案件调查人员提出当事人违法事实、证据和行政处罚建议;当事人进行陈述、申辩和质证。听证意见与听证前拟做出的处罚决定一致的,按程序做出行政处罚决定;听证意见与听证前拟做出的处罚决定有分歧的,提交集体讨论决定,查实后做出处罚决定。

（7）做出处罚决定阶段。药品违法行为的事实已经查清,且有足够证据予以证实,依照法律规定应当予以行政处罚的,承办人应当根据合议意见,制作行政处罚决定书,报请机构负责人审批。负责人应当对案件进行审核,做出是否批准的决定,如果是重大、复杂的案件,应当组织集体讨论。

(8)交付送达阶段。药品监督管理部门依照法定的程序和方式将行政处罚决定书送交当事人的行为,称为行政处罚决定书的送达。行政处罚决定书一经送达,就产生了法律效力。当事人提起行政复议或者行政诉讼的期限,从送达之日起计算。在处罚决定的执行过程中,当事人确有经济困难需要延期或者分期缴纳罚款的,经当事人申请和药品监督管理部门批准,可以暂缓或者分期缴纳。当事人逾期不履行行政处罚决定的,药品监督管理部门可以申请人民法院强制执行。

(三)行政责任救济

权利依赖救济。如果权利受到侵犯而不能获得救济,就等于没有这项权利,即通常所说的"无救济就无权利"。行政责任救济包括公力救济和私力救济,其中公力救济是指国家机关依权利人请求运用公权力对被侵害权利实施救济,包括司法救济和行政救济;私力救济是指当事人认定权利遭受侵害,在没有第三者以中立名义介入纠纷解决的情形下,不通过国家机关和法定程序,而依靠自身或私人力量,实现权利,解决纠纷,包括强制和交涉。现代社会中公力救济已经成为保护当事人权利的主要手段。药事行政责任救济的主要手段包括行政复议、行政诉讼、行政赔偿、行政补偿。

1. 行政复议 行政相对人认为行政主体的具体行政行为侵犯其合法权益,依法请求上一级行政机关或其他法定复议机关重新审查该具体行政行为的合法性、适当性,行政复议机关依照法定程序对被申请的具体行政行为进行审查,并做出决定的一种法律制度。

(1)行政复议的管辖权根据《中华人民共和国行政复议法》(以下简称《行政复议法》)第十二条规定,对县级以上地方各级人民政府工作部门的具体行政行为不服的,由申请人选择,可以向该部门的本级人民政府申请行政复议,也可以向上一级主管部门申请行政复议。对海关、金融、国税、外汇管理等实行垂直领导的行政机关和国家安全机关的具体行政行为不服的,向上一级主管部门申请行政复议。

(2)行政复议具有以下特征:行政复议的审查对象是引起争议的具体行政行为,附带审查部分抽象行政行为。行政复议是由不服具体行政行为的利害关系人依法申请而引起,而不是行政复议机关主动进行的行为。行政复议主要采取书面审查的方式。行政复议机关在进行行政复议时,审查的标准主要是两点,即行政机关做出具体行政行为的合法性和合理性。

(3)行政复议的原则:行政复议机关依法独立行使行政复议权,即行政复议机关必须严格依法行使行政复议职权,不受其他组织、社会团体和个人的非法干涉;一级复议原则,即行政复议只能复议一次,复议机关所做出的复议决定,是行政程序上的终局决定。此外,行政复议遵循"合法、公正、公开、及时、便民"原则。

2. 行政诉讼 公民、法人或其他组织认为药事行政机关(法律法规授权组织或委托组织)的具体行政行为侵犯其合法权益时,依法向人民法院提起诉讼,由人民法院依据事实与法律进行审理并做出裁决的法律活动。

(1)行政诉讼的受案范围:在药事行政管理的实际工作中主要有以下几类:不服药品监督管理部门行政处罚的案件;不服药品监督管理部门强制措施的案件;药品监督管理部门"不作为"的案件。

(2)行政诉讼的特征:①药事行政诉讼是行政管理相对人不服药事行政执法机关处罚,向人民法院提起的诉讼;②药事行政诉讼的被告只能是行政部门,这是区别于民事诉讼和刑事诉讼的一个重要特征;③药事行政诉讼的标准是审查具体行政行为是否合法。行政诉讼是解决行政争议的重要法律制度。

（3）行政诉讼的基本原则:举证责任倒置原则、复议前置原则、行为持续原则、不调解不得反诉原则、司法变更权有限原则。

（4）行政诉讼与行政复议的异同点:二者都是用来解决行政争议的法定手段和方式,目的都是保护行政相对人的合法权益,监督和维护药事行政机关依法行政,并且在程序上都是基于药事行政相对人的请求而开始的程序活动。二者的区别:①性质不同。行政复议是一种行政程序活动,体现了国家行政权,是行政内部监督;而行政诉讼是一种司法活动,体现了国家的司法权,是司法监督。②受理机关不同。行政复议只能由与相对方发生行政争议的行政机关的上级机关受理,或同级政府的法律工作部门受理;而行政诉讼则由人民法院受理。③适用程序不同。行政复议适用行政程序;而行政诉讼适用司法程序;在复议期间不得起诉,必须待复议结束,或法定期限届满复议机关仍无结论,才能起诉;当事人一旦提起行政诉讼则不能再申请行政复议。④审查范围不同。行政复议时,对具体行政行为既审查合法性又审查合理性;而行政诉讼则主要审查合法性。⑤法律效果不同。行政复议以后仍可再提起行政诉讼;而行政诉讼则是两审终审。需要注意的是在一定的法定条件下,不经过行政复议则不能提起行政诉讼,行政复议是行政诉讼的前置条件,如特殊药品管理引起的行政争议,必须要经过行政复议以后才能提起行政诉讼。

3. 其他救济方式　其他救济方式还有药事行政赔偿和行政补偿。药事行政赔偿是指药事行政主体因公务上的行为,造成了公民、法人或者其他组织合法权益的损害,而由国家承担的赔偿责任。而行政补偿是指国家行政机关在其行使行政职权的过程中,因合法行使行政职权,使行政相对人的合法权益受到不应有的损害,由国家行政机关对其所受的损害予以适当补偿的一种制度。行政补偿与行政赔偿是两个相对的概念。行政补偿与行政赔偿的相同之处:①二者的行为主体都是行政机关,都是行政机关在行使其行政职权的过程中造成的;②实际上都造成行政上的损害结果;③都是对所造成的损害结果给予的一定的弥补;④都属于公法的范畴,由公法来进行调整;⑤都要按照一定的程序,符合相应的构成要件进行责任承担。行政补偿和行政赔偿的不同之处则在于性质不同和发生时间不同。行政补偿是由合法的行政行为造成的,而行政赔偿是由违法的行政行为造成的,这是区别二者的重要标志;此外,行政补偿既可以在损害事实发生前,也可以在损害事实发生后进行,而行政赔偿只能在损害发生后进行。

（四）常见药事行政责任

1. 药品注册环节常见违法行为的行政处罚　在药物临床研究、生产及进口药品注册（申报变更药物批准证明文件内容）审批过程中,不同主体存在着不同的违法行为,承担的行政责任也不同（表5-3）。

表 5-3　药品注册环节常见违法行为的行政处罚

违 法 行 为	处 罚 依 据	处 罚 内 容
未经批准开展药物临床试验	《药品管理法》第125条;《药品管理法实施条例》第69条	没收违法生产、销售的药品和违法所得以及包装材料、容器,责令停产停业整顿,并处五十万元以上五百万元以下的罚款;情节严重的,吊销药品批准证明文件、药品生产许可证、药品经营许可证,对法定代表人、主要负责人、直接负责的主管人员和其他责任人员处二万元以上二十万元以下的罚款,十年直至终身禁止从事药品生产经营活动

NOTE

续表

违 法 行 为	处 罚 依 据	处 罚 内 容
未遵守《药物非临床研究质量管理规范》或《药物临床试验质量管理规范》	《药品管理法》第126条	责令限期改正,给予警告;逾期不改正的,处十万元以上五十万元以下的罚款;情节严重的,处五十万元以上二百万元以下的罚款,责令停产停业整顿直至吊销药品批准证明文件、药品生产许可证、药品经营许可证等,药物非临床安全性评价研究机构、药物临床试验机构等五年内不得开展药物非临床安全性评价研究、药物临床试验,对法定代表人、主要负责人、直接负责的主管人员和其他责任人员,没收违法行为发生期间自本单位所获收入,并处所获收入百分之十以上百分之五十以下的罚款,十年直至终身禁止从事药品生产经营等活动
提供虚假的证明、数据、资料、样品或者采取其他手段骗取临床试验许可、药品生产许可、药品经营许可、医疗机构制剂许可或者药品注册等许可的	《药品管理法》第123条	撤销相关许可,十年内不受理其相应申请,并处五十万元以上五百万元以下的罚款;情节严重的,对法定代表人、主要负责人、直接负责的主管人员和其他责任人员,处二万元以上二十万元以下的罚款,十年内禁止从事药品生产经营活动,并可以由公安机关处五日以上十五日以下的拘留
伪造、变造、出租、出借、非法买卖许可证或者药品批准证明文件	《药品管理法》第122条	没收违法所得,并处违法所得一倍以上五倍以下的罚款;情节严重的,并处违法所得五倍以上十五倍以下的罚款,吊销药品生产许可证、药品经营许可证、医疗机构制剂许可证或者药品批准证明文件,对法定代表人、主要负责人、直接负责的主管人员和其他责任人员,处二万元以上二十万元以下的罚款,十年内禁止从事药品生产经营活动,并可以由公安机关处五日以上十五日以下的拘留;违法所得不足十万元的,按十万元计算

2. 药品生产环节常见违法行为的行政处罚 药事领域违法违规生产药品,或者生产假劣药品的行为还是比较常见的,主要包括无证生产药品、生产假药、生产劣药、违反《药品生产质量管理规范》组织生产等,具体的行政处罚内容见表5-4。

表5-4 药品生产环节常见违法行为的行政处罚

违 法 行 为	处 罚 依 据	处 罚 内 容
未取得药品生产许可证生产药品	《药品管理法》第115条	责令关闭,没收违法生产、销售的药品和违法所得,并处违法生产、销售的药品(包括已售出和未售出的药品,下同)货值金额十五倍以上三十倍以下的罚款;货值金额不足十万元的,按十万元计算

NOTE

违 法 行 为	处 罚 依 据	处 罚 内 容
生产（包括配制）假药	《药品管理法》第 116 条、第 118 条	没收违法生产、销售的药品和违法所得,责令停产停业整顿,吊销药品批准证明文件,并处违法生产、销售的药品货值金额十五倍以上三十倍以下的罚款;货值金额不足十万元的,按十万元计算;情节严重的,吊销药品生产许可证、药品经营许可证或者医疗机构制剂许可证,十年内不受理其相应申请;药品上市许可持有人为境外企业的,十年内禁止其药品进口。 对法定代表人、主要负责人、直接负责的主管人员和其他责任人员,没收违法行为发生期间自本单位所获收入,并处所获收入百分之三十以上三倍以下的罚款,终身禁止从事药品生产经营活动,并可以由公安机关处五日以上十五日以下的拘留。 对生产者专门用于生产假药、劣药的原料、辅料、包装材料、生产设备予以没收
生产（包括配制）劣药	《药品管理法》第 117 条、第 118 条	没收违法生产、销售的药品和违法所得,并处违法生产、销售的药品货值金额十倍以上二十倍以下的罚款;违法生产、批发的药品货值金额不足十万元的,按十万元计算,违法零售的药品货值金额不足一万元的,按一万元计算;情节严重的,责令停产停业整顿直至吊销药品批准证明文件、药品生产许可证、药品经营许可证或者医疗机构制剂许可证。 情节严重的,对法定代表人、主要负责人、直接负责的主管人员和其他责任人员,没收违法行为发生期间自本单位所获收入,并处所获收入百分之三十以上三倍以下的罚款,终身禁止从事药品生产经营活动,并可以由公安机关处五日以上十五日以下的拘留。 对生产者专门用于生产假药、劣药的原料、辅料、包装材料、生产设备予以没收。 生产、销售的中药饮片不符合药品标准,尚不影响安全性、有效性的,责令限期改正,给予警告;可以处十万元以上五十万元以下的罚款

NOTE

续表

违法行为	处罚依据	处罚内容
未遵守《药品生产质量管理规范》	《药品管理法》第126条	责令限期改正,给予警告;逾期不改正的,处十万元以上五十万元以下的罚款;情节严重的,处五十万元以上二百万元以下的罚款,责令停产停业整顿直至吊销药品批准证明文件、药品生产许可证、药品经营许可证等,药物非临床安全性评价研究机构、药物临床试验机构等五年内不得开展药物非临床安全性评价研究、药物临床试验,对法定代表人、主要负责人、直接负责的主管人员和其他责任人员,没收违法行为发生期间自本单位所获收入,并处所获收入百分之十以上百分之五十以下的罚款,十年直至终身禁止从事药品生产经营等活动
使用未经核准的标签、说明书	《药品管理法》第125条	没收违法生产、销售的药品和违法所得以及包装材料、容器,责令停产停业整顿,并处五十万元以上五百万元以下的罚款;情节严重的,吊销药品批准证明文件、药品生产许可证、药品经营许可证,对法定代表人、主要负责人、直接负责的主管人员和其他责任人员处二万元以上二十万元以下的罚款,十年直至终身禁止从事药品生产经营活动
未取得药品批准证明文件生产、进口药品; 使用采取欺骗手段取得的药品批准证明文件生产、进口药品; 使用未经审评审批的原料药生产药品; 应当检验而未经检验即销售药品; 生产、销售国务院药品监督管理部门禁止使用的药品; 编造生产、检验记录; 未经批准在药品生产过程中进行重大变更	《药品管理法》第124条	没收违法生产、进口、销售的药品和违法所得以及专门用于违法生产的原料、辅料、包装材料和生产设备,责令停产停业整顿,并处违法生产、进口、销售的药品货值金额十五倍以上三十倍以下的罚款;货值金额不足十万元的,按十万元计算;情节严重的,吊销药品批准证明文件直至吊销药品生产许可证、药品经营许可证或者医疗机构制剂许可证,对法定代表人、主要负责人、直接负责的主管人员和其他责任人员,没收违法行为发生期间自本单位所获收入,并处所获收入百分之三十以上三倍以下的罚款,十年直至终身禁止从事药品生产经营活动,并可以由公安机关处五日以上十五日以下的拘留

NOTE

3. 药品经营环节常见违法行为的行政处罚 任何药品经营者违法经营药品,将承担相应的行政责任。药品经营环节常见违法行为主要包括无证经营药品、销售假药、销售劣药、未遵守《药品经营质量管理规范》等,具体的行政处罚内容见表5-5。

表 5-5 药品经营环节常见违法行为的行政处罚

违法行为	处罚依据	处罚内容
未取得药品经营许可证经营药品	《药品管理法》第 115 条	责令关闭,没收违法生产、销售的药品和违法所得,并处违法生产、销售的药品(包括已售出和未售出的药品,下同)货值金额十五倍以上三十倍以下的罚款;货值金额不足十万元的,按十万元计算
销售假药	《药品管理法》第 116 条、第 118 条	没收违法生产、销售的药品和违法所得,责令停产停业整顿,吊销药品批准证明文件,并处违法生产、销售的药品货值金额十五倍以上三十倍以下的罚款;货值金额不足十万元的,按十万元计算;情节严重的,吊销药品生产许可证、药品经营许可证或者医疗机构制剂许可证,十年内不受理其相应申请;药品上市许可持有人为境外企业的,十年内禁止其药品进口。 对法定代表人、主要负责人、直接负责的主管人员和其他责任人员,没收违法行为发生期间自本单位所获收入,并处所获收入百分之三十以上三倍以下的罚款,终身禁止从事药品生产经营活动,并可以由公安机关处五日以上十五日以下的拘留
销售劣药	《药品管理法》第 117 条、第 118 条	没收违法生产、销售的药品和违法所得,并处违法生产、销售的药品货值金额十倍以上二十倍以下的罚款;违法生产、批发的药品货值金额不足十万元的,按十万元计算,违法零售的药品货值金额不足一万元的,按一万元计算;情节严重的,责令停产停业整顿直至吊销药品批准证明文件、药品生产许可证、药品经营许可证或者医疗机构制剂许可证。 情节严重的,对法定代表人、主要负责人、直接负责的主管人员和其他责任人员,没收违法行为发生期间自本单位所获收入,并处所获收入百分之三十以上三倍以下的罚款,终身禁止从事药品生产经营活动,并可以由公安机关处五日以上十五日以下的拘留。 生产、销售的中药饮片不符合药品标准,尚不影响安全性、有效性的,责令限期改正,给予警告;可以处十万元以上五十万元以下的罚款

续表

违 法 行 为	处 罚 依 据	处 罚 内 容
销售未取得药品批准证明文件生产、进口的药品； 销售使用采取欺骗手段取得的药品批准证明文件生产、进口的药品； 销售未经审评审批的原料药生产的药品	《药品管理法》第 124 条	没收违法生产、进口、销售的药品和违法所得以及专门用于违法生产的原料、辅料、包装材料和生产设备,责令停产停业整顿,并处违法生产、进口、销售的药品货值金额十五倍以上三十倍以下的罚款;货值金额不足十万元的,按十万元计算;情节严重的,吊销药品批准证明文件直至吊销药品生产许可证、药品经营许可证或者医疗机构制剂许可证,对法定代表人、主要负责人、直接负责的主管人员和其他责任人员,没收违法行为发生期间自本单位所获收入,并处所获收入百分之三十以上三倍以下的罚款,十年直至终身禁止从事药品生产经营活动,并可以由公安机关处五日以上十五日以下的拘留
知道或者应当知道属于假药、劣药而为其提供储存、运输等便利条件	《药品管理法》第 120 条	没收全部储存、运输收入,并处违法收入一倍以上五倍以下的罚款;情节严重的,并处违法收入五倍以上十五倍以下的罚款;违法收入不足五万元的,按五万元计算
未遵守《药品经营质量管理规范》	《药品管理法》第 126 条	责令限期改正,给予警告;逾期不改正的,处十万元以上五十万元以下的罚款;情节严重的,处五十万元以上二百万元以下的罚款,责令停产停业整顿直至吊销药品批准证明文件、药品生产许可证、药品经营许可证等,药物非临床安全性评价研究机构、药物临床试验机构等五年内不得开展药物非临床安全性评价研究、药物临床试验,对法定代表人、主要负责人、直接负责的主管人员和其他责任人员,没收违法行为发生期间自本单位所获收入,并处所获收入百分之十以上百分之五十以下的罚款,十年直至终身禁止从事药品生产经营等活动

NOTE

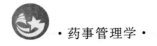

续表

违法行为	处罚依据	处罚内容
药品上市许可持有人、药品生产企业、药品经营企业或者医疗机构未从药品上市许可持有人或者具有药品生产、经营资格的企业购进药品	《药品管理法》第129条	责令改正,没收违法购进的药品和违法所得,并处违法购进药品货值金额二倍以上十倍以下的罚款;情节严重的,并处货值金额十倍以上三十倍以下的罚款,吊销药品批准证明文件、药品生产许可证、药品经营许可证或者医疗机构执业许可证;货值金额不足五万元的,按五万元计算
药品经营企业购销药品未按照规定进行记录,零售药品未正确说明用法、用量等事项,或者未按照规定调配处方	《药品管理法》第130条	责令改正,给予警告;情节严重的,吊销药品经营许可证

4. 药品使用环节常见违法行为的行政处罚　医疗机构配制、销售制剂,进行药物临床试验等与药品使用相关的常见违法行为及行政处罚内容见表5-6。

表 5-6　药品使用环节常见违法行为的行政处罚

违法行为	处罚依据	处罚内容
未取得医疗机构制剂许可证配制制剂	《药品管理法》第115条	责令关闭,没收违法生产、销售的药品和违法所得,并处违法生产、销售的药品(包括已售出和未售出的药品,下同)货值金额十五倍以上三十倍以下的罚款;货值金额不足十万元的,按十万元计算
配制假药	《药品管理法》第116条、第118条	没收违法生产、销售的药品和违法所得,责令停产停业整顿,吊销药品批准证明文件,并处违法生产、销售的药品货值金额十五倍以上三十倍以下的罚款;货值金额不足十万元的,按十万元计算;情节严重的,吊销药品生产许可证、药品经营许可证或者医疗机构制剂许可证,十年内不受理其相应申请;药品上市许可持有人为境外企业的,十年内禁止其药品进口。 对法定代表人、主要负责人、直接负责的主管人员和其他责任人员,没收违法行为发生期间自本单位所获收入,并处所获收入百分之三十以上三倍以下的罚款,终身禁止从事药品生产经营活动,并可以由公安机关处五日以上十五日以下的拘留。 对生产者专门用于生产假药、劣药的原料、辅料、包装材料、生产设备予以没收

NOTE

续表

违 法 行 为	处 罚 依 据	处 罚 内 容
配制劣药	《药品管理法》第117条、第118条	没收违法生产、销售的药品和违法所得,并处违法生产、销售的药品货值金额十倍以上二十倍以下的罚款;违法生产、批发的药品货值金额不足十万元的,按十万元计算,违法零售的药品货值金额不足一万元的,按一万元计算;情节严重的,责令停产停业整顿直至吊销药品批准证明文件、药品生产许可证、药品经营许可证或者医疗机构制剂许可证。 情节严重的,对法定代表人、主要负责人、直接负责的主管人员和其他责任人员,没收违法行为发生期间自本单位所获收入,并处所获收入百分之三十以上三倍以下的罚款,终身禁止从事药品生产经营活动,并可以由公安机关处五日以上十五日以下的拘留。 对生产者专门用于生产假药、劣药的原料、辅料、包装材料、生产设备予以没收。 生产、销售的中药饮片不符合药品标准,尚不影响安全性、有效性的,责令限期改正,给予警告;可以处十万元以上五十万元以下的罚款
医疗机构使用假药	《药品管理法》第119条	药品使用单位使用假药的,按照销售假药的规定处罚;情节严重的,法定代表人、主要负责人、直接负责的主管人员和其他责任人员有医疗卫生人员执业证书的,还应当吊销执业证书
医疗机构使用劣药	《药品管理法》第119条	药品使用单位使用劣药的,按照零售劣药的规定处罚;情节严重的,法定代表人、主要负责人、直接负责的主管人员和其他责任人员有医疗卫生人员执业证书的,还应当吊销执业证书
使用未取得药品批准证明文件生产、进口的药品; 使用采取欺骗手段取得的药品批准证明文件生产、进口的药品; 使用未经审评审批的原料药生产的药品; 使用应当检验而未经检验即销售的药品; 使用国务院药品监督管理部门禁止使用的药品	《药品管理法》第124条	没收违法生产、进口、销售的药品和违法所得以及专门用于违法生产的原料、辅料、包装材料和生产设备,责令停产停业整顿,并处违法生产、进口、销售的药品货值金额十五倍以上三十倍以下的罚款;货值金额不足十万元的,按十万元计算;情节严重的,吊销药品批准证明文件直至吊销药品生产许可证、药品经营许可证或者医疗机构制剂许可证,对法定代表人、主要负责人、直接负责的主管人员和其他责任人员,没收违法行为发生期间自本单位所获收入,并处所获收入百分之三十以上三倍以下的罚款,十年直至终身禁止从事药品生产经营活动,并可以由公安机关处五日以上十五日以下的拘留。情节严重的,药品使用单位的法定代表人、主要负责人、直接负责的主管人员和其他责任人员有医疗卫生人员执业证书的,还应当吊销执业证书

 NOTE

续表

违法行为	处罚依据	处罚内容
医疗机构将其配制的制剂在市场上销售	《药品管理法》第133条	责令改正,没收违法销售的制剂和违法所得,并处违法销售制剂货值金额二倍以上五倍以下的罚款;情节严重的,并处货值金额五倍以上十五倍以下的罚款;货值金额不足五万元的,按五万元计算
医疗机构未从药品上市许可持有人或者具有药品生产、经营资格的企业购进药品	《药品管理法》第129条	责令改正,没收违法购进的药品和违法所得,并处违法购进药品货值金额二倍以上十倍以下的罚款;情节严重的,并处货值金额十倍以上三十倍以下的罚款,吊销药品批准证明文件、药品生产许可证、药品经营许可证或者医疗机构执业许可证;货值金额不足五万元的,按五万元计算

5. 其他应当受到从重处罚的行为　《药品管理法》第137条规定,有下列行为之一的,由药品监督管理部门在《药品管理法》规定的处罚幅度内从重处罚。①以麻醉药品、精神药品、医疗用毒性药品、放射性药品、药品类易制毒化学品冒充其他药品,或者以其他药品冒充上述药品;②生产、销售以孕产妇、儿童为主要使用对象的假药、劣药;③生产、销售的生物制品属于假药、劣药;④生产、销售假药、劣药,造成人身伤害后果;⑤生产、销售假药、劣药,经处理后再犯;⑥拒绝、逃避监督检查,伪造、销毁、隐匿有关证据材料,或者擅自动用查封、扣押物品。

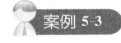

"欣弗"药害事件

2006年6、7月,青海、广西、浙江、黑龙江和山东等省、自治区陆续有部分患者使用安徽华源生物药业有限公司生产的克林霉素磷酸酯葡萄糖注射液(简称"欣弗")后,出现胸闷、心悸、心慌、寒战、肾区疼痛、过敏性休克、肝肾功能损害等临床症状。经查安徽华源在生产"欣弗"的过程中违反规定,未按批准的工艺参数灭菌,降低灭菌温度,缩短灭菌时间,增加灭菌柜装载量,影响了灭菌效果,给公众健康和生命安全带来了严重威胁,并造成了恶劣的社会影响。

2006年10月,药品监管部门根据《药品管理法》有关规定做出如下处理决定:①由安徽省食品药品监督管理局没收该企业违法所得,并处以2倍罚款;②责成安徽省食品药品监督管理局监督该企业停产整顿,收回该企业的大容量注射剂药品GMP证书;③由国家食品药品监督管理局撤销该企业的克林霉素磷酸酯葡萄糖注射液(欣弗)药品的批准文号,委托安徽省食品药品监督管理局收回批件。④对安徽华源召回的"欣弗"药品,由安徽省药品监督管理局依法监督销毁。鉴于安徽华源生物药业有限公司总经理裘某、常务副总经理周某、副总经理潘某、企业二车间主任袁某、企业质量保证部部长崔某对"欣弗"不良事件负有主要领导责任和直接责任,给予撤销职务处分;企业法人代表孙某对"欣弗"不良事件负有重要领导责任,给予记大过处分;企业生产管理部部长刘某,企业二车间副主任贾某、王某,工艺员陈某,对"欣弗"不良事件负有责任,给予记大过处分。此外,阜阳药监局局长张某负有重要领导责任,给予行政警告处分,副局长尚某负有主要领导责任,给予行政记过处分等。同时,事件发生后,上百例患者或者其家属直接起诉企业要求人身伤害索赔,企业资不抵债,濒临倒闭。

问题:

(1) 涉案药品如何定性?

(2) 本次案件处理结果涉及哪些行政责任?试做分析。

案例答案

NOTE

四、药事刑事责任

刑事责任与犯罪和刑罚有紧密联系,一个人实施了刑法规定的犯罪行为,随之就产生了法律上的责任,即因触犯刑法而应当承担的责任,司法机关有权依照法律对其进行追究,刑事诉讼即由此开始。

(一)药事刑事责任的犯罪构成

犯罪构成包括以下四个要件:犯罪主体、犯罪主观方面、犯罪客体和犯罪客观方面。

1. 犯罪主体 具有刑事责任能力的实施药事犯罪行为的自然人和单位。其有以下3种:一是医药行政相对人,包括药品生产、经营企业、医疗机构、医药从业人员等;二是药品监督管理部门及其工作人员;三是药检机构及其工作人员等。

2. 犯罪主观方面 亦称犯罪主观要件或者罪过,是指行为人对自己的危害社会的行为及其危害社会的结果所持有的故意或者过失的心理态度。人在实施犯罪时的心理状态是十分复杂的,概括起来有故意和过失两种基本形式,以及犯罪目的和犯罪动机两种心理要素。

3. 犯罪客体 犯罪客体是指受我国刑法保护而被犯罪行为所侵害的社会关系,包括药事管理制度、国有财产或者劳动群众集体所有的财产权、公民的私有财产所有权、公民的人身权利等。其中,药事管理制度是指药事法调整的所有社会关系在药事活动中必须共同遵守的规定和行为准则。如"欣弗"药害事件中的犯罪客体是因使用由华源生物药业有限公司生产的克林霉素磷酸酯葡萄糖注射液(欣弗)而遭受损害的患者的人身权利以及国家药品生产、经营管理制度。

4. 犯罪客观方面 亦称犯罪的客观要件,是指刑法规定的构成犯罪在客观活动方面所必须具备的条件。这些条件根据是否为犯罪构成所必需,可以分为两类:第一类是必要要件,它包括危害行为、危害结果,以及危害行为与危害结果之间的因果关系。每一个犯罪构成都必须具备这些因素,否则犯罪不能成立。第二类是选择要件,它包括犯罪的时间、地点、方法等,这些要件并不是每一个犯罪构成必须具备的,只是对于那些法律上有特别规定的犯罪,才是构成犯罪的必要要件。其中,药事刑事犯罪的危害行为是刑法所禁止的危害社会的行为,行为人严重违反药事管理法律进而触犯刑法的行为;药事刑事犯罪的危害后果是指危害社会的行为对我国刑法所保护的社会关系所造成的损害,包括严重侵害医药市场秩序和监管秩序,已经或可能危及人们用药安全和人体健康,或者国家机关正常活动秩序等。这种危害行为和危害结果必须存在因果关系。

(二)刑事责任的执法程序

按照《中华人民共和国刑事诉讼法》的规定,一般刑事案件诉讼程序为立案、侦查、审理、判决、执行。刑事诉讼中的立案是指司法机关对材料依照各自的管辖范围进行审查,以确定有无犯罪事实存在和是否需要追究刑事责任,并决定是否进行侦查和提交审判的诉讼活动。侦查行为是指侦查机关在办理案件过程中,依照法律规定进行的各种专门调查工作。人民检察院对犯罪事实进行核查,确认查清的向人民法院提起公诉。人民法院对公诉材料做出判决。判决是人民法院对被告人是否犯罪、犯有何罪、是否应当处以刑罚以及处以何种刑罚等问题所做出的处理结论。最后,由人民法院执行判决。

药品监督管理部门在查处药品违法案件的过程中应做好行刑衔接,发现违法行为涉嫌构成以危险方法危害公共安全罪,生产、销售伪劣产品罪,生产、销售假药罪,生产、销售劣药罪,非法经营罪,提供虚假证明文件罪等犯罪的,应依法移送公安机关追究刑事责任。公安机关接到药品监督管理部门移送的涉嫌药事刑事犯罪案件后,对接受移送的案件依法进行审查,认为有犯罪事实,需要追究刑事责任的,依法决定立案;反之则不予立案。药品监督管理部门接到

NOTE

公安机关不予立案的通知书后,认为所移送的案件符合《刑法》规定时,可以提请公安机关复议、或者建议检察院立案监督。

(三) 药事领域常见的刑事责任分析

1. 生产、销售假药罪 药品是一种特殊商品,其生产、销售与人民的身体健康和生命安全有直接关系。生产、销售假药的行为直接危害用药者的生命安全,破坏药品生产、流通秩序,必须予以禁止和严惩。根据规定,生产、销售假药罪,是指生产者、销售者违反国家药品管理法律法规,生产、销售假药,足以危害人体健康的行为。根据《刑法修正案(八)》的规定,只要具有主观故意生产、销售假药的行为,即构成本罪。生产、销售假药罪的犯罪构成和刑事责任如下。

(1) 犯罪构成。犯罪主体为一般主体,即生产、销售假药的自然人或单位都可构成本罪的犯罪主体;犯罪客体为国家药品生产、经营监管制度,公民生命健康权;犯罪主观方面对侵害国家药品生产、经营监管制度这个客体而言,是直接故意的,即行为人明知自己生产、销售假药违反国家药品管理法律规定,却积极主动地进行生产、销售假药活动;对侵害公民生命健康权这个客体而言,则是间接故意的,即行为人明知自己生产、销售假药将会对人们健康和生命安全带来危害,却放任这种危害结果的发生,不负责任地实施生产、销售假药行为;犯罪客观方面是犯罪主体实施生产、销售假药的行为。根据最高人民法院、最高人民检察院 2014 年发布的《关于办理危害药品安全刑事案件适用法律若干问题的解释》的规定,以生产、销售假药为目的,实施下列行为之一的,应当认定为《刑法》第 141 条、第 142 条规定的"生产":①合成、精制、提取、储存、加工炮制药品原料的行为;②将药品原料、辅料、包装材料制成成品过程中,进行配料、混合、制剂、储存、包装的行为;③印制包装材料、标签、说明书的行为。医疗机构、医疗机构工作人员明知是假药而有偿提供给他人使用,或者为出售而购买、储存的行为,应当认定为刑法第 141 条、第 142 条规定的"销售"。

(2) 刑事责任。生产、销售假药的,处三年以下有期徒刑或者拘役,并处罚金;对人体健康造成严重危害或者有其他严重情节的,处三年以上十年以下有期徒刑,并处罚金;致人死亡或者有其他特别严重情节的,处十年以上有期徒刑、无期徒刑或者死刑,并处罚金或者没收财产。如果行为人生产、销售假药的行为既构成本罪,又构成生产、销售伪劣产品罪,产生法条竞合情形时(指一个犯罪行为同时符合数个法条规定的犯罪构成,但数个条文之间存在着整体或者部分的包容关系,只能适用其中一个条文而排斥其他条文适用的情形),则根据重法优于轻法原则,按照处罚较重的规定处罚。

(3) 量刑情节认定。根据最高人民法院、最高人民检察院 2014 年发布的《关于办理危害药品安全刑事案件适用法律若干问题的解释》的规定,生产、销售假药,具有下列情形之一的,应当认定为《刑法》第 141 条规定的"对人体健康造成严重危害":①造成轻伤或者重伤的;②造成轻度残疾或者中度残疾的;③造成器官组织损伤导致一般功能障碍或者严重功能障碍的;④其他对人体健康造成严重危害的情形。生产、销售假药,具有下列情形之一的,应当认定为《刑法》第 141 条规定的"其他严重情节":①造成较大突发公共卫生事件的;②生产、销售金额二十万元以上不满五十万元的;③生产、销售金额十万元以上不满二十万元,并具有本解释第一条规定情形之一的;④根据生产、销售的时间、数量、假药种类等,应当认定为情节严重的。生产、销售假药,具有下列情形之一的,应当认定为《刑法》第 141 条规定的"其他特别严重情节":①致人重度残疾的;②造成三人以上重伤、中度残疾或者器官组织损伤导致严重功能障碍的;③造成五人以上轻度残疾或者器官组织损伤导致一般功能障碍的;④造成十人以上轻伤的;⑤造成重大、特别重大突发公共卫生事件的;⑥生产、销售金额五十万元以上的;⑦生产、销售金额二十万元以上不满五十万元,并具有本解释第一条规定情形之一的;⑧根据生产、销售的时间、数量、假药种类等,应当认定为情节特别严重的。

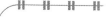

2. 生产、销售劣药罪 生产、销售劣药与生产、销售假药的违法行为一样,同样可能对人身造成损害,会对药品生产、流通秩序产生不良影响,侵犯了公众健康安全和合法利益。根据规定,生产、销售劣药罪是指违反国家药品管理法律法规生产、销售劣药,对人体健康造成严重危害的行为。生产、销售劣药罪为结果犯罪,即无后果不构成犯罪。生产、销售劣药罪的犯罪构成及刑事责任如下。

(1)犯罪构成。犯罪主体为一般主体,即生产、销售劣药的自然人或单位都可构成本罪的犯罪主体;犯罪客体是国家药品生产、经营监管制度,公民生命健康权;犯罪主观方面为故意,表现为直接故意和间接故意生产、销售劣药构成犯罪,而过失和无过错生产、销售劣药不构成犯罪;犯罪客观方面为犯罪主体生产、销售劣药,对人体造成严重危害的行为。

(2)刑事责任。生产、销售劣药,对人体健康造成严重危害的,处三年以上十年以下有期徒刑,并处销售金额百分之五十以上二倍以下罚金;后果特别严重的,处十年以上有期徒刑或者无期徒刑,并处销售金额百分之五十以上二倍以下罚金或者没收财产。值得注意的是,根据《刑法》第149条对生产、销售伪劣商品行为的法条适用原则,行为人生产、销售劣药的行为尚未构成本罪,但销售金额在五万元以上的,适用《刑法》第140条规定的生产、销售伪劣产品罪定罪处罚。如果行为人生产、销售劣药的行为既构成本罪,又构成生产、销售伪劣产品罪,依照处罚较重的规定处罚。

(3)量刑情节认定。生产、销售劣药"对人体健康造成严重危害"的情节认定同生产、销售假药的"对人体健康造成严重危害"的情节认定。生产、销售劣药致人死亡,或者具有以下情形之一的,应当认定为《刑法》第142条规定的"后果特别严重":①致人重度残疾的;②造成三人以上重伤、中度残疾或者器官组织损伤导致严重功能障碍的;③造成五人以上轻度残疾或者器官组织损伤导致一般功能障碍的;④造成十人以上轻伤的;⑤造成重大、特别重大突发公共卫生事件的。生产、销售劣药,具有下列酌情从重处罚情节的,应当酌情从重处罚:①生产、销售的假药以孕产妇、婴幼儿、儿童或者危重患者为主要使用对象的;②生产、销售的假药属于麻醉药品、精神药品、医疗用毒性药品、放射性药品、避孕药品、血液制品、疫苗的;③生产、销售的假药属于注射剂药品、急救药品的;④医疗机构、医疗机构工作人员生产、销售假药的;⑤在自然灾害、事故灾难、公共卫生事件、社会安全事件等突发事件期间,生产、销售用于应对突发事件的假药的;⑥两年内曾因危害药品安全违法犯罪活动受过行政处罚或者刑事处罚的;⑦其他应当酌情从重处罚的情形。

3. 生产销售伪劣产品罪 根据《刑法》第140条规定,生产、销售伪劣产品罪,是指生产者、销售者在产品中掺杂、掺假,以假充真,以次充好或者以不合格产品冒充合格产品,销售金额达五万元以上的行为。

(1)犯罪构成。犯罪主体是个人或单位,表现为产品的生产者和销售者两类。犯罪客体是国家对普通产品质量的管理制度。犯罪主观方面为行为人的故意,表现为在生产领域内有意制造伪劣产品。在销售领域内分两种情况:一是在销售产品中故意掺杂、掺假;二是明知是伪劣产品而售卖。犯罪客观方面表现为生产者、销售者违反国家的产品质量管理法律法规,生产、销售伪劣产品的行为。

(2)刑事责任。生产者、销售者在产品中掺杂、掺假,以假充真,以次充好或者以不合格产品冒充合格产品,销售金额五万元以上不满二十万元的,处二年以下有期徒刑或者拘役,并处或者单处销售金额百分之五十以上二倍以下罚金;销售金额二十万元以上不满五十万元的,处二年以上七年以下有期徒刑,并处销售金额百分之五十以上二倍以下罚金;销售金额五十万元以上不满二百万元的,处七年以上有期徒刑,并处销售金额百分之五十以上二倍以下罚金;销售金额二百万元以上的,处十五年有期徒刑或者无期徒刑,并处销售金额百分之五十以上二倍以下罚金或者没收财产。单位犯本罪的,对单位判处罚金,并对其直接负责的主管人员和其他直接责任人员,依照《刑法》第 140 条处罚。

（3）量刑情节认定。当行为人故意制造、销售伪劣产品,销售金额达到法律规定的五万元以上时,即成立犯罪;销售金额不满五万元的制售伪劣产品的行为一般属违法行为,可由市场监督管理部门依法给予行政处罚。对于实践中发生的仅仅查处到伪劣产品本身,而难以甚至根本无法查清伪劣产品的销售金额的案件,根据 2001 年 4 月 5 日最高人民法院、最高人民检察院的司法解释,伪劣产品尚未销售,货值金额达到《刑法》规定的销售金额 3 倍以上的,以生产、销售伪劣产品罪（未遂）定罪处罚。

（4）生产、销售伪劣产品罪和生产、销售假劣药罪的关系。生产、销售伪劣产品罪是数额犯,只要生产、销售伪劣产品的销售金额达五万元以上便可构成犯罪。在现实中,行为人的行为同时构成生产、销售假劣药罪和生产、销售伪劣产品罪时,应依照处刑较重的犯罪定罪处刑。某些情形下,生产、销售劣药未构成"对人体健康造成严重危害",即生产、销售劣药不构成生产、销售劣药罪时,但销售金额在五万元以上的,应依生产、销售伪劣产品罪定罪处罚。

4. 非法经营罪　为保证药品质量和用药者的健康安全,我国实行药品经营许可证制度,即必须获得药品经营许可证才可以从事药品经营活动。但是,仍有少数自然人、法人或其他组织,在没有获得许可的情况下经营药品,严重威胁用药者人身安全,破坏药品市场秩序。因此,对非法经营药品的行为应当予以禁止与处罚。根据《刑法》第 225 条,非法经营罪的犯罪构成和刑事责任分析如下。

（1）犯罪构成。犯罪主体是一般主体,违反国家法律规定非法经营药品的自然人或单位都可构成本罪的犯罪主体;犯罪客体为国家药品经营许可管理制度、药品经营市场秩序;犯罪主观方面为故意;犯罪客观方面为行为人无药品经营许可证而购进、出售药品,且情节严重的行为,如未取得药品生产许可证、药品经营许可证或医疗机构制剂许可证生产、经营药品（制剂）,或者许可证过期不换证或注销、吊销后继续生产、经营药品,以及许可证被宣布无效后继续生产、经营药品等。

（2）刑事责任。对非法经营药品的行为,扰乱市场秩序,情节严重的,处五年以下有期徒刑或者拘役,并处或者单处违法所得一倍以上五倍以下罚金;情节特别严重的,处五年以上有期徒刑,并处违法所得一倍以上五倍以下罚金或者没收财产。

5. 商业贿赂犯罪　商业贿赂是一种职权职务性利益交换行为,根据《关于禁止商业贿赂行为的暂行规定》第 2 条规定,商业贿赂是指经营者为销售或者购买商品而采用财物或者其他手段贿赂对方单位或者个人的行为,其中财物是指现金和实物,包括经营者为销售或者购买商品,假借促销费、宣传费、赞助费、科研费、劳务费、咨询费、佣金等名义,或者以报销各种费用等方式,给付对方单位或者个人的财物;其他手段是指提供国内外各种名义的旅游、考察等给付财物以外的其他利益的手段。商业贿赂是贿赂的一种形式,但又不同于其他贿赂形式。针对商业贿赂,《中华人民共和国反不正当竞争法》第 7 条规定,经营者不得采用财物或者其他手段贿赂下列单位或者个人,以谋取交易机会或者竞争优势:①交易相对方的工作人员;②受交易相对方委托办理相关事务的单位或者个人;③利用职权或者影响力影响交易的单位或者个人。经营者在交易活动中,可以以明示方式向交易相对方支付折扣,或者向中间人支付佣金。经营者向交易相对方支付折扣、向中间人支付佣金的,应当如实入账。接受折扣、佣金的经营者也应当如实入账。经营者的工作人员进行贿赂的,应当认定为经营者的行为;但是,经营者有证据证明该工作人员的行为与为经营者谋取交易机会或者竞争优势无关的除外。

根据社会危害性的大小,商业贿赂包括违法和犯罪两种情况,如果商业贿赂的数额达到一定标准,且具备需要追究刑事责任的法定情节,则构成商业贿赂犯罪。药品购销领域的商业贿赂犯罪涉及《刑法》规定的以下八种罪名:①非国家工作人员受贿罪（《刑法》第 163 条）;②对非国家工作人员行贿罪（《刑法》第 164 条）;③受贿罪（刑法第 385 条）;④单位受贿罪（《刑法》第

387 条);⑤行贿罪(《刑法》第 389 条);⑥对单位行贿罪(《刑法》第 391 条);⑦介绍贿赂罪(《刑法》第 392 条);⑧单位行贿罪(《刑法》第 393 条)。各罪名的犯罪构成要件中主观方面都表现为故意,客体都为国家对医药市场的管理、流通秩序,主观、客观方面存在一定的不同。发生在药品购销领域的商业贿赂,是国家整治商业贿赂的重点领域之一。

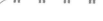

案例 5-4

案例答案

A 医疗公司医药商业贿赂事件

2017 年 4 月 6 日至 9 日,XXX 医学会、XXX 医师协会在广州白云国际会议中心举办第十九届南方国际心血管学术会议(以下简称南方会)。中国南方国际心血管病学术会议组委会邀请国内部分心血管专家前来参加,在给医生的学术任务通知单中写有"请主持或发言结束后,携带身份证和具有银联标志的银行卡及劳务条至白云国际会议中心一层主席注册区(财务处)领取讲课费"等内容。在上述专业会议上,A 医疗公司与医师协会签订协议,委托该医师协会承办 4 月 8 日 A 医疗公司在该学术会议上的卫星会。卫星会的听众主要是前来参加南方会的心脏病治疗领域的医生。A 医疗公司的卫星会主题为"开启国产起搏器应用和精准医疗新时代",并邀请了 8 位前来参加南方会的专家作为 A 医疗公司卫星会的主持和授课专家,其中 7 位专家到会。对上述行为,上海市工商行政管理局认为,当事人为了达到宣传其产品的目的,会议前帮助专家制作上述授课的讲义、PPT 等并将 A 医疗公司心脏起搏器产品的基本情况、数据等内容提供给专家。其中,当事人以现金形式向到会的 7 位专家支付了讲课费,金额总计 24000 元。上海市工商行政管理局认为,上述行为已违反了《中华人民共和国反不正当竞争法》第七条的规定,构成了对"利用职权或者影响力影响交易的单位或者个人"进行商业贿赂的行为。由此,对 A 医疗公司做出处以罚款人民币 15 万元的决定。

问题:

(1) 试分析本案商业贿赂情节。

(2) 本次案件的处理结果涉及哪些法律责任?

本章小结

内　　容	学　习　要　点
概念	药事法,药事立法,药事法律渊源,药事法律关系,药事法律体系,药品上市许可持有人,假劣药
药事法律基础	药事法的渊源和效力,药事法律关系的构成,药事法律体系的内容,国外药事法律内容,药事法律责任的内容
《药品管理法》	《药品管理法》的沿革、主要内容体系
药品安全法律责任	法律责任分类,民事责任的归责原则和构成要件,行政责任的分类、处罚程序、救济途径,常见的民事、行政、刑事责任

目标检测
参考答案

在线答题

目标检测

1. 简述药事法的定义。

2. 简述药事法的渊源和效力等级。

NOTE

3. 简述当前我国的药事法律体系构成。

4. 简述假劣药的界定以及假劣药面临的法律责任。

5. 简述药品安全法律责任的分类。

6. 简述药事行政责任的分类和内容。

参 考 文 献

[1] 邵蓉.中国药事法理论与实务[M].2 版.北京:中国医药科技出版社,2015.

[2] 张新平,刘兰茹.药品管理学[M].北京:人民卫生出版社,2013.

[3] 左根永.药事管理与法规[M].2 版.北京:中国医药科技出版社,2017.

[4] 陈永法.中国药事管理与法规[M].南京:东南大学出版社,2012.

[5] 任志宽.行政法律责任概论[M].北京:人民出版社,1990.

[6] 应松年.行政法与行政诉讼法学[M].北京:法律出版社,2004.

[7] 金永熙,朱世斌.药品监管行政处罚实用教程[M].北京:化学工业出版社,2004.

[8] 杨世民.药事管理学[M].2 版.北京:中国医药科技出版社,2006.

[9] 于培明,黄泰康.试析药害事件的法律责任[J].中国药业,2007,16(8):6-7.

[10] 张焕,邵蓉.法经济学视角下的药品不良反应及损害救济[J].法制与社会,2013(5):92-94.

（张焕）

第六章 药品注册管理

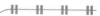

学习目标

1. **掌握**：药品注册的分类，新药、仿制药、药品再注册的申报与审批程序和要求。
2. **熟悉**：药品注册的概念，药品注册检验、药品注册标准的概念和要求，药物临床研究的分期和要求，GLP、GCP的适用范围。
3. **了解**：药品注册管理的必要性，ICH的相关概念，药品注册时限、复审，药品批准文号的格式，违反药品注册管理相关规定应承担的法律责任。

通过本章的学习，学生应了解我国药品注册管理的法律法规体系、药品注册管理的相关概念以及各类药品注册的程序和规定，以便今后在实际工作中能够熟练运用。

扫码看课件

案例导入

"泰素帝"（多西他赛注射液）是肿瘤化疗药中的一线用药，由A公司于1998年引入中国市场。多西他赛（"泰素帝"的合成原料）是1993年之前申请的产品专利，因此该产品专利在中国不受保护。2002年，B公司通过避开工艺专利路线的方法，对该药品进行仿制，并将其命名为"艾素"（多西他赛注射剂）。

2003年，A公司以B公司涉嫌侵犯多西他赛中间体合成工艺的专利为由对其进行起诉。2006年，经过漫长的"马拉松"式审判，一审判决认定B公司侵犯了"泰索帝"的两项发明专利，并判B公司承担侵权责任，赔偿A公司40万元人民币及诉讼费用，同时停止"艾素"的生产和销售。一审败诉后，B公司随即向上海市高级人民法院（简称上海高院）提起上诉，2007年6月，上海高院撤销了一审判决。国家知识产权局专利复审委员会的一纸文书宣告"泰索帝"专利无效。同年9月，A公司再次将B公司告上法庭，指控B公司的"艾素"侵犯了其制剂专利（该制剂专利于2006年12月27日注册），要求B公司停止侵权行为，并支付各项费用共计1亿元。

案例答案

问题：
(1) 根据药品注册管理相关规定，本案B公司是否有违法行为？
(2) 如果违规，B公司应承担什么法律责任？

第一节 药品注册管理概述

一、药品注册的相关概念

（一）药品注册

药品注册（drug registration），是指药品注册申请人依照法定程序和相关要求提出药物临

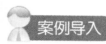 NOTE

床试验、药品上市许可、再注册等申请以及补充申请,药品监督管理部门基于法律法规和现有科学认知进行安全性、有效性和质量可控性等审查,决定是否同意其申请的活动。申请人取得药品注册证书后,为药品上市许可持有人。

药品注册是世界各国通用的药品管理模式之一,它是对药品市场准入进行的一种前置性管理,是各国控制药品在本国上市的重要审批程序。尽管各国由于社会、经济制度不同,药品注册管理模式不尽相同,但是其管理的出发点与核心是一致的,即采用规范的法定程序控制药品的市场准入,从而保障上市药品的安全性、有效性和质量可控性。

在中国境内上市的药品,应当经国务院药品监督管理部门批准,取得药品注册证书;但是,未实施审批管理的中药材和中药饮片除外。实施审批管理的中药材、中药饮片品种目录由国务院药品监督管理部门会同国务院中医药主管部门制定。申请药品注册,应当提供真实、充分、可靠的数据、资料和样品,证明药品的安全性、有效性和质量可控性。

对申请注册的药品,国务院药品监督管理部门应当组织药学、医学和其他技术人员进行审评,对药品的安全性、有效性和质量可控性以及申请人的质量管理、风险防控和责任赔偿等能力进行审查;符合条件的,颁发药品注册证书。国务院药品监督管理部门在审批药品时,对化学原料药一并审评审批,对相关辅料、直接接触药品的包装材料和容器一并审评,对药品的质量标准、生产工艺、标签和说明书一并核准。

药品注册是我国药品管理领域重要的行政许可事项之一,表现形式为发放药品批准文件,包括新药证书、药品批准文号以及进口药品注册证书,或药品补充申请批件。

(二) 药品注册申请

药品注册申请包括新药申请、仿制药申请、进口药品申请、补充申请和再注册申请。

1. 新药申请 新药申请(new drug application,NDA)是指未曾在中国境内外上市销售的药品的临床试验或上市申请;其中,改良型新药注册申请,是指对已上市药品改变剂型、改变给药途径、增加新适应证等且具有明显临床优势的药品的申请。

2. 仿制药申请 仿制药申请(abbreviated new drug application)是指生产与已上市原研药品或参比药品安全、质量和疗效一致的药品的申请。

3. 进口药品申请 进口药品申请(application for import drugs)是指在中国境外生产的药品在中国境内上市销售的注册申请。

4. 补充申请 补充申请(supplemental application for drug registration)是指药品上市许可申请经批准后,改变、增加或者取消原批准相关事项或者内容的注册申请。

5. 再注册申请 再注册申请(re-registration of drugs)是指药品批准证明文件有效期满后,上市许可持有人拟继续持有该药品的注册申请。

(三) 药品注册申请人

药品注册申请人是指提出药品注册申请并承担相应法律责任的机构。《药品管理法》明确规定我国实施药品上市许可持有人制度。

药品注册申请人包括境内申请人和境外申请人。申请人应当为能够承担相应法律责任的企业或者药品研制机构等。境外申请人应当指定中国境内的企业法人办理相关药品注册事项。境内申请人申请药品注册按照新药申请、仿制药申请的程序和要求办理,境外申请人申请药品注册按照进口药品申请程序和要求办理。境外申请人办理进口药品注册,应当由其驻中国境内的办事机构或者由其委托的中国境内代理机构办理。

二、药品注册的分类

药品注册按照中药、化学药和生物制品等进行分类注册管理。中药注册按照中药创新药、中药改良型新药、古代经典名方中药复方制剂、同名同方药等进行分类。化学药注册按照化学药创新药、化学药改良型新药、仿制药等进行分类。生物制品注册按照生物制品创新药、生物制品改良型新药、已上市生物制品（含生物类似药）等进行分类。

药品按其来源和标准分为新药、仿制药和进口药。药品品种范畴差别很大，对其研究的内容、技术要求和审评重点也各不相同。为了保证药品研究质量，同时又能提高新药研制的投入和产出的效率，我国采用药品注册进行分类审批管理的办法。《药品注册管理办法》附件中将药品按照化学药品、生物制品、中药和天然药物分别进行分类，对各类药品申请注册时应提交的研究资料分门别类做出规定。

知识拓展：
化学药品新注册分类、说明及包含的情形

三、国内外药品注册管理发展与现状

（一）美国药品注册管理体制的建立及发展

美国联邦政府为了能够提供可靠的天花疫苗，于 1813 年通过了第一部联邦生物制剂法。1820 年在华盛顿，11 名医师建立了《美国药典》(U. S. Pharmacopeia)，这是美国历史上第一部药品标准的概要。1848 年，美国通过了《药品进口法》(Drug Importation Act)。1883 年，食品和药品掺假和滥用标签问题彻底激起了公众的愤怒，1906 年 6 月 30 日，美国通过了《纯净食品和药品法》(Pure Food and Drug Act)。1937 年美国发生了"磺胺酏剂（含有毒溶剂二甘醇）事件"，造成 107 人死亡，其中许多是儿童，公众迫切要求上市前建立安全性研究及制定食品药品法案，促成了《联邦食品、药品和化妆品法》(Federal Food, Drug and Cosmetic Act)的颁布。

1962 年反应停事件导致欧洲西部数千名婴儿致畸，当时任职的弗兰西斯·凯尔西(Frances Oldham Kelsey)博士阻止了该药在美国上市，肯尼迪总统为凯尔西博士颁发了总统勋章，美国 FDA 因为"反应停事件"也逐渐成为世界食品药品管理最权威的机构。为强化药品管理、保证药品的安全性和有效性，1962 年美国国会通过了《Kefauver-Harris 修正案》，第一次要求生产企业在药品上市前必须向 FDA 提供其有效性的证明。

1976 年，美国参议院发现有缺陷的医疗器械导致 10000 人受害，其中 731 例死亡，因此美国国会通过了《1976 年医疗器械修正案》(Medical Device Amendments of 1976)，要求新的医疗器械必须提供安全性和有效性证据。1988 年美国颁布了《食品和药品管理法》(Food and Drug Administration Act，FDAA)，明确 FDA 的局长需要经过参议院的建议和同意并由总统任命。1992 年颁布了《处方药生产企业付费法案》(Prescription Drug User Fee Act，PDUFA)，授权 FDA 可以向药品和生物制品的生产企业在进行产品注册和补充申请，或其他服务时收取费用。1997 年，《食品和药品管理现代化法》(Food and Drug Administration Modernization Act)获得通过，这是自 1938 年以来最大范围的修订。2007 年 9 月 27 日，通过了《食品和药品行政修正法案》(Food and Drug Administration Amendments Act of 2007，FDAAA)，新法案授予了 FDA 更多的资源，其中《处方药生产企业付费法案》(PDUFA)、《医疗器械生产企业付费和现代化法》(Medical Device User Fee and Modernization Act，MDUFMA)扩大了权力范围，保证了 FDA 工作人员拥有更多的资源，可对新药和医疗器械进行复杂且全面的审评。同时通过了两个重要法规：《儿童最优用药法》(Best Pharmaceuticals for Children Act，BPCA)和《儿科药研发公正法》(Pediatric Research Equity Act，PREA)，鼓励生产企业对儿科疾病用药进行更多和更深入的研究。

（二）欧盟药品法规的建立

欧盟的药品法规制度是由欧盟药品管理局(European Medicines Agency，EMA)和 27 个成员国的法规制度共同组成的。EMA 的药品注册管理制度是随着欧盟的发展而变化发展

NOTE

的。1965 年 1 月 26 日，欧共体颁布第一部有关欧洲药品法律、法规及管理的法令 65/65/EEC；1975 年 5 月 20 日颁布 75/318/EEC，涉及各成员国有关药品检测分析、药物毒理学和临床标准的法律，同日颁布有关专利药品法律、法规及管理的法令 75/319/EEC；1989 年 5 月 3 日颁布法令 89/342/EEC，扩展了 65/65/EEC 和 75/319/EEC 法令的适用范围，针对免疫药品（包括疫苗、毒素或血清等）制定了附加条款；89/381/EEC 法令对来源于人血或血浆的专利药品制定了专门的条款；1991 年至 1993 年，欧共体又颁布了一系列修订条款，从不同的角度规范药品管理，如生产、销售、药品分类、标签和包装说明书等法规条款。上述所有条款的目的是控制药品的生产、销售和使用，以便为公众提供安全保障。然而欧盟各成员国医药行业发展程度不同，同时药品管理法规也存在较大的不同，这些差异直接影响了药品在市场内的流通销售。为了保障医药产品在欧盟内部得到统一发展，更是为了保证公众的用药安全和健康，欧盟采取了积极有效的措施，2001/83/EC 法令就是在此背景下颁布的。但随欧盟经济一体化的发展，药品在研发、生产和流通上出现了新问题，以及为了应对假药通过正规供应链进入市场而增加的风险，市场对现行的 2001/83/EC 法令提出了新挑战，因此出现了 2003/63/EC、2004/27/EC、2004/24/EC 法令，2011/62/EU 法令对 2001/83/EC 法令进行了修订和扩展。

（三）药品研发质量规范和技术要求的国际化发展

1.《药物非临床研究质量管理规范》 《药物非临床研究质量管理规范》对应的英文名称是 Good Laboratory Practice for Non-clinical Laboratory Studies 或 Non-clinical Good Laboratory Practice，简称 GLP。GLP 是为申请药品注册而进行的非临床研究必须遵守的规定。

20 世纪 70 年代初，美国 FDA 对制药公司、研究机构、大学中进行新药临床前毒性试验的情况进行全面深入的调查，发现存在许多缺陷，包括研究人员的问题、实验的问题、管理者的问题以及研究发起人的问题等。这些问题的严重后果和新药安全性的重要性引起了广泛重视，政府投资进行制定试验规范研究，随后美国 FDA 提出了 GLP 草案，美国国会举行多次听证会，1979 年美国国会通过了 GLP，收载于联邦法规汇编。根据 GLP，美国 FDA 负责对毒性试验研究实验机构进行认证，新药临床前毒性试验研究必须在经认证的 GLP 实验机构进行，否则不予受理审批申请。

美国颁布 GLP 后引起许多国家的高度重视，为了确保新药的安全性，增强本国新药在药品国际贸易中的竞争力，加强新药研究开发方面的国际合作，北欧、西欧、日本及联合国的经济合作与发展组织（OECD），先后制定了该国或该组织的 GLP，如 OECD 的 GLP 于 1981 年 9 月发布，日本的 GLP 于 1982 年 3 月发布，瑞典的 GLP 于 1985 年 12 月发布。GLP 成为国与国之间相互认可新药的一种规范，同时也成为少数实力较强国家垄断新药研究开发的手段、体系。

2.《药物临床试验质量管理规范》 《药物临床试验质量管理规范》对应的英文名称是 Good Clinical Practice，简称 GCP。GCP 是进行药物临床研究必须遵循的质量规范。

20 世纪 60 年代中期，一些发达国家开始注意到新药研发的临床试验管理中的一些问题，在 1964 年第 18 届世界医疗协会（World Medical Association）上，《赫尔辛基宣言》发表，该宣言声明医生的首要职责是保护受试者的生命和健康。该宣言引起了广泛注意，部分研究开发新药多的国家，对新药临床研究管理制定了指南或规范。1968 年，WHO 提出"药物临床评价原则"，1975 年又提出"人用药物评价的指导原则"。同时，美国 FDA 在发现了临床试验中欺骗行为的证据后，于 20 世纪 70 年代末颁布了 GCP。GCP 规定临床试验应取得伦理委员会的批准并获得受试者知情同意书。20 世纪 80 年代，美国 FDA 又修订了新药审评规定，并以法律形式在美国加以实施。此后，欧共体亦在 1990 年制定了"医药产品的临床试验"管理规范。

NOTE

在随后的几年中,英国、法国、北欧、日本、加拿大、澳大利亚和韩国也先后制定并颁布了各自的 GCP。

3. 国际人用药品注册技术协调会 2017 年 6 月,国家食品药品监督管理总局正式加入国际人用药品注册技术协调会(ICH),标志着我国药品标准在国际合作领域迈出了重要的一步。2015 年 8 月,国务院印发《关于改革药品医疗器械审评审批制度的意见》,提出了改革的主要目标,包括提高审评审批质量,建立更加科学、高效的药品医疗器械审评审批体系,使批准上市药品医疗器械的有效性、安全性、质量可控性达到或接近国际先进水平。2017 年 2 月,国务院印发《"十三五"国家药品安全规划》。2017 年 10 月,中共中央办公厅和国务院办公厅联合印发《关于深化审评审批制度改革鼓励药品医疗器械创新的意见》,这是继 2015 年之后,中央又一个深化药品医疗器械审评审批制度改革的纲领性文件,对我国医药产业创新发展具有里程碑式的意义。2017 年 2 月国务院印发的《"十三五"国家药品安全规划》和 2017 年 10 月《关于深化审评审批制度改革鼓励药品医疗器械创新的意见》都明确提出,要加强国际合作,积极加入相关国际组织,积极参与国际标准和规则的制定修订,推动我国监管理念、方法、标准与国际先进水平相协调。

(四)我国药品注册管理的发展及现状

中国是世界上文明发达较早的国家之一,我国人民五千年来在与疾病做斗争的过程中,不断通过实践和学习,积累了丰富的医药学经验,有文字可考的最早为《神农本草经》,随着医药学知识的不断丰富,出现了很多医学著作,其中做出重大贡献的是明代伟大医学家李时珍于1596 年编写刊行的《本草纲目》,此时我国中医药发展一直处于世界领先地位。直到 19 世纪初,清王朝的败落,社会动荡,经济衰败,在战争年代,我国中医药发展一度受到阻碍,处于停滞状态,1930 年编制的第一部《中华药典》,也是参照英美药典编制而成。以现代西方医药为代表的医学知识,我们称之为西医、西药,而我国传统的医药,我们称之为中医、中药。

新中国成立后,我国医药又得以继续发展。1963 年 10 月,卫生部、化工部联合发布《有关药品新产品管理暂行办法》,首次要求对药品进行审批。1978 年,国务院批准《药政管理条例(试行)》,明确规定药品要经过审批流程才能进行临床使用,即新药研制成功后,科研、生产单位应向省、市自治区卫生厅(局)报送新药研究的相关资料及样品,未经卫生行政部门同意不得安排临床使用。1979 年,卫生部与国家医药管理总局共同制定颁发了《新药管理办法》。1984年 9 月 20 日,第六届全国人民代表大会常务委员会第七次会议通过《中华人民共和国药品管理法》,这是我国第一部法律形式的药品注册管理制度。1985 年,卫生部实施了《新药审批办法》,规定了新药的审批流程及申请人要报送的注册资料,成立了药品审评中心(以下简称药审中心),来具体执行药品的审评工作。另外,《新生物制品审批办法》《仿制药品审批办法》《进口药品管理办法》《新药保护和技术转让的规定》等法规的相继出台实施,进一步丰富并提高了我国的药品注册管理制度。

2001 年 2 月 28 日,第九届全国人民代表大会常务委员会第二十次会议修订通过了《药品管理法》,2002 年 8 月公布了《药品管理法实施条例》。2002 年 10 月 15 日经国家药品监督管理局(简称 SFDA)局务会议审议通过了《药品注册管理办法》(试行);2005 年,修订了 2002 年版的《药品注册管理办法》(试行);2007 年,进一步完善了《药品注册管理办法》,于 2007 年 10月 1 日起实施。2020 年 1 月 15 日国家市场监督管理总局局务会议审议通过了《药品注册管理办法》,自 2020 年 7 月 1 日起施行。2019 年 8 月 26 日,第十三届全国人民代表大会常务委员会第十二次会议第二次修订了《药品管理法》。随着《药物非临床研究质量管理规范》(GLP)、《药物临床试验质量管理规范》(GCP)、《药品生产质量管理规范》(GMP)、《中药材生产质量管理规范》(GAP)、《药品经营质量管理规范》(GSP)和《医疗器械生产质量管理规范》

知识拓展:
ICH 的成立与发展

111

（医疗器械 GMA）的颁布实施,我国的药事法律体系更加全面、系统化。至此,我国的药品注册管理制度得到全面的提升,注册审批程序不断完善,为保证药品的安全性、有效性和质量可控性发挥了重要作用。

随着我国医药产业的快速发展,药品质量和标准不断提高,但药品审评审批中存在的问题也日益突出,注册申请资料质量不高,审评过程中需要多次补充完善,严重影响审评审批效率;仿制药重复建设、重复申请,市场恶性竞争,部分仿制药质量与国际先进水平存在较大差距;临床急需新药的上市审批时间过长,药品研发机构和科研人员不能申请药品注册,影响药品创新的积极性。针对这些问题,2015 年 8 月 18 日,国务院发布《关于改革药品医疗器械审评审批制度的意见》,提出提高审评审批质量、提高仿制药质量、鼓励研究和创制新药、提高审评审批透明度等一系列改革目标,以及提高药品审批标准、推进仿制药质量一致性评价等主要改革任务,并通过加快修订《药品管理法》《药品管理法实施条例》《药品注册管理办法》等,保障药品审评审批制度改革的实施。

第二节　药物非临床研究管理

药物的非临床研究（preclinical study）是药物研发过程的主要环节,是确证药品安全、有效、质量可控的关键过程。我国《药品注册管理办法》及相关规范中对药物的非临床研究做了科学、严格的规定。非临床研究质量管理规范,指有关非临床安全性评价研究机构运行管理和非临床安全性评价研究项目试验方案设计、组织实施、执行、检查、记录、存档和报告等全过程的质量管理要求。药物非临床安全性评价研究是药物研发的基础性工作,应当确保行为规范,数据真实、准确、完整。

一、药物非临床研究的内容

为申请药品注册而进行的药物非临床研究,包括药物合成工艺、提取方法、理化性质及纯度、剂型选择、处方筛选、制备工艺、检验方法、质量指标、稳定性,药理、毒理、动物药代动力学等内容。中药制剂还包括原药材的来源、加工及炮制等,生物制品还包括菌毒种、细胞株、生物组织等起始材料的来源、质量标准、保存条件、生物学特征、遗传稳定性及免疫学的研究等。根据药品注册申报资料要求,药物非临床研究可概括为 3 个方面。

1. 文献研究　包括药品名称和命名依据,立题目的与依据。

2. 药学研究　原料药工艺研究,制剂处方及工艺研究,确证化学结构或组分的试验,药品质量试验,药品标准起草及说明,样品检验,辅料稳定性试验、包装材料和容器有关试验等。

3. 药理毒理研究　包括一般药理试验、主要药效学试验、动物药代动力学试验,以及临床前药物安全性评价（drug safety evaluation,DSE）,如急性毒性试验,长期毒性试验,过敏性、溶血性和局部刺激性试验,致突变试验,生殖毒性试验,致癌毒性试验,依赖性试验等。药物非临床安全性评价是药物非临床研究的核心内容。

二、药物非临床研究的基本要求

1. 药物非临床安全性评价执行 GLP　我国《药品管理法》第十七条规定,从事药品研制活动,应当遵守药物非临床研究质量管理规范、药物临床试验质量管理规范,保证药品研制全过程持续符合法定要求。药物非临床研究质量管理规范、药物临床试验质量管理规范由国务院药品监督管理部门会同国务院有关部门制定。《药品注册管理办法》中也明确规定,药物的安全性评价研究必须执行 GLP。

NOTE

2. 从事药物研究开发的机构的要求 开展药物非临床研究,应当符合国家有关规定,有与研究项目相适应的人员、场地、设备、仪器和管理制度,保证有关数据、资料和样品的真实性。

3. 研究用原料药的规定 单独申请注册药物制剂的,研究用原料药必须具有药品批准文号、进口药品注册证或者医药产品注册证,该原料药必须通过合法的途径获得。研究用原料药不具有药品批准文号、进口药品注册证或者医药产品注册证的,必须经国务院药品监督管理部门批准。

4. 技术指导原则 药物研究应当参照国务院药品监督管理部门发布的有关技术指导原则进行。申请人采用其他评价方法和技术的,应当提交证明其科学性的资料。

5. 委托研究 申请人委托其他机构进行药物研究或者进行单项试验、检测、样品的试制等的,应当与被委托方签订合同,并在申请注册时予以说明。申请人对申报资料中的药物研究数据的真实性负责。

6. 药品生产工艺 申请人获得药品批准文号后,应当按照国务院药品监督管理部门批准的生产工艺生产。药品监督管理部门根据批准的生产工艺和质量标准对申请人的生产情况进行监督检查。

三、《药物非临床研究质量管理规范》

国家药品监督管理局于 1999 年制定并发布《药物非临床研究质量管理规范(试行)》,于 2003 年制定了《药物非临床研究质量管理规范》,简称 GLP。为保证药物非临床安全性评价研究的质量,保障公众用药安全,根据《中华人民共和国药品管理法》《中华人民共和国药品管理法实施条例》,国家食品药品监督管理总局于 2017 年 6 月 20 日制定《药物非临床研究质量管理规范》,自 2017 年 9 月 1 日起施行。

GLP 适用于为申请药品注册而进行的药物非临床安全性评价研究。非临床安全性评价研究,是指为评价药物安全性,在实验室条件下用实验系统进行的试验,包括安全药理学试验、单次给药毒性试验、重复给药毒性试验、生殖毒性试验、遗传毒性试验、致癌性试验、局部毒性试验、免疫原性试验、依赖性试验、毒代动力学试验以及与评价药物安全性有关的其他试验。药物非临床安全性评价研究是药物研发的基础性工作,应当确保行为规范,数据真实、准确、完整。药物非临床安全性评价研究的相关活动应当遵守 GLP。以注册为目的的其他药物临床前相关研究活动参照 GLP 执行。

GLP 共 12 章 50 条,包括第一章总则,第二章术语及其定义,第三章组织机构和人员,第四章设施,第五章仪器设备和实验材料,第六章实验系统,第七章标准操作规程,第八章研究工作的实施,第九章质量保证,第十章资料档案,第十一章委托方,第十二章附则。

第三节 药物临床试验管理

根据《药品管理法》的规定,药物临床研究必须经国务院药品监督管理部门批准后实施,临床研究必须执行《药物临床试验质量管理规范》。

一、药物临床研究的内容

药物临床试验是指以药品上市注册为目的,为确定药物安全性与有效性在人体开展的药物研究。

知识拓展:
我国建立并实施 GLP 实验室的现实意义

NOTE

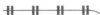

二、药物临床研究的基本要求

（一）临床试验的分期及最低病例数要求

药物临床试验分为Ⅰ、Ⅱ、Ⅲ、Ⅳ期临床试验以及生物等效性试验。根据药物特点和研究目的，研究内容包括临床药理学研究、探索性临床试验、确证性临床试验和上市后研究。

Ⅰ期临床试验：初步的临床药理学及人体安全性评价试验。其目的是观察人体对药物的耐受程度和药代动力学，为制订给药方案提供依据。

Ⅱ期临床试验：治疗作用初步评价阶段。其目的是初步评价药物对目标适应证患者的治疗作用和安全性，也包括为Ⅲ期临床试验研究设计和给药剂量方案的确定提供依据。可以根据具体的研究目的，采用多种形式，包括随机盲法对照试验。

Ⅲ期临床试验：治疗作用确证阶段。其目的是进一步验证药物对目标适应证患者的治疗作用和安全性，评价利益与风险关系，最终为药品上市许可申请的审查提供充分的依据。一般为具有足够样本量的随机盲法对照试验。

Ⅳ期临床试验：新药上市后应用研究阶段。其目的是考察在广泛使用条件下药物的疗效和不良反应，评价在普通或者特殊人群中使用的利益与风险关系以及改进给药剂量等。

生物等效性试验，是指用生物利用度研究的方法，一般以药代动力学参数为指标，比较同一种药物的相同或者不同剂型的制剂，在相同的试验条件下，其活性成分吸收程度和速度有无统计学差异的人体试验。

根据药物研制规律，原则上药物临床试验可按照Ⅰ、Ⅱ、Ⅲ期的顺序实施，也可根据药物特点、适应证以及已有的支持信息，采用灵活的方式开展适用的试验。

药物临床试验的受试者（病例）数应当符合药物临床试验的目的和相关统计学要求。对于特殊情形，申请人可以在申请药物临床试验的同时申请减少药物临床试验受试者（病例）数或者免做药物临床试验。根据规定，一般临床试验的最低受试者（病例）数（试验组）要求是Ⅰ期为20～30例，Ⅱ期为100例，Ⅲ期为300例，Ⅳ期为2000例。预防用生物制品的临床试验的最低受试者（病例）数（试验组）要求是Ⅰ期20例，Ⅱ期为300例，Ⅲ期500例。不同注册分类的药品对临床试验的要求各不相同。罕见病、特殊病种及其他情况，要求减少临床试验受试者（病例）数或者免做临床试验的，必须经国务院药品监督管理部门审查批准。

（二）药物临床试验场所

《药品管理法》第十九条规定，开展药物临床试验，应当在具备相应条件的临床试验机构进行。药物临床试验机构实行备案管理，具体办法由国务院药品监督管理部门、国务院卫生健康主管部门共同制定。

药物临床试验批准后，申请人应当选择承担药物临床试验的机构，商定临床试验的负责单位、主要研究者及临床试验参加单位。2017年5月，国家食品药品监督管理总局商国务院有关部门起草了《关于鼓励药品医疗器械创新改革临床试验管理的相关政策》（征求意见稿），提到临床试验机构资格认定改为备案管理，取消临床试验机构的资格认定。具备临床试验条件的医疗机构在食品药品监管部门指定网站登记备案后，均可接受申请人委托开展临床试验。鼓励社会资本投资设立临床试验机构，提供临床试验专业服务。

（三）药物临床试验方案的备案

申请人在药物临床试验实施前，应当将已确定的临床试验方案和临床试验负责单位的主要研究者姓名、参加研究单位及其研究者名单、伦理委员会审核同意书、知情同意书样本等报送国务院药品监督管理部门备案，并抄送临床试验单位所在地和受理该申请的省级药品监督管理部门。

（四）临床研究用药制备和使用管理

临床试验药物应当在符合《药品生产质量管理规范》的车间制备，制备过程应当严格执行《药品生产质量管理规范》的要求。

申请人可以按照其拟定的临床试验用样品标准自行检验临床试验用药物，也可以委托确定的药品检验机构进行检验。临床试验用药物须经检验合格后方可用于临床试验。申请人对临床试验用药物的质量负责。

疫苗类制品、血液制品、国务院药品监督管理部门规定的其他生物制品，必须经国务院药品监督管理部门指定的药品检验机构进行检验。临床试验用药物检验合格后方可用于临床试验。药品监督管理部门可以对临床试验用药物进行抽查检验。

（五）伦理委员会

伦理委员会是指由医学、药学及其他相关背景人员组成的委员会，其职责是通过独立地审查、同意、跟踪审查试验方案及相关文件、获得和记录受试者知情同意所用的方法和材料等，确保受试者的权益、安全受到保护。

伦理委员会的组成和运行应当符合以下要求。

（1）伦理委员会的委员组成、备案管理应当符合卫生健康主管部门的要求。

（2）伦理委员会的委员均应当接受伦理审查的培训，能够审查临床试验相关的伦理学和科学等方面的问题。

（3）伦理委员会应当按照其制度和标准操作规程履行工作职责，审查应当有书面记录，并注明会议时间及讨论内容。

（4）伦理委员会会议审查意见的投票委员应当参与会议的审查和讨论，包括各类别委员，具有不同性别组成，并满足其规定的人数。会议审查意见应当形成书面文件。

（5）投票或者提出审查意见的委员应当独立于被审查临床试验项目。

（6）伦理委员会应当有其委员的详细信息，并保证其委员具备伦理审查的资格。

（7）伦理委员会应当要求研究者提供伦理审查所需的各类资料，并回答伦理委员会提出的问题。

（8）伦理委员会可以根据需要邀请委员以外的相关专家参与审查，但不能参与投票。

（六）临床试验的审批和实施

开展药物临床试验，应当按照国务院药品监督管理部门的规定如实报送研制方法、质量指标、药理及毒理试验结果等有关数据、资料和样品，经国务院药品监督管理部门批准。国务院药品监督管理部门应当自受理临床试验申请之日起六十个工作日内决定是否同意并通知临床试验申办者，逾期未通知的，视为同意。其中，开展生物等效性试验的，报国务院药品监督管理部门备案。

药物临床试验被批准后应当在3年内实施，逾期作废，应当重新申请。申请人完成临床试验后应当向国务院药品监督管理部门提交临床试验总结报告、统计分析报告等。

（七）拓展性临床试验

对正在开展临床试验的用于治疗严重危及生命且尚无有效治疗手段的疾病的药物，经医学观察可能获益，并且符合伦理原则的，经审查、知情同意后可以在开展临床试验的机构内用于其他病情相同的患者，其安全性数据可用于支持审评审批。拓展使用的试验药物，仅限在开展Ⅱ、Ⅲ期临床试验的机构使用，使用人数不得超过临床试验规定的受试者数量。在拓展性临床试验期间，原则上不允许注册申请人对临床试验用药物收费。

（八）附条件批准制度

药物临床试验期间，符合以下情形的药品，可以申请附条件批准。

NOTE

（1）治疗严重危及生命且尚无有效治疗手段的疾病的药品,药物临床试验已有数据显示疗效并能预测其临床价值的。

（2）公共卫生方面急需的药品,药物临床试验已有数据显示疗效并能预测其临床价值的。

（3）应对重大突发公共卫生事件急需的疫苗或者国家卫生健康委员会认定急需的其他疫苗,经评估获益大于风险的。

药品上市许可持有人在药品上市以后还要采取更严格的风险管控措施,在规定期限内完成相关研究,如未能完成或者不能证明获益大于风险的,国务院药品监督管理部门可以依法处理,甚至直接注销药品注册证书。附条件批准制度可以提高临床急需药品的可及性,缩短临床试验的研制时间,使急需治疗的患者能够第一时间用上新药,既满足了临床需求,又确保上市药品的安全。

（九）药物临床试验暂停或终止

药物临床试验期间,发现存在安全性问题或者其他风险的,临床试验申办者应当及时调整临床试验方案、暂停或者终止临床试验,并向国务院药品监督管理部门报告。必要时,国务院药品监督管理部门可以责令调整临床试验方案、暂停或者终止临床试验。

在药物临床试验过程中,存在下列情形之一的,药品监督管理部门可采取暂停或终止药物临床试验的措施,保障受试者的安全和权益。

（1）伦理委员会未履行职责的。

（2）不能有效保证受试者安全的。

（3）申办者未按照要求提交研发期间安全性更新报告的。

（4）申办者未及时处置并报告可疑且非预期的严重不良反应的。

（5）有证据证明研究药物无效的。

（6）临床试验用药物出现质量问题的。

（7）药物临床试验过程中弄虚作假的。

（8）其他违反《药物临床试验质量管理规范》的情形。

药物临床试验中出现大范围、非预期的严重不良反应,或者有证据证明临床试验用药物存在严重质量问题时,申办者和药物临床试验机构应当立即停止药物临床试验。药品监督管理部门依职责可以责令调整临床试验方案、暂停或者终止药物临床试验。

三、《药物临床试验质量管理规范》(GCP)

1. GCP 的目的、适用范围和主要内容 1999 年国家药品监督管理局颁发《药物临床试验质量管理规范》(试行),2003 年《药物临床试验质量管理规范》正式颁布并实施。2016 年 12 月,国家食品药品监督管理总局对《药物临床试验质量管理规范》(原国家食品药品监督管理局局令第 3 号)进行了修订,起草了《药物临床试验质量管理规范(修订稿)》。2020 年 4 月 27 日,为深化药品审评审批制度改革,鼓励创新,进一步推动我国药物临床试验规范研究和提升质量,国家药品监督管理局会同国家卫生健康委员会组织修订了《药物临床试验质量管理规范》(简称 GCP),自 2020 年 7 月 1 日起施行。

GCP 是为保证药物临床试验过程规范,数据和结果科学可靠,保护受试者的权益和安全,根据《药品管理法》,并参照国际公认原则而制定的。GCP 适用于药物临床试验,凡药品进行各期临床试验,包括人体生物利用度或生物等效性试验,均需按 GCP 执行。GCP 规定了其维护受试者权益的原则,即所有以人为对象的研究必须符合《世界医学大会赫尔辛基宣言》和国际医学科学组织委员会颁布的《人体生物医学研究国际道德指南》的道德原则,即公正、尊重人格,力求使受试者最大限度地受益和尽可能避免伤害。伦理委员会与知情同意书是保障受试者权益的主要措施。《药品管理法》第二十条规定,开展药物临床试验,应当符合伦理原则,制定临床试验方案,经伦理委员会审查同意。伦理委员会应当建立伦理审查工作制度,保证伦理审查过程独立、客观、公正,监督规范开展药物临床试验,保障受试者合法权益,维护社会公共利益。第二十一条规定,实施药物临床试验,应当向受试者或者其监护人如实说明和解释临床试验的目的和风险等详细情况,取得受试者或者其监护人自愿签署的知情同意书,并采取有效措施保护受试者合法权益。

GCP 共 9 章 83 条,主要内容包括第一章总则,第二章术语及其定义,第三章伦理委员会,第四章研究者,第五章申办者,第六章试验方案,第七章研究者手册,第八章必备文件管理,第九章附则。

2. GCP 的实施与药物临床安全性评价研究机构的认证 为加强药物临床试验的监督管理,确保药物临床试验在具有药物临床试验资格的机构中进行,2004 年 2 月 19 日,国家食品药品监督管理局和卫生部共同制定了《药物临床试验机构资格认定办法(试行)》。该办法规定,国务院药品监督管理部门主管全国资格认定管理工作,国家卫生行政部门在其职责范围内负责资格认定管理的有关工作。省级药品监督管理部门和卫生行政部门负责本行政区域内资格认定的初审和形式审查及日常监督管理工作。

《关于鼓励药品医疗器械创新改革临床试验管理的相关政策》(征求意见稿)中提到,临床试验主要研究者须具有高级职称,参加过 3 个以上临床试验。临床试验申请人可聘请第三方对临床试验机构是否具备条件进行评估认证。临床试验机构实施备案管理后,食品药品监管部门要加强对临床试验项目进行现场检查,检查结果向社会公开。未能通过检查的临床试验项目,相关数据将不被食品药品监管部门接受。临床试验机构管理规定由药品监管部门会同卫生健康部门制定。

知识拓展:
中国与美国、
日本、欧盟
GCP 检查
的比较

第四节 药品注册的申报与审批

一、新药注册的申报与审批

(一)新药申请人

多个单位联合研制的新药,应当由其中的一个单位申请注册,其他单位不得重复申请;需要联合申请的,应当共同署名作为该新药的申请人。新药申请获得批准后每个品种,包括同一品种的不同规格,只能由一个单位生产。

(二)新药注册的申报与审批程序

新药注册的申报与审批,分为临床研究申报与审批和生产上市申报与审批两个阶段(图6-1、图 6-2)。两次申报与审批均要经过形式审查和研制(临床试验)现场核查,以及药品审评中心技术进行审评并提出技术审评意见,最终由国务院药品监督管理部门审批。2017 年 3 月17 日,《国家食品药品监督管理总局关于调整部分药品行政审批事项审批程序的决定》将下列由原国家食药监总局做出的药品行政审批决定,调整为由原国家食药监总局药品审评中心以总局名义做出。

(1)药物临床试验审批决定(含国产和进口)。

(2)药品补充申请审批决定(含国产和进口)。

(3)进口药品再注册审批决定。

其他药品注册申请的审批决定,按现程序,由国家食品药品监督管理总局做出。调整后的

NOTE

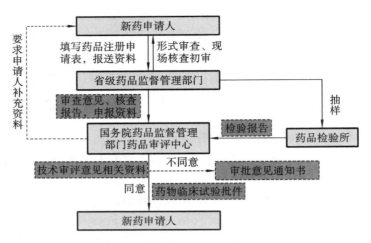

图 6-1　新药临床研究申报与审批

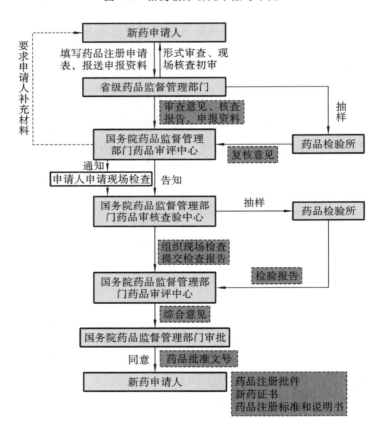

图 6-2　新药生产上市申报与审批

审批决定由药品审评中心负责人签发。申请人对审批结论不服的,可以向国家食品药品监督管理总局提起行政复议或者依法提起行政诉讼。

（三）新药注册审批的要求

1. 新药注册审批期间的注册分类和技术要求　在新药注册审批期间,新药的注册分类和技术要求不因相同活性成分的制剂在国外获准上市而发生变化,不因国内药品生产企业申报的相同活性成分的制剂在我国获准上市而发生变化。

2. 补充资料的规定　药品注册申报资料应当一次性提交,药品注册申请受理后不得自行补充新的技术资料;进入特殊审批程序的注册申请或者涉及药品安全性的新发现,以及按要求补充资料的除外。申请人认为必须补充新的技术资料的,应当撤回其药品注册申请。申请人重新申报的,应当符合《药品注册管理办法》有关规定且尚无同品种进入新药监测期。

3. 样品管理 新药申请所需的样品,应当在取得《药品生产质量管理规范》认证证书的车间生产;新开办药品生产企业、药品生产企业新建药品生产车间或者新增生产剂型的,其样品的生产过程必须符合《药品生产质量管理规范》的要求。

(四) 新药注册特殊审批

1. 新药注册特殊审批的情形 为鼓励研究创制新药,有效控制风险,国家食品药品监督管理局于 2009 年 1 月 7 日印发了《新药注册特殊审批管理规定》,对符合下列情形的药品注册申请可以实行特殊审批。

(1) 未在国内上市销售的从植物、动物、矿物等物质中提取的有效成分及其制剂,新发现的药材及其制剂。

(2) 未在国内外获准上市的化学原料药及其制剂、生物制品。

(3) 治疗艾滋病、恶性肿瘤、罕见病等疾病且具有明显临床治疗优势的新药。

(4) 治疗尚无有效治疗手段的疾病的新药。其中主治病证未在国家批准的中成药[功能主治]中收载的新药,可以视为尚无有效治疗手段的疾病的新药。

对符合规定的药品,申请人在药品注册过程中可以提出特殊审批的申请,由国务院药品监督管理部门药品审评中心组织专家会议讨论确定是否实行特殊审批。根据申请人的申请,国务院药品监督管理部门对经审查确定符合特殊审批情形的注册申请,在注册过程中予以优先办理,并加强与申请人的沟通交流。

2. 新药特殊审批的申请 申请人申请特殊审批,应填写新药注册特殊审批申请表,并提交相关资料。新药注册特殊审批申请表和相关资料单独立卷,与《药品注册管理办法》规定的申报资料一并报送药品注册受理部门。属于上述(1)(2)项情形的,药品注册申请人可以在提交新药临床试验申请时提出特殊审批的申请。属于上述(3)(4)项情形的,申请人在申报生产时方可提出特殊审批的申请。

3. 特殊审批内容

(1) 审查确定:药品注册受理部门受理后,将特殊审批申请的相关资料随注册申报资料一并送交国务院药品监督管理部门药品审评中心(以下简称药审中心)。药审中心负责对特殊审批申请组织审查确定,并将审查结果告知申请人,同时在该中心网站上予以公布。

(2) 优先办理:药审中心对获准实行特殊审批的注册申请,按照相应的技术审评程序及要求开展工作。负责现场核查、检验的部门对获准实行特殊审批的注册申请予以优先办理。

(3) 补充资料:获准实行特殊审批的注册申请,申请人除可以按照药审中心的要求补充资料外,还可以对下列情形补充新的技术资料:①新发现的重大安全性信息;②根据审评会议要求准备的资料;③沟通交流所需的资料。

(4) 建立沟通机制:已获准实行特殊审批的注册申请,药审中心应建立与申请人沟通交流的工作机制,共同讨论相关技术问题。属于第 1 部分中(1)(2)项特殊审批情形的注册申请,且同种药物尚未获准实行特殊审批的,申请人在已获得基本的临床前药学研究、安全性和有效性数据后,可以在申报临床试验前就特殊审批的申请、重要的技术问题向药审中心提出沟通交流申请。无论哪种特殊审批情形的注册申请,申请人在完成某一阶段临床试验及总结评估后,可就重大安全性问题、临床试验方案、阶段性临床试验结果的总结与评价等问题向药审中心提出沟通交流申请。已获准实行特殊审批的注册申请,若在临床试验过程中需做临床试验方案修订、适应证及规格调整等重大变更的,申请人可在完成变更对药品安全性、有效性和质量可控性影响的评估后,提出沟通交流申请。沟通交流应形成记录。记录需经双方签字确认,其对该新药的后续研究及审评工作具有参考作用。

（5）风险控制：申请特殊审批的申请人，在申报临床试验、生产时，均应制订相应的风险控制计划和实施方案。

（五）新药监测期的管理

1. 新药的监测期 国务院药品监督管理部门根据保护公众健康的要求，可以对批准生产的新药设立监测期，对该新药的安全性继续进行监测。对于监测期内的新药，国务院药品监督管理部门不批准其他企业生产和进口。

新药的监测期根据现有的安全性研究资料和境内外研究状况确定，自新药批准生产之日起计算，不得超过 5 年。《药品注册管理办法》附件中，对新药监测期期限做了规定。

2. 监测期新药的管理 药品生产企业应当经常考察处于监测期内的新药的生产工艺、质量、稳定性、疗效及不良反应等情况，并每年向所在地省级药品监督管理部门报告。药品生产企业未履行监测期责任的，省级药品监督管理部门应当责令其改正。

药品生产、经营、使用及检验、监督单位发现新药存在严重质量问题、严重或者非预期的不良反应时，应当及时向省级药品监督管理部门报告。省级药品监督管理部门收到报告后应当立即组织调查，并报告国务院药品监督管理部门。

3. 涉及监测期内新药的其他药品的申请审批 药品生产企业对设立监测期的新药从获准生产之日起 2 年内未组织生产的，国务院药品监督管理部门可以批准其他药品生产企业提出的生产该新药的申请，并继续对该新药进行监测。

新药进入监测期之日起，国务院药品监督管理部门已经批准其他申请人进行药物临床试验的，可以按照药品注册申报与审批程序继续办理该申请，符合规定的，国务院药品监督管理部门批准该新药的生产或者进口，并对境内药品生产企业生产的该新药一并进行监测。

新药进入监测期后，国务院药品监督管理部门不再受理其他申请人的同品种注册申请。已经受理但尚未批准进行药物临床试验的其他申请人同品种申请予以退回；新药监测期满后，申请人可以提出仿制药注册申请或者进口药品注册申请。

进口药品注册申请首先获得批准后，已经批准境内申请人进行临床试验的，可以按照药品注册申报与审批程序继续办理其申请，符合规定的，国务院药品监督管理部门批准其进行生产；申请人也可以撤回该项申请，重新提出仿制药申请。对已经受理但尚未批准进行药物临床试验的其他同品种申请予以退回，申请人可以提出仿制药申请。

二、仿制药注册的申报与审批

（一）申请人条件

仿制药申请人应当是药品生产企业，其申请的药品应当与药品生产许可证载明的生产范围一致。

（二）仿制药的条件

仿制药应当与被仿制药具有同样的活性成分、给药途径、剂型、规格和相同的治疗作用。已有多家企业生产的品种，应当参照有关技术指导原则选择被仿制药进行对照研究。为提高仿制药质量，2015 年国务院在《关于改革药品医疗器械审评审批制度的意见》中提出，仿制药审评审批要以原研药品作为参比制剂，确保新批准的仿制药质量和疗效与原研药品一致。

已确认存在安全性问题的上市药品，国务院药品监督管理部门可以决定暂停受理和审批其仿制药申请。

（三）申报与审批程序

仿制药注册申报与审批程序与新药相似，若需开展临床研究，也要经过临床研究申报与审

知识拓展：
国外新药特殊
审评模式

NOTE

批和生产上市申报与审批两个阶段。每个阶段经形式审查和研制(临床试验)现场核查,药品审评中心进行技术审评并提出技术审评意见,最终由国务院药品监督管理部门审批。见图6-3。

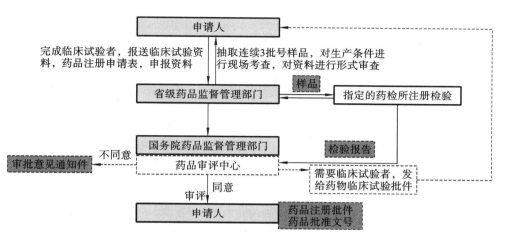

图 6-3　仿制药注册申报与审批程序

(四)仿制药一致性评价

2015 年 8 月,国务院启动药品医疗器械审评审批制度改革,其中推进仿制药质量和疗效一致性评价是改革的重点任务之一。2016 年 3 月 5 日,国务院办公厅印发的《关于开展仿制药质量和疗效一致性评价的意见》正式对外公布,标志着我国已上市仿制药质量和疗效一致性评价工作全面展开。随后,国家食品药品监督管理总局出台《关于发布仿制药质量和疗效一致性评价参比制剂备案与推荐程序的公告》《关于发布仿制药质量和疗效一致性评价工作程序的公告》等一系列文件。5 月 26 日,总局又发布了《关于落实〈国务院办公厅关于开展仿制药质量和疗效一致性评价的意见〉的公告》,对仿制药一致性评价工作进行了部署。

目前在我国开展仿制药一致性评价工作的意义,可以用四个"有利于"来概括。

一是有利于提高药品的有效性。百姓用药必须安全、有效、可及。新中国成立以来,仿制药在保障公众健康和推动中国医疗卫生事业发展中发挥了不可替代的作用。但不可否认的是,我国仿制药虽然能够保证安全性,但部分品种在质量和疗效上与原研药存在一定差异。通过一致性评价工作,我国仿制药质量能够得到大幅提升,百姓用药的有效性也能得到保障。

二是有利于降低百姓用药支出,节约医疗费用。通过一致性评价的仿制药,其质量与原研药一样。临床上优先使用这些"可替代"的仿制药,能够大大减轻百姓的用药负担,减少医保支出,提高医保基金的使用效率。

三是有利于提升医药行业发展质量,进一步推动医药产业国际化。我国是制药大国,但并非制药强国。在国际医药市场,我国还是以原料药出口为主,制剂出口无论是品种还是金额,所占的比重都较小,而造成这一现象的根本原因在于制剂水平的相对落后。仿制药一致性评价将持续提高我国的药用辅料、包材以及仿制药质量,加快我国医药产业的优胜劣汰、转型升级步伐,提升我国制剂生产水平,进一步推动我国制剂产品走向国际市场,提高国际竞争能力。

四是有利于推进供给侧结构性改革。产品质量是供给侧问题,是如何更好地满足市场需求的问题,也是结构性问题。仿制药质量提高了,在临床上实现与原研药相互替代,就能够推动药品生产领域的结构性改革,改变现在原研药在有的大医院药品销售比达到 80% 的局面,有利于降低医疗总费用支出,淘汰落后产能,提高仿制药的竞争力。医药企业开展仿制药一致性评价,也有利于创新。制剂是有效成分、辅料和包材的有机结合,一致性评价将促进企业更多地进行生产工艺和辅料、包材的综合研究,全面提高制剂水平。

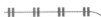
三、进口药品注册的申报与审批

（一）申请进口的药品的要求

（1）申请进口的药品，应当获得境外制药厂商所在生产国家或者地区的上市许可；未在生产国家或者地区获得上市许可，但经国务院药品监督管理部门确认该药品安全、有效而且临床需要的，可以批准进口。

（2）申请进口的药品，其生产应当符合所在国家或者地区《药品生产质量管理规范》及中国《药品生产质量管理规范》的要求。

（3）申请进口药品制剂，必须提供直接接触药品的包装材料和容器合法来源的证明文件、用于生产该制剂的原料药和辅料合法来源的证明文件。原料药和辅料尚未取得国务院药品监督管理部门批准的，应当报送有关生产工艺、质量指标和检验方法等规范的研究资料。

（二）进口药品注册的申报与审批程序

进口药品注册的申报与审批与新药注册审批程序相似，其不同之处如下。一是直接向国务院药品监督管理部门申请；二是中国食品药品检定研究院承担样品检验和标准复核；三是批准后所发证明文件是进口药品注册证。中国香港、澳门和台湾地区的制药厂商申请注册的药品，参照进口药品注册申请的程序办理，符合要求的，发给医药产品注册证。见图 6-4。

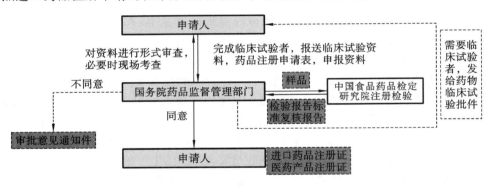

图 6-4　进口药品注册的申报与审批程序

国务院药品监督管理部门在批准进口药品注册的同时，发布经核准的进口药品注册标准和说明书。

（三）进口药品分包装的申报与审批

1. 进口药品分包装定义　进口药品分包装，是指药品已在境外完成最终制剂生产过程，在境内由大包装规格改为小包装规格，或者对已完成内包装的药品进行外包装，放置说明书、粘贴标签等。

2. 申请进口药品分包装的要求　申请进口药品分包装，应当符合下列要求：①申请进行分包装的药品应已取得进口药品注册证或者医药产品注册证；②该药品应当是中国境内尚未生产的品种，或者虽有生产但是不能满足临床需要的品种；③同一制药厂商的同一品种应当由一个药品生产企业分包装，分包装的期限不得超过进口药品注册证或者医药产品注册证的有效期；④除片剂、胶囊外，分包装的其他剂型应当已在境外完成内包装；⑤接受分包装的药品生产企业，应当持有药品生产许可证；⑥申请进口药品分包装，应当在该药品的进口药品注册证或者医药产品注册证的有效期届满 1 年之前提出。

3. 进口药品分包装的申请与审批程序

（1）境外制药厂商应当与境内药品生产企业签订进口药品分包装合同。接受分包装的药品生产企业向药品监督管理部门提出申请,提交由委托方填写的药品补充申请表,报送有关资料和样品。

(2) 药品监督管理部门对申报资料进行形式审查后,符合要求的予以受理,提出审核意见后,将申报资料和审核意见报送国务院药品监督管理部门审批,同时通知申请人。

(3) 国务院药品监督管理部门对报送的资料进行审查,符合规定的,予以批准,发给药品补充申请批件和药品批准文号。

4. 对进口分包装药品的有关规定

(1) 进口分包装的药品应当执行进口药品注册标准。

(2) 进口分包装药品的说明书和包装标签必须与进口药品的说明书和包装标签一致,并且应当标注分包装药品的批准文号和分包装药品生产企业的名称。

(3) 境外大包装制剂的进口检验按照国务院药品监督管理部门的有关规定执行。包装后产品的检验与进口检验执行同一药品标准。

(4) 提供药品的境外制药厂商应对分包装后药品的质量负责。分包装后的药品出现质量问题的,国务院药品监督管理部门可以撤销分包装药品的批准文号,必要时可以依照《药品管理法》有关规定,撤销该药品的进口药品注册证或者医药产品注册证。

(四) 药品批准文号的格式

境内生产药品批准文号格式为国药准字 H(Z、S)＋4 位年号＋4 位顺序号。中国香港、澳门和台湾地区生产药品批准文号格式为国药准字 H(Z、S)C＋4 位年号＋4 位顺序号。境外生产药品批准文号格式为国药准字 H(Z、S)J＋4 位年号＋4 位顺序号。

其中,H 代表化学药,Z 代表中药,S 代表生物制品,J 代表进口药品分包装。核发药品上市许可批准文号或进口药品注册证号、医药产品注册证号不因上市后的其他注册事项的变更而改变。中药另有规定的从其规定。

四、药品补充申请与再注册申请

(一) 药品补充申请

变更研制新药、生产药品和进口药品已获批准证明文件及其附件中载明事项的,应当提出补充申请。

1. 申报与受理 申请人应当填写药品补充申请表,向所在地省级药品监督管理部门报送有关资料和说明。省级药品监督管理部门对申报资料进行形式审查,符合要求的,出具药品注册申请受理通知书;不符合要求的,出具药品注册申请不予受理通知书,并说明理由。进口药品的补充申请,申请人应当向国务院药品监督管理部门报送有关资料和说明,提交生产国家或者地区药品管理机构批准变更的文件。国务院药品监督管理部门对申报资料进行形式审查,符合要求的,出具药品注册申请受理通知书;不符合要求的,出具药品注册申请不予受理通知书,并说明理由。

2. 审批与备案 修改药品注册标准、变更药品处方中已有药用要求的辅料、改变影响药品质量的生产工艺等的补充申请,由省级药品监督管理部门提出审核意见后,报送国务院药品监督管理部门审批,同时通知申请人。国务院药品监督管理部门对药品补充申请进行审查,必要时可以要求申请人补充资料,并说明理由。符合规定的,发给药品补充申请批件;不符合规定的,发给审批意见通知件,并说明理由。

改变国内药品生产企业名称、改变国内生产药品的有效期、国内药品生产企业内部改变药品生产场地等的补充申请,由省级药品监督管理部门受理并审批,符合规定的,发给药品补充申请批件,并报送国务院药品监督管理部门备案;不符合规定的,发给审批意见通知件,并说明理由。

按规定变更药品包装标签、根据国务院药品监督管理部门的要求修改说明书等的补充申请,报省级药品监督管理部门备案。

进口药品的补充申请,国务院药品监督管理部门审批。其中改变进口药品制剂所用原料药的产地、变更进口药品外观但不改变药品标准、根据国家药品标准或国务院药品监督管理部门的要求修改进口药说明书、补充完善进口药说明书的安全性内容、按规定变更进口药品包装标签、改变注册代理机构的补充申请,由国务院药品监督管理部门备案。

(二)药品再注册申请

国务院药品监督管理部门核发的药品批准文号、进口药品注册证或者医药产品注证的有效期为 5 年。有效期届满,需要继续生产或者进口的,申请人应当在有效期届满前 6 个月申请再注册。

在药品批准文号、进口药品注册证或者医药产品注册证有效期内,申请人应当对药品的安全性、有效性和质量控制情况,如监测期内的相关研究结果、不良反应的监测、生产控制和产品质量的均一性等进行系统评价。

1. 药品再注册的申请和审批程序 获准上市的药品,药品注册批件有效期为 5 年。在药品注册批件的有效期内,药品上市许可持有人应当对药品的安全性、有效性和质量控制情况等进行持续考察及系统评价。药品注册批件有效期届满前,需要继续上市的,药品上市许可持有人应当在有效期届满前 6 个月申请再注册。

再注册申请由药品上市许可持有人向国务院药品监督管理部门提出,按照规定填写申请表,并提供有关申请材料。国务院药品监督管理部门应当在 5 个工作日内,对申报资料进行形式审查,符合要求的,出具受理通知书;需要补充材料的,一次性告知申请人需要补充说明的内容并要求限期补回,逾期未补正的,该申请视为撤回;不符合要求的,出具不予受理通知书,并说明理由。

国务院药品监督管理部门在药品注册批件有效期届满前做出是否准予再注册的决定,符合要求的,批准再注册,核发新的药品注册批件;不符合要求的,不予批准,发出不予再注册的通知,并说明理由;逾期未做决定的,视为准予再注册。

2. 不予批准的药品再注册 有下列情形之一的药品不予批准再注册。

(1)有效期届满未提出再注册申请的。

(2)药品注册证书有效期内持有人不能履行持续考察药品质量、疗效和不良反应责任的。

(3)未在规定时限内完成药品批准证明文件和药品监督管理部门要求的研究工作且无合理理由的。

(4)经上市后评价,属于疗效不确切、不良反应大或者因其他原因危害人体健康的。

(5)法律、行政法规规定的其他不予再注册情形。

对不予再注册的药品,药品注册证书有效期届满时予以注销。

第五节 药品注册相关法律责任

一、药品注册检验

(一)概念

申请药品注册必须进行药品注册检验。药品注册检验包括标准复核和样品检验。

标准复核,是指对申请人申报药品标准中设定项目的科学性、检验方法的可行性、质控指标的合理性等进行的实验室评估。

样品检验,是指按照申请人申报或者药品审评中心核定的药品质量标准对样品进行的实验室检验。

（二）药品注册检验机构

下列药品的注册检验由中国食品药品检定研究院或者国务院药品监督管理部门指定的药品检验机构承担。

（1）创新药。

（2）改良型新药（中药除外）。

（3）生物制品、放射性药品和按照药品管理的体外诊断试剂。

（4）国家药品监督管理局规定的其他药品。

境外生产药品的药品注册检验由中国食品药品检定研究院组织口岸药品检验机构实施。其他药品的注册检验,由申请人或者生产企业所在地省级药品检验机构承担。

（三）药品注册检验的要求

1. 对药品检验机构的规定　从事药品注册检验工作的药品检验机构,应当按照药品检验机构实验室质量管理规范和国家计量认证的要求,配备与药品注册检验任务相适应的人员和设备,符合药品注册检验的质量保证体系和技术要求。

药品检验机构进行新药标准复核时,除进行样品检验外,还应当根据药物的研究数据、国内外同类产品的药品标准和国家有关要求,对药物的药品标准、检验项目等提出复核意见。

获准进入特殊审批程序的药品,药品检验机构应当优先安排样品检验和标准复核。

2. 对申请人的规定　申请人应当提供药品注册检验所需要的有关资料、报送样品或者配合抽取检验用样品、提供检验用标准物质。报送或者抽取的样品量应当为检验用量的 3 倍;生物制品的注册检验还应当提供相应批次的制造检定记录。

要求申请人重新制订药品标准的,申请人不得委托提出原复核意见的药品检验机构进行该项药品标准的研究工作;该药品检验机构不得接受此项委托。

二、药品注册标准

（一）定义和要求

1. 药品注册标准　药品注册标准是指经国务院药品监督管理部门核准的药品质量标准,是国务院药品监督管理部门批准给申请人特定药品的标准,其内容主要包括生产工艺/质检规程及质量指标、检验方法等技术要求。获得上市许可的药品必须按照核准的注册标准进行生产。药品注册标准应当符合《中华人民共和国药典》通用技术要求,不得低于《中华人民共和国药典》的规定。申报注册品种的检测项目或者指标不适用《中华人民共和国药典》的,申请人应当提供充分的支持性数据。

2. 药品注册标准的设定　药品注册标准的项目及其检验方法的设定,应当符合《中华人民共和国药典》的基本要求、国务院药品监督管理部门发布的技术指导原则及国家药品标准编写原则。申请人应当选取有代表性的样品进行标准的研究工作。

（二）药品标准物质的管理

药品标准物质,是指供药品标准中物理和化学测试及生物方法试验用,具有确定特性量值,用于校准设备、评价测量方法或者给供试药品赋值的物质,包括标准品、对照品、对照药材、参考品。

国务院药品监督管理部门设置或者指定的药品检验机构负责标定国家药品标准品、对照品。中国食品药品检定研究院可以组织有关的省、自治区、直辖市药品检验机构、药品研究机构或者药品生产企业协作标定国家药品标准物质。

中国食品药品检定研究院负责组织对标定的标准物质从原材料选择、制备方法、标定方法、标定结果、定值准确性、量值溯源、稳定性及分装与包装条件等资料进行审核,并做出可否作为国家药品标准物质的结论。

三、药品注册时限

药品注册时限,是药品注册的一般审评审批程序的受理、审查、审批等工作的最长时间,根据法律法规的规定中止审批或者申请人补充资料等所用时间不计算在内。

药品注册时限是药品注册工作质量和效率的体现,我国《药品注册管理办法》规定,药品监督管理部门应当遵守《药品管理法》《行政许可法》及《药品管理法实施条例》规定的药品注册时限要求。药品注册检验、审评工作时间应当按照《药品注册管理办法》的规定执行。有特殊原因需要延长时间的,应当说明理由,报国务院药品监督管理部门批准并告知申请人。

四、药品注册复审

(一)不予批准的药品注册申请

有下列情形之一的,国务院药品监督管理部门不予批准。

(1)药物临床试验申请的研究资料不足以支持开展药物临床试验或者不能保障受试者安全的。

(2)申报资料显示其申请药品的安全性、有效性、质量可控性等存在较大缺陷的。

(3)申报资料不能证明药品安全性、有效性、质量可控性,或者经评估认为药品风险大于获益的。

(4)申请人未能在规定时限内补充资料的。

(5)申请人拒绝接受或者无正当理由未在规定时限内接受药品注册核查、检验的。

(6)药品注册过程中认为申报资料不真实,申请人不能证明其真实性的。

(7)药品注册现场核查或者样品检验结果不符合规定的。

(8)法律法规规定的不应当批准的其他情形。

药品监督管理部门依法做出不予受理或者不予批准的书面决定,应当说明理由,并告知申请人享有依法提请行政复议或者提起行政诉讼的权利。

(二)复审的申请和决定

申请人对国务院药品监督管理部门做出的不予批准决定有异议的,可以在收到不予批准的通知之日起 60 日内填写药品注册复审申请表,向国务院药品监督管理部门提出复审申请并说明复审理由。复审的内容仅限于原申请事项及原申报资料。

国务院药品监督管理部门接到复审申请后,应当在 50 日内做出复审决定,并通知申请人。维持原决定的,国务院药品监督管理部门不再受理再次的复审申请。复审需要进行技术审查的,国务院药品监督管理部门应当组织有关专业技术人员按照原申请时限进行。

五、法律责任

根据《药品管理法》《行政许可法》《药品注册管理办法》等规定,对药品注册中的违法行为,由药品监督管理部门及相关部门依法给予行政处罚。

（一）药品监督管理部门及其工作人员违法的法律责任

（1）有《行政许可法》第六十九条规定情形的，国务院药品监督管理部门根据利害关系人的请求或者依据职权，可以撤销有关的药品批准证明文件。

①行政机关工作人员滥用职权、玩忽职守做出准予行政许可决定的。

②超越法定职权做出准予行政许可决定的。

③违反法定程序做出准予行政许可决定的。

④对不具备申请资格或者不符合法定条件的申请人准予行政许可的。

⑤依法可以撤销行政许可的其他情形。被许可人以欺骗、贿赂等不正当手段取得行政许可的，应当予以撤销。

（2）药品监督管理部门在药品注册过程中有下列情形之一的，由其上级行政机关或者监察机关责令改正，对直接负责的主管人员和其他直接责任人员依法给予行政处分；构成犯罪的，依法追究刑事责任。

①对不符合法定条件的申请做出准予注册决定或者超越法定职权做出准予注册决定的；

②对符合法定条件的申请做出不予注册决定或者不在法定期限内做出准予注册决定的；

③违反《药品注册管理办法》的规定未履行保密义务的。

（3）药品监督管理部门及其工作人员违反《药品注册管理办法》的规定，有下列情形之一的，由其上级行政机关或者监察机关责令改正；情节严重的，对直接负责的主管人员和其他直接责任人员依法给予行政处分。

①对符合法定条件的药品注册申请不予受理的。

②不在受理场所公示依法应当公示的材料的。

③在受理、审评、审批过程中，未向申请人、利害关系人履行法定告知义务的。

④申请人提交的申报资料不齐全、不符合法定形式，不一次告知申请人必须补正的全部内容的。

⑤未依法说明不受理或者不批准药品注册申请理由的。

⑥依法应当举行听证而不举行听证的。

（4）药品检验机构在承担药品审批所需要的检验工作时，出具虚假检验报告的，依照《药品管理法》的规定处罚。药品监督管理部门擅自收费或者不按照法定项目和标准收费的，由其上级行政机关或者监察机关责令退还非法收取的费用；对直接负责的主管人员和其他直接责任人员依法给予行政处分。

（5）在药品注册中未按照规定实施《药物非临床研究质量管理规范》或者《药物临床试验质量管理规范》的，依照《药品管理法》的规定处罚。

（二）药品注册申请人违法的法律责任

在药品注册中未遵守《药物非临床研究质量管理规范》《药物临床试验质量管理规范》的，依照《药品管理法》第一百二十六条的规定处罚，即除本法另有规定的情形外，责令限期改正，给予警告；逾期不改正的，处十万元以上五十万元以下的罚款；情节严重的，处五十万元以上二百万元以下的罚款，责令停产停业整顿直至吊销药品批准证明文件、药品生产许可证、药品经营许可证等，药物非临床安全性评价研究机构、药物临床试验机构等五年内不得开展药物非临床安全性评价研究、药物临床试验，对法定代表人、主要负责人、直接负责的主管人员和其他责任人员，没收违法行为发生期间自本单位所获收入，并处所获收入百分之十以上百分之五十以下的罚款，十年直至终身禁止从事药品生产经营等活动。

申请人在申报药品注册时，提供虚假的证明、数据、资料、样品或者采取其他手段骗取药品注册等许可的，依照《药品管理法》第一百二十三条的规定处罚，即撤销相关许可，十年内不受理其相应申请,并处五十万元以上五百万元以下的罚款;情节严重的,对法定代表人、主要负责人、直接负责的主管人员和其他责任人员,处二万元以上二十万元以下的罚款,十年内禁止从事药品生产经营活动,并可以由公安机关处五日以上十五日以下的拘留。

未经批准开展药物临床试验的,依照《药品管理法》第一百二十五条的规定处罚:情节严重的,吊销药品批准证明文件,对法定代表人、主要负责人、直接负责的主管人员和其他责任人员处二万元以上二十万元以下的罚款,十年直至终身禁止从事药品生产经营活动。

（三）严肃查处注册申请弄虚作假行为

药品注册申请材料造假涉嫌犯罪行为的,依照《最高人民法院、最高人民检察院关于办理药品、医疗器械注册申请材料造假刑事案件适用法律若干问题的解释》处理。

2015 年国务院《关于改革药品医疗器械审评审批制度的意见》中进一步明确,申请人、研究机构在注册申请中,如存在报送虚假研制方法、质量标准、药理及毒理试验数据、临床试验结果等情况,对其药品医疗器械注册申请不予批准,已批准的予以撤销;对直接责任人依法从严处罚,对出具虚假试验结果的研究机构取消相关试验资格,处罚结果向社会公布。

本章小结

内　容	学习要点
概念	药品注册、新药申请、仿制药申请、进口药品申请、补充申请、再注册申请、药品注册申请人
研究内容	1. 药品注册的分类及国内外药品注册管理发展 2. 药物非临床研究管理,药物的非临床安全性评价研究必须执行《药物非临床研究质量管理规范》 3. 药物临床试验管理,药物临床试验必须经国务院药品监督管理部门批准后实施,临床试验必须执行《药物临床试验质量管理规范》 4. 新药注册及仿制药注册的申报与审批 5. 药品注册标准及法律责任

在线答题

参 考 文 献

[1] 杨世民.药事管理学[M].6 版.北京:人民卫生出版社,2016.

[2] 张晓东,王庆利,周跃华,等.我国《药品注册管理办法》修订工作及有关思考[J].中国新药杂志,2017,26(13):1494-1497.

[3] 韩煦,罗鸿锋,张大为.我国药品临床试验数据清理问题及对策研究[J].中国药事,2018,32(7):853-857.

[4] 张靖.加强我国药物临床试验机构建设的思考与对策[J].中国新药与临床杂志,2018,37(6):337-341.

[5] 李丹.美国、欧盟及我国药品注册管理制度研究比较[D].杭州:浙江大学,2013.

[6] 杜瑶,陈在余,王敏.香港澳门药品注册管理的比较研究[J].中国药事,2018,32(9):1181-1187.

[7] 钟露苗,唐健元.有关药品再注册工作的思考与建议[J].中国药事,2017,31(7):722-726.

NOTE

［8］ 高志峰,林兰.进口药品注册检验申请的审核要点研究［J］.中国新药杂志,2018,27（8）：853-857.

［9］ Zhang J,Fan X Y,Jin H T,et al. A general introduction to the development of Good Laboratory Practice in China［J］. J Chin Pharm Sci,2017,26（7）:534-544.

（黄河科技学院 李锟）

NOTE

第七章 药品生产管理

  学习目标

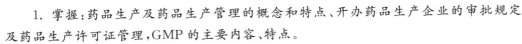

1. 掌握:药品生产及药品生产管理的概念和特点、开办药品生产企业的审批规定及药品生产许可证管理,GMP 的主要内容、特点。

2. 熟悉:药品委托生产的管理和药品上市许可持有人。

3. 了解:药品生产相关法律责任。

本章将介绍药品生产及药品生产管理的概念和特点、开办药品生产企业的审批规定及药品生产许可证管理,我国 GMP 的主要内容、特点,药品委托生产的管理、药品上市许可持有人以及药品生产相关法律责任。通过本章的学习,学生应理解药品生产的流程以及我国药品生产许可和 GMP 对保障药品质量的重要性,深刻认识到保证药品质量和维护人民生命健康的重要性。

 案例导入

2007 年 1 月 4 日至 8 日,北京某医院检验科发现临床送检的标本中丙肝抗体阳性率连续两周出现异常增高,随后调查发现,此类病例的患者在治疗过程中存在着一个共性,即全部使用过广东佰易药业有限公司生产的批号为 20060620(5 克/支)的人免疫球蛋白。该医院立即对该药品进行检测,结果显示药品中的丙肝抗体为阳性。随后,该医院在全院停用并查封了该公司生产的所有血液制品,并立刻将此事上报北京市食品药品监督管理局。不久,国家药监局和卫生部也紧急介入对广东佰易药品的调查。通过调查发现:广东佰易药业有限公司在生产静注人免疫球白的过程中,从非法途径购进血浆原料,部分产品不能提供有效完整的生产记录和检验记录,涉案药品市场流通量大于批生产记录产量,存在套用正常生产批号上市销售药品的事实。2007 年 7 月 8 日,国家食品药品监督管理局注销广东佰易药业有限公司该药品的批准文号,并依法吊销该公司的药品生产许可证。根据《药品注册管理办法》的有关规定,该公司所持有的药品批准文号自行废止。2007 年 7 月 16 日,国家食品药品监督管理局发出公告,对该公司人狂犬病免疫球蛋白等 7 个品种 22 个药品批准文号予以注销。

问题:

(1)该案例说明了我国在药品生产和生产监管过程中存在哪些问题?

(2)结合此案例,谈一谈加强药品安全生产和监管的意义。

第一节 药品生产及管理概述

一、药品生产概述

（一）药品生产的定义

药品生产是指将药物原料（中药、化学药、生物药）加工制备成能供临床使用的各种剂型药品的过程。整个过程可分为原料药生产阶段和将原料药制成一定剂型的制剂生产两个阶段。

（二）药品生产的分类

按照生产药品的产品结果不同，药品生产可分为原料药生产和制剂生产。

1. 原料药生产 原料药生产根据原材料性质、加工制造方法的不同，大体可分为三种。①生药的加工制造。②药用成分和化合物的加工制造。③利用生物技术生产制备生物药物。

2. 制剂生产 制剂生产是指将原料药按照一定的生产工艺与辅料混合均匀后，制成供临床使用，具有一定剂型的药物制剂的生产过程。药物剂型一般分为注射剂、口服制剂和外用制剂，不同剂型的加工制造方法和技术要求都不同。

（三）药品生产的特点

药品生产属于工业生产，既具有一般工业产品生产的共性，也有药品生产的特性。

1. 产品的种类和规格多、消耗大 无论是化学原料药及其制剂、中成药还是生物药物，投入的原料、辅料的种类数大大超过其他工业产品，生产出的成品种类、剂型繁多，添加的辅料多，消耗大。

2. 机械化、自动化程度要求高 药品生产中所运用的机器体系与其他化工工业有很多不同之处，因为药品品种多、生产工艺各不相同、产品质量要求很高，而产量与一般化工产品相比却少得多。因此，要求所使用的生产设备便于清洗，其材料对药品不产生化学或者物理的变化，密封性能好以防止污染或变质等。

3. 生产过程卫生要求严格 生产车间的卫生洁净程度及厂区的卫生状况都会对药品质量产生较大影响，不同品种或同一品种的不同批次的药品之间都互为污染源。因此，药品生产对生产环境的卫生要求十分严格，厂区、路面及运输等不得对药品的生产造成污染，生产人员、设备及药品的包装物等均不得对药品造成污染，否则容易造成严重后果（表 7-1）。

表 7-1 近年来我国发生的严重药害事件

时　间	企　业	药　品	原　因	后　果	处理结果
2001 年	广西半宙制药	梅花 K 黄柏胶囊	非法添加过期变质四环素	128 人中毒	停止销售
2003 年	多家企业	龙胆泻肝丸	关木通中含有马兜铃酸	10 万人致病	木通替代关木通
2005 年	吉林富华医用高分子材料有限公司	聚丙烯酰胺水凝胶	导致各种病变	数万人出现病变	撤销注册证
2006 年	齐齐哈尔第二制药厂	亮菌甲素注射液	工业二甘醇假冒药用丙二醇	15 人中毒，13人死亡	收回 GMP 证书

NOTE

续表

时 间	企 业	药 品	原 因	后 果	处理结果
2007 年	广东佰易药业有限公司	静注人免疫球蛋白	非法购进血浆原料	导致部分患者丙肝抗体阳性	收回 GMP 证书
2007 年	上海华联制药厂	注射用甲氨蝶呤	清场不彻底导致药品混料	上百人下肢伤残,无法行走	吊销生产许可证
2008 年	黑龙江完达山药业公司	刺五加注射液	被雨水浸泡的药品更换包装后销售	3 人死亡	收回 GMP 证书
2009 年	冒充原厂家产品的假药	糖脂宁胶囊	非法添加过量格列本脲	8 人治疗,死亡 2 人	查处
2018 年	吉林长春长生	狂犬病疫苗	随意变更工艺参数等	接种无效	吊销生产许可证,罚款 72.1 亿元

4. 产品质量基线要求高 由于药品与人民的生命健康有着密切的关系,因此对药品的质量要求特别严格。药品不允许有"等外品""处理品"等,必须是符合药品标准的合格品;产品一旦出现质量问题,通常不能"返修"。世界各国政府都制定了本国生产的每一种药品的质量标准,以及管理药品质量的制度和方法,使药品生产企业的生产、经营活动处于国家的严格监督管理之下,确保药品质量符合要求。

(四) 药品生产中质量管理的概念、原则

1. 质量 质量(quality)是指一组特性满足要求的程度,即质量是指一组固有的可区分的特征满足明示的、通常隐含的或必须履行的需求或期望的程度。质量不仅是指产品质量,也可以是某项活动或过程的工作质量,还可以是质量管理体系运行的质量。

2. 质量管理 质量管理(quality management)是指在质量方面指挥和控制组织的协调活动。质量管理是管理的一部分。与产品、过程或体系质量有关的活动都是质量管理的内容。它包括制定组织的质量方针,确定在质量方面所追求的目标,进行质量策划、质量控制、质量保证和质量改进。

3. 质量控制 质量控制(quality control)是质量管理的一部分,致力于满足质量要求。质量控制出于组织的自身要求,是质量管理最基础的作业活动。质量控制首先应明确质量要求,产品、过程和质量体系的要求,质量控制就从制定质量要求开始。质量控制既没有一致的方法,也没有一成不变的方法,采用"过程方法"是致力于达到质量要求的总原则,每一过程都应明确输入和输出,才能确定恰当的控制方法。一般来说,质量控制的方法偏重于技术性活动。例如,药品生产过程的质量控制,通常采用对原材料、中间品、产品的检验。质量控制的一般顺序:①明确质量要求;②编制作业规范或控制计划以及判断标准;③实施规范或控制计划;④按判断标准进行监督和评价。

4. 质量保证 质量保证(quality assurance)是质量管理的一部分,致力于提供质量要求会得到满足的信任。其关键是提供信任,即向顾客和其他相关方提供能够被确信组织有能力达到质量要求。当然,只有质量要求全面反映了顾客和相关方的要求,才能提供足够的信任。质量保证是有计划的系统活动,有一套足以让顾客任何时候都能够被证实且放心的运行机制,建立并实施质量管理体系,并促进其有效运作。一般来说,质量保证的方法有质量保证计划、产品的质量审核、质量管理体系认证、由国家认可的检测机构提供产品合格的证据、质量控制活动的验证等。《药品生产质量管理规范》(GMP)中指出,质量保证是质量管理体系的一部分,企业必须建立质量保证系统,同时建立完整的文件体系,以保证系统有效运行。质量保证系统应当确保:①药品的设计与研发体现 GMP 的要求;②生产管理和质量控制活动符合 GMP 的要求;③管理职责明确;④采购和使用的原辅料和包装材料正确无误;⑤中间产品得到有效控制;⑥确认、验证的实施;⑦严格按照规程进行生产、检查、检验和复核;⑧每批产品经质量受权人批准后方可放行;⑨在储存、发运和随后的各种操作过程中有保证药品质量的适当措施;⑩按照自检操作规程,定期检查评估质量保证系统的有效性和适用性。

二、药品生产企业

(一)药品生产企业的定义

药品生产企业是指生产药品的专营企业或者兼营企业,是应用现代科学技术,获准从事药品生产活动,实行自主经营、独立核算、自负盈亏,具有法人资格的基本经济组织。

(二)药品生产企业的分类

药品生产企业按经济所有制类型不同可分为全民所有制企业、集体所有制企业、私营企业、股份公司、中外合资企业、外资企业等;按企业规模可分为大型企业、中型企业和小型企业;按所生产的产品大致可分为化学药生产企业(包括原料和制剂)、中药饮片生产企业、中药制剂生产企业、生化制药企业和生物制品生产企业等。

(三)药品生产企业的特点

药品生产企业具有以下几个方面的特征。

1. 药品生产企业属知识技术密集型企业 药品品种众多,品种更新换代快,新药研究开发科学技术难度大,市场竞争激烈,对企业经营管理人员及生产技术人员的文化、专业知识要求高。药品生产各要素密集度相比,知识技术密集度被放在首位。

2. 药品生产企业同时也是资本密集型企业 药品生产企业研究开发新药的投资很高。此外,为了保证药品质量,各国政府对开办药品生产企业普遍实行了许可证制度,必须具备政府要求的硬件、软件条件,才能获得药品生产许可。20 世纪 70 年代后,各国政府或区域联盟普遍要求药品生产企业实施 GMP,GMP 成为国际药品贸易的基础。药品生产企业的营销费用也比较高。在激烈的药品市场竞争中,资本不足的中小企业纷纷倒闭。要办药厂必须有足够的资本投入,而且要不断筹资、融资开发新药、开拓市场,才能生存下去。

3. 药品生产企业是多品种分批次的生产 为了满足医疗保健的需要,增强市场竞争力,药品生产企业普遍生产多个品种。大型制药公司常设多个分厂,把同类型品种集中在一个分厂生产,这种品种生产可以大大提高劳动生产率、降低成本。在开辟国际市场时,则采用按地域办厂的办法。药品生产的分批办法,在各国 GMP 条文中做了规定,一般来说每批的批量不大,这与石油化工等产品很不相同。同品种药品的分批因药品生产企业的规模不同而不尽相同。

4. 药品生产过程的组织是以流水线为基础的小组生产 按照药品的生产工艺流程特点设置生产小组,生产小组下设有不同岗位,有条不紊地组织生产。随着机械化、自动化程度的不断提高,很多药品生产企业采用计算机软件来控制生产,但是软件编制的基础仍是流水线生产或小组生产。一些原料药生产企业为了解决多品种小批量的问题,会采用机群式的生产。

三、我国药品生产管理概况

为了确保药品质量,国务院药品监督管理部门自 1998 年成立之日起就将保证产品质量放

知识拓展:
质量源于设计
(quality base design,QbD)

NOTE

在首位,并出台了一系列行之有效的相关措施。为了加强药品生产环节的监督管理,对《药品管理法》及其实施条例中药品生产管理相关内容做进一步的细化与具体化,国务院药品监督管理部门于 2004 年 8 月 5 日发布了《药品生产监督管理办法》。2020 年 1 月 15 日国家市场监督管理总局 2020 年第 1 次局务会议审议通过了新的《药品生产监督管理办法》(自 2020 年 7 月 1 日起施行)。《药品生产监督管理办法》就开办药品生产企业的申请与审批、药品生产许可证管理、药品委托生产管理及监督检查管理四个问题从药品生产企业的筹建、验收程序,药品生产许可证的年检、变更要求,药品委托生产的品种、审批程序、申报资料及药品生产监督检查等方面进行了规范化的规定。

(一)我国法律对生产许可的规定

《药品管理法》规定,从事药品生产活动,应当经所在地省、自治区、直辖市人民政府药品监督管理部门批准,取得药品生产许可证。无药品生产许可证的,不得生产药品。药品生产许可证应当标明有效期和生产范围,到期重新审查发证。

从事药品生产活动,必须具备以下条件:①有依法经过资格认定的药学技术人员、工程技术人员及相应的技术工人;②有与其药品生产相适应的厂房、设施和卫生环境;③有能对所生产药品进行质量管理和质量检验的机构、人员以及必要的仪器设备;④有保证药品质量的规章制度,并符合国务院药品监督管理部门制定的药品生产质量管理规范要求。从事疫苗生产活动的,还应当具备下列条件:①具备适当规模和足够的产能储备;②具有保证生物安全的制度和设施、设备;③符合疾病预防、控制需要。

从事药品生产活动,应当遵守药品生产质量管理规范,建立健全药品生产质量管理体系,保证药品生产全过程持续符合法定要求。药品生产企业的法定代表人、主要负责人对本企业的药品生产活动全面负责。药品应当按照国家药品标准和经药品监督管理部门核准的生产工艺进行生产。生产、检验记录应当完整准确,不得编造。

生产药品所需的原料、辅料,应当符合药用要求、《药品生产质量管理规范》的有关要求。生产药品,应当按照规定对供应原料、辅料等的供应商进行审核,保证购进、使用的原料、辅料等符合规定要求。

直接接触药品的包装材料和容器,应当符合药用要求,符合保障人体健康、安全的标准。对不合格的直接接触药品的包装材料和容器,由药品监督管理部门责令停止使用。

药品生产企业应当对药品进行质量检验。不符合国家药品标准的,不得出厂。药品生产企业应当建立药品出厂放行规程,明确出厂放行的标准、条件。符合标准、条件的,经质量受权人签字后方可放行。

药品包装应当适合药品质量的要求,方便储存、运输和医疗使用。药品包装应当按照规定印有或者贴有标签并附有说明书。标签或者说明书应当注明药品的通用名称、成分、规格、上市许可持有人及其地址、生产企业及其地址、批准文号、产品批号、生产日期、有效期、适应证或者功能主治、用法、用量、禁忌证、不良反应和注意事项。标签、说明书中的文字应当清晰,生产日期、有效期等事项应当显著标注,容易辨识。麻醉药品、精神药品、医疗用毒性药品、放射性药品、外用药品和非处方药的标签、说明书,应当印有规定的标志。

药品上市许可持有人、药品生产企业、药品经营企业和医疗机构中直接接触药品的工作人员,应当每年进行健康检查。患有传染病或者其他可能污染药品的疾病的,不得从事直接接触药品的工作。

(二)药品生产许可的申请和审批

申请办理药品生产许可证,应按规定提交包括申请人的基本情况及其相关证明文件,拟办企业的基本情况(包括拟办企业名称、生产品种、剂型、设备、工艺及生产能力),拟办企业的场地、周边环境、基础设施等条件说明以及投资规模等情况说明,拟办企业的组织机构图(注明各部门的职责及相互关系、部门负责人),拟办企业的法定代表人、企业负责人、部门负责人简历、学历和职称证书,依法经过资格认定的药学及相关专业技术人员、工程技术人员、技术工人登记表及其所在部门和岗位,高级、中级、初级技术人员的比例情况表等在内的各种申请材料,并对其申请材料全部内容的真实性负责。省级药品监督管理部门应当自收到申请之日起 30 个工作日内,做出决定。经审查符合规定的,予以批准,并自书面批准决定做出之日起 10 个工作日内核发药品生产许可证;不符合规定的,做出不予批准的书面决定,并说明理由,同时告知申请人享有依法申请行政复议或者提起行政诉讼的权利。

药品生产企业将部分生产车间分立,形成独立药品生产企业的,应按规定办理药品生产许可证。药品生产许可的审批、换证及变更具体见表 7-2。

表 7-2 药品生产许可的审批、换证及变更

事 项	药品生产企业管理
审批主体	企业所在地省级药品监督管理部门批准
期限	审查期限:30+10 个工作日
证件	药品生产许可证:标明有效期和生产范围
换发期限	(1)有效期为 5 年 (2)有效期届满,应在有效期届满前 6 个月申请换发证 (3)终止生产药品或关闭,由原发证部门缴销
变更期限	(1)在许可事项发生变更 30 日前,向原发证机关申请变更 (2)原发证机关应当自收到申请之日起 15 个工作日内做出决定

(三)药品生产许可证的管理

1. 药品生产许可证的内容 药品生产许可证分正本和副本,具有同等法律效力,有效期为五年。药品生产许可证电子证书与纸质证书具有同等法律效力。根据《国家食品药品监督管理总局关于启用新版〈药品生产许可证〉和〈医疗机构制剂许可证〉的公告》,新版药品生产许可证应当载明许可证编号、分类码、企业名称、统一社会信用代码、住所(经营场所)、法定代表人、企业负责人、生产负责人、质量负责人、质量受权人、生产地址和生产范围、发证机关、发证日期、有效期限等项目。企业名称、统一社会信用代码、住所(经营场所)、法定代表人等项目应当与市场监督管理部门核发的营业执照中载明的相关内容一致。

根据药监综药管〔2019〕72 号《国家药监局综合司关于启用新版〈药品生产许可证〉等许可证书的通知》,新版许可证书样式自 2019 年 9 月 1 日起启用,对于 2019 年尚未到期的许可证,要求 2020 年 12 月年底前更换新版许可证,有效期与原证一致。为便于统一管理,对 2015 年底尚未到期的药品生产许可证,由省级药品监督管理部门在 2015 年底前为其更换新证,有效期与原证一致。其中,药品生产许可证编号格式为"省份简称+四位年号+四位顺序号"。企业变更名称等许可证项目以及重新发证,原药品生产许可证编号不变。企业分立,在保留原药品生产许可证编号的同时,增加新的编号。企业合并,原药品生产许可证编号保留一个。分类码是对许可证内生产范围进行统计归类的英文字母串编码方法:大写字母用于归类药品上市许可持有人和产品类型,其中 A 代表自行生产的药品上市许可持有人,B 代表委托生产的药品上市许可持有人,C 代表接受委托的药品生产企业,D 代表原料药生产企业;小写字母用于区分制剂属性,其中 h 代表化学药,z 代表中成药,s 代表生物制品,d 代表按药品管理的体外诊断试剂,y 代表中药饮片,q 代表医用气体,t 代表特殊药品,x 代表其他。

生产范围填写规则:①制剂应按《中华人民共和国药典》制剂通则及其他的国家药品标准填写;②原料药、无菌原料药、提取物的填写,正本上只注明类别,副本上在类别后括号内注明其通用名称;③生物制品应在正本上按疫苗、血液制品、血清抗毒素、生物工程产品、免疫制剂、体内诊断试剂、过敏原制剂、体细胞及基因治疗制剂等分类填写,副本上在类别后括号内注明产品名称;④体外诊断试剂的正本上只填写类别,副本上在类别后括号内注明产品名称;⑤医疗用毒性药品、麻醉药品、精神药品、药品类易制毒化学品等特殊药品,应在正本上填写类别,副本上在类别后括号内注明产品名称;⑥药用辅料在正本上只填写类别,副本上在括号内注明产品名称。

2. 药品生产许可证的变更

(1) 变更分类:药品生产许可证变更分为许可事项变更和登记事项变更。许可事项变更是指生产范围、生产地址的变更。登记事项变更是指企业名称、住所(经营场所)、法定代表人、企业负责人、生产负责人、质量负责人、质量受权人等的变更。

(2) 变更药品生产许可证许可事项:药品生产企业变更药品生产许可证许可事项的,应当在原许可事项发生变更 30 日前,向原发证机关提出药品生产许可证变更申请。未经批准,不得擅自变更许可事项。原发证机关应当自收到企业变更申请之日起 15 日内做出是否准予变更的决定。不予变更的,应当书面说明理由,并告知申请人享有依法申请行政复议或者提起行政诉讼的权利。

变更生产范围或者生产地址的,药品生产企业应当按照规定提交涉及变更内容的有关材料,并报经所在地省级药品监督管理部门审查决定。

药品生产企业依法办理药品生产许可证许可事项的变更手续后,应当及时向市场监督管理部门办理企业注册登记的变更手续。

(3) 变更药品生产许可证登记事项:药品生产企业变更药品生产许可证登记事项的,应当在市场监督管理部门核准变更或者企业完成变更后 30 日内,向原发证机关申请药品生产许可证变更登记。原发证机关应当自收到企业变更申请之日起 10 日内办理变更手续。

药品生产许可证变更后,原发证机关应当在药品生产许可证副本上记录变更的内容和时间,并按照变更后的内容重新核发药品生产许可证正本,收回原药品生产许可证正本,变更后的药品生产许可证有效期不变。

3. 药品生产许可证换发、缴销及遗失

(1) 药品生产许可证换发:药品生产许可证有效期届满,需要继续生产药品的,药品生产企业应当在有效期届满前 6 个月,向原发证机关申请换发药品生产许可证。

原发证机关按照规定进行审查,在药品生产许可证有效期届满前做出是否准予其换证的决定。主要的处理方式有以下几种:①符合规定准予换证的,收回原证,换发新证;②不符合规定的,不予换证,并说明理由,同时告知申请人享有依法申请行政复议或者提起行政诉讼的权利;③逾期未做出决定的,视为同意换证,并予补办相应手续。

(2) 药品生产许可证撤销:有下列情形之一的,药品生产许可证由原发证机关注销,并予以公告:①主动申请注销药品生产许可证的;②药品生产许可证有效期届满未重新发证的;③营业执照依法被吊销或者注销的;④药品生产许可证依法被吊销或者撤销的;⑤法律、法规规定应当注销行政许可的其他情形。药品生产企业终止生产药品或者关闭的,由原发证机关缴销药品生产许可证,并进行公告。

(3) 药品生产许可证遗失:《药品生产监督管理办法》对药品生产许可证遗失的情况做出了明确规定:药品上市许可持有人、药品生产企业应当向原发证机关申请补发,原发证机关照原核准事项在 10 日内补发药品生产许可证。许可证编号、有效期等与原许可证一致。

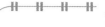

（四）药品生产监督检查

省、自治区、直辖市药品监督管理部门负责对本行政区域内药品上市许可持有人、制剂、化学原料药、中药饮片生产企业的监督管理,应当建立实施监督检查的运行机制和管理制度,明确设区的市级药品监督管理机构和县级药品监督管理机构的监督检查职责。

国务院药品监督管理部门可以直接对药品生产企业进行监督检查,并对省级药品监督管理部门的监督检查工作情况进行监督和抽查。监督检查的主要内容是药品生产企业执行有关法律法规及实施《药品生产质量管理规范》的情况,监督检查包括药品生产许可证换发的现场检查、《药品生产质量管理规范》跟踪检查、日常监督检查等。

2015 年 5 月 18 日,国家食品药品监督管理总局局务会议通过《药品医疗器械飞行检查办法》,针对药品生产等环节开展不预先告知的监督检查,具有突击性、独立性、高效性等特点。

药品监督管理部门应当建立健全职业化、专业化检查员制度,明确检查员的资格标准、检查职责、分级管理、能力培训、行为规范、绩效评价和退出程序等规定,提升检查员的专业素质和工作水平。检查员应当熟悉药品法律法规,具备药品专业知识。有疫苗等高风险药品生产企业的地区,还应当配备相应数量的具有疫苗等高风险药品检查技能和经验的药品检查员。

药品生产监督检查的主要内容:①药品上市许可持有人、药品生产企业执行有关法律、法规及实施《药品生产质量管理规范》《药物警戒质量管理规范》以及有关技术规范等情况;②药品生产活动是否与药品品种档案载明的相关内容一致;③疫苗储存、运输管理规范执行情况;④药品委托生产质量协议及委托协议;⑤风险管理计划实施情况;⑥变更管理情况。

进行监督检查时,药品监督管理部门应当指派 2 名以上检查人员实施监督检查,检查人员应当向被检查单位出示执法证明文件。药品监督管理部门工作人员对知悉的商业秘密应当保密。监督检查时,药品生产企业应当说明的有关情况和提供的材料如下:①药品生产场地管理文件以及变更材料;②药品生产企业接受监督检查及整改落实情况;③药品质量不合格的处理情况;④药物警戒机构、人员、制度制定情况以及疑似药品不良反应监测、识别、评估、控制情况;⑤实施附条件批准的品种,开展上市后研究的材料;⑥需要审查的其他必要材料。

监督检查完成后,药品监督管理部门在药品生产许可证副本上载明检查情况。记载的主要内容包括检查结论;生产的药品是否发生重大质量事故,是否有不合格药品受到药品质量公报通告;药品生产企业是否有违法生产行为,及其查处情况。

药品生产企业质量负责人、生产负责人发生变更的,应当在变更后 15 日内将变更人员简历及学历证明等有关情况报所在地省级药品监督管理部门备案。药品生产企业的关键生产设施等条件与现状发生变化的,应当自发生变化 30 日内报所在地省级药品监督管理部门备案,省级药品监督管理部门根据需要进行检查。药品生产企业发生重大药品质量事故的,必须立即报告所在地省级药品监督管理部门和有关部门,省级药品监督管理部门应当在 24 h 内报告国务院药品监督管理部门。

第二节 《药品生产质量管理规范》

一、GMP 概述

《药品生产质量管理规范》,简称 GMP,其中,GMP 是英文名 Good Manufacturing Practices 的缩写。GMP 是世界各国对药品生产全过程监督管理普遍采用的法定技术规范。

为了进一步规范药品生产领域的生产行为,用科学、合理、规范化的条件和方法保证所生产的药品质量,尽量减少人为因素对产品质量的影响,GMP 应运而生。它在国际上已被大多数政府、制药企业及专家一致认为是制药企业进行质量管理的优良的、必备的制度。其作为质量管理体系的一部分,是药品生产管理和质量控制的基本要求,旨在最大限度地降低药品生产过程中的污染、交叉污染以及混淆、差错等风险,确保持续稳定地生产出符合预定用途和注册要求的药品。按照 GMP 要求进行药品生产及质量管理已成为必然趋势。尽管不同国家和地区的 GMP 在具体的规定和要求方面各具特色,但基本内容基本一致。

我国在 20 世纪 80 年代初就提出在制药企业中推行 GMP。1982 年,中国医药工业公司参照一些先进国家的 GMP 制定了《药品生产管理规范》(试行稿),并开始在一些制药企业中试行。1988 年,根据《药品管理法》,卫生部颁布了我国第一部《药品生产质量管理规范(1988年版)》,作为正式法规执行。1992 年,卫生部又对《药品生产质量管理规范(1988 年版)》进行修订,颁布了《药品生产质量管理规范(1992 年修订)》。1998 年,国家药品监督管理局总结几年来实施 GMP 的情况,对 1992 年修订的 GMP 进行修订,于 1999 年 6 月 18 日颁布了《药品生产质量管理规范(1998 年修订)》,1999 年 8 月 1 日起施行。在 1999 年底,我国血液制品生产企业全部通过 GMP 认证;2000 年底,粉针剂、大容量注射剂实现全部在符合 GMP 的条件下生产;2002 年底,小容量注射剂实现全部在符合 GMP 的条件下生产。

经过一系列强有力的监督管理措施,我国监督实施 GMP 的工作顺利实现了从 2004 年 7月 1 日起所有的药品制剂和原料药生产企业均必须在符合 GMP 的条件下生产的目标,未通过认证的企业全部停产。

2011 年 1 月 17 日,为了进一步强化药品生产企业的质量意识,建立药品质量管理体系,卫生部发布了《药品生产质量管理规范(2010 年修订)》(以下简称现行 GMP),并自 2011 年 3月 1 日起施行。与之相配套的现行 GMP 附录也于 2011 年 2 月 24 日以国家食品药品监督管理局第 16 号公告发布。此后,国务院药品监督管理部门发布了无菌药品、原料药、生物制品、血液制品、中药制剂、放射性药品、中药饮片、医用氧、取样等附录,作为《药品生产质量管理规范(2010 年修订)》的配套文件。附录与 2010 年版 GMP 具有同等效力。

通过实施药品 GMP,我国药品生产企业生产环境和生产条件发生了根本性转变,制药工业总体水平显著提高。药品生产秩序逐步规范,从源头上提高了药品质量,有力地保证了人民群众用药的安全有效,同时也提高了我国制药企业及药品监督管理部门的国际声誉。

二、我国现行 GMP 的主要内容

我国现行 GMP 包括总则、质量管理、机构与人员、厂房与设施、设备、物料与产品、确认与验证、文件管理、生产管理、质量控制与质量保证、委托生产与委托检验、产品发运与召回、自检及附则,共计 14 章,313 条。作为现行 GMP 的配套文件,现行 GMP 附录包括无菌药品、原料药、生物制品、血液制品及中药制剂 5 个方面的内容。它们对药品生产过程所涉及的各个方面做出了明确的规定,现概要介绍如下。

(一)规范出台目的

总则部分明确指出,本规范作为质量管理体系的一部分,是药品生产管理和质量控制的基本要求,旨在最大限度地降低药品生产过程中污染、交叉污染以及混淆、差错等风险,确保持续稳定地生产出符合预定用途和注册要求的药品。

(二)质量管理

第二章强调了质量保证、质量控制及质量风险管理的重要性,其中明确指出质量保证是质量管理体系的一部分,企业必须建立质量保证系统,同时建立完整的文件体系,以保证系统有效运行。此外还指出质量控制包括相应的组织机构、文件系统以及取样、检验等,确保物料或

 NOTE

产品在放行前完成必要的检验,确认其质量符合要求。特别明确地指出质量风险管理是在整个产品生命周期中采用前瞻或回顾的方式,对质量风险进行评估、控制、沟通、审核的系统过程。其应当根据科学知识及经验对质量风险进行评估,以保证产品质量。质量风险管理过程所采用的方法、措施、形式及形成的文件应当与存在风险的级别相适应。

（三）机构与人员要求

第三章对企业建立的组织机构及从事药品生产的各级人员提出了相关的要求,并指出各级人员均应按该规范的要求进行培训和考核。

（1）企业应当建立与药品生产相适应的管理机构,并有组织机构图。企业应当设立独立的质量管理部门,履行质量保证和质量控制的职责。质量管理部门可以分别设立质量保证部门和质量控制部门。质量管理部门应当参与所有与质量有关的活动,负责审核所有与本规范有关的文件。

（2）关键人员应当为企业的全职人员,至少应当包括企业负责人、生产管理负责人、质量管理负责人和质量受权人。质量管理负责人和生产管理负责人不得互相兼任。质量管理负责人和质量受权人可以兼任。应当制定操作规程确保质量受权人独立履行职责,不受企业负责人和其他人员的干扰。企业关键人员的资质及主要职责见表7-3。

表 7-3 企业关键人员的资质及主要职责

类 别	资 质	主 要 职 责
企业负责人	—	药品质量的主要责任人,全面负责企业日常管理。包括提供必要的资源,合理计划、组织和协调,保证质量管理部门独立履行其职责
生产管理负责人	至少具有药学或相关专业本科学历(或中级专业技术职称或执业药师资格),具有至少3年从事药品生产和质量管理的实践经验,其中至少有1年的药品生产管理经验,接受过与所生产产品相关的专业知识培训	1. 确保严格执行各种操作规程,确保药品按批准的工艺规程生产、储存,保证药品质量; 2. 确保批生产(包装)记录经指定人员审核并送质量管理部门; 3. 确保厂房和设备良好的运行状态,并完成各种必要的验证工作; 4. 确保生产相关人员经专业培训,并根据工作需要调整培训内容
质量管理负责人	至少具有药学或相关专业本科学历(或中级专业技术职称或执业药师资格),具有至少5年从事药品生产和质量管理的实践经验,其中至少有1年的药品质量管理经验,接受过与所生产产品相关的专业培训	1. 确保所有材料和成品符合注册批准的要求和质量标准; 2. 确保完成所有必要的检验,确保产品放行前对批记录的审核; 3. 批准质量标准、质量管理操作规程及所有与质量有关的变更; 4. 确保所有重大偏差和检验结果超标已经过调查并得到及时处理; 5. 确保完成自检,保证厂房和设备良好运行; 6. 及时处理所有与产品质量有关的投诉; 7. 监督委托检验,完成产品的稳定性考察计划,提供稳定性考察的数据; 8. 确保人员均经过岗前培训和继续培训

NOTE

续表

类　别	资　质	主　要　职　责
质量受权人	至少具有药学或相关专业本科学历（或中级专业技术职称或执业药师资格），具有至少5年从事药品生产和质量管理的实践经验，从事过药品生产过程控制和质量检验工作。具有专业理论知识，并经过与产品放行有关的培训	1. 参与企业质量体系建立、内部自检、外部质量审计、验证以及药品不良反应报告、产品召回等质量管理活动； 2. 承担产品放行的职责，确保每批已放行产品的生产、检验均符合相关法规、药品注册要求和质量标准； 3. 在产品放行前，质量受权人必须出具产品放行审核记录，并纳入批记录

（四）厂房设施及设备的要求

第四、五章对药品生产厂房、生产区、仓储区、质量控制区及生产设备做出如下规定。

1. 厂房的要求　厂房的选址、设计、布局、建造、改造和维护必须符合药品生产要求。应当能够最大限度地避免污染、交叉污染、混淆和差错，便于清洁、操作和维护。应当根据厂房及生产防护措施综合考虑选址，厂房所处的环境应当能够最大限度地降低物料或产品遭受污染的风险。企业应当有整洁的生产环境；厂区的地面、路面及运输等不应当对药品的生产造成污染；生产、行政、生活和辅助区的总体布局应当合理，不得互相妨碍；厂区和厂房内的人、物流走向应当合理。洁净厂房的设计，应当尽可能避免管理或监控人员不必要的进入。B级洁净区的设计应当能够使管理或监控人员从外部观察到内部的操作。厂房还应有适当的照明、温度、湿度和通风，确保生产和储存的产品质量以及相关设备性能不会直接或间接地受到影响。厂房、设施的设计和安装应能够有效防止昆虫或其他动物进入。

2. 生产区的要求　为降低污染和交叉污染的风险。厂房、生产设施和设备应当根据所生产药品的特性、工艺流程及相应洁净度级别要求合理设计、布局和使用，并应综合考虑药品的特性、工艺和预定用途等因素，确定厂房、生产设施和设备多产品共用的可行性，并有相应评估报告。生产区和储存区应当有足够的空间，确保有序地存放设备、物料、中间产品、待包装产品和成品，避免不同产品或物料的混淆、交叉污染，避免生产或质量控制操作发生遗漏或差错。洁净区与非洁净区之间、不同级别洁净区之间的压差应当不低于 10 Pa。必要时，相同洁净度级别的不同功能区域（操作间）之间也应当保持适当的压差梯度。洁净区的内表面（墙壁、地面、天棚）应当平整光滑、无裂缝、接口严密、无颗粒物脱落，避免积尘，便于有效清洁，必要时应当进行消毒。

3. 生产特殊性质药品的要求　高致敏性药品（如青霉素类）或生物制品（如卡介苗或其他用活性微生物制备而成的药品），必须采用专用和独立的厂房、生产设施和设备。青霉素类药品产尘量大的操作区域应当保持相对负压，排至室外的废气应当经过净化处理并符合要求，排风口应当远离其他空气净化系统的进风口；生产 β-内酰胺结构类药品、性激素类避孕药品必须使用专用设施（如独立的空气净化系统）和设备，并与其他药品生产区严格分开；生产某些激素类、细胞毒性类、高活性化学药品应当使用专用设施（如独立的空气净化系统）和设备；特殊情况下，如采取特别防护措施并经过必要的验证，上述药品制剂则可通过阶段性生产方式共用同一生产设施和设备；上述空气净化系统，其排风应当经过净化处理。

4. 仓储区的要求　仓储区应当有足够的空间，确保有序存放待验、合格、不合格、退货或召回的原辅料、包装材料、中间产品、待包装产品和成品等各类物料和产品。其设计和建造应当确保良好的仓储条件,并有通风和照明设施。应当能够满足物料或产品的储存条件(如温湿度、避光)和安全储存的要求,并进行检查和监控。高活性的物料或产品以及印刷包装材料应当储存于安全的区域。接收、发放和发运区域应当能够保护物料、产品免受外界天气(如雨、雪)的影响。接收区的布局和设施应当确保到货物料在进入仓储区前可对外包装进行必要的清洁。应当有单独的物料取样区,其空气洁净度级别应当与生产要求一致。

5. 质量控制区的要求 质量控制实验室通常应当与生产区分开。生物检定、微生物和放射性同位素的实验室还应当彼此分开。实验室的设计应当确保其适用于预定的用途,并能够避免混淆和交叉污染,应当有足够的区域用于样品处置、留样和稳定性考察样品的存放以及记录的保存。实验动物房应当与其他区域严格分开,其设计、建造应当符合国家有关规定,并设有独立的空气处理设施以及动物的专用通道。

6. 设备的要求 设备的设计、选型、安装、改造和维护必须符合预定用途,应当尽可能降低产生污染、交叉污染、混淆和差错的风险,便于操作、清洁、维护,以及必要时进行的消毒或灭菌。生产设备不得对药品质量产生任何不利影响。与药品直接接触的生产设备表面应当平整、光洁、易清洗或消毒、耐腐蚀,不得与药品发生化学反应、吸附药品或向药品中释放物质。应当选择适当的清洗、清洁设备,并防止这类设备成为污染源。主要生产和检验设备都应当有明确的操作规程。生产设备应当在确认的参数范围内使用。已清洁的生产设备应当在清洁、干燥的条件下存放。制药用水应当适合其用途,并符合《中华人民共和国药典》的质量标准及相关要求。制药用水至少应当采用饮用水。纯化水、注射用水储罐和输送管道所用材料应当无毒、耐腐蚀;储罐的通气口应当安装不脱落纤维的疏水性除菌滤器;管道的设计和安装应当避免死角、盲管。纯化水、注射用水的制备、储存和分配应当能够防止微生物的滋生。纯化水可采用循环,注射用水可采用70 ℃以上保温循环。应当对制药用水及原水的水质进行定期监测,并有相应的记录。

(五)洁净区级别要求

洁净区可分为以下 4 个级别。

A 级,也称高风险操作区,如灌装区、放置胶塞桶和与无菌制剂直接接触的敞口包装容器的区域及无菌装配或连接操作的区域,应当用单向流操作台(罩)维持该区的环境状态。

B 级,指无菌配制和灌装等高风险操作 A 级洁净区所处的背景区域。

C 级和 D 级,指无菌药品生产过程中重要程度较低的操作步骤的洁净区。

各洁净级别对空气中的悬浮粒子及微生物数目均有一定要求。

(六)物料与产品的要求

药品生产所用的原辅料、与药品直接接触的包装材料应当符合相应的质量标准,应当尽可能减少物料的微生物污染程度。必要时,物料的质量标准中应当包括微生物限度、细菌内毒素或热原检查项目。药品上直接印字所用油墨应当符合食用标准要求。进口原辅料应当符合国家相关的进口管理规定。应当建立物料和产品的操作规程,确保物料和产品的正确接收、储存、发放、使用和发运,防止污染、交叉污染、混淆和差错。物料和产品的处理应当按照操作规程或工艺规程执行,并有记录。

原辅料、与药品直接接触的包装材料和印刷包装材料的接收应当有操作规程,所有到货物料均应当检查,以确保与订单一致,并确认供应商已经得到质量管理部门批准。物料的外包装应当有标签,并注明规定的信息。每次接收均应当有记录,内容如下:①交货单和包装容器上所注物料的名称;②企业内部所用物料名称和(或)代码;③接收日期;④供应商和生产商(如不同)的名称;⑤供应商和生产商(如不同)标识的批号;⑥接收总量和包装容器数量;⑦接收后企业指定的批号或流水号;⑧有关说明(如包装状况)。

(七) 文件管理的要求

文件是质量保证系统的基本要素。企业必须有内容正确的书面质量标准、生产处方和工艺规程、操作规程以及记录等文件。企业应当建立文件管理的操作规程,系统地设计、制定、审核、批准和发放文件。与本规范有关的文件应当经质量管理部门的审核。文件的内容应当与药品生产许可、药品注册等相关要求一致,并有助于追溯每批产品的历史情况。文件的起草、修订、审核、批准、替换或撤销、复制、保管和销毁等应当按照操作规程管理,并有相应的文件分发、撤销、复制、销毁记录。同时由适当的人员签名并注明日期。

文件应当分类存放、条理分明,便于查阅。原版文件复制时,不得产生任何差错;复制的文件应当清晰可辨。

上述所有活动均应当有记录,以保证可以追溯产品生产、质量控制和质量保证等活动。记录应当留有填写数据的足够空格。记录应当及时填写,内容真实,字迹清晰、易读,不易擦除。记录填写的任何更改都应当签注姓名和日期,并使原有信息仍清晰可辨。应当尽可能采用生产和检验设备自动打印的记录、图谱和曲线图等,并标明产品或样品的名称、批号和记录设备的信息,操作人应当签注姓名和日期。

每批药品应当有批记录,包括批生产记录、批包装记录、批检验记录和药品放行审核记录等与本批产品有关的记录。批记录应当由质量管理部门负责管理,至少保存至药品有效期后1年。质量标准、工艺规程、操作规程、稳定性考察、确认、验证、变更等其他重要文件应当长期保存。

(八) 生产管理的要求

所有药品的生产和包装均应当按照批准的工艺规程和操作规程进行操作并有相关记录,以确保药品达到规定的质量标准,并符合药品生产许可和注册批准的要求。应当建立划分产品生产批次的操作规程,生产批次的划分应当能够确保同一批次产品质量和特性的均一性。每批药品均应当编制唯一的批号。除另有法定要求外,生产日期不得迟于产品成型或灌装(封)前经最后混合的操作开始日期,不得以产品包装日期作为生产日期。不得在同一生产操作间同时进行不同品种和规格药品的生产操作,除非没有发生混淆或交叉污染的可能。在生产的每一阶段,应当保护产品和物料免受微生物和其他污染。生产期间使用的所有物料、中间产品或待包装产品的容器及主要设备、必要的操作室应当贴签标识或以其他方式标明生产中的产品或物料名称、规格和批号,如有必要,还应当标明生产工序。每次生产结束后应当进行清场,确保设备和工作场所没有遗留与本次生产有关的物料、产品和文件。下次生产开始前,应当对前次清场情况进行确认。应当尽可能避免出现任何偏离工艺规程或操作规程的偏差。一旦出现偏差,应当按照偏差处理操作规程执行。

(九) 质量控制与质量保证要求

质量控制实验室的人员、设施、设备应当与产品性质和生产规模相适应。质量控制负责人应当具有足够的管理实验室的资质和经验,可以管理同一企业的一个或多个实验室。质量控制实验室的检验人员至少应当具有相关专业中专或高中以上学历,并经过与所从事的检验操作相关的实践培训且通过考核。质量控制实验室应配备药典、标准图谱等必要的工具书,以及标准品或对照品等相关的标准物质。应当分别建立物料和产品批准放行的操作规程,明确批准放行的标准、职责,并有相应的记录。

持续稳定性考察的目的是在有效期内监控已上市药品的质量,以发现药品与生产相关的稳定性问题(如杂质含量或溶出度特性的变化),并确定药品能够在标示的储存条件下,符合质量标准的各项要求。其主要针对市售包装药品,但也需兼顾待包装产品。持续稳定性考察应当有考察方案,结果应当有报告。其时间应当涵盖药品有效期。持续稳定性考察方案内容:①每种规格、每个生产批量药品的考察批次数;②相关的物理、化学、微生物和生物学检验方法;③检验方法依据;④合格标准;⑤容器密封系统的描述;⑥试验间隔时间(测试时间点);⑦储存条件;⑧检验项目,如检验项目少于成品质量标准所包含的项目,应当说明理由。

质量管理部门应当对所有生产用物料的供应商进行质量评估,会同有关部门对主要物料供应商(尤其是生产商)的质量体系进行现场质量审计,并对质量评估不符合要求的供应商行使否决权。

应当按照操作规程,每年对所有生产的药品按品种进行产品质量回顾分析,以确认工艺稳定可靠,以及原辅料、成品现行质量标准的适用性,及时发现不良趋势,确定产品及工艺改进的方向。应当考虑以往回顾分析的历史数据,还应当对产品质量回顾分析的有效性进行自检。应当建立药品不良反应报告和监测管理制度,设立专门机构并配备专职人员负责管理。应当主动收集药品不良反应,对不良反应应详细记录、评价、调查和处理,及时采取措施控制可能存在的风险,并按照要求向药品监督管理部门报告;应当有专人及足够的辅助人员负责进行质量投诉的调查和处理,所有投诉、调查的信息应当向质量受权人通报。所有投诉都应当登记与审核,与产品质量缺陷有关的投诉,应当详细记录投诉的各个细节,并进行调查。

(十)无菌药品灭菌方式及要求

无菌药品应当尽可能采用加热方式进行最终灭菌,可采用湿热、干热、离子辐射、环氧乙烷或过滤除菌的方式进行灭菌。每一种灭菌方式都有其特定的适用范围,灭菌工艺必须与注册批准的要求相一致,且应当经过验证。

热力灭菌通常有湿热灭菌和干热灭菌,应当符合以下要求:①在验证和生产过程中,用于监测或记录的温度探头与用于控制的温度探头应当分别设置,设置的位置应当通过验证确定。每次灭菌均应记录灭菌过程的时间-温度曲线。采用自控和监测系统的,应当经过验证,保证符合关键工艺的要求。自控和监测系统应当能够记录系统以及工艺运行过程中出现的故障,并有操作人员监控。应当定期将独立的温度显示器的读数与灭菌过程中记录获得的图谱进行对照;②可使用化学或生物指示剂监控灭菌工艺,但不得替代物理测试;③应当监测每种装载方式所需升温时间,且从所有被灭菌产品或物品达到设定的灭菌温度后开始计算灭菌时间;④应当有措施防止已灭菌产品或物品在冷却过程中被污染。除非能证明生产过程中可剔除任何渗漏的产品或物品,任何与产品或物品相接触的冷却用介质(液体或气体)应当经过灭菌或除菌处理。

(十一)药品批次划分原则

无菌药品和原料药品批次的划分依据不同的标准,具体情况如下:①大(小)容量注射剂以同一配液罐最终一次配制的药液所生产的均质产品为一批;同一批产品如用不同的灭菌设备或同一灭菌设备分次灭菌的,应当可以追溯;②粉针剂以一批无菌原料药在同一连续生产周期内生产的均质产品为一批;③冻干产品以同一批配制的药液使用同一台冻干设备在同一生产周期内生产的均质产品为一批;④眼用制剂、软膏剂、乳剂和混悬剂等以同一配制罐最终一次配制所生产的均质产品为一批;⑤连续生产的原料药,在一定时间间隔内生产的在规定限度内的均质产品为一批。⑥间歇生产的原料药,可由一定数量的产品经最后混合所得的在规定限度内的均质产品为一批。

(十二)有关术语的解释

1. 包装 待包装产品变成成品所需的所有操作步骤,包括分装、贴签等。但无菌生产工艺中产品的无菌灌装,以及最终灭菌产品的灌装等不视作包装。

2. 包装材料 药品包装所用的材料,包括与药品直接接触的包装材料和容器、印刷包装材料,但不包括发运用的外包装材料。

3. 操作规程　经批准用来指导设备操作、维护与清洁、验证、环境控制、取样和检验等药品生产活动的通用性文件,也称标准操作规程。

4. 产品　包括药品的中间产品、待包装产品和成品。

5. 成品　已完成所有生产操作步骤和最终包装的产品。

6. 待验　原辅料、包装材料、中间产品、待包装产品或成品,采用物理手段或其他有效方式将其隔离或区分,在允许用于投料生产或上市销售之前储存、等待做出放行决定的状态。

7. 发运　企业将产品发送到经销商或用户的一系列操作,包括配货、运输等。

8. 工艺规程　为生产特定数量的成品而制定的一个或一套文件,包括生产处方、生产操作要求和包装操作要求,规定原辅料和包装材料的数量、工艺参数和条件、加工说明(包括中间控制)、注意事项等内容。

9. 交叉污染　不同原料、辅料及产品之间发生的相互污染。

10. 校准　在规定条件下,确定测量、记录、控制仪器或系统的示值(尤指称量)或实物量具所代表的量值,与对应的参照标准量值之间关系的一系列活动。

11. 洁净区　需要对环境中尘粒及微生物数量进行控制的房间(区域),其建筑结构、装备及其使用应当能够减少该区域内污染物的引入、产生和滞留。

12. 批　经一个或若干加工过程生产的、具有预期均一质量和特性的一定数量的原辅料、包装材料或成品。为完成某些生产操作步骤,可能有必要将一批产品分成若干亚批,最终合并成为一个均一的批。在连续生产情况下,"批"必须与生产中具有预期均一特性的确定数量的产品相对应,批量可以是固定数量或固定时间段内生产的产品量。

例如:口服或外用的固体、半固体制剂在成型或分装前使用同一台混合设备一次混合所生产的均质产品为一批;口服或外用的液体制剂以灌装(封)前经最后混合的药液所生产的均质产品为一批。

13. 批号　用于识别一个特定批的具有唯一性的数字和(或)字母的组合。

14. 批记录　用于记述每批药品生产、质量检验和放行审核的所有文件和记录,可追溯所有与成品质量相关的历史信息。

15. 确认　证明厂房、设施、设备能正确运行并可达到预期结果的一系列活动。

16. 文件　GMP所指的文件包括质量标准、工艺规程、操作规程、记录、报告等。

17. 物料　原料、辅料和包装材料等。

例如:化学药品制剂的原料是指原料药;生物制品的原料是指原材料;中药制剂的原料是指中药材、中药饮片和外购中药提取物;原料药的原料是指用于原料药生产的除包装材料以外的其他物料。

18. 物料平衡　产品或物料实际产量或实际用量及收集到的损耗之和与理论产量或理论用量之间的比较,并考虑可允许的偏差范围。

19. 污染　在生产、取样、包装或重新包装、储存或运输等操作过程中,原辅料、中间产品、待包装产品、成品受到具有化学或微生物特性的杂质或异物的不利影响。

20. 验证　证明任何操作规程(或方法)、生产工艺或系统能够达到预期结果的一系列活动。

21. 印刷包装材料　具有特定式样和印刷内容的包装材料,如印字铝箔、标签、说明书、纸盒等。

22. 原辅料　除包装材料之外,药品生产中使用的任何物料。

三、我国 GMP 认证管理的历程

GMP 提供了药品生产和质量管理的基本准则,药品生产必须符合 GMP 的要求早已成为国际共识。对药品生产企业开展 GMP 认证是国际通行的做法,是一个国家依法对药品生产企业(车间)和药品品种实施 GMP 监督检查并取得认可的一种制度,是国际药品贸易和药品监督管理的重要内容,也是确保药品质量稳定性、安全性和有效性的一种科学的先进的管理手段。我国卫生部于 1995 年 7 月 11 日下达《关于开展药品 GMP 认证工作的通知》。同年,中国药品认证委员会(China Certification Committee for Drugs,CCCD)成立。1998 年国家药品监督管理局成立后,建立了国家药品监督管理局药品认证管理中心。自 1998 年 7 月 1 日起,未取得药品 GMP 认证证书的企业,不予受理生产新药的申请;批准新药的,只发给新药证书,不发给药品批准文号。严格新开办药品生产企业的审批,对未取得药品 GMP 认证证书的,不得发给药品生产企业许可证。不过,最新制定的《药品管理法》(2019 年版,2019 年 12 月 1 正式开始施行)正式取消了 GMP 认证。当然,取消 GMP 认证并不是取消 GMP 管理,而是将药品生产许可制度和 GMP 认证管理制度合二为一,加强 GMP 的日常和动态管理。GMP 认证虽然成为了历史,著者认为仍然有必要让读者了解 GMP 认证的内容和思想,故下文简单介绍 GMP 认证的内容。

(一) GMP 认证的概述

1. 定义 药品 GMP 认证是药品监督管理部门依法对药品生产企业的药品生产质量管理行为进行监督检查的一种手段,是对药品生产企业实施药品 GMP 情况的检查、评价并决定是否颁发认证证书的监督管理过程。

2. 意义 GMP 认证制度是国家对药品生产企业进行监督检查的一种手段,也是保证药品质量的一种科学、先进的管理方法。世界卫生组织曾指出,GMP 认证是国际贸易中药品质量签证体制的要素之一。实施此制度是国家药品监督管理的组成部分,也是一个国家的药品参与国际市场竞争的先决条件。

3. 管理文件 为加强药品生产质量管理规范检查认证工作的管理,进一步规范检查认证行为,推动《药品生产质量管理规范(2010 年修订)》的实施,国务院药品监督管理部门于 2011 年 8 月 2 日发布了《药品生产质量管理规范认证管理办法》。

(二) 我国 GMP 认证的管理部门

国务院药品监督管理部门主管全国药品 GMP 认证管理工作。从 2016 年 1 月 1 日起,各省级药品监督管理部门负责所有药品 GMP 认证工作。对于通过认证的企业,由各省级药品监督管理部门核发药品 GMP 证书;对于未通过认证的企业,也应公布现场检查发现的严重缺陷项目、主要缺陷项目。国务院药品监督管理部门不再受理药品 GMP 认证申请。对于已经受理的认证申请,将继续组织完成现场检查、审核发证。各省级药品监督管理部门要按照《关于对取消和下放行政审批事项加强事中事后监管的意见》要求,完善监管体系,加强能力建设,加强事中事后监管,保证认证工作质量。

(三) GMP 认证的主要程序

1. 申请、受理与审查 新开办药品生产企业或药品生产企业新增生产范围、新建车间的,应当按照《药品管理法实施条例》的规定申请药品 GMP 认证。已取得药品 GMP 证书的药品生产企业应在证书有效期届满前 6 个月,重新申请药品 GMP 认证。药品生产企业改建、扩建车间或生产线的,应重新申请药品 GMP 认证。

申请药品 GMP 认证的生产企业,应按规定填写药品 GMP 认证申请书,并与相关申请资料一并报送省级药品监督管理部门。

省级药品监督管理部门对企业的药品 GMP 申请书及相关资料进行形式审查,申请资料齐全、符合法定形式的予以受理;未按规定提交申请资料的,以及申请资料不齐全或者不符合法定形式的,当场或者在 5 日内一次性书面告知申请人需要补正的内容。

药品认证检查机构对申请资料进行技术审查,需要补充资料的,应当书面通知申请企业。

2. 现场检查 药品认证检查机构完成申请资料技术审查后,应当制订现场检查工作方案,并组织实施现场检查。

现场检查实行组长负责制,检查组一般由不少于 3 名药品 GMP 检查员组成,从药品 GMP 检查员库中随机选取,并应遵循回避原则。检查员应熟悉和了解相应专业知识,必要时可聘请有关专家参加现场检查。

药品认证检查机构应在现场检查前通知申请企业。现场检查时间一般为 3~5 天,可根据具体情况适当调整。申请企业所在地省级药品监督管理部门应选派一名药品监督管理工作人员作为观察员参与现场检查,并负责协调和联络与药品 GMP 现场检查有关的工作。

现场检查开始时,检查组应向申请企业出示药品 GMP 检查员证或其他证明文件,确认检查范围,告知检查纪律、注意事项以及企业权利,确定企业陪同人员。申请企业在检查过程中应及时提供检查所需的相关资料。

检查组应严格按照现场检查方案实施检查,检查员应如实做好检查记录。检查方案如需变更的,应报经派出检查组的药品认证检查机构批准。现场检查结束后,检查组应对现场检查情况进行分析汇总,并客观、公平、公正地对检查中发现的缺陷进行风险评定。

检查缺陷的风险评定应综合考虑产品类别、缺陷的性质和出现的次数。缺陷分为严重缺陷(与药品 GMP 要求有严重偏离,产品可能对使用者造成危害的)、主要缺陷(与药品 GMP 要求有较大偏离的)和一般缺陷(偏离药品 GMP 要求,但尚未达到严重缺陷和主要缺陷程度的)。

3. 审批与发证 药品认证检查机构可结合企业整改情况对现场检查报告进行综合评定。必要时,可对企业整改情况进行现场核查。综合评定应在收到整改报告后 40 个工作日内完成,如进行现场核查,评定时限顺延。综合评定应采用风险评估的原则,综合考虑缺陷的性质、严重程度以及所评估产品的类别对检查结果进行评定。现场检查综合评定时,低一级缺陷累计可以上升一级或二级缺陷,已经整改完成的缺陷可以降级,严重缺陷整改的完成情况应进行现场核查。

只有一般缺陷,或者所有主要缺陷和一般缺陷的整改情况证明企业能够采取有效措施进行改正的,评定结果为"符合";有严重缺陷或有多项主要缺陷,表明企业未能对产品生产全过程进行有效控制的,或者主要缺陷和一般缺陷的整改情况或计划不能证明企业能够采取有效措施进行改正的,评定结果为"不符合"。

药品认证检查机构完成综合评定后,应将评定结果予以公示,公示期为 10 个工作日。对公示内容无异议或对异议已有调查结果的,药品认证检查机构应将检查结果报同级药品监督管理部门,由药品监督管理部门进行审批。

经药品监督管理部门审批,符合药品 GMP 要求的,向申请企业发放药品 GMP 证书,不符合药品 GMP 要求的,认证检查不予通过,药品监督管理部门以药品 GMP 认证审批意见方式通知申请企业。药品监督管理部门应将审批结果予以公告;省级药品监督管理部门应将公告上传国务院药品监督管理部门网站。

4. 跟踪检查 药品监督管理部门应对持有药品 GMP 证书的药品生产企业组织进行跟踪检查。药品 GMP 证书有效期内至少进行一次跟踪检查。药品监督管理部门负责组织药品 GMP 跟踪检查工作;药品认证检查机构负责制订检查计划和方案,确定跟踪检查的内容及方式,并对检查结果进行评定。

5. 药品 GMP 证书管理 药品 GMP 证书载明的内容应与企业药品生产许可证明文件所载明相关内容一致。企业名称、生产地址名称变更但未发生实质性变化的,可以药品生产许可证明文件为凭证,企业无须申请药品 GMP 证书的变更。

药品 GMP 证书有效期 5 年,在有效期内与质量管理体系相关的组织结构、关键人员等如发生变化的,企业应自发生变化之日起 30 日内,按照有关规定向原发证机关进行备案。其变更后的组织结构和关键人员等应能够保证质量管理体系有效运行并符合要求。

药品 GMP 证书由国务院药品监督管理部门统一印制。

第三节　药品委托生产

为规范药品委托生产,确保药品质量安全,2014 年 8 月,国家食品药品监督管理总局发布《药品委托生产监督管理规定》,境内药品生产企业之间委托生产药品的申请、审查、许可和监督管理应当遵守此规定。

一、药品委托生产的相关规定

(一)药品委托生产的定义

药品委托生产,是指药品上市许可持有人或药品生产企业(以下称委托方)在因技术改造暂不具备生产条件和能力或产能不足暂不能保障市场供应的情况下,将其持有药品批准文号的药品委托其他药品生产企业(以下称受托方)全部生产的行为,不包括部分工序的委托加工行为。

根据 2014 年国家食品药品监督管理总局颁布的《关于贯彻实施药品委托生产监督管理规定的通知》,药品委托生产是对现有药品生产的补充,是解决市场供应不足,满足临床用药需求的暂时性措施。只有在因技术改造暂不具备生产条件和能力或产能不足暂不能保障市场供应的情况下,药品生产企业方可申请委托生产。各省级药品监督管理部门要严格把握委托生产的原则和审批标准。

(二)药品委托生产的监督管理

国务院药品监督管理部门负责对全国药品委托生产审批和监督管理进行指导和监督检查。各省级药品监督管理部门负责药品委托生产的审批和监督管理。《药品管理法》规定,经省级药品监督管理部门批准,药品生产企业可以接受委托生产药品。

各省级药品监督管理部门应当组织对本行政区域内委托生产药品的企业(包括委托方和受托方)进行监督检查。对于委托方和受托方不在同一省(自治区、直辖市)的,委托方所在地省级药品监督管理部门可以联合受托方所在地省级药品监督管理部门组织对受托方受托生产情况进行延伸检查。监督检查和延伸检查发现企业存在违法违规行为的,依法予以处理。

委托生产双方所在地省级药品监督管理部门应当及时通报监督检查情况和处理结果。重大问题应当及时上报国务院药品监督管理部门。

各省级药品监督管理部门应当定期对委托生产审批和监管情况进行汇总、分析和总结,并在每年 3 月 31 日前将上一年度情况报国务院药品监督管理部门。

(三)药品委托生产的品种及相关限制条件

麻醉药品、精神药品、药品类易制毒化学品及其复方制剂,医疗用毒性药品,生物制品,多组分生化药品,中药注射剂和原料药不得委托生产。国务院药品监督管理部门可以根据监督管理工作需要调整不得委托生产的药品。放射性药品的委托生产按照有关法律法规的规定办

NOTE

理。受托方不得将接受委托生产的药品再次委托第三方生产。经批准或者通过关联审评审批的原料药应当自行生产,不得再行委托他人生产。

根据国务院药品监督管理部门《关于加强中药生产中提取和提取物监督管理的通知》,各省级药品监督管理部门一律停止中药提取委托加工的审批。自 2016 年 1 月 1 日起,中药提取物不得委托加工。

二、药品委托生产的条件和要求

委托方是药品上市许可持有人或药品生产企业,而受托方应是持有与委托生产药品相适应的《药品生产质量管理规范》认证证书的药品生产企业。委托生产药品的双方应当签订书面合同,内容应当包括质量协议,明确双方的权利与义务,并具体规定双方在药品委托生产管理、质量控制等方面的质量责任及相关的技术事项,且应当符合国家有关药品管理的法律法规。

委托方和受托方有关药品委托生产的所有活动应当符合《药品生产质量管理规范》的相关要求。在委托生产的药品包装、标签和说明书上,应当标明委托方企业名称和注册地址、受托方企业名称和生产地址。

(一)委托方的要求

委托方应当取得委托生产药品的批准文号。委托方负责委托生产药品的质量。委托方应当对受托方的生产条件、技术水平和质量管理情况进行详细考查,向受托方提供委托生产药品的技术和质量文件,确认受托方具有受托生产的条件和能力。委托生产期间,委托方应当对委托生产的全过程进行指导和监督,负责委托生产药品的批准放行。

(二)受托方的要求

受托方应当严格执行质量协议,有效控制生产过程,确保委托生产药品及其生产符合注册和《药品生产质量管理规范》的要求。委托生产药品的质量标准应当执行国家药品标准,其药品名称、剂型、规格、处方、生产工艺、原料药来源、直接接触药品的包装材料和容器、包装规格、标签、说明书、批准文号等应当与委托方持有的药品批准证明文件的内容相同。

三、药品委托生产的受理和审批

申请药品委托生产,由委托方向所在地省级药品监督管理部门提出申请。委托方应当填写"药品委托生产申请表",并提交相关申请材料。

对于委托方和受托方不在同一省(自治区、直辖市)的,委托方应当首先将"药品委托生产申请表"连同申请材料报受托方所在地省级药品监督管理部门审查;经审查同意后,方可由委托方向所在地省级药品监督管理部门提出申请。受托方所在地省级药品监督管理部门对药品委托生产的申请资料进行审查,并结合日常监管情况出具审查意见。审查工作时限为 20 个工作日。委托方所在地省级药品监督管理部门接到药品委托生产申请后,应当在 5 个工作日内做出受理或者不予受理的决定,出具书面的受理通知书或者不予受理通知书,并注明日期。

委托方所在地省级药品监督管理部门组织对药品委托生产的申报资料进行审查。对于首次申请,应当组织对受托生产现场进行检查;对于延续申请,必要时,也可以组织检查。生产现场检查的重点是考核受托方的生产条件、技术水平和质量管理情况以及受托生产的药品处方、生产工艺、质量标准与委托方的一致性。对于委托方和受托方不在同一省(自治区、直辖市)的,生产现场检查由委托方所在地省级药品监督管理部门联合受托方所在地省级药品监督管理部门组织开展。检查组成员应当包括委托生产双方所在地省级药品监督管理部门派出的检查人员,检查报告应当由检查组全体人员签名,并报送委托生产双方所在地省级药品监督管理部门。

经审查符合规定的,应当予以批准,并自书面批准决定做出之日起 10 个工作日内向委托方发放《药品委托生产批件》;不符合规定的,书面通知委托方并说明理由。《药品委托生产批件》载明的内容应当与委托生产双方的药品生产许可证等证书及委托生产药品批准证明文件载明的相关内容一致。

《药品委托生产批件》的有效期不得超过 3 年。

委托生产双方的药品生产许可证等证书或委托生产药品批准证明文件有效期届满未延续的,《药品委托生产批件》自行废止。

《药品委托生产批件》有效期届满需要继续委托生产的,委托方应当在有效期届满 3 个月前,按照规定申报,办理延续手续。

委托方和受托方不在同一省(自治区、直辖市)的,委托方所在地省级药品监督管理部门应当及时将委托生产申请的批准、变更和注销情况告知受托方所在地省级药品监督管理部门。

四、药品委托生产的监督管理

省级药品监督管理部门应当制定药品委托生产审批工作程序和要求,规范审批工作。申请人有权查询业务办理进度和审批结果。

委托方所在地省级药品监督管理部门应当组织对委托方进行监督检查。受托方所在地省级药品监督管理部门应当组织对受托方受托生产药品进行监督检查。必要时,委托方所在地省级药品监督管理部门也可以组织对受托方受托生产药品进行监督检查。对委托方和受托方的监督检查每年至少进行一次。发现企业存在违法违规行为的,应依法予以处理。

委托生产双方所在地省级药品监督管理部门应当及时通报检查情况。若出现重大问题,应当及时上报国务院药品监督管理部门。

药品生产企业在申请药品委托生产过程中提供虚假材料,或者采取欺骗等不正当手段,取得《药品委托生产批件》的,由委托方所在地省级药品监督管理部门撤销《药品委托生产批件》;涉及违法行为的,应依法予以处理。擅自委托或者接受委托生产药品的,对委托方和受托方均依照《药品管理法》有关生产假药的法律责任规定予以处罚。

第四节 药品上市许可持有人

一、药品上市许可人持有人制度

药品上市许可持有人是指取得药品注册证书的企业或者药品研制机构等,它们通过提出药品上市许可申请并获得药品上市许可批件,并对药品质量在其整个生命周期内承担主要责任。药品上市许可持有人应当建立药品质量保证体系,履行药品上市放行责任,对其取得药品注册证书的药品质量负责。上市许可持有人和生产许可持有人可以是同一主体,也可以是两个相互独立的主体。根据自身状况,上市许可持有人可以自行生产,也可以委托其他药品生产企业进行生产。如果委托生产,上市许可持有人依法对药品的安全性、有效性和质量可控性负全责,生产企业则依照委托生产合同的规定就药品质量对上市许可持有人负责。可见,药品上市许可持有人制度与现行药品注册许可制度的区别不仅在于获得药品批准文件的主体由药品生产企业扩大到了药品研发机构、科研人员,而且对药品质量自始至终负责的主体也更为明确,从而有利于确保和提升药品质量。也就是说,以药品上市许可持有人制度试点为突破口,我国药品注册制度将由药品上市许可与生产许可的"捆绑制",向药品上市许可与生产许可分离的"药品上市许可持有人制度"转型。

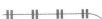

药品上市许可持有人制度源于欧美国家,是一种将药品上市许可与生产许可分离管理的制度模式。药品上市许可持有人制度使得研发机构、自然人等不具备相应生产资质的主体,得以通过合作或委托生产的方式获得药品上市许可,有效保护了其研发积极性,同时也有利于减少重复建设、提高产能利用率。

二、我国《药品管理法》中有关药品上市许可持有人的相关内容

2019 年新颁布的《药品管理法》涉及我国药品上市许可持有人的法律条文一共有 11 条(第 30~40 条),主要内容如下。

(1)药品上市许可持有人对药品的非临床研究、临床试验、生产经营、上市后研究、不良反应监测及报告与处理等承担责任。其他从事药品研制、生产、经营、储存、运输、使用等活动的单位和个人依法承担相应责任。药品上市许可持有人的法定代表人、主要负责人对药品质量全面负责。

(2)药品上市许可持有人应当建立药品质量保证体系,配备专门人员独立负责药品质量管理。药品上市许可持有人应当对受托药品生产企业、药品经营企业的质量管理体系进行定期审核,监督其持续具备质量保证和控制能力。

(3)药品上市许可持有人可以自行生产药品,也可以委托药品生产企业生产。药品上市许可持有人自行生产药品的,应当依照《药品管理法》规定取得药品生产许可证;委托生产的,应当委托符合条件的药品生产企业。药品上市许可持有人和受托生产企业应当签订委托协议和质量协议,并严格履行协议约定的义务。国务院药品监督管理部门制定药品委托生产质量协议指南,指导、监督药品上市许可持有人和受托生产企业履行药品质量保证义务。血液制品、麻醉药品、精神药品、医疗用毒性药品、药品类易制毒化学品不得委托生产;但是,国务院药品监督管理部门另有规定的除外。

(4)药品上市许可持有人应当建立药品上市放行规程,对药品生产企业出厂放行的药品进行审核,经质量受权人签字后方可放行。不符合国家药品标准的,不得放行。

(5)药品上市许可持有人可以自行销售其取得药品注册证书的药品,也可以委托药品经营企业销售。药品上市许可持有人从事药品零售活动的,应当取得药品经营许可证。药品上市许可持有人自行销售药品的,应当具备《药品管理法》第 52 条规定的条件;委托销售的,应当委托符合条件的药品经营企业。药品上市许可持有人和受托经营企业应当签订委托协议,并严格履行协议约定的义务。

(6)药品上市许可持有人、药品生产企业、药品经营企业委托储存、运输药品的,应当对受托方的质量保证能力和风险管理能力进行评估,与其签订委托协议,约定药品质量责任、操作规程等内容,并对受托方进行监督。

(7)药品上市许可持有人、药品生产企业、药品经营企业和医疗机构应当建立并实施药品追溯制度,按照规定提供追溯信息,保证药品可追溯。

(8)药品上市许可持有人应当建立年度报告制度,每年将药品生产销售、上市后研究、风险管理等情况按照规定向省、自治区、直辖市人民政府药品监督管理部门报告。

(9)药品上市许可持有人为境外企业的,应当由其指定的在中国境内的企业法人履行药品上市许可持有人义务,与药品上市许可持有人承担连带责任。

(10)中药饮片生产企业履行药品上市许可持有人的相关义务,对中药饮片生产、销售实行全过程管理,建立中药饮片追溯体系,保证中药饮片安全、有效、可追溯。

(11)经国务院药品监督管理部门批准,药品上市许可持有人可以转让药品上市许可。受让方应当具备保障药品安全性、有效性和质量可控性的质量管理、风险防控和责任赔偿等能力,履行药品上市许可持有人义务。

三、我国《药品管理法》中有关药品上市许可持有人的具体内容

1. 药品上市许可持有人的主体条件 根据《药品管理法》第30条的规定，企业或者药品研制机构可以申请成为药品上市许可持有人。因此，药品上市许可持有人主体将不限于药品生产企业，没有生产能力的企业或药品研制机构也可以申请成为药品上市许可持有人。

2. 药品上市许可持有人的权利 药品上市许可持有人享有以下权利：①药品上市许可持有人可以自行生产药品，也可以委托药品生产企业生产。药品上市许可持有人自行生产药品的，应当依照《药品管理法》规定取得药品生产许可证；委托生产的，应当委托符合条件的药品生产企业。药品上市许可持有人和受托生产企业应当签订委托协议和质量协议，并严格履行协议约定的义务。②药品上市许可持有人可以自行销售其取得药品注册证书的药品，也可以委托药品经营企业销售。药品上市许可持有人从事药品零售活动的，应当取得药品经营许可证。药品上市许可持有人自行销售药品的，应当具备《药品管理法》第52条规定的条件；委托销售的，应当委托符合条件的药品经营企业。药品上市许可持有人和受托经营企业应当签订委托协议，并严格履行协议约定的义务。③经国务院药品监督管理部门批准，药品上市许可持有人可以转让药品上市许可。受让方应当具备保障药品安全性、有效性和质量可控性的质量管理、风险防控和责任赔偿等能力，履行药品上市许可持有人义务。

3. 药品上市许可持有人的义务 药品上市许可持有人需履行以下义务：①药品上市许可持有人应当建立药品质量保证体系，配备专门人员独立负责药品质量管理。药品上市许可持有人应当对受托药品生产企业、药品经营企业的质量管理体系进行定期审核，监督其持续具备质量保证和控制能力。②药品上市许可持有人应当建立药品上市放行规程，对药品生产企业出厂放行的药品进行审核，经质量受权人签字后方可放行。不符合国家药品标准的，不得放行。③药品上市许可持有人委托储存、运输药品的，应当对受托方的质量保证能力和风险管理能力进行评估，与其签订委托协议，约定药品质量责任、操作规程等内容，并对受托方进行监督。④药品上市许可持有人应当建立并实施药品追溯制度，按照规定提供追溯信息，保证药品可追溯。⑤药品上市许可持有人应当建立年度报告制度，每年将药品生产销售、上市后研究、风险管理等情况按照规定向省、自治区、直辖市人民政府药品监督管理部门报告。此外，药品上市许可持有人还要在药品生产、药品经营、药品上市后管理、药品价格和广告、药品储备和供应等环节按照相应法律规定履行持有人义务，具体内容可详见各相应章节内容。

4. 药品上市许可持有人的责任 药品上市许可持有人依法对药品研制、生产、经营、使用全过程中药品的安全性、有效性和质量可控性负责。药品上市许可持有人应当依法对药品的非临床研究、临床试验、生产经营、上市后研究、不良反应监测及报告与处理等承担责任。其他从事药品研制、生产、经营、储存、运输、使用等活动的单位和个人依法承担相应责任。药品上市许可持有人的法定代表人、主要负责人对药品质量全面负责。具体法律责任表现如下：①药品上市许可持有人未按照规定开展药品不良反应监测或者报告疑似药品不良反应的，责令限期改正，给予警告；逾期不改正的，责令停产停业整顿，并处十万元以上一百万元以下的罚款。②药品上市许可持有人在省、自治区、直辖市人民政府药品监督管理部门责令其召回后，拒不召回的，处应召回药品货值金额五倍以上十倍以下的罚款；货值金额不足十万元的，按十万元计算；情节严重的，吊销药品批准证明文件、药品生产许可证、药品经营许可证，对法定代表人、主要负责人、直接负责的主管人员和其他责任人员，处二万元以上二十万元以下的罚款。药品生产企业、药品经营企业、医疗机构拒不配合召回的，处十万元以上五十万元以下的罚款。③药品上市许可持有人违反《药品管理法》规定，给用药者造成损害的，依法承担赔偿责任。因药品质量问题受到损害的，受害人可以向药品上市许可持有人、药品生产企业请求赔偿损失，也可以向药品经营企业、医疗机构请求赔偿损失。接到受害人赔偿请求的，应当实行首负责任

制,先行赔付;先行赔付后,可以依法追偿。此外,药品上市许可持有人为境外企业的,其指定的在中国境内的企业法人未依照《药品管理法》规定履行相关义务的,适用《药品管理法》有关药品上市许可持有人法律责任的规定。

第五节 药品生产相关法律责任

生命健康权是公民的基本权利之一。药品与公众的生命健康密切相关,是一类特殊的产品。药品用之得当,可以治疗疾病;用之不当,可能危及公众健康。为保证药品质量,保障人民身体健康,《刑法》《药品管理法》《药品管理法实施条例》及其他相关法律法规对违反药品生产相关法律法规的行为设定了法律责任。

一、生产假药、劣药的法律责任

生产假药、劣药的行为具有严重的社会危害性,可能为此承担行政责任乃至刑事责任。从事药品生产、经营和使用的单位和个人等都有可能成为此类行为的违法主体。《刑法》《刑法修正案(八)》《药品管理法》《药品管理法实施条例》及最高人民法院、最高人民检察院的司法解释中,对于生产假药、劣药应当承担的法律责任均有明确规定,详细内容可参见本书第五章"药事法律责任"部分。

二、违反药品监督管理规定的法律责任

(一)与无证生产相关的法律责任

《药品管理法》第114、115条规定,未取得药品生产许可证、药品经营许可证或者医疗机构制剂许可证生产、销售药品的,责令关闭,没收违法生产、销售的药品和违法所得,并处违法生产、销售的药品(包括已售出的和未售出的药品,下同)货值金额十五倍以上三十倍以下的罚款;货值金额不足十万元的,按十万元计算;构成犯罪的,依法追究刑事责任。

其他按照无证生产、经营处罚的情形,包括以下几种:①未经批准,擅自在城乡集市贸易市场设点销售药品或者在城乡集市贸易市场设点销售的药品超出批准经营的药品范围的。②个人设置的门诊部、诊所等医疗机构向患者提供的药品超出规定的范围和品种的。③药品生产企业、药品经营企业和医疗机构变更药品生产、经营许可事项,应当办理变更登记手续而未办理的,由原发证部门给予警告,责令限期补办变更登记手续;逾期不补办的,宣布其药品生产许可证、药品经营许可证和医疗机构制剂许可证无效;仍从事药品生产、经营活动的,依照《药品管理法》第115条的规定处罚。

(二)违反药品质量管理规范的法律责任

药品属于一种特殊商品,药品相关活动的从业者应当在从业过程中健全完善质量管理体系,遵守质量管理规范。质量管理规范是对药品质量管理提出的最低要求。例如《药品生产质量管理规范》《药品经营质量管理规范》《药物非临床研究质量管理规范》《药物临床试验质量管理规范》均由国务院药品监督管理部门制定,药品生产、药品经营、药物非临床研究、药物临床试验活动都应遵守这些质量管理规范,违反药品质量管理规范则构成违法。《药品管理法》第126条规定,除本法另有规定的情形外,药品上市许可持有人、药品生产企业、药品经营企业、药物非临床安全性评价研究机构、药物临床试验机构等未遵守《药品生产质量管理规范》《药品经营质量管理规范》《药物非临床研究质量管理规范》《药物临床试验质量管理规范》等的,责令限期改正,给予警告;逾期不改正的,处十万元以上五十万元以下的罚款;情节严重的,处五十

万元以上二百万元以下的罚款,责令停产停业整顿直至吊销药品批准证明文件、药品生产许可证、药品经营许可证等,药物非临床安全性评价研究机构、药物临床试验机构等五年内不得开展药物非临床安全性评价研究、药物临床试验,对法定代表人、主要负责人、直接负责的主管人员和其他责任人员,没收违法行为发生期间自本单位所获收入,并处所获收入百分之十以上百分之五十以下的罚款,十年直至终身禁止从事药品生产经营等活动。

本章小结

内　容	学　习　要　点
概念	药品生产,GMP,药品委托生产,药品上市许可持有人制度
研究内容	药品生产管理及监督,GMP 的主要内容及认证,药品委托生产的种类、管理和监督,药品上市许可持有人制度的主要含义,药品生产相关法律责任
研究方法	现场调查,文献研究

目标检测

1. 药品生产有何特点？药品生产企业具有什么特征？
2. 简述开办药品生产企业的申请、审批程序。
3. GMP 有何特点？我国现行 GMP 中对人员有何要求？
4. 简述现行 GMP 对生产区和质量控制区的规定。
5. 药品委托生产有何要求？
6. 药品委托生产的委托方和受托方有何要求？
7. 简述药品生产许可证的管理要点。
8. 我国现行 GMP 的主要内容有哪些？
9. 我国现行 GMP 中的洁净区域是如何划分的？
10. 简述药品 GMP 认证的程序。

目标检测
参考答案

在线答题

参 考 文 献

［1］ 杨世民.药事管理学［M］.6 版.北京:人民卫生出版社,2016.
［2］ 国家食品药品监督管理总局执业药师资格认证中心.药师管理与法规［M］.8 版.北京:中国医药科技出版社,2018.

(谢伟全)

NOTE

第八章 药品经营管理

学习目标

1. 掌握：《药品经营质量管理规范》的主要内容；药品流通监督管理的主要规定。
2. 熟悉：药品经营企业的经营方式和范围；药品经营企业的审批；药品经营许可证的管理；互联网药品交易管理的基本内容。
3. 了解：药品批发和零售企业的含义；药品经营相关的法律责任。

本章将介绍药品经营的定义和分类，药品经营活动的特点和药品经营企业管理，药品流通监督管理，药品批发和零售企业的质量管理，药品经营质量管理规范，互联网药品交易管理、药品经营的相关法律责任等内容。

 案例导入

近期有观众向当地媒体反映，在当地一家药店，消费者在没有医生开具处方的情况下，就可以公开地直接买到头孢、罗红霉素等处方药，凭借的仅仅是店方协助办理的所谓电子处方。记者对此进行了调查。

记者来到这家药店，自称感冒、呼吸道有感染，想要买一盒属于处方药的头孢地尼胶囊，工作人员并未拒绝，也并未索要医生开的处方，而是在药柜中直接拿了一盒给记者，并索要了记者的姓名、手机号、身份证和患病症状。此外，记者还发现，另一名店员正在指导消费者通过一个无人售药设备购买处方药。在手机上描述症状、填写过敏史、看病经历，一番操作后，在并未看到处方的情况下，设备像自动售货机一样吐出了一盒处方药。药房内并没有坐堂医生，也没有持证药师，这个处方药到底是怎么卖出来的呢？

面对质疑，店方负责人拿出了一沓纸质小票，称这些就是刚刚售出的处方药处方。该负责人表示，包括无人药房在内，他们销售处方药的背后，是自己开发的一个网络平台，消费者的患病症状和基本信息录入平台之后，平台的医生会根据患者信息开具电子处方，平台的执业药师会对处方进行审核，药店端接收到上述信息后，就可以把药品销售给消费者，整个过程只需要一两分钟时间。不过这种销售行为主要针对常见病和慢性病的复诊患者，初诊患者还是应该到医疗机构现场诊疗。

问题：
(1) 该案例说明了我国在经营过程中存在什么问题？
(2) 该药店上述行为是否违法？需要追究法律责任吗？谈一谈你的看法。

扫码看课件

案例答案

 NOTE

第一节 药品经营概述

一、药品经营的定义、分类

（一）药品经营的定义

"药品经营"（drugs distribution）是指专门从事药品经营活动的独立的经济部门，根据发展经济的内在要求和市场供求规律，将药品生产企业生产出来的药品，通过购进、储存、销售、运输等经营活动，供应给医疗单位、消费者，完成药品从生产领域向消费领域的转移，从而满足人民防病治病、康复保健和防疫救灾的用药要求，实现药品的使用价值，提高经济效益的过程。简而言之，药品经营就是指有关组织和人员依照药事管理法律法规对药品进行采购、储存、销售和使用的过程，也可以称为药品流通。"药品经营管理"就是药品经营企业围绕经营活动指定经营方针和目标，确定经营思想和战略，完善营销机制和策略，并用于指导经营的一系列管理活动。

（二）药品流通渠道的概念及分类

药品的流通渠道是指药品从生产者转移到消费者手中所经过的途径。药品的流通渠道主要有 4 种类型。

1. 药品生产企业自己的销售体系　它们在法律和经济上不独立，财务和组织受到企业控制，只能销售本企业生产的药品，不得销售其他企业的药品，不得从事药品批发业务。

2. 独立的销售系统　在法律和经济上都是独立的、具有独立法人资格的经济组织，它们必须首先以自己的资金购买药品，取得药品的所有权，然后才能出售，如医药批发公司和社会药房。

3. 没有独立法人资格，经济上由医疗机构统一管理的医疗机构药房　购买药品，取得药品的所有权，然后凭医师处方出售给患者，如医院药房。

4. 受企业约束的销售系统　在法律上是独立的，但经济上通过合同形式受企业约束，如医药代理商。

（三）药品销售渠道的构成和特点

1. 药品销售渠道的构成　药品销售渠道最基本的构成有两种形式，即直接销售和间接销售。

（1）直接销售：一般是指药品生产企业不通过流通领域等中间环节直接销售给消费者（患者）。按照药事法规的规定可以直接销售的药品仅限于该企业生产的非处方药，其主要形式是通过企业自行销售非处方药。另一种形式，是在城乡集贸市场上农民可以直接销售自采自种的中药材。通过直接销售形式销售的药品数量很少。

（2）间接销售：一般是指药品生产企业通过流通领域的中间环节即药品批发商和零售商、医疗机构等把药品销售给消费者（患者）。这种间接销售药品的销售形式是国内外普遍采用的。

2. 处方药与非处方药销售渠道的特点

（1）药品销售受严格的法律控制。根据各国药事法规的规定，处方药只能凭执业医师处方，由药师调配分发销售给患者。处方药和甲类非处方药均须由持有药品经营许可证的销售机构才能调配、销售给患者。乙类非处方药可以在零售药房销售。

（2）药品销售渠道较其他商品复杂。药品销售渠道较长、中间环节较多，处方药销售必须

NOTE

经过医师环节,需要大量的批发商和零售商。

（3）药品信息双向流通,企业和中间商关系密切。药品销售过程是药品服务具体化的过程,药品信息与药品密不可分,而药品信息的流通是双向的,从而使企业与中间商（批发商和零售商）的关系非常密切。

（四）药品经营方式和范围

1. 经营方式 目前,我国药品监督管理部门核准的药品经营方式有药品批发、药品零售连锁和药品零售3种。其现代的经营形式多种多样,如药品批发公司、社会零售药房、药品生产企业自销店及经销网络、零售连锁企业及其门店、各商业企业的药品专柜（只限乙类非处方药）、各级各类医药代理等。

（1）药品批发:药品批发是指将购进的药品销售给药品生产企业、药品经营企业、医疗机构的经营行为。

（2）药品零售连锁:药品零售连锁企业是指经营同类药品、使用统一商号的若干门店,在同一总部的管理下,采取统一采购配送、统一质量标准、采购同销售分离、实行规模化管理经营的一种组织形式。

（3）药品零售:药品零售是指将购进的药品直接销售给最终消费者的经营行为。

2. 经营范围 《药品经营许可证管理办法》中所规定的药品经营企业的经营范围如下:麻醉药品、精神药品、医疗用毒性药品;生物制品;中药材、中药饮片、中成药、化学原料药及其制剂、抗生素原料药及其制剂、生化药品。

从事药品零售的企业,应先核定经营类别,确定申办人经营处方药或非处方药、乙类非处方药的资格,并在经营范围中予以明确,再核定具体经营范围。

医疗用毒性药品、麻醉药品、精神药品、放射性药品和预防性生物制品的核定按照国家特殊药品管理和预防性生物制品管理的有关规定执行。

二、药品经营活动的特点

药品作为商品具有特殊性。药品经营活动的特点主要体现为专业性强、政策性强、综合性强。

1. 专业性强 药品经营企业经营的品种多、规格多、数量大、流动性大,涉及药品经营的机构人员多,其过程较一般商品复杂。由于药品购进、储存、销售的过程中,易出差错和产生污染,所以国家对药品经营企业提出了严格的要求,必须具备符合《药品经营质量管理规范》的经营场所、仓储条件、运输条件及符合一系列质量保证的管理制度要求,同时必须配备具有依法经过资格认定的药学技术人员,确保药品在流通过程中的质量。

药品经营对人员和销售机构的要求高,专业技术性强。从采购到分发都必须有执业药师或具有药师以上职称的药学技术人员的参与管理、指导,有的关键环节需直接操作。处方药还必须根据执业医师或执业助理医师处方才可调配销售。在经营全过程所提供的药学服务,只有合格的药学技术人员才能完成。

2. 政策性强 为了保证药品质量,保障人体用药安全,维护人民身体健康和用药的合法权益。国家自1985年7月1日起实施《药品管理法》,2019年8月新修订的《中华人民共和国药品管理法》颁布,药品GSP认证取消,药品GSP转变为药品经营许可和监督检查标准。国务院药品监督管理部门还制定了一系列有关流通管理的法规及规范性文件。主要有《处方药与非处方药流通管理暂行规定》(1999年)、《关于做好处方药与非处方药分类管理实施工作的通知》(2005年)、《关于加强药品监督管理,促进药品现代化物流发展的意见》(2005年,简称《意见》)及关于执行《意见》有关问题的通知,《药品流通监督管理办法》(2007年)、《药品经营质量管理规范》(2016 年)及《药品经营质量管理规范实施细则》(2017 年)、《药品经营许可证管理办法》(2017 年修正)。此外,还要遵守价格管理政策、税务管理政策等。

3. 综合性强 药品经营企业开展经营活动,除了药品的购进、储存、销售外,还要同经济、交通运输、医院药房、社会药房等各行业及医师、药师、患者等联系,既有专业技术性工作又有事务性工作;企业既要处理好经济效益和社会效益之间的关系,又要处理好国家、集体、个人之间的关系。

三、药品经营企业管理

药品经营企业是指经营药品的专营企业和兼营企业。药品经营企业是从事药品经营活动的独立经济实体。药品经营企业的类型主要有药品批发企业和药品零售企业。

(一) 药品批发企业和药品零售企业

1. 药品批发企业的定义、重要性和功能作用

(1) 药品批发企业的定义和重要性:药品批发企业一般来说是指用自己的资金从生产者购买商品,并将这些商品销售给零售商及其他批发商;拥有一个或多个仓库,将获得所有权的商品储于仓库,以后运往别处。简而言之,药品批发企业是指将购进的药品销售给药品生产企业、药品经营企业、医疗机构的药品经营企业。药品批发企业经营的特点是成批购进和成批出售,并不直接服务于最终消费者。主要为医药公司和中药材公司。

药品批发企业是药品销售渠道中不可缺少的机构,在沟通药品生产与销售的过程中,发挥了重要作用。无论是处方药或非处方药,大部分或绝大部分经由药品批发企业转售给医院药房或社会药房。药品批发企业可以使药品流动,使药品市场具体化,完成药品营销功能,实现药品为健康服务的目的。药品批发企业通过改进经营管理、提高服务水平和工作效率、降低成本和批发价等措施可以使药品和服务增值。

(2) 药品批发企业的功能:①减少药品销售的交易次数。药品销售时,若药品生产企业直接销售给零售商,其交易次数明显高于药品批发企业再售与零售商的交易次数。减少交易次数可以降低药品生产企业成本并减少差错发生。②集中与分散功能。药品批发企业在沟通产销的过程中,从各药品生产企业调集各种药品,又按照需要的品种、数量分散给药房,承担着繁重的集散各地各种药品的任务。它们为药品生产企业服务,大批量购进药品,减少药品生产企业的库存。同时也为社会药房、医疗机构药房服务,使它们能就近、及时买到药品,并减少了药房库存费用。药品批发企业的集中与分散(又被称为调配)的功能,是使药品价格增值的重要因素。目前一些药品批发企业,应用计算机信息管理系统,与购货的药房建立信息网络,提供自动化订货服务,使药房节约了很多费用。另外还为药房提供多种服务,改善药房的经营条件和方式方法。

2. 药品零售企业的定义、零售药房的类型和特点

(1) 药品零售企业的定义及重要性:药品零售企业是将购进的药品直接销售给消费者的药品经营企业。广义的药品零售机构包括药品零售企业(又称零售药房或社会药房)和医疗机构药房。医疗机构药房包括医院药房、诊所药房及各种保健组织药房。零售药房具有分散药品的功能,在销售药品的同时,还为患者提供各种药学服务。在促进就业、拉动内需、创造财政税收方面发挥了积极的作用。近些年,零售药房在方便群众购药、平抑药品价格等方面也发挥了重要的作用,能切实保障公众用药安全、有效、经济和便捷。

(2) 我国零售药房的类型:药房的分类方法很多,形成了各种类型的药房。按照销售的药品类型可以分为处方药房和 OTC 药房;也可以分为中药房和西药房;还可以按照组织形式、所有制、规模、销售方法等进行分类。

NOTE

我国零售药房的类型如下:①零售药店和药品零售连锁企业:依法取得药品经营许可证的单一门店的药品零售经营企业称为零售药店,又称独立零售的药店。这类药店在我国零售业中占的比例很大,其中有的是企业法人,有的是二级法人。药品零售连锁企业应由总部、配送中心和若干个门店构成。总部是连锁企业经营管理的核心,配送中心是连锁企业的物流机构,门店是连锁企业的基础,承担日常零售业务。跨地域开办时可设立分部。药品零售连锁企业应是企业法人。药品零售连锁企业,应按程序通过省级药品监督管理部门审查,并取得药品经营许可证。药品零售连锁企业门店通过地市级药品监督管理部门审查,并取得药品经营许可证。药品零售连锁企业总部应当对所属零售门店建立统一的质量管理体系,在计算机系统、采购配送、票据管理、药学服务等方面进行统一管理。药品零售连锁企业总部经营活动按照药品批发企业管理的相关要求执行。②经营处方药(符合经营许可范围)、甲类非处方药的零售药店和经营乙类非处方药的零售药店。经营处方药和甲类非处方药的零售药店应当按照规定配备执业药师或者其他依法经过资格认定的药学技术人员,负责药品管理、处方审核和调配、指导合理用药以及不良反应信息收集与报告等工作。③经营中药饮片的零售药店:指以调配中医处方(煎服)为主的中药零售药店。这类药店应配备执业中药师和依法认定资格的中药技术人员。④医保定点零售药店:指经统筹地区劳动保障行政部门审查,并经社会保险经办机构确定的,为城镇职工基本医疗保险参保人员提供处方外配服务的零售药店。医保定点零售药店必须配备执业药师或依法经资格认定的药学技术人员,具备及时提供基本医疗保险用药和24小时服务能力。

(3)零售药店的分类分级管理:《国务院办公厅关于进一步改革完善药品生产流通使用政策的若干意见》(2017)提出:推进零售药店分级分类管理,提高零售连锁率;《国务院办公厅关于印发深化医药卫生体制改革 2017 年重点工作任务的通知》提出:试行零售药店分类分级管理,鼓励连锁药店发展。2018 年 11 月商务部发布关于《全国零售药店分类分级管理指导意见(征求意见稿)》公开征求意见的通知,指出今后将按照经营条件和合规状况将零售药店划分为三个类别:一类药店可经营乙类非处方药;二类药店可经营非处方药、处方药(不包括禁止类、限制类药品)、中药饮片;三类药店可经营非处方药、处方药(不包括禁止类药品)、中药饮片。在分类结果的基础上,按照经营服务能力(包括服务环境条件、供应保障能力、人员资质及培训、药学服务水平、追溯体系建设及信息化程度、诚信经营、科普教育及便民服务等内容)将二类、三类药店由低到高划分为 A、AA、AAA 三个等级。

(4)零售药房的特点:①数量多、分布广:目前我国的零售药房约有 46 万家。②具有企业属性:零售药房是为社会提供药品,为盈利而进行自主经营的具有法人资格的经济组织。③经营多种商品:零售药房与医院药房相比,除销售处方药、非处方药外,还销售保健用品。

(二)从事药品经营活动应当具备的法定条件

从事药品经营活动应当具备以下条件:有依法经过资格认定的药师或者其他药学技术人员;有与所经营药品相适应的营业场所、设备、仓储设施和卫生环境;有与所经营药品相适应的质量管理机构或者人员;有保证所经营药品质量的规章制度,并符合国务院药品监督管理部门依据《药品管理法》制定的药品经营质量管理规范要求。

(三)从事药品经营活动的许可证制度

《国务院关于在全国推开"证照分离"改革的通知》(国发〔2018〕35 号)中已将从事药品经营活动的要求改为"先照后证",即先取得营业执照,再申请药品经营许可证。《药品管理法》第五十一条规定:从事药品批发活动,应当经所在地省、自治区、直辖市人民政府药品监督管理部门批准,取得药品经营许可证。从事药品零售活动,应当经所在地县级以上地方人民政府药品监督管理部门批准,取得药品经营许可证。无药品经营许可证的,不得经营药品。药品经营许可证应当标明有效期和经营范围,到期重新审查发证。

药品监督管理部门实施药品经营许可,除依据《药品管理法》第五十二条规定的条件外,还应当遵循方便群众购药的原则。

国务院药品监督管理部门于2004年2月4日发布《药品经营许可证管理办法》,2017年11月7日根据国务院药品监督管理部门《关于修改部分规章的决定》修正。《药品经营许可证管理办法》(2017修正)对药品经营许可证的发证、换证、变更及监督管理工作提出了具体规定,使其管理更加规范。2019年9月30日,国家市场监督管理总局发布《药品经营监督管理办法(征求意见稿)》,许可证的申请和管理再次进行了规范,内容也出现变动。

1. 药品经营许可证的申请程序 申请药品经营许可证的程序分为五个步骤。①申请筹建:申办人向拟办企业所在地药品监督管理部门提出开办申请,并提交申报材料。申办人应当对其申请材料全部内容的真实性负责。②申请受理:药品监督管理部门对申办人提出的申请,应当根据不同情况分别做出处理。申请事项属于本部门职权范围,材料齐全、符合法定形式,或者申办人按要求提交全部补正材料的,发给申办人《受理通知书》。③同意筹建:药品监督管理部门自受理申请之日起30个工作日(零售企业15个工作日)内,对申报材料进行审查,做出是否同意筹建的决定,并书面通知申办人。申办人获准后进行筹建。④申请验收:申办人完成筹建后,向原批准筹建的部门提出验收申请,并提交规定材料。⑤验收发证:药品监督管理部门自受理申请之日起30个工作日内,对申报材料进行审查,并依据验收细则组织现场验收,做出是否发证的决定。符合条件的经公示审批后发给药品经营许可证;不符合条件的,书面通知申办人并说明理由,同时告知申办人享有依法申请行政复议或提起行政诉讼的权利。

2. 药品经营许可证应当载明的项目 药品经营许可证应当载明企业名称、法定代表人或企业负责人姓名、质量负责人、经营方式、经营范围、注册地址、仓库地址,药品经营许可证证号、流水号、发证机关、发证日期、有效期限等项目。药品经营许可证正本、副本式样、编号方法,由国家药品监督管理局统一制定。药品经营许可证包括正本、副本,均具有同等法律效力,药品经营许可证电子版证书与其印制版具有同等法律效力。(征求意见稿拟增加社会信用代码(身份证号码)、质量负责人、经营范围、仓库地址、许可证编号、日常监督管理机构、投诉举报电话、发证机关、签发人有效期,药品经营许可证证号、流水号、发证日期等内容)

3. 药品经营许可证的变更与换发 药品经营许可证变更分为许可事项变更和登记事项变更。许可事项变更是指经营方式、经营范围、注册地址、仓库地址(包括增减仓库)、企业法定代表人或负责人以及质量负责人的变更。登记事项变更是指上述事项以外其他事项的变更。依照程序,药品经营企业依法变更药品经营许可证的许可事项或登记事项,变更后重新核发药品经营许可证正本,新核发的药品经营许可证的证号、有效期不变,先变更营业执照,再变更许可证。许可证的有效期为5年,有效期届满,需要继续经营药品的,持证企业应在有效期届满前6个月内,向原发证机关申请换发许可证。

企业分立、合并、改变经营方式、跨原管辖地迁移,按照本办法的规定重新办理药品经营许可证。药品零售连锁企业收购、兼并其他药品零售企业时,如实际经营地址、许可条件未发生变化的,可按变更药品经营许可证办理。(征求意见稿内容)

4. 药品监督管理部门对持证企业的监督检查 监督检查采用书面检查、现场检查、书面检查与现场检查相结合的方式。监督检查的内容:①药品经营许可证载明事项的执行和变动情况;②企业经营设施设备及仓储条件变动情况;③企业实施《药品经营质量管理规范》的情况;④发证机关需要审查的其他有关事项。

5. 对监督检查中违法行为的依法处理 对监督检查中发现有违反《药品经营质量管理规范》要求的经营企业,由发证机关责令限期进行整改。整改后仍不符合要求从事药品经营活动的按《药品管理法》等相关法律、法规的规定处理。

有下列情形之一的,药品经营许可证由原发证机关注销,并予以公告:药品经营许可证有效期届满未换证的;药品经营企业终止经营药品或者关闭的;药品经营许可证被依法撤销、撤回、吊销、收回、缴销和宣布无效的;不可抗力导致药品经营许可证的许可事项无法实施的;法律、法规规定的应当注销行政许可的其他情形。药品监督管理部门注销药品经营许可证的,应当自注销之日起 5 个工作日内通知有关工商行政管理部门。

（四）药品经营企业的开办程序

开办药品经营企业的程序见图 8-1。具体流程如下:①申请药品经营许可证,详细流程见前述许可证申领步骤;②对符合条件的企业,发放药品经营许可证;③药品批发企业或药品零售企业凭药品经营许可证到工商行政管理部门办理登记注册,领取营业执照。

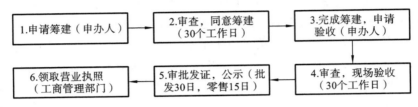

图 8-1　开办药品经营企业的流程图

（五）《药品管理法》关于药品经营行为的其他规定

（1）从事药品经营活动,应当遵守《药品经营质量管理规范》,建立健全药品经营质量管理体系,保证药品经营全过程持续符合法定要求。药品经营企业的法定代表人、主要负责人对本企业的药品经营活动全面负责。

（2）药品上市许可持有人、药品生产企业、药品经营企业和医疗机构应当从药品上市许可持有人或者具有药品生产、经营资格的企业购进药品;但是,购进未实施审批管理的中药材除外。

（3）药品经营企业购进药品,应当建立并执行进货检查验收制度,验明药品合格证明和其他标识;不符合规定要求的,不得购进。

（4）药品经营企业购销药品,应当有真实完整的购销记录。购销记录应当注明药品的通用名称、剂型、规格、批号、有效期、上市许可持有人、生产企业、购销单位、购销数量、购销价格、购销日期及国务院药品监督管理部门规定的其他内容。

（5）药品经营企业零售药品应当准确无误,并正确说明用法、用量和注意事项;调配处方应当经过核对,对处方所列药品不得擅自更改或者代用。对有配伍禁忌或者超剂量的处方,应当拒绝调配;必要时,经处方医师更正或者重新签字,方可调配。药品经营企业销售中药材,应当标明产地。依法经过资格认定的药师或者其他药学技术人员负责本企业的药品管理、处方审核和调配、合理用药指导等工作。

（6）药品经营企业应当制定和执行药品保管制度,采取必要的冷藏、防冻、防潮、防虫、防鼠等措施,保证药品质量。药品入库和出库应当执行检查制度。

（7）城乡集市贸易市场可以出售中药材,国务院另有规定的除外。

（8）关于进口药品经营的规定如下。

①药品应当从允许药品进口的口岸进口,并由进口药品的企业向口岸所在地药品监督管理部门备案。海关凭药品监督管理部门出具的进口药品通关单办理通关手续。无进口药品通关单的,海关不得放行。口岸所在地药品监督管理部门应当通知药品检验机构按照国务院药品监督管理部门的规定对进口药品进行抽查检验。允许药品进口的口岸由国务院药品监督管理部门会同海关总署提出,报国务院批准。

NOTE

②医疗机构因临床急需进口少量药品的，经国务院药品监督管理部门或者国务院授权的省、自治区、直辖市人民政府批准，可以进口。进口的药品应当在指定医疗机构内用于特定医疗目的。个人自用携带入境少量药品，按照国家有关规定办理。

③进口、出口麻醉药品和国家规定范围内的精神药品，应当持有国务院药品监督管理部门颁发的进口准许证、出口准许证。

④禁止进口疗效不确切、不良反应大或者因其他原因危害人体健康的药品。

⑤国务院药品监督管理部门对下列药品在销售前或者进口时，应当指定药品检验机构进行检验；未经检验或者检验不合格的，不得销售或者进口：a. 首次在中国境内销售的药品；b. 国务院药品监督管理部门规定的生物制品；c. 国务院规定的其他药品。

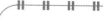

第二节　药品流通的监督管理

知识拓展：
药品经营企业
"两证合一"

一、药品流通的特殊性

药品流通（drugs distribution）是指药品从生产者转移到患者的活动、体系和过程，包括药品流、货币流、药品所有权流和药品信息流。其主要环节包括药品生产企业的销售、药品经营的全过程、医疗机构的采购等。

药品流通的监督管理是指政府有关部门根据国家药事法规、标准、制度，对药品流通这一环节的药品质量、药学服务质量、药品销售机构的质量保证体系进行的监督管理活动的总称。药品流通，除了受宏观环境影响外，更重要的是由其固有的内在要素和经济特征决定的。

药品流通的特点如下。

1. 要求严格的质量保证　药品质量是药品安全有效的前提，药品从生产出来经检验合格，在流通环节必须确保药品不变质、不失效。同时必须防止假劣药品进入流通环节，始终保持药品质量符合国家标准，始终保持药品包装、标识物（标签、说明书）符合法定要求。

2. 药品品种、规格和批次多　我国地域辽阔、人口众多，市场上流通的药品数以万计。药品同一品种有多种规格，同一种规格又有多家药厂生产。各地区人们根据不同的用药习惯和对药品品牌知名度的认同选择其品种和规格。这对流通过程的药品分类储存的准确无误及时分发造成更大的困难。在药品的购进、销售这个集散过程中，药品的差错和污染等情况随时有可能发生。

3. 药品名称有多种　药品是一种特殊商品，有国家统一规定使用的药品通用名称，还有别名、商品名等。商品名是企业为了利益的需要申请并获得批准而使用的药品商业名称。例如，阿莫西林的别名为羟氨苄青霉素，商品名有阿莫灵、阿莫仙等。

4. 对人员和机构要求高　药品与其他消费品不同，专业技术性很强。从采购到分发都必须有执业药师的参与指导，一些关键环节需要执业药师直接操作。处方药必须根据执业医师处方调配销售。因为药品存在上述特点，药品流通领域从业人员要有一定的专业素质。

5. 药品的定价和价格控制难度大　药品经营企业期望获得高利润，患者期望获得质高价廉的药品，国家能承担的补助只能与经济水平相适应。诸多社会因素的影响使药品价格不能完全由市场竞争来调节，必须由政府、行业组织和消费者共同协调控制。

6. 药品广告宣传内容要求高　虚假的药品广告将产生影响人们生命健康的严重后果。

NOTE

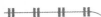

二、药品流通的监督管理措施

（一）严格经营药品的准入控制

药品批发或零售必须经政府有关部门审批；规定审批的法定程序，设置批发或零售药品机构的最低条件；发给准予批发或零售药品的法定证照。我国的《药品管理法》明确规定了开办药品批发企业、零售药房实行许可证制度。

（二）制定实施药师法，配备执业药师

许多国家颁布了药师法或药房法。社会药房和医院药房必须配备依法注册取得执照的执业药师，否则就不能开设药房，不能调配、销售处方药。

（三）推行药品流通质量管理规范

受推行 GMP 的影响，一些国家由行业协会出面，制定实施药品流通质量管理规范。

1. GDP 英国皇家药学会根据规定，于 1979 年制定发布了"Guide Good Dispensing Practice"（简称 GDP）。英国的 GDP 对欧洲等地区影响较大。

2. GSP 日本医药批发业联合会于 1976 年制定发布了"Good Supply Practice"，译为"医药品供应质量管理规范"，简称 GSP。该规范是药品批发企业质量管理的基本准则。

3. GPP 国际药学联合会（FIP）于 20 世纪 90 年代初制定"Good Pharmacy Practice"，译为"优良药房管理"或"药房质量管理规范"，简称 GPP。1993 年国际药学联合会在东京会议上向各国政府与药学团体，特别是社会药房、医院药房推荐实行 GPP，以保障用药安全，提高药学水平，提供优质服务。GPPP（Good Pharmaceutical Procurement Practices），译为"药品采购管理规范"，是 WHO 的正式出版物。

（四）实行处方药与非处方药分类管理

20 世纪 50 年代初，美国制定法律明确由 FDA 统一发布处方药与非处方药目录，在药品分发销售实行分类管理。之后许多国家采用这一制度，对控制药品分发销售，保证药品和药学服务质量起到很好的效果。

（五）加强药品广告的管理

各国政府先后通过制定法律法规，加强对药品广告的监督管理，对药品广告的形式、内容、用语、范围、真实准确等做出明确规定，对药品广告的审批程序及违法广告处罚也做了规定。

（六）重视药品标识物管理

药品标识物是指药品包装上的标签和说明书等。美国的《联邦食品、药品和化妆品法》第 502 节为"违标药及违标用品"，规定了药品标签上必须注明的项目，否则将按违标药处理。英国、日本的法律中均有相同规定。

（七）药品价格控制

在比较成熟的药品市场，药品价格是在市场竞争中形成的并较稳定，新药（主要是创新药）价格昂贵，仿制药品价格稳中有降。各国采取多种办法，控制药品价格上涨。

三、《药品流通监督管理办法》的主要内容

国务院药品监督管理部门发布的《药品流通监督管理办法》自 2007 年 5 月 1 日起在全国施行，共五章四十七条。这是一部专门规范药品流通秩序、整顿治理药品流通渠道的行政规章，对药品流通监督管理的法律依据、适用范围、企业责任、社会监督、药品生产和经营企业购销药品、医疗机构购进储存药品等做出具体规定。2019 年，国家市场监督管理总局发布《药品

经营监督管理办法(征求意见稿)》,全办法共七章,七十四条,在原《药品经营许可证管理办法》《药品流通监督管理办法》及《药品经营质量管理规范认证管理办法》的基础上,结合新修订《药品管理法》的规定,突出强化对药品经营行为的监督管理。

(一)药品流通的监督管理

1. 药品上市许可持有人的销售许可、委托销售、质量管理责任和追溯主体责任 药品上市许可持有人自行销售所持有的药品,应当具备《药品管理法》规定的条件,药品上市许可持有人零售所持有的药品,应当取得药品经营许可证。委托经营的,应当委托符合条件的药品经营企业,并与其签订委托协议,并严格履行协议约定的义务。委托销售的,药品上市许可持有人应向其所在地省级药品监督管理部门备案。

药品上市许可持有人应当落实药品经营全过程质量管理责任。药品存在质量问题或其他安全隐患的,药品上市许可持有人应当立即停止销售,及时采取召回等风险控制措施。药品经营企业和使用单位应当配合。药品上市许可持有人、药品生产企业、药品经营企业和医疗机构应当建立并实施药品追溯制度,保证药品可追溯。

2. 药品的购销行为由企业负责,承担法律责任 药品经营企业的法定代表人、主要负责人对本企业的药品经营活动全面负责。

3. 购销人员管理 药品上市许可持有人、药品经营企业应加强药品采购、销售人员的管理,对其进行法律法规和专业知识培训,并对其以本企业名义从事的药品经营行为承担法律责任。应建立培训档案,培训档案中应当记录培训时间、地点、内容及接受培训的人员。

4. 销售和采购行为管理 药品上市许可持有人、药品批发企业销售药品时,应当提供下列资料:①加盖本企业原印章的药品上市许可持有人证明文件(或药品生产许可证、药品经营许可证)和营业执照的复印件;②加盖本企业原印章的所销售药品的批准证明文件复印件;③销售进口药品的,按照国家有关规定提供相关证明文件;④加盖本企业原印章的派出销售人员授权书复印件。授权书原件应当载明授权销售的品种、地域、期限,注明销售人员的身份证号码,并加盖本企业原印章和企业法定代表人印章(或者签名)。销售人员应当出示授权书原件及本人身份证原件,供药品采购方核实;⑤标明供货单位名称、药品名称、生产厂商、批号、数量、价格等内容的销售凭证。

药品经营企业采购药品时,应索取、查验、留存供货企业有关证件资料、销售凭证,并保存至超过药品有效期1年,且不得少于5年。

5. 关于购销药品的场所、品种的规定

(1)对药品生产、经营企业的规定:药品生产、经营企业不得从事的经营活动如下。①药品生产、经营企业不得在经药品监督管理部门核准的地址以外的场所储存或者现货销售药品;②药品生产、经营企业知道或者应当知道他人从事无证生产、经营药品行为的,不得为其提供药品;③药品生产、经营企业不得为他人以本企业的名义经营药品提供场所,或者资质证明文件,或者票据等便利条件;④药品生产、经营企业不得以展示会、博览会、交易会、订货会、产品宣传会等方式现货销售药品;⑤药品生产、经营企业不得以搭售、买药品赠药品、买商品赠药品等方式向公众赠送处方药或者甲类非处方药;⑥疫苗、血液制品、麻醉药品、精神药品、医疗用毒性药品、放射性药品、药品类易制毒化学品等国家实行特殊管理的药品不得在网络上销售;⑦禁止非法收购药品。

(2)对药品生产企业的规定:药品生产企业只能销售本企业生产的药品,不得销售本企业受委托生产的或者他人生产的药品。

(3)对药品经营企业的规定:药品经营企业应当按照药品经营许可证许可的经营范围经

营药品,未经药品监督管理部门审核同意,药品经营企业不得改变经营方式。药品经营企业不得购进和销售医疗机构配制的制剂。

6. 其他规定

(1)严格禁止无证经营。不得出租、出借、转让、买卖、伪造、变造许可证;不得以提供虚假证明、文件资料等欺骗手段骗取药品经营许可证。不得向无许可证的单位以偿还债务、贷款的方式提供药品。

(2)药品零售企业应当凭处方销售处方药,处方保留不少于5年。当执业药师或者其他依法认定的药学技术人员不在岗时,应当挂牌告知,并停止销售处方药和甲类非处方药。药品零售企业销售药品时,应当开具标明药品名称、生产厂商、数量、价格、批号等内容的销售凭证。

(3)药品上市许可持有人、药品生产企业、药品经营企业委托储存、运输药品的,应当对受托方的质量保证能力和风险管理能力进行评估,与其签订委托协议,约定药品质量责任、操作规程等内容,并对受托方进行监督。

接受委托储存、运输药品的企业应当符合以下条件:①按照《药品经营质量管理规范》和委托协议要求,配备符合资质的人员,建立相应的质量管理体系文件,包括药品收货、验收、储存、养护、运输等操作规程;②应当与委托方建立可互操作的信息交换系统,以保证药品经营活动质量安全,并为委托企业药品召回或追回提供支持;③提供符合现代物流条件及与经营规模相适应的药品储存场所和运输等设施设备,以保证药品物流操作安全;④对药品物流信息应当可追溯并记录。受托企业应按照委托协议履行义务,并且承担相应的法律责任和合同责任,发现药品存在质量问题时,应当立即向委托方和所在地药品监督管理部门报告,并主动采取风险控制措施。

 案例 8-1

药店买药送礼促销案例

清明假期期间,尽管天色渐晚,一家打出促销信息的药店门前却依然围着十几位中老年人。他们耐心地等待着赠品,还不时地交流几句。店员表示,市区的药店太多了,竞争非常激烈。所以一些药店就推出购药赠药、送礼品、积分返奖等促销活动。活动期间,来买药的顾客特别多。"促销"是时下各药店最热衷且有效的销售手法。"买一赠一""购药满49元送肥皂一块、满89元送洗洁精一瓶、满199元送900毫升油一瓶、满389元送10斤装大米一包"等。类似这样的药店促销广告消费者并不陌生。买赠促销这种行为容易诱导消费者过度购药,造成用药浪费,甚至会引起不合理用药。事实上,药店的促销乱象早就遭到了颇多质疑。国家之前也明确规定不允许药店促销,可直到现在,这种现象非但没有得到遏制,反而愈演愈烈。药店经营者对于花样百出的促销感到无奈。现在药店竞争激烈,各家药店的药价都差不多,在价格上没有太大的竞争力,为了吸引顾客,中小药店不得不推出送礼品、抽大奖等促销活动。按现在的促销势头来看,买赠风潮将会愈演愈烈。

问题:

(1)该药店违反了《药品流通监督管理办法》和《处方药与非处方药流通管理暂行规定》中的哪些规定?

(2)药品经营企业还必须遵守哪些管理规定?

案例答案

第三节 药品经营质量管理

为加强药品经营质量管理,规范药品经营行为,保障人体用药安全、有效,根据《中华人民共和国药品管理法》《中华人民共和国药品管理法实施条例》,2000 年 4 月国家药品监督管理局发布了《药品经营质量管理规范》。2000 年 11 月,国家药品监督管理局又制定了《药品经营质量管理规范实施细则》和《药品经营质量管理规范(GSP)认证管理办法(试行)》。经过 2012 年、2015 年和 2016 年三次修订,最新一版的 GSP 于 2016 年 7 月 13 日颁布施行。药品经营质量管理规范(good supply practice,GSP)是药品经营管理和质量控制的基本准则。药品经营企业应当在药品采购、储存、销售、运输等环节采取有效的质量控制措施,确保药品质量,并按照国家有关要求建立药品追溯系统,实现药品可追溯。药品经营企业应当严格执行本规范。药品生产企业销售药品、药品流通过程中其他涉及储存与运输药品的,也应当符合本规范相关要求。药品经营企业应当坚持诚实守信,依法经营。禁止任何虚假、欺骗行为。现行的 GSP(2016 版)包括总则、药品批发的质量管理、药品零售的质量管理和附则,共 4 章 184 条。主要内容见表 8-1。

表 8-1 药品经营质量管理规范(2016 版)主要内容

章 节	章 名	主 要 内 容	法 条 数
第 1 章	总则	目的和依据、基本内涵以及实施方法、适用主体和前提条件	4 条
第 2 章	药品批发的质量管理	质量管理体系、组织机构与质量管理职责、人员与培训、质量管理体系文件、设施与设备、校准与验证、计算机系统、采购、收货与验收、储存与养护、销售、出库、运输与配送、售后管理	14 节 115 条
第 3 章	药品零售的质量管理	质量管理与职责、人员管理、文件、设施与设备、采购与验收、陈列与储存、销售管理、售后管理	8 节 58 条
第 4 章	附则	术语含义、GSP 的解释和施行	7 条

一、药品批发企业质量管理

(一)质量管理体系及文件、组织机构与质量管理职责

1. 质量管理体系 药品批发企业应当依据有关法律法规及 GSP 的要求建立质量管理体系,确定质量方针,制定质量管理体系文件,开展质量策划、质量控制、质量保证、质量改进和质量风险管理等活动。企业制定的质量方针文件应当明确企业总的质量目标和要求,并贯彻到药品经营活动的全过程。

药品批发企业质量管理体系应当与其经营范围和规模相适应,包括组织机构、人员、设施设备、质量管理体系文件及相应的计算机系统等。企业应当定期或在质量管理体系关键要素发生重大变化时,组织开展内审并对内审的情况进行分析,依据分析结论制定相应的质量管理体系改进措施,不断提高质量控制水平,保证质量管理体系持续有效运行。企业应当采用前瞻或者回顾的方式,对药品流通过程中的质量风险进行评估、控制、沟通和审核。

企业应当对药品供货单位、购货单位的质量管理体系进行评价,确认其质量保证能力和质

165

量信誉,必要时进行实地考察。企业应当全员参与质量管理。各部门、岗位人员应当正确理解并履行职责,承担相应质量责任。

2. 质量管理体系文件　药品批发企业制定质量管理体系文件应当符合企业实际。

(1)文件:包括质量管理制度、部门及岗位职责、操作规程、档案、报告、记录和凭证等。文件的起草、修订、审核、批准、分发、保管,以及修改、撤销、替换、销毁等应当按照文件管理操作规程进行,并保存相关记录。文件应当标明题目、种类、目的以及文件编号和版本号。文字应当准确、清晰、易懂。文件应当分类存放,便于查阅。企业应当定期审核、修订文件,使用的文件应当为现行有效的文本。企业应当保证各岗位获得与其工作内容相对应的必要文件,并严格按照规定开展工作。

(2)质量管理制度:包括质量管理体系内审的规定;质量否决权的规定;质量管理文件的管理;质量信息的管理;供货单位、购货单位、供货单位销售人员及购货单位采购人员等资格审核的规定;药品采购、收货、验收、储存、养护、销售、出库、运输的管理;特殊管理药品的规定;药品有效期的管理;不合格药品、药品销毁的管理;药品退货的管理;药品召回的管理;质量查询的管理;质量事故、质量投诉的管理;药品不良反应报告的规定;环境卫生、人员健康的规定;质量方面的教育、培训及考核的规定;设施设备保管和维护的管理;设施设备验证和校准的管理;记录和凭证的管理;计算机系统的管理;药品追溯的规定;其他应当规定的内容。

(3)规定各部门及岗位的职责:企业应当制定药品采购、收货、验收、储存、养护、销售、出库复核、运输等环节及计算机系统的操作规程。企业应当建立药品采购、验收、养护、销售、出库复核、销后退回和购进退出、运输、储运温湿度监测、不合格药品处理等相关记录,做到真实、完整、准确、有效和可追溯。通过计算机系统记录数据时,有关人员应当按照操作规程,通过授权及密码登录后方可进行数据的录入或者复核;数据的更改应当经质量管理部门审核并在其监督下进行,更改过程应当留有记录。书面记录及凭证应当及时填写,并做到字迹清晰,不得随意涂改,不得撕毁。更改记录的,应当注明理由、日期并签名,保持原有信息清晰可辨。记录及凭证应当至少保存 5 年。疫苗、特殊管理药品的记录及凭证按相关规定保存。

3. 组织机构与质量管理职责　药品批发企业应当设立与其经营活动和质量管理相适应的组织机构或者岗位,明确规定其职责、权限及相互关系。

(1)企业负责人是药品质量的主要责任人,全面负责企业日常管理,负责提供必要的条件,保证质量管理部门和质量管理人员有效履行职责,确保企业实现质量目标并按照本规范要求经营药品。企业质量负责人应当由高层管理人员担任,全面负责药品质量管理工作,独立履行职责,在企业内部对药品质量管理具有裁决权。企业应当设立质量管理部门,有效开展质量管理工作。质量管理部门的职责不得由其他部门及人员履行。

(2)企业的质量管理部门应当履行以下职责:①督促相关部门和岗位人员执行药品管理的法律法规及 GSP。②组织制定质量管理体系文件,并指导、监督文件的执行。③负责对供货单位和购货单位的合法性、购进药品的合法性以及供货单位销售人员、购货单位采购人员的合法资格进行审核,并根据审核内容的变化进行动态管理。④负责质量信息的收集和管理,并建立药品质量档案。⑤负责药品的验收,指导并监督药品采购、储存、养护、销售、退货、运输等环节的质量管理工作。⑥负责不合格药品的确认,对不合格药品的处理过程实施监督。⑦负责药品质量投诉和质量事故的调查、处理及报告;负责假、劣药品的报告;负责药品质量查询。⑧负责指导设定计算机系统质量控制功能;负责计算机系统操作权限的审核和质量管理基础数据的建立及更新;组织验证、校准相关设施设备。⑨负责药品召回的管理;负责药品不良反应的报告。⑩组织质量管理体系的内审和风险评估;组织对药品供货单位及购货单位质量管理体系和服务质量的考察和评价;组织对被委托运输的承运方运输条件和质量保障能力的审查。⑪协助开展质量管理教育和培训。⑫其他应当由质量管理部门履行的职责。

（二）人员与培训

药品经营企业员工的素质是企业经营管理水平和发展潜力的重要指标,因此应在建立保证质量管理体系有效运行机构的基础上,配备符合相应岗位资质要求的人员,并通过培训等方式不断提高员工素质。

1. 人员资质要求 GSP 对药品批发企业的负责人、质量管理、质量检查负责人及有关工作人员的技术职称和学历做出规定,详见表 8-2。从事质量管理、验收工作的人员应当在职在岗,不得兼职其他业务工作。从事疫苗配送的,还应当配备 2 名以上专业技术人员专门负责疫苗质量管理和验收工作。

表 8-2 药品经营企业人员的资质要求

人 员		学历、职称等要求
批发企业领导及部门负责人	企业负责人	大学专科以上学历或者中级以上职称,经过专业培训,熟悉药品管理法律法规
	企业质量负责人	大学本科以上学历、执业药师资格和 3 年以上药品经营质量管理工作经历。在质量管理工作中具备正确判断和保障实施的能力
	企业质量管理部门负责人	执业药师资格和 3 年以上药品经营质量管理工作经历,能独立解决经营过程中的质量问题
批发企业相关人员	质量管理工作人员	药学中专或医学、生物、化学等相关专业专科以上学历或药学初级以上职称
	采购工作的人员	药学或者医学、生物、化学等相关专业中专以上学历
	验收、养护工作人员	药学或者医学、生物、化学等相关专业中专以上学历或药学初级以上职称
	销售、储存等工作人员	应当具有高中以上文化程度
	中药材、中药饮片验收工作人员	中药学专业中专以上学历或者具有中药学中级以上职称
	中药材、中药饮片养护人员	中药学专业中专以上学历或者具有中药学初级以上职称
	疫苗质量管理和验收人员	具有预防医学、药学、微生物学或医学等专业本科以上学历及中级以上职称,并有 3 年以上从事疫苗管理或技术工作经历
零售企业主要人员	企业法定代表人或企业负责人、审方人员	具备执业药师资格
	质量管理、验收、采购人员	具有药学或者医学、生物、化学等相关专业学历或者具有药学专业技术职称
	营业员	高中以上文化程度或者符合省级药品监督管理部门规定的条件
	中药饮片质量管理、验收、采购人员	药学中专以上学历或者具有中药学专业初级以上职称
	中药饮片调剂人员	中药学中专以上学历或者具备中药调剂员资格

2. 人员培训 药品批发企业应当对各岗位人员进行与其职责和工作内容相关的岗前培训和继续培训,培训内容应当包括相关法律法规、药品专业知识及技能、质量管理制度、职责及岗位操作规程等。企业应当按照培训管理制度制定年度培训计划并开展培训,使相关人员能正确理解并履行职责。培训工作应当做好记录并建立档案。从事特殊管理药品和冷藏、冷冻

NOTE

药品的储存、运输等工作的人员,应当接受相关法律法规和专业知识培训并经考核合格后方可上岗。

3. 人员健康要求　药品批发企业应当制定员工个人卫生管理制度,储存、运输等岗位人员的着装应当符合劳动保护和产品防护的要求。质量管理、验收、养护、储存等直接接触药品岗位的人员应当进行岗前及年度健康检查,并建立健康档案。患有传染病或者其他可能污染药品的疾病的,不得从事直接接触药品的工作。身体条件不符合相应岗位特定要求的,不得从事相关工作。

（三）设施与设备营场所和库房

1. 库房要求　企业应当具有与其药品经营范围、经营规模相适应的经营场所和库房。库房的选址、设计、布局、建造、改造和维护应当符合药品储存的要求,防止药品的污染、交叉污染、混淆和差错。药品储存作业区、辅助作业区应当与办公区和生活区分开一定距离或者有隔离措施。库房的规模及条件应当满足药品的合理、安全储存,便于开展储存作业:①库房内外环境整洁,无污染源,库区地面硬化或者绿化;②库房内墙、顶光洁,地面平整,门窗结构严密;③库房有可靠的安全防护措施,能够对无关人员进入实行可控管理,防止药品被盗、替换或者混入假药;④有防止室外装卸、搬运、接收、发运等作业受异常天气影响的措施。

2. 仓库配备的设施设备　①药品与地面之间有效隔离的设备;②避光、通风、防潮、防虫、防鼠等设备;③有效调控温湿度及室内外空气交换的设备;④自动监测、记录库房温湿度的设备;⑤符合储存作业要求的照明设备;⑥用于零货拣选、拼箱发货操作及复核的作业区域和设备;⑦包装物料的存放场所;⑧验收、发货、退货的专用场所;⑨不合格药品专用存放场所;⑩经营特殊管理药品有符合国家规定的储存设施。

3. 冷藏、冷冻药品的设备要求　①药品批发企业应有与其经营规模和品种相适应的冷库,储存疫苗的应当配备两个以上独立冷库;②应有用于冷库温度自动监测、显示、记录、调控、报警的设备;③冷库制冷设备应有备用发电机组或者双回路供电系统;④对有特殊低温要求的药品,应当配备符合其储存要求的设施设备;⑤应有冷藏车及车载冷藏箱或者保温箱等设备。

4. 中药材、中药饮片要求　经营中药材、中药饮片的,应当有专用的库房和养护工作场所,直接收购地产中药材的应当设置中药样品室（柜）。

5. 运输药品的设施设备要求　运输药品应当使用封闭式货物运输工具。运输冷藏、冷冻药品的冷藏车及车载冷藏箱、保温箱应当符合药品运输过程中对温度控制的要求。冷藏车具有自动调控温度、显示温度、存储和读取温度监测数据的功能;冷藏箱及保温箱具有外部显示和采集箱体内温度数据的功能。储存、运输设施设备的定期检查、清洁和维护应当由专人负责,并建立记录和档案。

（四）校准与验证

药品批发企业应当按照国家有关规定,对计量器具、温湿度监测设备等定期进行校准或者检定。企业应当对冷库、储运温湿度监测系统以及冷藏运输等设施设备进行使用前验证、定期验证及停用时间超过规定时限的验证。企业应当根据相关验证管理制度,形成验证控制文件,包括验证方案、报告、评价、偏差处理和预防措施等。验证应当按照预先确定和批准的方案实施,验证报告应当经过审核和批准,验证文件应当存档。企业应当根据验证确定的参数及条件,正确、合理使用相关设施设备。

（五）计算机系统

药品批发企业应当建立能够符合经营全过程管理及质量控制要求的计算机系统,实现药品可追溯。企业计算机系统应当符合以下要求:有支持系统正常运行的服务器和终端机;有安全、稳定的网络环境,有固定接入互联网的方式和安全可靠的信息平台;有实现部门之间、岗位

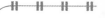

之间信息传输和数据共享的局域网;有药品经营业务票据生成、打印和管理功能;有符合本规范要求及企业管理实际需要的应用软件和相关数据库。

各类数据的录入、修改、保存等操作应当符合授权范围、操作规程和管理制度的要求,保证数据原始、真实、准确、安全和可追溯。计算机系统运行中涉及企业经营和管理的数据应当采用安全、可靠的方式存储并按日备份,备份数据应当存放在安全场所。

(六)GSP 对药品经营过程质量控制的规定

1. 采购 确定供货单位的合法资格;确定所购入药品的合法性;核实供货单位销售人员的合法资格;与供货单位签订质量保证协议。

(1)首营企业、首营品种审核:首营企业是指采购药品时与本企业首次发生供需关系的药品生产或者经营企业。首营品种是指本企业首次采购的药品。采购中涉及的首营企业、首营品种,采购部门应当填写相关申请表格,经过质量管理部门和企业质量负责人的审核批准。必要时应当组织实地考察,对供货单位质量管理体系进行评价。对首营企业的审核,应当查验加盖其公章原印章的以下资料,确认真实、有效。①药品生产许可证或者药品经营许可证复印件;②营业执照、税务登记、组织机构代码的证件复印件,上一年度企业年度报告公示情况;③《药品生产质量管理规范》认证证书或者《药品经营质量管理规范》认证证书复印件;④相关印章、随货同行单(票)样式;⑤开户户名、开户银行及账号。采购首营品种应当审核药品的合法性,索取加盖供货单位公章原印章的药品生产或者进口批准证明文件复印件并予以审核,审核无误的方可采购。以上资料应当归入药品质量档案。

(2)供货单位销售人员资质审核:企业应当核实、留存供货单位销售人员以下资料。①加盖供货单位公章原印章的销售人员身份证复印件;②加盖供货单位公章原印章和法定代表人印章或者签名的授权书,授权书应当载明被授权人姓名、身份证号码,以及授权销售的品种、地域、期限;③供货单位及供货品种相关资料。

(3)质量保证协议内容:明确双方质量责任;供货单位应当提供符合规定的资料且对其真实性、有效性负责;供货单位应当按照国家规定开具发票;药品质量符合药品标准等有关要求;药品包装、标签、说明书符合有关规定;药品运输的质量保证及责任;质量保证协议的有效期限。

(4)票据:采购药品时企业应当向供货单位索取发票。发票应当列明药品的通用名称、规格、单位、数量、单价、金额等;不能全部列明的应当附销售货物或者提供应税劳务清单,并加盖供货单位发票专用章原印章、注明税票号码。发票上的购、销单位名称及金额、品名应当与付款流向及金额、品名一致,并与财务账目内容相对应。发票按有关规定保存。

(5)采购记录:采购药品应当建立采购记录。采购记录应当有药品的通用名称、剂型、规格、生产厂商、供货单位、数量、价格、购货日期等内容,采购中药材、中药饮片的还应当标明产地。

(6)直调药品及特殊药品采购:发生灾情、疫情、突发事件或者临床紧急救治等特殊情况,以及其他符合国家有关规定的情形,企业可采用直调方式购销药品,将已采购的药品直接从供货单位发送到购货单位,并建立专门的采购记录,保证有效的质量跟踪和追溯。采购特殊管理药品,应当严格按照国家有关规定进行。

(7)进货质量评审:企业应当定期对药品采购的整体情况进行综合质量评审,建立药品质量评审和供货单位质量档案,并进行动态跟踪管理。

2. 收货与验收 企业应当按照规定的程序和要求对到货药品逐批进行收货、验收,防止不合格药品入库。药品到货时,收货人员应当核实运输方式是否符合要求,并对照随货同行单(票)和采购记录核对药品,做到票、账、货相符。

（1）验收地点的要求：收货人员对符合收货要求的药品，应当按品种特性要求放于相应待验区域，或者设置状态标志，通知验收。冷藏、冷冻药品应当在冷库内待验。特殊管理药品应当按照相关规定在专库或者专区内验收。

（2）随货通行单和检验报告书要求：随货同行单（票）应当包括供货单位、生产厂商，药品的通用名称、剂型、规格、批号、数量、收货单位、收货地址、发货日期等内容，并加盖供货单位药品出库专用章原印章。验收药品应当按照药品批号查验同批号的检验报告书。供货单位为批发企业的，检验报告书应当加盖其质量管理专用章原印章。检验报告书的传递和保存可以采用电子数据形式，但应当保证其合法性和有效性。

（3）抽样验收要求：企业应当按照验收规定，对每次到货药品进行逐批抽样验收，抽取的样品应当具有代表性。①同一批号的药品应当至少检查一个最小包装，但生产企业有特殊质量控制要求或者打开最小包装可能影响药品质量的，可不打开最小包装；②破损、污染、渗液、封条损坏等包装异常以及零货、拼箱的，应当开箱检查至最小包装；③外包装及封签完整的原料药、实施批签发管理的生物制品，可不开箱检查。

（4）验收记录：验收药品应当做好验收记录，包括药品的通用名称、剂型、规格、批准文号、批号、生产日期、有效期、生产厂商、供货单位、到货数量、到货日期、验收合格数量、验收结果等内容。验收人员应当在验收记录上签署姓名和验收日期。中药材验收记录应当包括品名、产地、供货单位、到货数量、验收合格数量等内容。中药饮片验收记录应当包括品名、规格、批号、产地、生产日期、生产厂商、供货单位、到货数量、验收合格数量等内容，实施批准文号管理的中药饮片还应当记录批准文号。

（5）直调药品验收要求：药品经营企业进行药品直调的，可委托购货单位进行药品验收。购货单位应当严格按照GSP的要求验收药品，并建立专门的直调药品验收记录。验收当日应当将验收记录相关信息传递给直调企业。

（6）冷藏、冷冻药品的验收：冷藏、冷冻药品到货时，应当对其运输方式及运输过程的温度记录、运输时间等质量控制状况进行重点检查并记录。不符合温度要求的应当拒收。

（7）不合格药品控制性管理：验收不合格的还应当注明不合格事项及处置措施。企业应当建立库存记录，验收合格的药品应当及时入库登记；验收不合格的，不得入库，并由质量管理部门处理。

3. 储存与养护

（1）药品储存要求：应当根据药品的质量特性对药品进行合理储存。①温湿度要求：按包装标示的温度要求储存药品，包装上没有标示具体温度的，按《中华人民共和国药典》规定的贮藏要求进行储存；储存药品相对湿度为35％～75％。②色标管理：在人工作业的库房储存药品，按质量状态实行色标管理。合格药品为绿色，不合格药品为红色，待确定药品为黄色。③储存条件：储存药品应当按照要求采取避光、遮光、通风、防潮、防虫、防鼠等措施。④搬运和堆垛要求：搬运和堆码药品应当严格按照外包装标示要求规范操作，堆码高度符合包装图示要求，避免损坏药品包装；药品按批号堆码，不同批号的药品不得混垛，垛间距不小于5厘米，与库房内墙、顶、温度调控设备及管道等设施间距不小于30厘米，与地面间距不小于10厘米。⑤分类储存：药品与非药品、外用药与其他药品分开存放，中药材和中药饮片分库存放；特殊管理药品应当按照国家有关规定储存；拆除外包装的零货药品应当集中存放。⑥储存药品的货架、托盘等设施设备应当保持清洁，无破损和杂物堆放；药品储存作业区内不得存放与储存管理无关的物品。⑦未经批准的人员不得进入储存作业区，仓储作业人员不得有影响药品质量和安全的行为。

（2）药品养护：养护人员应当根据库房条件、外部环境、药品质量特性等对药品进行养护。主要内容如下：①指导和督促储存人员对药品进行合理储存与作业。②检查并改善储存条件、防护措施、卫生环境。③对库房温湿度进行有效监测、调控。④按照养护计划对库存药品的外观、包装等质量状况进行检查,并建立养护记录;对储存条件有特殊要求的或者有效期较短的品种应当进行重点养护。⑤发现有问题的药品应当及时在计算机系统中锁定和记录,并通知质量管理部门处理。⑥对中药材和中药饮片应当按其特性采取有效方法进行养护并记录,所采取的养护方法不得对药品造成污染。⑦定期汇总、分析养护信息。企业应当对库存药品定期盘点,做到账货相符。

企业应当采用计算机系统对库存药品的有效期进行自动跟踪和控制,采取近效期预警及超过有效期自动锁定等措施,防止过期药品销售。药品因破损而导致液体、气体、粉末泄漏时,应当迅速采取安全处理措施,防止对储存环境和其他药品造成污染。

对质量可疑的药品应当立即采取停售措施,并在计算机系统中锁定,同时报告质量管理部门确认。对存在质量问题的药品应当采取以下措施:①存放于标志明显的专用场所,并有效隔离,不得销售;②怀疑为假药的,及时报告药品监督管理部门;③属于特殊管理药品,按照国家有关规定处理;④不合格药品的处理过程应当有完整的手续和记录;⑤对不合格药品应当查明并分析原因,及时采取预防措施。

4. 出库与运输

(1)出库管理:药品出库时应当对照销售记录进行复核。发现以下情况不得出库,并报告质量管理部门处理:①药品包装出现破损、污染、封口不牢、衬垫不实、封条损坏等问题;②包装内有异常响动或者液体渗漏;③标签脱落、字迹模糊不清或者标识内容与实物不符;④药品已超过有效期;⑤其他异常情况的药品。

药品出库复核应当建立记录,包括购货单位,药品的通用名称、剂型、规格、数量、批号、有效期、生产厂商、出库日期、质量状况和复核人员等内容。特殊管理药品出库应当按照有关规定进行复核。药品拼箱发货的代用包装箱应当有醒目的拼箱标志。药品出库时,应当附加盖企业药品出库专用章原印章的随货同行单(票)。直调药品出库时,由供货单位开具两份随货同行单(票),分别发往直调企业和购货单位,其随货同行单(票)的内容还应当标明直调企业名称。

冷藏、冷冻药品的装箱、装车等项作业,应当由专人负责并符合以下要求:①车载冷藏箱或者保温箱在使用前应当达到相应的温度要求;②应当在冷藏环境下完成冷藏、冷冻药品的装箱、封箱工作;③装车前应当检查冷藏车辆的启动、运行状态,达到规定温度后方可装车;④启运时应当做好运输记录,内容包括运输工具和启运时间等。

(2)运输与配送:药品经营企业应当按照质量管理制度的要求,严格执行运输操作规程,并采取有效措施保证运输过程中的药品质量与安全。

运输药品,应当根据药品的包装、质量特性并针对车况、道路、天气等因素,选用适宜的运输工具,采取相应措施防止出现破损、污染等问题。发运药品时,应当检查运输工具,发现运输条件不符合规定的,不得发运。运输药品过程中,运载工具应当保持密闭。企业应当严格按照外包装标示的要求搬运、装卸药品。

企业应当根据药品的温度控制要求,在运输过程中采取必要的保温或者冷藏、冷冻措施。运输过程中,药品不得直接接触冰袋、冰排等蓄冷剂,防止对药品质量造成影响。在冷藏、冷冻药品运输途中,应当实时监测并记录冷藏车、冷藏箱或者保温箱内的温度数据。企业应当制定冷藏、冷冻药品运输应急预案,对运输途中可能发生的设备故障、异常天气影响、交通拥堵等突发事件,能够采取相应的应对措施。

企业委托其他单位运输药品的,应当对承运方运输药品的质量保障能力进行审计,索取运输车辆的相关资料,符合本规范运输设施设备条件和要求的方可委托。企业委托运输药品应当与承运方签订运输协议,明确药品质量责任、遵守运输操作规程和在途时限等内容。企业委托运输药品应当有记录,记录至少包括发货时间、发货地址、收货单位、收货地址、货单号、药品件数、运输方式、委托经办人、承运单位,采用车辆运输的还应当载明车牌号,并留存驾驶人员的驾驶证复印件。委托记录应当至少保存 5 年。特殊管理药品的运输应当符合国家有关规定。

5. 销售与售后服务

(1) 购货单位的审核:企业应当将药品销售给合法的购货单位,对购货单位的证明文件、采购人员及提货人员的身份证明进行核实;企业应当严格审核购货单位的生产范围、经营范围或诊疗范围,并按照相应的范围销售药品。

(2) 销售票据和记录:企业销售药品,应当如实开具发票,做到票、账、货、款一致。销售记录应当包括药品的通用名称、规格、剂型、批号、有效期、生产厂商、购货单位、销售数量、单价、金额、销售日期等内容。中药材销售记录应当包括品名、规格、产地、购货单位、销售数量、单价、金额、销售日期等内容;中药饮片销售记录应当包括品名、规格、批号、产地、生产厂商、购货单位、销售数量、单价、金额、销售日期等内容。

(3) 特殊药品销售:销售特殊管理药品以及国家有专门管理要求的药品,应当严格按照国家有关规定执行。

(4) 售后管理:企业应当加强对退货的管理,保证退货环节药品的质量和安全,防止混入假冒药品。企业应当按照质量管理制度的要求,制定投诉管理操作规程,内容包括投诉渠道及方式、档案记录、调查与评估、处理措施、反馈和事后跟踪等。企业应当配备专职或者兼职人员负责售后投诉管理,对投诉的质量问题查明原因,采取有效措施及时处理和反馈,并做好记录,必要时应当通知供货单位及药品生产企业。企业应当及时将投诉及处理结果等信息记入档案,以便查询和跟踪。

企业发现已售出药品有严重质量问题,应当立即通知购货单位停售、追回并做好记录,同时向药品监督管理部门报告。企业应当协助药品生产企业履行召回义务,按照召回计划的要求及时传达、反馈药品召回信息,控制和收回存在安全隐患的药品,并建立药品召回记录。企业质量管理部门应当配备专职或者兼职人员,按照国家有关规定承担药品不良反应监测和报告工作。

二、药品零售企业质量管理

(一)人员管理

药品零售企业从事药品经营和质量管理工作的人员,应当符合有关法律法规及 GSP 的资格要求,不得有相关法律法规禁止从业的情形。人员资质要求见表 8-2,人员培训及人员健康要求同药品批发企业。在营业场所内,企业工作人员应当穿着整洁、卫生的工作服。在药品储存、陈列等区域不得存放与经营活动无关的物品及私人用品,在工作区域内不得有影响药品质量和安全的行为。

(二)质量管理文件

文件包括质量管理制度、岗位职责、操作规程、档案、记录和凭证等。药品零售企业应当明确企业负责人、质量管理、采购、验收、营业员以及处方审核、调配等岗位的职责,设置库房的还应当明确包括储存、养护等岗位职责。质量管理岗位、处方审核岗位的职责不得由其他岗位人员代为履行。

1. 药品零售质量管理制度 药品采购、验收、陈列、销售等环节的管理,设置库房的还应当包括储存、养护的管理;供货单位和采购品种的审核;处方药销售的管理;药品拆零的管理;特殊管理药品和国家有专门管理要求的药品的管理;记录和凭证的管理;收集和查询质量信息的管理；质量事故、质量投诉的管理；中药饮片处方审核、调配、核对的管理；药品有效期的管理；不合格药品、药品销毁的管理；环境卫生、人员健康的规定；提供用药咨询、指导合理用药等药学服务的管理；人员培训及考核的规定；药品不良反应报告的规定；计算机系统的管理；药品追溯的规定；其他应当规定的内容。

2. 药品零售操作规程 包括药品采购、验收、销售；处方审核、调配、核对；中药饮片处方审核、调配、核对；药品拆零销售；特殊管理药品和国家有专门管理要求的药品的销售；营业场所药品陈列及检查；营业场所冷藏药品的存放；计算机系统的操作和管理；设置库房的还应当包括储存和养护的操作规程。

3. 零售记录及保存 企业应当建立药品采购、验收、销售、陈列检查、温湿度监测、不合格药品处理等相关记录，做到真实、完整、准确、有效和可追溯。记录及相关凭证应当至少保存 5 年。特殊管理药品的记录及凭证按相关规定保存。

4. 计算机数据管理 通过计算机系统记录数据时，相关岗位人员应当按照操作规程，通过授权及密码登录计算机系统，进行数据的录入，保证数据原始、真实、准确、安全和可追溯。电子记录数据应当以安全、可靠方式定期备份。

（三）设施与设备

1. 对营业场所的要求 药品零售企业的营业场所应当与其药品经营范围、经营规模相适应，并与药品储存、办公、生活辅助及其他区域分开。营业场所应避免药品受室外环境的影响，并做到宽敞、明亮、整洁、卫生。

营业场所应当有以下营业设备：①货架和柜台；②监测、调控温度的设备；③经营中药饮片的，有存放饮片和处方调配的设备；④经营冷藏药品的，有专用冷藏设备；⑤经营第二类精神药品、毒性中药品种和罂粟壳的，有符合安全规定的专用存放设备；⑥药品拆零销售所需的调配工具、包装用品。企业还应当建立能够符合经营和质量管理要求的计算机系统，并满足药品追溯要求。

2. 库房条件及设施 企业设置库房的，应当做到库房内墙、顶光洁，地面平整，门窗结构严密；有可靠的安全防护、防盗等措施。仓库应当有以下设施设备：①药品与地面之间有效隔离的设备；②避光、通风、防潮、防虫、防鼠等设备；③有效监测和调控温湿度的设备；④符合储存作业要求的照明设备；⑤验收专用场所；⑥不合格药品专用存放场所；⑦经营冷藏药品的，有与其经营品种及经营规模相适应的专用设备。

经营特殊管理药品应当有符合国家规定的储存设施。储存中药饮片应当设立专用库房。企业应当按照国家有关规定，对计量器具、温湿度监测设备等定期进行校准或者检定。

（四）采购与验收

药品零售企业采购与验收药品，应当符合 GSP 药品批发企业关于采购和验收的相关规定。验收合格的药品应当及时入库或者上架，验收不合格的，不得入库或者上架，并报告质量管理人员处理。

（五）陈列与储存

药品零售企业应当对营业场所温度进行监测和调控，以使营业场所的温度符合常温要求。企业应当定期进行卫生检查，保持环境整洁。存放、陈列药品的设备应当保持清洁卫生，不得放置与销售活动无关的物品，并采取防虫、防鼠等措施，防止污染药品。

1. 药品的陈列要求

（1）分类陈列：按剂型、用途以及储存要求分类陈列，并设置醒目标志，类别标签字迹清晰、放置准确。药品放置于货架（柜），摆放整齐有序，避免阳光直射。

（2）分区陈列：处方药、非处方药分区陈列，并有处方药、非处方药专用标识。处方药不得

NOTE

采用开架自选的方式陈列和销售。外用药与其他药品分开摆放。拆零销售的药品集中存放于拆零专柜或者专区。经营非药品应当设置专区,与药品区域明显隔离,并有醒目标志。

(3) 特殊管理药品:第二类精神药品、毒性中药品种和罂粟壳不得陈列。

(4) 冷藏药品:冷藏药品放置在冷藏设备中,按规定对温度进行监测和记录,并保证存放温度符合要求。

(5) 中药饮片:中药饮片柜斗谱的书写应当正名正字;装斗前应当复核,防止错斗、串斗;应当定期清斗,防止饮片生虫、发霉、变质;不同批号的饮片装斗前应当清斗并记录。

2. 定期检查与跟踪管理 企业应当定期对陈列、存放的药品进行检查,重点检查拆零药品和易变质、近效期、摆放时间较长的药品以及中药饮片。发现有质量疑问的药品应当及时撤柜,停止销售,由质量管理人员确认和处理,并保留相关记录。企业应当对药品的有效期进行跟踪管理,防止近效期药品售出后可能发生的过期使用现象的发生。企业设置库房的,库房的药品储存与养护管理同药品批发企业的养护。

(六) 销售

(1) 药品零售企业应当在营业场所的显著位置悬挂药品经营许可证、营业执照、执业药师注册证等。营业人员应当佩戴有照片、姓名、岗位等内容的工作牌,是执业药师和药学技术人员的,工作牌还应当标明执业资格或者药学专业技术职称。在岗执业的执业药师应当挂牌明示。

(2) 销售药品应当符合以下要求:①处方经执业药师审核后方可调配;对处方所列药品不得擅自更改或者代用,对有配伍禁忌或者超剂量的处方,应当拒绝调配,但经处方医师更正或者重新签字确认的,可以调配;调配处方后经过核对方可销售。②处方审核、调配、核对人员应当在处方上签字或者盖章,并按照有关规定保存处方或者其复印件。③销售近效期药品应当向顾客告知有效期。④销售中药饮片做到计量准确,并告知煎服方法及注意事项;提供中药饮片代煎服务,应当符合国家有关规定。

(3) 企业销售药品应当开具销售凭证,内容包括药品名称、生产厂商、数量、价格、批号、规格等,并做好销售记录。

(4) 药品拆零销售应当符合以下要求:①负责拆零销售的人员经过专门培训;②拆零的工作台及工具保持清洁、卫生,防止交叉污染;③做好拆零销售记录,内容包括拆零起始日期,药品的通用名称、规格、批号、生产厂商、有效期、销售数量、销售日期、分拆及复核人员等;④拆零销售应当使用洁净、卫生的包装,包装上注明药品名称、规格、数量、用法、用量、批号、有效期以及药店名称等内容;⑤提供药品说明书原件或者复印件;⑥拆零销售期间,保留原包装和说明书。

(5) 销售特殊管理药品和国家有专门管理要求的药品,应当严格执行国家有关规定。药品广告宣传应当严格执行国家有关广告管理的规定。非本企业在职人员不得在营业场所内从事药品销售相关活动。

药品零售连锁企业总部的管理应当符合 GSP 药品批发企业相关规定,门店的管理应当符合 GSP 药品零售企业相关规定。麻醉药品、精神药品、药品类易制毒化学品的追溯应当符合国家有关规定。

案例 8-2

"两证"合并许可换证审查期间企业经营药品案例

福建省某药业公司为 A 局辖区的药品批发企业,其药品经营许可证于 2014 年 5 月 6 日到期。2014 年 11 月 4 日,A 局在对药品市场进行监督检查时,发现该药业公司于 2014 年 10

月向药店销售药品的相关证据。经查,2014年4月17日,药业公司提出换发药品经营许可证(有效期至2014年5月6日)、药品经营质量管理规范认证证书(有效期至2016年3月16日)的申请,通过A局初审。2014年6月19日,A局所在的福建省局认证组对药业公司开展GSP认证检查,发现存在缺陷。2014年9月26日,福建省局认证组对药业公司开展GSP复查,发现药业公司有一个项目整改不到位,同时发现其于2014年7月、2014年9月分别有购进药品行为。检查组认为该药业公司复查情况不符合《药品经营质量管理规范》及5个附录的要求。

药业公司认为:国家总局明确要求从2013年6月25日起,药品经营许可证或药品经营质量管理规范认证证书任何一证到期的,均以新修订的药品GSP标准对企业组织检查,符合要求的,换发药品经营许可证,并发放药品经营质量管理规范认证证书。2013年11月,药业公司曾提出过换证申请,但由于国家总局新修订的《药品经营质量管理规范》配套的5个附录于2013年10月23日才公布,药业公司要依据5个附录的具体要求进行"两证"的许可(认证)的相关改造、升级等工作,所以才于2014年3月31日正式向A局提交换发药品经营许可证的申请。

问题:

本案中药业公司的经营行为如何定性?是否应当进行处罚?

第四节 互联网药品交易管理

一、互联网药品交易服务的形式与审批主体

在互联网快速发展的今天,电子商务应用越来越广泛,对医药行业的影响也逐渐增大。我国药品监督管理部门对于互联网药品交易服务一直采取谨慎态度。为了规范互联网药品交易活动,加强药品流通的监督管理,保证人们用药安全、有效、经济,国务院药品监督管理部门从2000年开始不断出台互联网药品经营管理的规范性文件。目前关于互联网药品交易的法规主要有《互联网药品信息服务管理办法》(2004年7月公布,2017年11月修正)、《互联网药品交易服务审批暂行规定》(2005年9月发布)、《关于加强互联网药品销售管理的通知》等相关法律法规及文件。

《互联网药品信息服务管理办法》对互联网药品信息服务的申请、审批和相关资质做出要求。《互联网药品交易服务审批暂行规定》允许网上非处方药交易,要求从事互联网药品交易服务的企业必须经过审查验收并取得互联网药品交易服务机构资格证书,并且禁止向消费者销售处方药。2017年初国务院印发了《关于第三批取消39项中央指定地方实施的行政许可事项的决定》,取消了互联网药品交易服务企业审批(第三方平台除外),改为备案制。2018年2月9日,国务院药品监督管理部门发布了《药品网络销售监督管理办法》(征求意见稿),明确规定目前可以放开的有条件的放开,比如通过第三方平台向个人消费者售药;不宜放开的暂时仍禁止,比如暂时仍禁止向个人消费者网售处方药,禁止单体药店网售药品。网售药品应坚持"线上线下一致"的原则;厘清责任、社会共治;同时依托第三方平台的网络技术等优势,"以网管网";鼓励"网订店取、网订店送"。

2019年8月26日第十三届全国人民代表大会常务委员会第十二次会议第二次修订《中华人民共和国药品管理法》,于2019年12月1日施行。对于网售处方药,按照《药品管理法》的总的原则,进一步明确有关政策:"线上线下要一致",网售的主体,必须先取得许可证,线下要有许可证,线上才能够卖药;对网售处方药提出了更严格的要求,药品销售网络必须和医疗

机构信息系统互联互通,确保处方来源真实。配送也须符合药品经营质量规范要求。同时,关于药品网络销售的监督管理办法,也正在起草中。

1. 互联网药品交易服务的定义 互联网药品交易服务,是指通过互联网提供药品(包括医疗器械、直接接触药品的包装材料和容器)交易服务的电子商务活动。以上定义表明互联网药品交易服务就是药品电子商务。药品电子商务,是指药品生产者、经营者、使用者,通过信息网络系统,以电子数据信息交换的方式进行并完成各种商务活动或服务活动。药品范围不仅包括人用药品,还包括医疗器械和直接接触药品的包装材料。

2. 互联网药品交易服务的类别 互联网药品信息服务分为经营性和非经营性两类。经营性互联网药品信息服务是指通过互联网向上网用户有偿提供药品信息等服务的活动。非经营性互联网药品信息服务是指通过互联网向上网用户无偿提供公开的、共享性药品信息等服务的活动。

互联网药品交易服务包括三类:①第一类:药品生产企业、药品经营企业和医疗机构之间的互联网药品交易提供的服务。②第二类:药品生产企业、药品批发企业通过自身网站与本企业成员之外的其他企业进行的互联网药品交易。"本企业成员"是指企业集团成员或者提供互联网药品交易服务的药品生产企业、药品批发企业对其拥有全部股权或者控股权的企业法人。③第三类:向个人消费者提供的互联网药品交易服务。以上三类服务属于两种模式,一是"B to B",即企业与企业之间的药品电子商务;另一种是"B to C",即企业与消费者之间的药品电子商务。

根据消费者是个人或者医疗机构又分为两类:一类是提供医药企业与医疗机构之间的药品交易服务的电子商务,本身不进行药品交易活动,主要是为药品招标工作服务。另一类是医药企业与个人消费者之间进行药品交易的电子商务。

3. 互联网药品交易服务的审批和备案部门 拟提供互联网药品信息服务的网站,应当在向国务院信息产业主管部门或者省级电信管理机构申请办理经营许可证或者办理备案手续之前,按照属地监督管理的原则,向该网站主办单位所在地省、自治区、直辖市人民政府药品监督管理部门提出申请,经审核同意后取得提供互联网药品信息服务的资格。各省级药品监督管理部门对本辖区内申请提供互联网药品信息服务的互联网站进行审核,符合条件的核发互联网药品信息服务资格证书。

互联网药品交易服务企业审批的部门为国务院药品监督管理部门和省、自治区、直辖市人民政府药品监督管理部门。第一类由国务院药品监督管理部门审批;第二、三类由省、自治区、直辖市人民政府药品监督管理部门审批。从事互联网药品交易服务的企业必须经过审查验收,取得互联网药品交易服务机构资格证书。资格证书有效期5年。2017年初国务院印发了《关于第三批取消39项中央指定地方实施的行政许可事项的决定》,取消了互联网药品交易服务企业审批(第三方平台除外),取消审批,改为备案制,分为"医疗器网络经营备案"和"药品网络经营备案"。今后药品监督管理部门将强化"药品生产企业许可""药品批发企业许可""药品零售企业许可",对互联网药品交易服务企业严格把关。同时建立网上售药监测机制,加强监督检查,依法查处违法行为。

2019年12月实施的新版《药品管理法》规定,药品网络交易第三方平台提供者应当按照国务院药品监督管理部门的规定,向所在地省、自治区、直辖市人民政府药品监督管理部门备案。第三方平台提供者应当依法对申请进入平台经营的药品上市许可持有人、药品经营企业的资质等进行审核,保证其符合法定要求,并对发生在平台的药品经营行为进行管理。

二、互联网药品交易服务的资质条件

目前,企业只需要拿下药品经营许可证和互联网药品信息服务资格证书这两个资质就可以在线上从事药品的销售业务。

1. 从事互联网药品信息服务的资质 申请提供互联网药品信息服务,除应当符合《互联网信息服务管理办法》规定的要求外,还应当具备下列条件:①互联网药品信息服务的提供者应当为依法设立的企事业单位或者其他组织;②具有与开展互联网药品信息服务活动相适应的专业人员、设施及相关制度;③有两名以上熟悉药品、医疗器械管理法律、法规和药品、医疗器械专业知识,或者依法经资格认定的药学、医疗器械技术人员。

2. 从事互联网药品交易服务的企业资质 药品上市许可持有人、药品经营企业通过网络销售药品,应当遵守《药品管理法》药品经营的有关规定。具体管理办法由国务院药品监督管理部门会同国务院卫生健康主管部门等部门制定。《药品管理法》第五十一条规定:从事药品批发活动,应当经所在地省、自治区、直辖市人民政府药品监督管理部门批准,取得药品经营许可证。从事药品零售活动,应当经所在地县级以上地方人民政府药品监督管理部门批准,取得药品经营许可证。

药品网络交易第三方平台提供者应当按照国务院药品监督管理部门的规定,向所在地省、自治区、直辖市人民政府药品监督管理部门备案。第三方平台提供者应当依法对申请进入平台经营的药品上市许可持有人、药品经营企业的资质等进行审核,保证其符合法定要求,并对发生在平台的药品经营行为进行管理。

三、互联网药品交易行为的监督管理

国务院药品监督管理部门对全国提供互联网药品信息服务活动的网站实施监督管理。省、自治区、直辖市人民政府药品监督管理部门对本行政区域内提供互联网药品信息服务活动的网站实施监督管理。

1. 提供互联网药品信息服务的网站的申请 申请提供互联网药品信息服务,应当填写互联网药品信息服务申请表,向网站主办单位所在地省、自治区、直辖市人民政府药品监督管理部门提出申请,同时提交以下材料:①企业营业执照复印件。②网站域名注册的相关证书或者证明文件。③网站栏目设置说明(申请经营性互联网药品信息服务的网站需提供收费栏目及收费方式的说明)。④网站对历史发布信息进行备份和查阅的相关管理制度及执行情况说明。⑤药品监督管理部门在线浏览网站上所有栏目、内容的方法及操作说明。⑥药品及医疗器械相关专业技术人员学历证明或者其专业技术资格证书复印件、网站负责人身份证复印件及简历。⑦健全的网络与信息安全保障措施,包括网站安全保障措施、信息安全保密管理制度、用户信息安全管理制度。⑧保证药品信息来源合法、真实、安全的管理措施、情况说明及相关证明。

2. 提供互联网药品信息服务的网站的审批 省级药品监督管理部门在收到申请材料之日起5日内做出受理与否的决定,受理的,发给受理通知书;不受理的,书面通知申请人并说明理由。省级药品监督管理部门自受理之日起20日内对申请提供互联网药品信息服务的材料进行审核,并做出同意或者不同意的决定。同意的,由省级药品监督管理部门核发互联网药品信息服务资格证书,同时报国务院药品监督管理部门备案并发布公告;不同意的,应当书面通知申请人并说明理由。国务院药品监督管理部门对各省级药品监督管理部门的审核工作进行监督。互联网药品信息服务资格证书的格式由国务院药品监督管理部门统一制定。

3. 互联网药品信息服务资格证书的换证 互联网药品信息服务资格证书有效期为5年。有效期届满,需要继续提供互联网药品信息服务的,持证单位应当在有效期届满前6个月内,向原发证机关申请换发互联网药品信息服务资格证书。原发证机关进行审核后,认为符合条件的,予以换发新证;认为不符合条件的,发给不予换发新证的通知并说明理由,原互联网药品信息服务资格证书由原发证机关收回并公告注销。省级药品监督管理部门根据申请人的申

请,应当在互联网药品信息服务资格证书有效期届满前做出是否准予其换证的决定。逾期未做出决定的,视为准予换证。

4. 互联网药品信息服务资格证书的变更 互联网药品信息服务提供者变更下列事项之一的,应当向原发证机关申请办理变更手续,填写互联网药品信息服务项目变更申请表,同时提供下列相关证明文件:①互联网药品信息服务资格证书中审核批准的项目(互联网药品信息服务提供者单位名称、网站名称、IP 地址等);②互联网药品信息服务提供者的基本项目(地址、法定代表人、企业负责人等);③网站提供互联网药品信息服务的基本情况(服务方式、服务项目等)。省级药品监督管理部门自受理变更申请之日起 20 个工作日内做出是否同意变更的审核决定。同意变更的,将变更结果予以公告并报国务院药品监督管理部门备案;不同意变更的,以书面形式通知申请人并说明理由。

5. 行为规范

(1) 提供互联网药品信息服务的网站,应当在其网站主页显著位置标注互联网药品信息服务资格证书的证书编号。

(2) 提供互联网药品信息服务网站所登载的药品信息必须科学、准确,必须符合国家的法律、法规和国家有关药品、医疗器械管理的相关规定。

(3) 提供互联网药品信息服务的网站不得发布麻醉药品、精神药品、医疗用毒性药品、放射性药品、戒毒药品和医疗机构制剂的产品信息。

(4) 提供互联网药品信息服务的网站发布的药品(含医疗器械)广告,必须经过药品监督管理部门审查批准,并注明广告审查批准文号。

(5) 从事互联网药品信息服务网站的中文名称,除与主办单位名称相同的以外,不得以"中国""中华""全国"等冠名;除取得药品招标代理机构资格证书的单位开办的互联网网站外,其他提供互联网药品信息服务的网站名称中不得出现"电子商务""药品招商""药品招标"等内容。

(6) 药品网络交易第三方平台提供者发现进入平台经营的药品上市许可持有人、药品经营企业有违反本法规定行为的,应当及时制止并立即报告所在地县级人民政府药品监督管理部门;发现严重违法行为的,应当立即停止提供网络交易平台服务。

(7) 疫苗、血液制品、麻醉药品、精神药品、医疗用毒性药品、放射性药品、药品类易制毒化学品等国家实行特殊管理的药品不得在网络上销售。

6. 法律责任

(1) 未取得或者超出有效期使用互联网药品信息服务资格证书从事互联网药品信息服务的,由国务院药品监督管理部门或者省级药品监督管理部门给予警告,并责令其停止从事互联网药品信息服务;情节严重的,移送相关部门,依照有关法律、法规给予处罚。

(2) 提供互联网药品信息服务的网站不在其网站主页的显著位置标注互联网药品信息服务资格证书的证书编号的,国务院药品监督管理部门或者省级药品监督管理部门给予警告,责令限期改正;在限定期限内拒不改正的,对提供非经营性互联网药品信息服务的网站处以 500 元以下罚款,对提供经营性互联网药品信息服务的网站处以 5000 元以上 1 万元以下罚款。

(3) 互联网药品信息服务提供者有下列情形之一的,由国务院药品监督管理部门或者省级药品监督管理部门给予警告,责令限期改正;情节严重的,对提供非经营性互联网药品信息服务的网站处以 1000 元以下罚款,对提供经营性互联网药品信息服务的网站处以 1 万元以上 3 万元以下罚款;构成犯罪的,移送司法部门追究刑事责任:①已经获得互联网药品信息服务资格证书,但提供的药品信息直接撮合药品网上交易的;②已经获得互联网药品信息服务资格证书,但超出审核同意的范围提供互联网药品信息服务的;③提供不真实互联网药品信息服务并造成不良社会影响的;④擅自变更互联网药品信息服务项目的。

（4）违反《药品管理法》规定，药品网络交易第三方平台提供者未履行资质审核、报告、停止提供网络交易平台服务等义务的，责令改正，没收违法所得，并处二十万元以上二百万元以下的罚款；情节严重的，责令停业整顿，并处二百万元以上五百万元以下的罚款。

（5）互联网药品信息服务提供者在其业务活动中，违法使用互联网药品信息服务资格证书的，由国务院药品监督管理部门或者省级药品监督管理部门依照有关法律、法规的规定处罚。

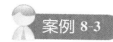

案例 8-3

药店通过互联网交易方式直接向公众销售硫酸阿托品

近年来，不少药店依托于互联网异军突起，医药电商竞争激烈，这些药店不但在第三方平台上提供处方药"立即预约"服务，还建立了自己的销售网站。某电商平台的大药房旗舰店可销售硫酸阿托品眼用凝胶。在此药购买界面中提示"只对处方药品作信息展示，不提供交易及评价展示，不支持 7 天无理由退货"。

这款药的主要成分是硫酸阿托品。公开资料显示，硫酸阿托品在临床上主要用于治疗内脏绞痛，服用过量可致死亡，最低致死量成人为 80～130 mg，为一种医疗用毒性药品。这款药说明书的注意事项中提到，阿托品类扩瞳药对正常眼压无明显影响，但对眼压异常或窄角、浅前房眼患者，应用后可使眼压升高而有激发青光眼急性发作的危险。故对这类病例和 40 岁以上的患者不应用阿托品滴眼。"本品应在医师指导下使用。"然而，某日报记者购买这款药时却畅通无阻。在向商家提交购买硫酸阿托品眼用凝胶需求后，填写了物流信息和用药人信息，支付费用，成功预约审核，等待两小时后订单显示"正在出库""请做好收货安排"。购买全程无医生或药师与该记者联系。

问题：

该公司违反了《药品管理法》的哪些条款？如何对其进行行政处罚？

案例答案

第五节 药品经营相关法律责任

一、未取得药品经营许可证经营药品的法律责任

（1）责令关闭。

（2）没收违法生产、销售的药品和违法所得，并处违法生产、销售的药品（包括已售出和未售出的药品，下同）货值金额十五倍以上三十倍以下的罚款；货值金额不足十万元的，按十万元计算。

二、药品经营企业从无证企业购进药品的法律责任

药品上市许可持有人、药品生产企业、药品经营企业或者医疗机构未从药品上市许可持有人或者具有药品生产、经营资格的企业购进药品的法律责任如下。

（1）责令改正。

（2）没收违法购进的药品和违法所得。

（3）并处违法购进药品货值金额二倍以上十倍以下的罚款。

（4）情节严重的，并处货值金额十倍以上三十倍以下的罚款，吊销药品批准证明文件、药品生产许可证、药品经营许可证或者医疗机构执业许可证；货值金额不足五万元的，按五万元计算。

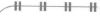

NOTE

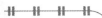

三、药品经营企业骗取经营许可证的法律责任

提供虚假的证明、数据、资料、样品或采取其他手段骗取药品经营许可证的法律责任如下。

（1）撤销相关许可，十年内不受理其相应申请。

（2）并处五十万元以上五百万元以下的罚款。

（3）情节严重的，对法定代表人、主要负责人、直接负责的主管人员和其他责任人员，处二万元以上二十万元以下的罚款，十年内禁止从事药品生产经营活动，并可以由公安机关处五日以上十五日以下的拘留。

四、药品经营企业伪造、变造、出租、出借、非法买卖许可证的法律责任

伪造、变造、出租、出借、非法买卖许可证或者药品批准证明文件的法律责任如下。

（1）没收违法所得，并处违法所得一倍以上五倍以下的罚款。

（2）情节严重的，并处违法所得五倍以上十五倍以下的罚款，吊销药品生产许可证、药品经营许可证、医疗机构制剂许可证或者药品批准证明文件，对法定代表人、主要负责人、直接负责的主管人员和其他责任人员，处二万元以上二十万元以下的罚款，十年内禁止从事药品生产经营活动，并可以由公安机关处五日以上十五日以下的拘留；违法所得不足十万元的，按十万元计算。

五、药品经营企业未实施《药品经营质量管理规范》的法律责任

除另有规定的情形外，药品上市许可持有人、药品生产企业、药品经营企业等未遵守《药品经营质量管理规范》的法律责任如下。

（1）责令限期改正，给予警告。

（2）逾期不改正的，处十万元以上五十万元以下的罚款。

（3）情节严重的，处五十万元以上二百万元以下的罚款，责令停产停业整顿直至吊销药品经营许可证，对法定代表人、主要负责人、直接负责的主管人员和其他责任人员，没收违法行为发生期间自本单位所获收入，并处所获收入百分之十以上百分之五十以下的罚款，十年直至终身禁止从事药品生产经营等活动。

六、药品经营企业违反购销记录管理的法律责任

违反《药品管理法》规定，药品经营企业购销药品未按照规定进行记录，零售药品未正确说明用法、用量等事项，或者未按照规定调配处方的法律责任如下。

（1）责令改正，给予警告。

（2）情节严重的，吊销药品经营许可证。

七、药品经营企业违反药品分类管理的法律责任

1. 药品零售企业没有按照国务院药品监督管理部门药品分类管理规定的要求，凭处方销售处方药的法律责任

（1）责令限期改正，给予警告。

（2）逾期不改正或者情节严重的，处以 1000 元以下的罚款。

2. 药品零售企业在执业药师或者其他依法经过资格认定的药学技术人员不在岗时销售处方药或者甲类非处方药的法律责任

（1）责令限期改正，给予警告。

（2）逾期不改正的，处以 1000 元以下的罚款。

3. 药品经营企业以搭售、买药品赠药品、买商品赠药品等方式向公众赠送处方药或者甲类非处方药的法律责任

（1）限期改正，给予警告。

（2）逾期不改正或者情节严重的，处以赠送药品货值金额 2 倍以下的罚款，但是最高不超过 3 万元。

4. 药品经营企业以邮售、互联网交易等方式直接向公众销售处方药的法律责任

（1）责令改正，给予警告。

（2）并处销售药品货值金额 2 倍以下的罚款，但是最高不超过 3 万元。

八、药品经营企业违反药品运输、储存的法律责任

1. 药品批发企业未在药品说明书规定的低温、冷藏条件下运输药品的法律责任

（1）给予警告，责令限期改正。

（2）逾期不改正的，处以 5000 元以上 2 万元以下的罚款。

（3）有关药品经依法确认属于假劣药品的，按照《药品管理法》有关规定予以处罚。

2. 药品批发企业未在药品说明书规定的低温、冷藏条件下储存药品的法律责任

（1）给予警告，责令限期改正。

（2）逾期不改正的，责令停产、停业整顿，并处 5000 元以上 2 万元以下的罚款。

（3）情节严重的，吊销药品经营许可证。

（4）有关药品经依法确认属于假劣药品的，按照《药品管理法》有关规定予以处罚。

九、《药品管理法》规定的处罚幅度内从重处罚的行为

（1）以麻醉药品、精神药品、医疗用毒性药品、放射性药品、药品类易制毒化学品冒充其他药品，或者以其他药品冒充上述药品的行为。

（2）生产、销售以孕产妇、儿童为主要使用对象的假药、劣药的行为。

（3）生产、销售的生物制品属于假药、劣药的行为。

（4）生产、销售假药、劣药，造成人身伤害后果的行为。

（5）生产、销售假药、劣药，经处理后再犯。

（6）拒绝、逃避监督检查，伪造、销毁、隐匿有关证据材料，或擅自动用查封、扣押物品的行为。

十、其他法律责任

1. 药品经营企业违反《药品管理法》规定聘用人员的法律责任 药品经营企业违反《药品管理法》规定聘用人员的，由药品监督管理部门或者卫生健康主管部门责令解聘，处五万元以上二十万元以下的罚款。

2. 药品经营部门进口药品和销售禁止使用的药品的法律责任

（1）进口已获得药品注册证书的药品，未按照规定向允许药品进口的口岸所在地药品监督管理部门备案的，责令限期改正，给予警告；逾期不改正的，吊销药品注册证书。

（2）销售"未取得药品批准证明文件进口药品""用采取欺骗手段取得的药品批准证明文件进口药品"或"国务院药品监督管理部门禁止使用的药品"的法律责任如下。

①没收违法销售的药品和违法所得，责令停业整顿。

②并处违法生产、进口、销售的药品货值金额十五倍以上三十倍以下的罚款；货值金额不足十万元的，按十万元计算。

③情节严重的，吊销药品批准证明文件直至吊销药品经营许可证，对法定代表人、主要负

NOTE

责人、直接负责的主管人员和其他责任人员,没收违法行为发生期间自本单位所获收入,并处所获收入百分之三十以上三倍以下的罚款,十年直至终身禁止从事药品生产经营活动,并可以由公安机关处五日以上十五日以下的拘留。药品使用单位的法定代表人、主要负责人、直接负责的主管人员和其他责任人员有医疗卫生人员执业证书的,还应吊销执业证书。

④未经批准进口少量境外已合法上市的药品,情节较轻的,可以依法减轻或者免予处罚。

3. 药品经营企业未按照规定报告疑似药品不良反应的法律责任　责令限期改正,给予警告;逾期不改正的,责令停产停业整顿,并处五万元以上五十万元以下的罚款。

4. 药品上市许可持有人和药品经营企业违反药品召回管理的法律责任

(1)药品上市许可持有人在省、自治区、直辖市人民政府药品监督管理部门责令其召回后,拒不召回的,处应召回药品货值金额五倍以上十倍以下的罚款;货值金额不足十万元的,按十万元计算;情节严重的,吊销药品经营许可证,对法定代表人、主要负责人、直接负责的主管人员和其他责任人员,处二万元以上二十万元以下的罚款。

(3)药品经营企业拒不配合召回的,处十万元以上五十万元以下的罚款。

5. 药品经营企业及相关人员行贿受贿的法律责任

(1)药品上市许可持有人、药品生产企业、药品经营企业或者医疗机构在药品购销中给予、收受回扣或者其他不正当利益的,药品上市许可持有人、药品生产企业、药品经营企业或者代理人给予使用其药品的医疗机构的负责人、药品采购人员、医师、药师等有关人员财物或者其他不正当利益的法律责任如下。

①由市场监督管理部门没收违法所得。

②并处三十万元以上三百万元以下的罚款。

③情节严重的,吊销药品上市许可持有人、药品生产企业、药品经营企业营业执照,并由药品监督管理部门吊销药品批准证明文件、药品生产许可证、药品经营许可证。

(2)药品上市许可持有人、药品生产企业、药品经营企业在药品经营中向国家工作人员行贿的,对法定代表人、主要负责人、直接负责的主管人员和其他责任人员终身禁止从事药品生产经营活动。

(3)药品经营企业的负责人、采购人员等有关人员在药品购销中收受其他药品上市许可持有人、药品生产企业、药品经营企业或者代理人给予的财物或者其他不正当利益的,没收违法所得,依法给予处罚;情节严重的,五年内禁止从事药品生产经营活动。药品采购人员、医师、药师等有关人员收受药品上市许可持有人、药品生产企业、药品经营企业或者代理人给予的财物或者其他不正当利益的,由卫生健康主管部门或者本单位给予处分,没收违法所得;情节严重的,还应当吊销其执业证书。

6. 药品经营企业违反《药品管理法》规定、给用药者造成损害的法律责任　因药品质量问题受到损害的,受害人可以向药品经营企业请求赔偿损失。接到受害人赔偿请求的,应当实行首负责任制,先行赔付;先行赔付后,可以依法追偿。明知是假药、劣药仍然销售、使用的,受害人或者其近亲属除请求赔偿损失外,还可以请求支付价款十倍或者损失三倍的赔偿金;增加赔偿的金额不足一千元的,为一千元。

以上所述的各种违反《药品管理法》规定的情况,构成犯罪的,依法追究刑事责任。

案例 8-4

"海归教授"的"神奇胶囊"

——山西阳泉"10·28"销售假药案

2015年10月28日,家住阳泉的王女士到警方报案,说自己父亲通过电视广告购买了许

NOTE

多药物,吃了许久没有效果。自己在家中照顾父亲时接到一个北京的电话。对方自称中国中医科学院的教授"李国华",在美国待了30多年,刚刚回国,想通过扶贫"报效祖国",在全国抽取5个重病号治疗,王大爷很"幸运"被选中了。"海归教授"告诉王女士,他是治疗脑梗的专家,其亲手配制的"神奇胶囊"对脑梗患者有奇效。王女士共购买了9次,30多盒、5个品种,花费159750元。警方从报案人家中取回部分药品,经省药检所鉴定,发现所谓药品添加了有毒有害物质,被认定为假药和有毒有害保健品。经审理查明,2015年3月以来,罗某、袁某等人虚构"中国中医科学院""回国教授李国华""李教授学生×主任"等事实,用网络电话伪装成北京电话,非法销售所谓针对病情配制的药物,装入标示为"舒筋定痛片""同仁清脉三降""冬虫夏草""盐藻素""玛咖"盒子的五种药品及保健品。案件有几百名受害人,涉及吉林、山西、云南、上海等地,涉案金额达586余万元。仅阳泉市的受害者就有16名,最多被诈骗10余万元。

问题:

(1)药品监督管理部门应该对罗某等做出怎样的行政处罚?处罚的依据是什么?

(2)你认为是否应追究罗某等的刑事责任?法律依据是什么?

本章小结

内　容	学　习　要　点
概念	药品经营,GSP,药品批发企业,药品零售企业,首营企业和首营品种
主要内容	本章主要介绍了药品经营的定义和分类,药品经营活动的特点和药品经营企业管理,药品流通的监督管理,药品批发和零售企业的质量管理,药品经营质量管理规范,互联网药品交易管理、药品经营相关法律责任等内容。 (1)药品经营方式有批发、零售连锁和零售3种。药品经营企业的经营范围如下:麻醉药品、精神药品、医疗用毒性药品;生物制品;中药材、中药饮片、中成药、化学原料药及其制剂、抗生素原料药及其制剂、生化药品。 (2)《药品流通监督管理办法》对药品生产、经营企业购销药品购进、存储药品做出了规定。 (3)《药品经营质量管理规范》是药品经营管理和质量控制的基本准则。GSP的主要内容:制定目的和依据、基本内涵以及实施方法、适用主体和前提条件、质量管理体系、组织机构与质量管理职责、人员与培训、质量管理体系文件、设施与设备、校准与验证、计算机系统、采购、收货与验收、储存与养护、销售、出库、运输与配送、售后管理等内容。 (4)互联网药品交易管理的内容:互联网交易服务的定义、形式与审批主体;各类从事互联网药品交易服务企业的资质条件;申报审批程序;行为规范等。 (5)无证经营药品的法律责任以及其他与药品经营有关的法律责任

目标检测

1. 简述药品经营企业的经营方式和经营范围。

2. 简述开办药品经营企业所需的条件、审批机构及开办流程。

3. 首营企业审核时,应当查验哪些资料?采购药品时,企业应当核实、留存供货单位销售人员的哪些资料?

4. 发货复核时遵循的"四不出"原则是什么?

5. 药品经营企业销售药品时不得从事的行为有哪些?

目标检测
参考答案

在线答题

NOTE

参 考 文 献

[1] 杨世民.药事管理学[M].6 版.北京:人民卫生出版社,2016.

[2] 马凤森.药事管理学[M].杭州:浙江大学出版社,2010.

[3] 宿凌,张雷.药事管理学[M].上海:华东理工大学出版社,2010.

[4] 杨汉祥.药事法规概论[M].北京:中国医药科技出版社,2011.

（李瑞芳）

第九章 医疗机构药事管理

扫码看课件

案例答案

 学习目标

1. **掌握** 医疗机构药事管理组织机构的职责;医疗机构药学部门的任务;药剂科的组织结构;调剂业务和处方管理规定;抗菌药物分级管理;药物临床应用管理。
2. **熟悉** 药品供应管理;药品养护管理;医疗机构制剂管理。
3. **了解** 医疗机构药事和药事管理的概念及分类管理制度;医疗机构药学部门。

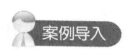

疑用过期药事件

患者王某住院做完开颅手术后,医生给予"甘油果糖氯化钠注射液"对症治疗。2015 年 7 月 10 日 23 时,患者王某的女儿发现刚挂上的"甘油果糖氯化钠注射液"已经过期,立即停用并要求更换药品。其后患者家属想起早上还使用过一瓶该药品,立即去液体空瓶收集处查找,找到一个标有王某姓名的甘油果糖空瓶(使用时间为 2015 年 7 月 10 日上午),与 7 月 10 日晚上未用甘油果糖同批号。发现问题后患者家属到医院医务科询问,要求医院提供该药品的出库记录,但遭到拒绝。事发后,王某多次转院治疗,在此期间,患者再次做了开颅手术。至 2016 年 8 月,王某颅内高压反复发生,病情加重后过世。患者家属认为王某病情加重,与此前医院给患者输注的过期药物有关,但与医院交涉多次未果。遂家属以王某作为诉讼人,提起诉讼将医院诉至法院。

给患者输入过期药,即使患者没有出现异常反应又将如何? 患者家属还是会把患者的病情发展与过期药牵连上,这起过期药事件,历时几年,患者家属仍不肯善罢甘休,赔偿要求达不到目的,最终诉诸法院。在这样的不良事件中,患者家属手里掌握有医方犯错的铁证——过期药的药瓶,令涉事医院百口莫辩,有口难言,为患方赔偿是早晚的事。

问题:
(1) 结合此案例,谈谈上述医疗机构药事管理存在的问题。
(2) 谈谈医疗机构药事管理的重要性。

第一节 医疗机构药事管理概述

改革开放 40 多年来,我国医疗卫生事业迅猛发展,医疗卫生机构服务体系总体规模、宏观与微观管理均发生了重大变化,逐步建成了具有中国特色的医疗服务体系。

NOTE

一、医疗机构与医疗机构药事管理

（一）医疗机构的概述

1. 医疗机构的定义　医疗机构（institutions）是以救死扶伤、防病治病、保护人们健康为宗旨,从事疾病诊断、治疗活动的社会组织。根据国务院发布施行的《医疗机构管理条例》,开办医疗机构必须依照法定程序申请、审批、登记,领取医疗机构执业许可证。床位不满 100 张的医疗机构,其许可证每年核验 1 次;100 张床位以上的医疗机构,每 3 年核验 1 次。任何单位和个人,未取得医疗机构执业许可证不得开展诊疗活动,擅自执业的应承担相应的法律责任。

2. 医疗机构的分类　①按性质分类:非营利性医疗机构,营利性医疗机构。②按经济类型分类:国有、集体、联营、私营、港澳台合资合作、中外合资合作及其他。③按机构类型分类:医院、社区卫生服务中心（站）、卫生院、门诊部、诊所（医务室/村卫生室）、急救中心（站）、采供血机构、妇幼保健院（所/站）、专科疾病防治院（所/站）、疾病预防控制中心（防疾站）、健康教育所（站）及其他。

3. 医疗机构的数量　截至 2018 年 3 月,中国共有医疗卫生机构 99.3 万个,其中医院 3.1 万个,乡镇卫生院 3.7 万个,社区卫生服务中心（站）3.5 万个,诊所（卫生所、医务室）21.6 万个,村卫生室 63.3 万个,疾病预防控制中心 3460 个,卫生监督所（中心）3148 个。卫生技术人员 739 万人,其中执业医师和执业助理医师 282 万人,注册护士 292 万人,药师（士）39.6 万人。医疗卫生机构床位 652 万张,其中医院 484 万张,乡镇卫生院 117 万张。

知识拓展:
非营利性医疗
机构和营利
性医疗机构

（二）医疗机构药事管理

1. 医疗机构药事的概念　医疗机构药事（institutional pharmacy affairs）,泛指在以医院为代表的医疗机构中,一切与药品和药学服务有关的事务。涉及医疗机构中从药品的监督管理、采购供应、储存保管、调剂制剂、质量管理、临床应用、经济核算到临床药学、药学情报服务和科研开发;从药剂科（药学部）内部的组织机构、人员配备、设施设备、规章制度到与外部的沟通联系、信息交流等一切与药品和药学服务有关的事项。

2. 医疗机构药事管理

（1）医疗机构药事管理的定义:医疗机构药事管理（institutional pharmacy administration）是指医疗机构以患者为中心,以临床药学为基础,对临床用药全过程进行有效的组织实施与管理,促进临床科学、合理用药的药学技术服务和相关的药品管理工作。

（2）医疗机构药事管理内容:医院药事管理是一个系统,由若干互相联系、互相制约的部门管理和药学专业管理构成一个整体,它包含了对药品和其他物资的管理,对人的管理以及对药品的经济管理等。各项管理有其本身的特点,但又密切地相互联系、交叉和渗透在一起。具体来说,主要包括以下几个方面。

①组织管理:医院药学实践的组织体制和结构,各项规章制度的建立,各类人员按比例分配,各级人员的职责设置,考绩及升、调、奖、惩等。

②药品供应管理:药品采购、储存、保管和供应等,包括本院基本的用药目录的确定、采购计划的审定、库存量的控制等。

③调剂业务管理:调剂是药品从医院转移给患者的过程,严格把好调剂工作中的审查核对关,对正确使用药品有很重要的意义。

④自配制剂业务管理:包括制剂室的审批,制剂品种的注册,制剂工艺规程和标准操作规程的制定,制剂质量检验等方面。

⑤药品质量监督管理:除了自配制剂以外,医院采购的药品也同样需要进行质量控制,对

临床各科使用到的药品,特别是特殊管理药品的使用情况要加强检验、监督和管理。

⑥临床药学药物管理:临床药师参与临床药物治疗和给药方案的调整工作,进行药物不良反应监测,开展药品使用中安全性、有效性、合理性的评价和管理。

⑦药物信息管理:在药品供应、调剂与制剂、药品质量监督管理中需要大量信息,要重视药品使用信息的积累和管理,为医护人员及患者提供用药咨询。

⑧经济管理:引入市场经营机制,在确保药品质量、服务质量和工作质量的前提下,管好用好资金,合理地增加收入,减少支出,保证社会效益和经济效益的同步增长,促进医院药学的发展。

⑨其他:药物科研管理,各类人员培训和继续教育管理等。

（3）医疗机构药事管理的特点:主要包括专业性、实践性和服务性。①专业性:指医疗机构药事管理不同于一般行政管理工作,具有明显的药学专业特征。②实践性:指医疗机构药事管理是各种管理职能和方法在医疗机构药事活动中的实际运用。③服务性:突出了医疗机构药事管理的目的,即保障医疗机构药学服务工作的正常运行和不断发展,围绕医疗机构的总目标,高质高效地向患者和社会提供医疗卫生保健的综合服务。

二、医疗机构药事组织机构及人员管理

医疗机构药事管理工作是医疗工作的重要组成部分。医疗机构根据临床工作的实际需要,应设立药事管理组织。

（一）药事管理与药物治疗学委员会

我国原卫生部颁发的《医疗机构药事管理规定》明确规定:二级以上医院应当设立药事管理与药物治疗学委员会,其他医疗机构应当成立药事管理与药物治疗学组。药事管理与药物治疗学委员会(组)是医疗机构药事管理的监督机构,也是对医疗机构各项重要药事工作做出专门决定的专业技术组织。

1. 药事管理与药物治疗学委员会(组)的人员 医疗机构负责人任药事管理与药物治疗学委员会(组)主任委员,药学和医务部门负责人任药事管理与药物治疗学委员会(组)副主任委员。二级以上医院药事管理与药物治疗学委员会委员由具有高级技术职务任职资格的药学、临床医学、护理和医院感染管理、医疗行政管理、医院感染、临床科室等部门负责人和具有药师、医师以上专业技术职务任职资格的人员组成。医疗机构药事管理与药物治疗学组由药学、医务人员组成。

2. 药事管理与药物治疗学委员会(组)的职责 药事管理与药物治疗学委员会(组)应当建立健全相应的工作制度,日常工作由药学部门负责。主要工作职责如下。

（1）贯彻执行医疗卫生及药事管理等有关法律、法规、规章。审核制定本机构药事管理和药学工作规章制度,并监督实施。

（2）制定本机构药品处方集和基本用药供应目录。

（3）推动药物治疗相关临床诊疗指南和药物临床应用指导原则的制定与实施,监测、评估本机构药物使用情况,提出干预和改进措施,指导临床合理用药。

（4）分析、评估用药风险和药品不良反应、药品损害事件,提供咨询与指导。

（5）建立药品遴选制度,审核本机构临床科室申请的新购入药品、调整药品品种或供应企业和申报医院制剂等事宜。

（6）监督、指导麻醉药品、精神药品、医疗用毒性药品及放射性药品的临床使用与规范化管理。

（7）组织药学教育，培训和监督，指导本机构临床各科室合理用药。

3. 药事管理与药物治疗学委员会的主要任务 监督、指导本机构科学管理药品和合理用药。该组织对加强医疗机构的药品监督管理、提高药物治疗水平、推动合理用药具有以下作用。

（1）宏观调控作用：药事管理与药物治疗学委员会根据医药卫生工作的有关法规和方针政策制定医院用药方针政策，统一认识，协商解决各种用药问题。

（2）监督指导作用：药事管理与药物治疗学委员会组织监督检查全院药品的使用情况，审查和批准院内基本药品目录和处方集，对重大药疗事故组织调查和进行裁决，及时纠正药品管理失当和不合理用药现象。

（3）信息反馈作用：药事管理与药物治疗学委员会集中了医院供药和用药科室的负责人，医院内部许多重大的药事要经过该委员会研究讨论，无形中形成了一条药物需求和使用的信息通路。药剂科可以通过药事管理与药物治疗学委员会向全院发布最新消息，各用药单位的反映意见也能及时和比较准确地传达到药剂科，有利于及时发现问题和解决问题。

（4）咨询教育作用：医院药事管理与药物治疗学委员会是一个综合的智囊型团体，汇合了本院在临床医学和药学方面的专家，在药物治疗学方面具有一定的学术权威性。特别是这些专家熟知本院的临床用药情况和要求，不仅在遴选新药，审定新制剂，提出淘汰疗效不确切、毒副作用大的品种，审查药剂科提出的药品消耗预算方面发挥着重要作用，而且能解答临床用药过程中遇到的各种问题，由他们承担合理用药教学，对全院医务人员的用药行为会产生积极影响。

 案例 9-1

于 2012 年 4 月至 7 月随机抽取北京市 20 家医疗机构作为研究对象，包括 3 家综合医院，2 家妇幼保健院，7 家中心卫生院，3 家乡镇卫生院，2 家急救中心，2 家康复医院和 1 家疗养院，对上述医疗机构的药事管理制度、药品质量管理情况、药品调剂质量管理情况、抗菌药物管理情况、特殊药品管理情况以及临床合理用药干预情况进行了一系列调查和分析。发现部分医疗机构药事管理制度不完善、药品储存不合理、药房中药品摆放不整齐、药品调剂不合理、抗菌药物以及特殊药品分级管理制度不完善，大多数医疗机构尚未开展临床药学工作。

问题：

（1）你认为当前医疗机构药事管理的现状如何？

（2）医疗机构药事管理有哪些存在的问题及应对策略？

（二）医疗机构药学部门

随着现代医学的发展，特别是随着新药开发和临床药学的发展，传统的医院药房已不能适应现代药学的发展需要，医院药房已经从医技型科室逐步向临床职能型科室过渡，形成集药品供应、制剂、临床药学、药学服务、科研、管理于一体的综合型科室。

为实现深化医药卫生体制改革下药事工作职能的转变，《医疗机构药事管理规定》要求医疗机构应当根据本机构功能、任务、规模设置相应的药学部门，配备和提供药学部门工作任务相适应的专业技术人员、设备和设施。三级医院设置药学部，并根据实际情况设置二级科室（如药剂科或临床药学科、制剂科、静脉用药调配中心等）；二级医院设置药学部（科）；其他医疗机构设置药房。通常三级医院药学部门设置的科室主要包括以下五个部门。

1. 药品科 负责药品采购、验收、养护、库存管理、药品价格管理、医保药品信息匹配及医疗机构药品网络信息管理工作。

2. 调剂科 下设门诊药房（中药房、西药房、急诊药房）和住院药房，可根据医院的需求设立麻醉药房、儿科药房,负责门诊患者、住院患者的用药调配工作,提供药学咨询和其他药学技术服务。

3. 临床药学科 开展临床药师工作,承担药品不良反应报告与监测、药学信息咨询、临床用药评价、治疗药物浓度监测、药讯编辑、协助开展药物临床试验等工作,承担实习生及进修人员的教学指导工作。

4. 制剂室 下设制剂室、药检室、制剂研发室、静脉用药调配中心等,负责本医疗机构的生产、检验、质量监督、制剂开发研究及静脉药物调配等工作。

5. 办公室 负责贯彻执行各项国家药事管理法律法规、部门规章,起草本机构药事管理规章制度、工作计划,并监督医疗机构各项药事管理制度的实施和执行;协调药学部门各个部门工作及医院其他部门的工作,组织对药学部门人员进行绩效考核、人员培训;并负责各部门的设备维修、请领办公用品等后勤保障工作。

医疗机构可以根据自身特点,调整、合并上述二级科室,如有些医疗机构目前将静脉用药调配中心单独设为二级科,有些放在临床药学科。同时为了加强医疗机构药事管理,建立医务、药学部门的协调机制和提高管理效能,要求"医疗机构医务部门应当指定专人,负责与医疗机构药物治疗相关的行政事务管理工作"。

第二节 药品供应管理

一、药品采购管理

药品采购管理是指对医疗机构内医疗、科研所需药品的供应渠道、采购程序及方式、采购计划及文件的综合管理。其主要目标是依法、适时购进质量优良、价格合理的药品。

（一）药品采购管理的有关规定

1.《药品管理法》规定 ①医疗机构必须从具有药品生产、经营资格的企业购进药品。②医疗机构购进药品,必须建立并执行进货检查验收制度,验明药品合格证明和其他标识;不符合规定要求的,不得购进和使用。③医疗机构购进药品,必须有真实、完整的药品购进记录。④个人设置的门诊部、诊所等医疗机构不得配备常用药品和急救药品以外的其他药品。⑤医疗机构因临床急需进口的少量药品,应当持医疗机构执业许可证向国务院药品监督管理部门提出申请,经批准后,方可进口。

2.《药品流通监督管理办法》规定 药品购进记录必须注明药品通用名称、生产厂商(中药材标明产地)、剂型、规格、批号、生产日期、有效期、批准文号、供货单位、数量、价格、购进日期。药品购进记录必须保存至超过药品有效期1年,但不得少于3年。

3. 医疗机构应当根据《国家基本药物目录》《处方管理办法》《国家处方集》《药品采购供应质量管理规范》等制订本机构《药品处方集》和《基本用药供应目录》,编制药品采购计划,按规定购入药品 ①药学部门要掌握新药动态和市场信息,制订药品采购计划,加速周转,减少库存,保证药品供应。同时,做好药品成本核算和账务管理。②医疗机构必须从政府药品集中招标采购网上进行药品采购。药学部门要制定和规范药品采购工作程序,建立并执行药品进货检查验收制度,验明药品合格证明和其他标识,不符合规定要求的,不得购进和使用。③经药事管理与药物治疗学委员会审核批准,除核医学科可购售本专业所需的放射性药品外,其他科室不得从事药物配制或药品购售工作。

4.《国务院办公厅关于完善公立医院药品集中采购工作的指导意见》规定 按照市场在

NOTE

资源配置中起决定性作用和更好地发挥政府作用的总要求,借鉴国际药品采购通行做法,充分吸收基本药物采购经验,坚持以省(区、市)为单位的网上药品集中采购方向,实行一个平台、上下联动、公开透明、分类采购,采取招生产企业、招采合一、量价挂钩、双信封制、全程监控等措施,加强药品采购全过程综合监管,切实保障药品质量和供应。医院使用的所有药品(不含中药饮片)均应通过省级药品集中采购平台采购。采购周期原则上一年一次。医疗机构要与中标(入围)药品生产企业或其委托的批发企业签订药品购销合同,应当明确采购品种、剂型、规格、价格、数量、配送批量和时限、结算方式和结算时间等内容。合同约定的采购数量应是采购计划申报的一个采购周期的全部采购量。

2016年11月8日《国务院深化医药卫生体制改革领导小组关于进一步推广深化医药卫生体制改革经验的若干意见》指出:公立医院药品采购逐步实行"两票制"。各地要因地制宜,逐步推行公立医疗机构药品采购"两票制"(生产企业到流通企业开一次发票,流通企业到医疗机构开一次发票),鼓励其他医疗机构推行"两票制",减少药品流通领域中间环节,提高流通企业集中度,打击"过票洗钱",降低药品虚高价格,净化流通环境。

(二)药品集中招标采购流程

(1)各医疗机构制定、提交拟集中招标的药品品种规格和数量。

(2)认真汇总各医疗机构药品采购计划。

(3)依法组织专家委员会审核各医疗机构提出的采购品种、规格,确认集中采购的药品品种、规格、数量,并反馈给医疗机构。

(4)确定采购方式、编制和发送招标采购工作文件。

(5)审核药品供应企业(投标人)的合法性及其信誉和能力,确认供应企业(投标人)资格。

(6)审核投标药品的批准文件和近期质检合格证明文件。

(7)组织开标、评标或议价,确定中标企业和药品品种、品牌、规格、数量、价格、供应(配送)方式以及其他约定。在评标过程中,前述第4项和第5项应为首先条件。

(8)决标或洽谈商定后,组织医疗机构直接与中标企业按招标(洽谈)结果签订购销合同。购销合同应符合国家有关法规,明确购销双方的权利和义务。

(9)监督中标企业(或经购销双方同意由中标企业依法委托的代理机构)和有关医疗机构依据招标文件规定和双方购销合同做好药品配送工作。

二、药品质量验收管理

医疗机构对采购的药品进行质量验收管理是保证药品质量、防止可能不合格的药品和不符合包装规定要求的药品进入临床使用过程的重要环节。通过制定药品质量验收管理制度,规范药品质量验收程序,确保验收药品符合法定标准和有关规定的要求。按照《药品管理法》和《药品流通监督管理办法》的相关规定,医疗机构对购进药品的质量验收内容是验收药品合格证明和其他标识,对药品质量有疑义的品种应进行内在质量检验,某些项目如无检验能力,应向生产或经营企业索要该批号药品的质量检验报告书,并委托具有国家认定资格的药品检验部门进行检验。

(一)药品质量验收的条件

1. 组织人员 药品质量验收人员应具备岗位所需的专业知识与实践能力,并经过专业培训、考核合格后上岗;能够熟悉药品性能,具有一定独立工作能力,身体状况应符合药品管理的要求及岗位特定要求。

2. 验收场所及设施 药学部门设置与药品质量验收要求相适应的验收场所及设施。验收场所及设施的设置应能够满足不同的验收内容的要求。

（二）药品质量验收程序

1. 药库收货 保管人员依据药品购进人员所做的"药品购进记录"和供货单位"随货同行单"对照实物进行核对后收货并签字,将所购进的药品放置于待验区,及时通知验收人员到场进行验收。

2. 质量验收 主要内容及步骤如下。

（1）验收内容:药品质量验收包括药品外观的性状检查和药品内外包装、标签、说明书及标识的检查。

（2）验收步骤与方法:验收人员在待验区内首先检查药品外包装是否符合规定要求;符合规定的,予以记录并开箱检查药品内包装、标签和说明书是否符合规定;符合规定的,予以记录并根据来货数量抽取规定数量的样品到验收室进行外观性状的检查并做好检查记录;符合规定要求后,对已开箱药品进行复原;在药品验收记录上填写药品质量状况、验收结论和签字;同时通知保管人员办理药品入库手续。若发现有不符合规定情况时,交质量管理人员复查处理。对特殊管理药品,应实行双人验收制度,同时要加强对冷链药品的追溯管理。

（3）验收时限:医疗机构应结合本机构药品的实际情况规定药品到达后开始验收与完成验收的时限,一般应在一个工作日内验收完毕。

（4）验收记录:药品验收应及时做好记录。验收记录内容包括供货单位、数量、到货日期、药品通用名称、剂型、规格、批准文号、生产日期、产品批号、有效期、生产企业、质量状况、药品合格证明情况、药品标识情况、验收时间与地点、验收结论和验收人员签字等项内容。药品验收记录保存至超过药品有效期一年,但不得少于三年。

3. 药品入库 验收完毕后,验收人员在验收记录上写明药品质量状况,签字并交保管人员;保管人员根据验收合格结论将药品放置于相应的合格药品库（区）,并做好记录。保管人员如发现药品有货与单不符,包装不牢或破损、标识模糊等质量异常情况时,有权拒收并报告质量管理人员处理。

三、药品库存养护管理

药品有不同的理化性质,在储存过程中,受内在因素和外在因素的影响,可能会产生质量变化。要做好药品储存和保管工作就应根据药品本身的性质,提供适宜的储存条件,采取有效措施以确保药品质量、降低药品损耗,最大限度地实现药品的使用价值。医院药品库房担负着医院各临床科室所需药品的供应任务,承担药品的采购、储存、养护等一系列药品管理活动,管理的质量直接关系到医院的经济效益及社会效益。

《药品管理法》规定:医疗机构必须制定和执行药品保管制度,采取必要的冷藏、防冻、防潮、防虫、防鼠等措施,保证药品质量。

《医疗机构药事管理规定》规定:①医疗机构应当制定和执行药品保管制度,定期对库存药品进行养护与质量检查。药品库的仓储条件和管理应当符合药品采购供应质量管理规范的有关规定。②化学药品、生物制品、中成药和中药饮片应当分别储存,分类定位存放。易燃、易爆、强腐蚀性等危险性药品应当另设仓库单独储存,并设置必要的安全设施,制定相关的工作制度和应急预案。③麻醉药品、精神药品、医疗用毒性药品、放射性药品等特殊管理药品,应当按照有关法律、法规、规章的相关规定进行管理和监督使用。

（一）药品库存养护管理的主要措施

（1）按照药品属性和类别分库、分区、分垛存放,并实行色标管理,用不同颜色的标牌标识不同类型的药品。应做到如下几点:①药品与非药品分开存放;处方药与非处方药分开;基本医疗保险药品目录的药品与其他药品分开;中药材、中药饮片、化学药品、中成药分开;内用药

NOTE

品与外用药品分开;新药、贵重药品与其他药品分开;配制的制剂与外购药品分开。②麻醉药品、精神药品、医疗用毒性药品、放射性药品、易制毒化学品以及易燃、易爆、强腐蚀等危险性药品应按相关规定存放,并采取必要的安全措施。③准备退货药品,过期、变质、被污染等不合格药品应当放置在不合格库(区)。

(2) 针对影响药品质量的因素采取措施:①易受光线影响变质的药品,应放在阴凉干燥、阳光不易直射到的地方,门、窗可悬挂遮光用的黑布帘、黑纸,或存放在柜、箱内。②易受湿度影响变质的药品,应控制药库湿度,一般保持在 35%～75%,或采取密封、严封甚至熔封方法保存。③易受温度影响变质的药品,应采用冷藏设施设备储存,分库控制药库温度,冰箱、冰库温度应在 2～8 ℃,阴凉库温度应低于 20 ℃,常温库在 0～30 ℃。④采取必要的通风、防火、防虫、防鼠、防污染等措施,保证药品质量。

(二)药品库存管理的相关制度

医院药剂工作是医院工作的重要组成部分,是加强药品管理,确保药品质量,保证患者用药安全的重要环节。医院药剂科应严格遵循《药品管理法》及相关的国家法律规定,根据自身的实际情况,制定合理的药品管理制度,包括如下制度。

(1) 药品的进库检查验收制度。

(2) 药品的在库养护管理制度。

(3) 药品的出库复核制度。

(4) 药库药品有效期管理制度。

(5) 不合格药品管理制度。

(6) 贵重药品管理制度。

(7) 病区药品管理制度。

(8) 药品质量信息管理制度。

(9) 药库管理人员岗位责任制。

(10) 药品定期盘库制度。

(11) 药库差错事故登记及处理制度。

(12) 药库卫生管理制度。

(13) 重要设备检测、设施的使用管理制度。

(三)药品有效期的管理

药品有效期指的是药品在规定的储存条件下,能够保持合格质量的期限。《药品管理法》规定:未标明有效期或更改有效期的;不注明或更改生产批号;超过有效期的药品按劣药论处。《药品说明书和标签管理规定》中规定了我国药品有效期的表示方法:药品的有效期应当按照年、月、日的顺序标注,年份用四位数字表示,月、日用两位数表示。其具体标注格式为"有效期至××××年××月"或者"有效期至××××年××月××日";也可以用数字和其他符号表示为"有效期至××××.××."或者"有效期至××××/××/××"等。预防用生物制品有效期的标注按照国家市场监督管理总局批准的注册标准执行,治疗用生物制品有效期的标注自分装日期计算,其他药品有效期的标注自生产日期计算。有效期若标注到日,应当为起算日期对应年月日的前一天,若标注到月,应当为起算月份对应年月的前一月。

药房实行药品有效期的管理应做到如下几点。

(1) 药库药品和自制的制剂必须标明有效期,无有效期的药品、制剂不得购入,超过有效期的药品、制剂禁止销售。

(2) 加强药品的有效期信息管理,药品入药库时,必须进行有效期验收,并登记药品批号、有效期等信息。

（3）药品在入库、储存和领发过程中，应遵循"先进先出""近效期先出"的原则，应按有效期远近依次码放。

（4）严禁售出过期失效药品，对于距有效期不足六个月的近效期药品应做好登记工作并通知有关人员，距有效期不足三个月的药品除特殊原因外原则上退库或调换，距有效期不足一个月的药品原则上不得销售。

（5）各级药品保管人员应定期检查所养护药品的有效期，及时发现近效期和超过有效期的药品。

（6）在库储存的药品超过有效期的，必须按制度单独存放、销毁，禁止发给患者使用。

（四）高危药品的管理

高危药品，亦称为高警讯药物，是指药理作用显著且迅速，易危害人体，在使用错误时，有很高的概率对患者造成明显的伤害或危险的药品。美国医疗安全协会（ISMP）最早提出高危药品概念，即指若使用不当会对患者造成严重伤害或死亡的药物。中国药学会医院药学管理专业委员会用药安全项目组，参照美国 ISMP 2008 年公布的高危药品目录，并结合我国医疗机构用药实际情况，推出了《高危药品分级管理策略及推荐目录》，按照危险程度将高危药品分为 A、B、C 三个级别。其中，A 级为高危药品管理最高级别，这类高危药品使用频率高，一旦用药错误，患者死亡风险最高，需重点管理和监护；B 级使用频率较高，一旦用药错误，会给患者造成严重伤害，伤害等级较 A 级低；C 级使用频率亦较高，一旦用药错误，会给患者造成一定的伤害，伤害的风险等级较 B 级低。各医疗机构可参照该目录制定本医疗机构的高危药品目录和管理办法，目录只能扩充不能减少，管理级别只能升高不能降低。

为促进高危药品的安全、有效、合理的使用，减少不良反应，医院药剂科应制定严格规范的高危药品管理制度，需要做到如下几点。

（1）根据高危药品的分类和品种，结合医院实际用药情况，制定高危药品目录，定期对目录进行更新，及时将新引进高危药品信息告知临床，促进临床合理应用。

（2）加强高危药品的不良反应监测，了解高危药品临床应用情况并定期总结汇总，及时反馈给临床医护人员。

（3）设置专门的高危药品存放柜，不得与其他药品混合存放，并设置"高危药品"专用警示牌提醒医护、药学人员注意。

（4）高危药品调配发放要实行双人复核，确保发放准确无误，并建立高危药品点账制度，做到账目与实物相符。

（5）加强高危药品的有效期管理，保证近效期先出、先进先出，保持安全有效。

（五）麻醉药品和精神药品的管理

麻醉药品是连续使用易产生身体依赖性能成瘾癖的药品。精神药品是作用于中枢神经系统，使兴奋或抑制，连续使用能产生精神依赖性的药品，依据其产生依赖性和危害人体健康的程度可分为第一类精神药品和第二类精神药品，第一类精神药品比第二类精神药品更易产生精神依赖性，且毒性或成瘾性较强。这两类药品具有明显的两重性，一方面有很强的治疗作用，是医疗上必不可少的药品，同时不规范地连续使用又易产生依赖性，若流入非法渠道则成为毒品，造成严重社会危害。为加强我国麻醉药品和精神药品的严格管理，国务院颁布了《麻醉药品和精神药品管理条例》，原卫生部印发了《医疗机构麻醉药品、第一类精神药品管理规定》和《处方管理办法》。上述法规的颁布和实施，对我国麻醉药品、精神药品的管理及合法、安全及合理使用起到了规范和促进作用。

《麻醉药品和精神药品管理条例》第四十七条规定："麻醉药品和第一类精神药品的使用单位应当设立专库或者专柜储存麻醉药品和第一类精神药品。专库应当设有防盗设施并安装报警装置;专柜应当使用保险柜。专库和专柜应当实行双人双锁管理。"

医院药剂科应遵守上述法规,制定严格的麻醉药品和精神药品管理制度,还需要做到如下几点。

（1）麻醉药品和精神药品实行专人管理,责任到人,采购、验收、入库、保管须由具有药学专业主管药师及以上职称的药学专业人员负责。

（2）麻醉药品和精神药品入库验收必须货到即验,至少双人开箱验收,清点验收到最小包装,验收记录双人签字。

（3）对麻醉药品和精神药品建立专用账册,进出逐笔记录,专用账册的保存应当在药品有效期满后不少于 2 年。

（4）在验收中发现缺少、缺损的麻醉药品和精神药品应当双人清点登记,报药库负责人向供货单位查询、处理。

（5）过期、损坏的麻醉药品和精神药品进行销毁时,应当向所在地卫生行政部门提出申请,在卫生行政部门监督下进行销毁,并对销毁情况进行登记。

（6）麻醉药品和精神药品管理人员应定期进行有关法律、法规、专业知识、职业道德的教育和培训。

第三节　药品调剂和处方管理

《医疗机构药事管理规定》对调剂业务和处方管理做出明确规定:药品调剂工作是药学技术服务的重要组成部分。医疗机构门、急诊药品调剂室应实行大窗口或者柜台式发药。住院（病房）药品调剂室对注射剂按日剂量配发,对口服制剂药品实行单剂量配发。药学专业技术人员应当严格按照《药品管理法》《处方管理办法》等有关法律、法规、规章制度和技术操作规程,认真审核处方或者用药医嘱,经适宜性审核后调剂配发药品。发出药品时应当告知用法、用量和注意事项,指导患者安全用药。为保障患者用药安全,除药品质量原因外,药品一经发出,不得退换。肠外营养液、危害药品静脉用药应当实行集中调配供应。医疗机构根据临床需要建立静脉用药调配中心,实行集中调配供应。

调剂工作是医院药剂科的常规业务工作之一,工作量占整个药剂科业务工作的 50%～70%。在医院药学工作中,调剂业务是药剂科直接为患者和临床服务的窗口,是药师与医生、护士联系、沟通的重要途径。调剂工作的质量反映药剂科的形象,也反映医院医疗服务质量的一个侧面。因此,业务管理一直是医院药事管理的重要内容。

调剂业务管理可以概括为转运管理和技术管理。转运管理涉及维持调剂工作正常进行的各个方面,包括调剂工作流程的合理化、候药室管理、药品分装、账卡登记、二级药品库的管理、药品消耗统计、人员调配和调剂室环境管理等。技术管理主要指从接受处方到向患者交代用药注意事项全过程技术方面的管理,包括药品分装质量、调剂技术和设备、处方、用药指导等方面的内容。

一、调剂工作概述

（一）调剂的概念

调剂（dispensing）是指配药、配方、发药的过程。调剂包括收方（包括从患者处接收医生的处方,从病房医护人员处接收处方或请领单）;审核处方;药师审核处方,调配药剂及取出药品;核对处方与药剂、药品;发给患者（或病房护士）并进行交代和答复询问的全过程。调剂是专业性、技术性、管理性、法律性、事务性、经济性综合一体的活动过程;也是药师、医生、护士、患者(或患者家属)、一般药剂人员、会计协同活动的过程。医院药剂的调剂工作大体可分为门/急诊调剂、住院调剂、静脉用药调配中心、中药配方四个部分。

(二)调剂的流程和步骤

调剂是一个过程,其活动流程如图 9-1 所示。

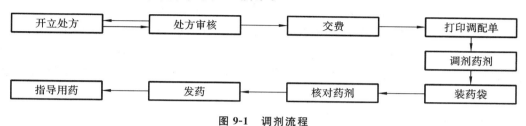

图 9-1 调剂流程

药剂人员完成的主要技术环节有 6 个步骤:①收方;②审核处方;③调配处方;④包装、贴标签;⑤复查处方;⑥发药。药师在调配处方时必须要做到"四查十对"。药房药师在调配处方中的作用主要是保证处方的正确性,以及正确调配和使用药品,许多具体操作活动应由其他药剂人员或自动发药机完成。

(三)调剂业务管理的目的

1. 提高调剂工作效率 充分发掘现有调剂技术的潜能,降低调剂人员的劳动负荷,更快地分流患者,提高调剂工作效率。

2. 保证调剂工作质量 首先要严格规范操作,严格遵守各项调剂规章制度,降低调剂差错率。其次要努力创建文明窗口,提高服务意识,让患者满意。在此基础上,加强对患者的用药指导,促进临床合理用药;积极开展新的贴近患者、贴近社会的药学服务项目。

3. 推动调剂业务发展 增强调剂工作流程的科学性和合理性,组织设计或引进自动化的调剂系统,将药师从劳动密集型的调剂操作中解放出来,腾出更多的时间给患者提供药学保健服务,提高调剂业务的专业知识和技术含量。

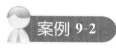 **案例 9-2**

发错药致患儿死亡事件

2008 年 4 月 6 日,出生 40 天的男性患儿,因轻度咳嗽 10 天,间断性抽风 3 天入住某市人民医院。入院诊断为佝偻病性低钙血症、上呼吸道感染、药物性皮疹,医嘱给予 10%葡萄糖注射液 7 mL 加入 5%氯化钙注射液 5 mL,缓慢静脉注射。儿科护士仇某某取药时,药师吴某某将 1 支 10%氯化钾注射液 10 mL,误当 5%氯化钙注射液 10 mL 发出,仇某某回到治疗室后也未查对,误将氯化钾当氯化钙吸取了 5 mL,加入 10%葡萄糖注射液 7 mL 中,给患儿缓慢静脉注射。静脉给药后,患儿病情加重,面色苍白,口周发灰,继而双瞳孔散大,对光反射消失,呼吸心跳停止死亡。

问题:

(1)该处方审核是否规范合理?

(2)谈谈处方审核重要性。

案例答案

二、门(急)诊调剂工作

门(急)诊调剂工作应当根据医院门诊量和调配处方量,选择适宜的配方方法。实行窗口发药的配方方法有三种形式。

NOTE

1. 独立配方法 各发药窗口的调剂人员从收方到发药均由一人完成。优点是节省人力、责任清楚。由于是一人独立配方,从程序上不易纠正可能发生的差错,因此对调剂人员的要求比较高。独立配方发药方法一般适合于小药房的调节工作。

2. 流水作业配方法 收方发药由多人协同完成,1人收方和审查处方,1~2人调配处方、取药,另设1人专门核对和发药。这种方法适用于大医院门诊调剂室以及候药患者比较多的情况。流水作业必须规范配方制度,以确保配方的准确性和高效率。

3. 结合法 独立配方与分工协作相结合的方法,每个发药窗口配备2名调剂人员,1人负责收方、审查处方和核对发药,另外1人负责配方。这种配方方法吸收了上述两种方法的长处,配方效率高、差错少,符合调剂工作规范化的要求,比较适用于各类医院门(急)诊调剂室。

三、住院部调剂工作

住院部与门诊调剂有所不同,既要准确无误,还要考虑是否有利于提高患者的依从性。目前我国医院大多数采用以下方式。

1. 凭方发药 医生给住院患者分开出处方,治疗护士凭处方到住院调剂室取药,调剂室依据处方逐件配发。优点是能够使药师直接了解患者的用药情况,便于及时纠正临床用药不当的现象,促进合理用药;缺点是增加药剂人员和医生的工作量。这种发药方式现在多用于麻醉药品、精神药品、医疗用毒性药品等少数临床用药。

2. 病区小药柜制 ①病区使用药品请领单向住院调剂室领取协商规定数量的常用药品,存放在病区专设的小药柜内。每日查房后,治疗护士按医嘱取药发给患者服用。这种发药制度的优点是便于患者及时用药,可减轻护士的工作量,有利于护理工作的开展;同时也便于住院调剂室有计划地安排时间,减少忙乱现象。缺点是药师不易了解患者的用药情况,不便于及时纠正不合理用药。此外由于病区和科室分别都保存相当数量的药品,如果护士管理不善,且药师及护士长检查不严,容易造成药品积压,过期失效,甚至遗失和浪费,不利于治疗。②急救药品多按基数储备存放在病区专门的急救药柜或急救药推车上。药品消耗后凭处方(医嘱)领取,补足基数。

3. 集中摆药制 根据病区治疗单或医嘱由药剂人员或护士在药房(或病区药房)将药品摆入患者的服药药杯(盒)内,经病区治疗护士核对后发给患者服用。通常在病区的适中位置设立病区药房(摆药室),亦可在药剂科内设立中心摆药室。摆药室的人员多由药士和护士组成。药品的请领、保管和账目由药师负责。摆药方式大致有3种:①摆药、查对均由药剂人员负责;②护士摆药,药剂人员核对;③护士摆药并相互核对。摆药制的优点是便于药品管理,避免药品变质、失效和损失;能保证药剂质量和合理用药,减少差错,提高药疗水平;护士轮流参加摆药,不但能提高护士知识水平,还可了解药品供应情况,自觉执行有关规定,使医、药、护的关系更为密切。

四、静脉用药集中调配工作

静脉用药集中调配,是指医疗机构药学管理部门根据医师处方或用药医嘱,经药师进行适宜性审核,由药学专业技术人员按照无菌操作要求,在洁净环境下对静脉用药物进行加药混合调配,使其成为可供临床直接静脉输注使用的成品输液操作过程。静脉用药调配中心作为医院药师的重要工作基地,在现代医院药学服务中发挥着独特的作用。

(一)静脉用药集中调配的意义

洁净环境,确保无菌调配,减少输液污染;药师参与临床药物治疗,提供优质药学服务;确保安全用药,减少用药差错;加强职业防护,避免环境污染;集中调配,保证输液可追溯性;把护士还给患者,实现优质护理服务。

（二）静脉用药集中调配的发药方式

静脉用药集中调配业务的程序:医生开处方,通过电脑网络传送到静脉用药调配中心,经药师审方后根据处方要求,在无菌层流操作台中进行输液加药操作,完成后立即封口,再由工人或专门的传送装置送到病房供临床使用。这一过程改变了传统的发药方式,将药房更紧密地与临床治疗结合在一起,对药房工作模式提出了挑战,对医生、护士的工作方式提出了新的要求。

（三）静脉用药集中调配的操作规程

临床医生开具静脉输液治疗处方或用药医嘱后,应按原卫生部《静脉用药集中调配操作规程》进行,主要有:①调配中心药师通过电脑网络接收静脉注射药物调配医嘱,药师审查调配处方,合格的按用药量领取药物,并记录使用量,打印标签。②药师或护士在核对处方无误后,根据标签挑选药品放入塑料篮内(一位患者配一个篮子),并将标签贴在输液袋上。③调配人员将药品与标签进行核对,准确无误后开始混合调配。由药师对空安瓿、空抗生素瓶与输液标签核对并签名,调配后再核对输液成品。④包装,将灭菌塑料袋套于静脉输液袋外,封口。⑤分发,将封口后的输液按病区分别放置于有病区标识的整理箱内,记录数量,加锁或封条。将整理箱置于专用药车上,由勤杂人员送至各病区交病区药疗护士,并由药疗护士在送达记录本上签收。给患者用药前,护士应当再次与病历用药医嘱核对,然后给患者静脉输注用药。其流程见图9-2。

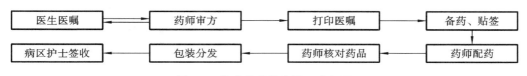

图 9-2　静脉用药集中调配流程图

（四）静脉用药集中调配的质量保证

建立输液调配质量管理规范和相关文件,如质量管理文件、人员管理文件、药物领用流程、配药工作流程、设备管理文件、安全和环保措施、质量控制总则等。用一系列的规章制度规范约束静脉用药调配中心人员的行为,确保调配质量。

五、处方管理

（一）处方的概念及组成

1. 处方（prescription）　处方是指由注册的执业医师和执业助理医师(以下简称医师)在诊疗活动中为患者开具的、由取得药学专业技术职务任职资格的药学专业技术人员(以下简称药师)审核、调配、核对,并作为患者用药凭证的医疗文书。处方包括医疗机构病区用药医嘱单。处方是医师为预防和治疗疾病而为患者开写的取药凭证,也是药师为患者调配药品和发放药品的依据,还是患者进行药物治疗和药品流向的原始记录。处方具有法律上、技术上和经济上的意义。在医疗工作中,处方反映了医、药、护各方在药物治疗活动中的法律权利与义务,并且可以作为追查医疗事故责任的证据,具有法律上的意义。处方记录了医师对患者治疗方案的设计和对患者正确用药的指导,而且药师调剂活动自始至终按照处方进行,具有技术上的意义。处方是患者药费支出的详细清单,同时可以作为调剂部门统计特殊管理和贵重药品消耗的单据,具有经济上的意义。

2. 处方的格式 处方由前记、正文和后记三个部分组成。前记包括医疗机构名称、费别、患者姓名、性别、年龄、门诊或住院病历号、科别病病区和床位号,临床诊断、开具日期等。可添加特殊要求的项目。麻醉药品和第一类精神药品处方还应当包括患者身份证明编号,代办人姓名、身份证明编号。正文以 Rp 或 R 拉丁文[Recipe(请取)的缩写]标示,分列药品名称、剂型、规格、用法、用量。后记包括医师签名或者加盖专用签章,药品金额,审核、调配,核对发药药师签名或加盖专用签章。处方由各级医疗机构按照规定的格式统一印刷。普通处方的印刷用纸为白色;急诊处方印刷用纸为淡黄色,右上角标注"急诊";儿科处方印刷用纸为淡绿色,右上角标注"儿科";麻醉药品和第一类精神药品处方印刷用纸为淡红色,处方右上角标注"麻""精一";第二类精神药品处方印刷用纸为白色,处方右上角标注"精二"。

(二)处方管理制

1. 处方权限的规定

(1)经注册的执业医师在执业地点取得相应的处方权。经注册的执业助理医师在医疗机构开具的处方,应当经所在执业地点执业医师签名或加盖专用签章后方有效。

(2)经注册的执业助理医师在乡、民族乡、镇、村的医疗机构独立从事一般的执业活动,可以在注册的执业地点取得相应的处方权。

(3)医师应当在注册的医疗机构签名留样或者专用签章备案后,方可开具处方。

(4)药事管理与药物治疗学委员会、医务部对本机构执业医师和药师进行麻醉药品和精神药品使用知识和规范化管理的培训。执业医师经考核合格后取得麻醉药品和第一类精神药品的处方权。医师取得麻醉药品和第一类精神药品处方权后,方可在本机构开具麻醉药品和第一类精神药品处方,但不得为自己开具该类药品处方。药师经考核合格,取得麻醉药品和第一类精神药品调剂资格后,方可在本机构调剂麻醉药品和第一类精神药品。

(5)试用期人员开具处方,应当经所在医疗机构有处方权的执业医师审核并签名或加盖专用签章后方有效。

(6)进修医师由接收进修的医疗机构对其胜任本专业工作的实际情况进行认定后经批准可授予相应的临时处方权。

2. 处方书写规定

(1)患者一般情况、临床诊断填写清晰、完整,并与病历记载相一致。

(2)每张处方限于一名患者的用药。

(3)字迹清楚,不得涂改;如需修改,应当在修改处签名并注明修改日期。

(4)药品名称应当使用规范的中文名称书写,没有中文名称的可以使用规范的英文名称书写;医疗机构或者医师、药师不得自行编制药品缩写名称或者使用代号,而应当使用经药品监督管理部门批准并公布的药品通用名称、新化合物的专利药品名称和复方制剂药品名称。医师开具院内制剂处方时,应当使用经省级卫生行政部门审核、药品监督管理部门批准的名称。医师可以使用由原卫生部公布的药品习惯名称开具处方。

书写药品名称、剂量、规格、用法、用量要准确规范。药品剂量与数量用阿拉伯数字书写。剂量应当使用法定剂量单位:重量以克(g)、毫克(mg)、微克(μg)、纳克(ng)为单位;容量以升(L)、毫升(mL)为单位;国际单位(IU)、单位(U);中药饮片以克(g)为单位。片剂、丸剂、胶囊剂、颗粒剂分别以片、丸、粒、袋为单位;溶液剂以支、瓶为单位;软膏及乳膏剂以支、盒为单位;注射剂以支、瓶为单位,应当注明含量;中药饮片以剂为单位。药品用法可用规范的中文、英文、拉丁文或者缩写体书写,但不得使用"遵医嘱""自用"等含糊不清字句。

(5)患者年龄应当填写实足年龄,新生儿、婴幼儿写日、月龄,必要时注明体重。

(6)西药和中成药可以分别开具处方,也可以开具一张处方,中药饮片应当单独开具

NOTE

处方。

（7）开具西药、中成药处方，每一种药品应当另起一行，每张处方不得超过 5 种药品。

（8）中药饮片处方的书写，一般应当按照"君、臣、佐、使"的顺序排列；调剂、煎煮的特殊要求注明在药品右上方，并加括号，如布包、先煎、后下等；对饮片的产地、炮制有特殊要求的，应当在药品名称之前写明。

（9）药品用法用量应当按照药品说明书规定的常规用法用量使用，特殊情况需要超剂量使用时，应当注明原因并再次签名。

（10）除特殊情况外，应当注明临床诊断。

（11）开具处方后在空白处画一斜线以示处方完毕。

（12）处方医师的签名式样和专用签章应当与院内药学部门留样备查的式样相一致，不得任意改动，否则应当重新登记留样备案。

3. 处方限量规定

（1）处方一般不得超过 7 日用量；急诊处方一般不得超过 3 日用量；对于某些慢性病、老年病或特殊情况，处方用量可适当延长，但医师应当注明理由。医疗用毒性药品、放射性药品的处方用量应当严格按照国家有关规定执行。

（2）为门（急）诊患者开具的麻醉药品注射剂，每张处方为一次常用量；控缓释制剂，每张处方不得超过 7 日常用量；其他剂型，每张处方不得超过 3 日常用量。

第一类精神药品注射剂，每张处方为一次常用量；控缓释制剂，每张处方不得超过 7 日常用量；其他剂型，每张处方不得超过 3 日常用量。哌甲酯用于治疗儿童多动症时，每张处方不得超过 15 日常用量。

第二类精神药品一般每张处方不得超过 7 日常用量；对于慢性病或某些特殊情况的患者，处方用量可以适当延长，医师应当注明理由。

（3）为门（急）诊癌症疼痛患者和中、重度慢性疼痛患者开具的麻醉药品、第一类精神药品注射剂，每张处方不得超过 3 日常用量；控缓释制剂，每张处方不得超过 15 日常用量；其他剂型，每张处方不得超过 7 日常用量。

（4）住院患者开具的麻醉药品和第一类精神药品处方应当逐日开具，每张处方为 1 日常用量。

（5）对于需要特别加强管制的麻醉药品，盐酸二氢埃托啡处方为一次常用量，仅限于二级以上医院内使用；盐酸哌替啶处方为一次常用量，仅限于医疗机构内使用。

（6）处方开具当日有效。特殊情况下需延长有效期的，由开具处方的医师注明有效期限，但有效期最长不得超过 3 日。

4. 处方保管规定

（1）每日处方应按普通药及控制药品分类装订成册，妥善保存，便于查阅。

（2）处方由调剂处方药品的医疗机构妥善保存。普通处方、急诊处方、儿科处方保存期限为 1 年，医疗用毒性药品、第二类精神药品处方保存期限为 2 年，麻醉药品和第一类精神药品处方保存期限为 3 年。

（3）处方保存期满后，经医疗机构主要负责人批准、登记备案，方可销毁。

（4）医疗机构应当根据麻醉药品和精神药品处方开具情况，按照麻醉药品和精神药品品种、规格对其消耗量进行专册登记，登记内容包括发药日期、患者姓名、用药数量。专册保存期限为 3 年。

（三）处方审查

收到处方后，根据处方管理规定，药师应当认真逐项检查处方前记、正文和后记书写是否清晰、完整,并确认处方的合法性。按照《处方管理办法》的规定,药师应当对处方用药适宜性进行审核,审核内容如下。

(1)规定必须做皮试的药品,处方医师是否注明过敏试验及结果的判定。

(2)处方用药与临床诊断的相符性。

(3)剂量、用法的正确性。

(4)选用剂型与给药途径的合理性。

(5)是否有重复给药现象。

(6)是否有潜在临床意义的药物相互作用和配伍禁忌。

(7)其他用药不适宜情况。

药师经处方审核后,认为存在用药不适宜时,应当告知处方医师,请其确认或者重新开具处方。药师发现严重不合理用药或者用药错误,应当拒绝调剂,及时告知处方医师,并应当记录,按照有关规定报告。在实际工作中,药师还需对以下内容仔细审查。

(1)药品名称:药品正确是安全、有效给药的前提,一字之差即可铸成大错,为此,要防止不应有的错误发生,如药品外文名近似、中文名类似、缩写词相近或自创药品的缩写等均易引起混淆而张冠李戴,英文药名仅差一两个字母者有千余种之多,但药效大不相同,审查中不可不认真对待。勤查药典或词典等有时是很必要的。

(2)用药剂量:剂量过小不能达到应有的血药浓度以发挥疗效;剂量过大,轻者引起不良反应,重者导致中毒。审查时要依据药典和药物学的常用量,不得超过极量。如因治疗上的需要而超剂量者,必须经过处方医师再次签字方可调配。特别注意儿童、老年人以及孕妇和哺乳期妇女用药剂量的酌减问题。

(3)用药方法:包括给药途径、间隔时间、注射速度等与药效的关系;并应考虑患者的病情及其肝、肾功能等情况。

(4)药物配伍变化:药物的体外配伍变化是药物在使用前,调制混合而发生的物理性或化学性变化,多半在外观上可以观察出来。

(5)药物相互作用和不良反应:两种以上药物在体内引起治疗上的变化,亦即引起药物动力学和药效学变化而改变药理作用者。审查时要尽可能地预见这种药物相互作用,因为其可引起药效的增强、协同或拮抗、减弱,甚至发生副作用及毒性。调配时要特别注意,如有疑问应同执业医师商讨解决。如果在不同科室就诊,则应审查同一患者的几张处方笺有无服药禁忌等问题。

目前有关药理学、药物学等参考书较多,另外,采用电子计算机的药物咨询软件也有发展,审查处方时应尽量核对,可提高准确性,切不可迷信自己的经验及记忆力。

(四)准确无误地调配处方和发药

1. 配方 审查处方合格后应及时调配,取得药学专业技术职务任职资格的人员方可从事处方调剂工作。药师调剂处方时必须做到"四查十对":查处方,对科别、姓名、年龄;查药品,对药名、剂型、规格、数量;查配伍禁忌,对药品性状、用法用量;查用药合理性,对临床诊断。为保证准确无误,还要注意以下几个方面。

(1)仔细阅读处方:用法用量是否与瓶签或药袋上书写的一致。

(2)有次序调配,防止杂乱无章:急诊处方随到随配;装置瓶等用后立即放回原处。

(3)严格遵守操作规程,称量准确。

(4)经两人复核无误签字后发出。

2. 发药 发药时呼叫患者姓名,确认无误后方可发出。向患者交付药品时,按照药品说明书或者处方用法,进行用药交代与指导,包括每种药品的用法、用量、注意事项,如"不得内服""用时摇匀""孕妇禁服""2～8 ℃冰箱保存"等;有些镇静催眠药及精神药品、抗过敏药等特别要说明服后不得驾驶车辆或操作机器等,以防发生危险。由于有些食物可与药物产生相互作用,饮酒(含醇饮料)等亦有影响,必要时给予解释。对患者的询问要耐心解答。向科室发出的药品经查对无误后,按病区、科室分别放于固定处的盛药篮中;护士取药时应当面点清并签字;如为新药或有特殊用法,亦应向护士交代清楚。

(五)电子处方

电子处方,是指通过医院信息系统(hospital information system,HIS)实现的数字化和无纸化处方。医师在利用计算机开具、传递普通处方时,必须同时打印纸质处方,其格式与手写处方一致,打印的处方经签名或加盖签章后方有效。药师核发药品时,应当核对打印的纸质处方,无误后发给药品,并将打印的纸质处方与计算机传递处方同时收存备查。

(六)处方点评

为提高处方质量,促进合理用药,保障医疗安全,根据《药品管理法》《执业医师法》《医疗机构管理条例》《处方管理办法》等有关法律、法规、规章,2010年卫生部制定并印发了《医院处方点评管理规范(试行)》,用以规范医院处方点评工作。

处方点评是根据相关法规、技术规范,对处方书写的规范性及药物临床使用的适宜性(用药适应证、药物选择、给药途径、用法用量、药物相互作用、配伍禁忌等)进行评价,发现存在或潜在的问题,制定并实施干预和改进措施,促进临床药物合理应用的过程。医院处方点评工作是在医院药事管理与药物治疗学委员会(组)和医疗质量管理委员会的领导下,由医院医疗管理部门和药学部门共同组织实施的。

知识拓展:
处方点评的
实施

第四节 临床用药管理

一、临床用药管理概述

临床用药管理是指对医疗机构临床诊断、预防和治疗疾病用药全过程实施监督管理。医疗机构应当遵循安全、有效、经济和合理用药原则,尊重患者对药品使用的知情权和隐私权。

1966年,Brodie首次将用药管理(drug control 或 drug use management)作为药房业务工作的主流。20世纪50年代至60年代,美国首先建立了临床药学这一新兴学科,把过去传统的药学教育重点由"药"转向"人"。20世纪90年代开始露头角的"药学监护"开创了医院药学的新时代,代表了医院药学工作模式由"以药品为中心"向"以患者为中心"的根本转变。

20世纪80年代我国就开始重视临床药学工作,1987年卫生部批准了12家重点医院作为全国临床药学试点单位;1991年卫生部在医院分级管理文件中首次规定了三级医院必须开展临床药学工作,并作为医院考核指标之一;2002年国家卫生部和国家中医药管理局颁布了《医疗机构药事管理暂行规定》,明确"临床药学工作应面向患者,在临床诊疗活动中实行医药结合。临床药学专业技术人员应参与临床药物治疗方案设计,建立重点患者药历,实施治疗药物监测,逐步建立临床药师制"。2005年11月发文《关于开展临床药师培训试点工作的通知》,公布了《临床药师培训试点工作方案》及4个附件。2006年《卫生部临床药师在职培训与考核标准(试行)》出台,提出了培训模式。

2011年1月国家卫生部、国家中医药管理局、总后勤部卫生部颁布了《医疗机构药事管理规定》,提出加强临床用药的管理和临床药学部门建设,强调临床药师在临床药物治疗中的作用。2017年7月国家卫生计生委、国家中医药管理局联合发文《关于加强药事管理转变药学

NOTE

服务模式的通知》,提出高度重视药事管理,转变药学服务模式;要结合医学模式转变,推进药学服务从"以药品为中心"转变为"以病人为中心",从"以保障药品供应为中心"转变为"在保障药品供应的基础上,以重点加强药学专业技术服务、参与临床用药为中心"。促进药学工作更加贴近临床,努力提供优质、安全、人性化的药学专业技术服务。2018年国家卫生健康委员会等部门联合颁布《医疗机构处方审核规范》,明确"药师是处方审核工作的第一责任人。所有处方均应当经审核通过后方可进入划价收费和调配环节,未经审核通过的处方不得收费和调配"。

二、临床药学和合理用药

随着医院药学服务模式的转型和医院对药学要求的提高,药师的工作范围早已不仅仅局限于配发和管理药品。药师走向临床与一线医师和护理人员一起制订治疗方案,发挥其专业特长,对用药进行合理化指导,为医护人员和患者提供药学信息及用药知识服务已成为发展的必要趋势。临床药学作为一个新兴的学科,对促进临床合理用药具有重要作用,在我国医药学中的地位不断提高,越来越受到医疗行业的重视。开展临床药学可以从问题的角度出发,制定合理用药的各项规则与制度,通过在主观和客观上的努力,减少不合理用药带来的负面影响,为患者的疾病治愈,提供更大的保障。

（一）临床药学

临床药学是通过药师直接参与医生对患者的临床治疗,接受用药咨询,参加病案会诊,向患者提供多方位药学服务的一门理论与实践密切结合,以人为本,重点研究药物临床合理应用,最大幅度地实现用药祛病的本质特征(而不是药品的商业特征)、独立的综合性学科。临床药学的核心是研究药物的合理应用,要求药师从以药物为中心转变为以患者为中心上来,而药学监护使临床药学提高到一个新的水平。

国际上临床药学的核心是临床药师制建设,临床药师以其丰富的现代药学知识与医生一起为患者提供和设计最安全、最合理的用药方案,是在帮助医生合理用药上起关键作用的人,在临床合理用药中发展重要作用。临床药师的主要任务包括参加查房和会诊,对患者的药物治疗方案提出合理建议;对特殊要务进行治疗药物监测(TDM),确保药物使用的有效性和安全性;向医护人员和其他药学人员提供药物情报咨询服务;监测和报告药物不良反应和有害的药物相互作用;培训药房在职人员和实习学生等。目前要求有条件的进行基因检测并指导临床合理用药。

（二）合理用药

临床用药管理的基本出发点和归宿是合理用药。合理用药最起码的要求:将适当的药物,以适当的剂量,在适当的时间,给适当的患者使用适当的疗程,达到适当的治疗目标。

20世纪90年代以来,国际药学界的专家已就合理用药问题达成共识,赋予了合理用药更科学、完整的定义:以当代药物和疾病的系统知识和理论为基础,安全、有效、经济、适当地使用药品。从用药的结果考虑,合理用药应当包括安全、有效、经济三大要素。安全、有效强调以最小的治疗风险获得尽可能大的治疗效益;而经济则强调以尽可能低的治疗成本取得尽可能好的治疗效果,合理使用有限的医疗卫生资源,减轻患者及社会的经济负担。

临床合理用药涉及医疗卫生大环境的综合治理,依赖于国家相关方针政策的制定和调整,受到与用药有关各方面人员的道德情操、行为动机、心理因素等的影响。

第五节 医疗机构制剂管理

一、医疗机构制剂概述

医疗机构配制的制剂,应当是本单位临床需要而市场上没有供应的品种,并须经所在地省、自治区、直辖市人民政府药品监督管理部门批准,法律对配制中药制剂另有规定的除外。医疗机构制剂,作为市场流通药品的一种补充形式,在长期的医疗发展过程中,为保障医疗质量和维护患者生命安全发挥了不可忽视的作用。医疗机构制剂,通常由医院药剂科自行配制、仅供本医疗机构内使用,具有针对性强、规模小、用量不定、储存时间短等特点。经过一段时间的市场检验,筛选出了一批临床疗效肯定、价格低廉的特色制剂。

为了保证医疗机构制剂的安全性和有效性,国家于 1984 年颁布了《药品管理法》,对医疗机构配制制剂实行医疗机构制剂许可证的核发验收制度,建立了法制化管理机制。2001 年实行的《医疗机构制剂配制质量管理规范》对相关机构与人员、房屋与设施、设备、物料、卫生等方面进行了具体的文件规定,逐渐建立了对医疗机构制剂的法制化管理制度,为提高医院制剂的质量奠定了基础。2002 年,卫生部、国家中医药管理局印发了《医疗机构药事管理暂行规定》,对"临床制剂管理"做了相关的具体规定。国家食品药品监督管理局针对医疗机构制剂配制条件和配制过程中的审查、许可、检查等监督管理活动,在 2005 年颁布了《医疗机构制剂配制监督管理办法》,并于同年颁布了《医疗机构制剂注册管理办法》,规范了医疗机构制剂的申报与审批。由此看出,政府对医疗机构制剂的质量相当重视,出台了一系列的法律法规进行规范管理。

随着我国加入世贸组织,加上医药工业发展迅速,对药品质量的要求日益增高,药品生产企业持续投资新建、改建制剂工艺,更新制剂设备,培养专业制剂人员,在这样的大背景下,医疗机构制剂的质量管理措施也在不断优化。医疗机构制剂不但供应制剂品种,还承担了新制剂的研发、个体化用药等任务,弥补了市售药品的空缺,为医疗事业的蓬勃发展发挥了不可替代的作用。

二、医疗机构制剂的监督管理

医疗机构制剂配制监督管理是指药品监督管理部门依法对医疗机构制剂配制条件和配制过程等进行审查、许可、检查的监督管理活动。

(一)医疗机构制剂许可证管理

2019 年 8 月发布的《药品管理法》规定,医疗机构配制制剂,应当须经所在地省、自治区、直辖市人民政府药品监督管理部门批准,并发给医疗机构制剂许可证。无医疗机构制剂许可证的,不得配制制剂。医疗机构制剂许可证应当标明有效期,到期重新审查发证。

医疗机构制剂许可证是医疗机构配制制剂的法定凭证,有效期 5 年,分正本和副本,两者具有同等法律效力。自 2016 年 1 月 1 日起全面启用新版医疗机构制剂许可证。新版医疗机构制剂许可证除了载明证号、医疗机构名称、机构类别、法定代表人、制剂室负责人、配制范围、注册地址、配制地址、发证机关、发证日期、有效期限等项目外,还要求录入法定代表人、制剂室负责人、质量负责人等关键人员的个人信息,增加了社会信用代码、举报电话等信息,并附加防伪二维码以方便机构和个人查验证书真伪。

(二)医疗机构制剂注册管理制度

医疗机构制剂具有"双证管理"的特征,即医疗机构获得医疗机构制剂许可证后,如果要进

NOTE

行某种制剂的配制,还必须取得相应制剂的批准文号。医疗机构制剂批准文号的格式:X 药制字 H(Z)+4 位年号+4 位流水号。其中 X 是省、自治区、直辖市的简称;H 表示化学制剂;Z 表示中药制剂。

申请配制医疗机构制剂的申请人应向省级药品监督管理部门提出申请,并报送有关资料和样品。省级药品监督管理部门在完成技术评审后,做出是否许可的决定。医疗机构制剂批准文号的有效期为 3 年。

《医疗机构制剂注册管理办法》(试行)对制剂配制范围做了规定,有下列情形之一的,不得作为医疗机构制剂申报:市场上已有供应的品种;含有未经国家食品药品监督管理总局(现国家市场监督管理总局)批准的活性成分的品种;除变态反应原外的生物制品;中药注射剂;中药、化学药组成的复方制剂;医疗用毒性药品、放射性药品;其他不符合国家有关规定的制剂。另外,对临床需要而市场无供应的麻醉药品和精神药品,有制剂资格的医疗机构应当经所在地药品监督管理部门批准。

新出台的《中医药法》规定,医疗机构配制中药制剂的,允许无制剂许可证的医疗机构申请委托配制中药制剂的注册。委托配制中药制剂的医疗机构,应当向委托方所在地省级药品监督管理部门备案。

(三) 医疗机构配制制剂的质量管理

医疗机构配制制剂的过程是药品生产的过程,因此医疗机构应当严格执行经批准的质量标准,并对其配制的制剂质量负责。对于委托配制中药制剂的,委托方和被委托方对所配制制剂的质量分别承担相应责任。

《医疗机构制剂配制质量管理规范》(Good Preparation Practice,GPP)是医疗机构制剂配制和质量管理的基本准则,对医疗机构保证制剂的质量,并对配制制剂的相关设施仪器、管理制度等提出明确的要求,对加强医疗机构制剂配制和质量管理做出相关规定。该规范对医疗机构的要求贯穿制剂配制的全过程,包括制剂室及制剂的申报、物料的采购保管、制剂配制、质量管理、制剂的保管和供应等。

(四) 医疗机构制剂的调剂使用

为规范医疗机构制剂的使用,防止医疗机构制剂变相流入市场,《医疗机构制剂注册管理办法》(试行)第二十六条规定:医疗机构制剂一般不得调剂使用。发生灾情、疫情、突发事件或者临床急需而市场没有供应时,需要调剂使用的,属省级辖区内医疗机构制剂调剂的,必须经所在地省、自治区、直辖市(食品)药品监督管理部门批准;属国家食品药品监督管理局规定的特殊制剂以及省、自治区、直辖市之间医疗机构制剂调剂的,必须经国家食品药品监督管理局批准。药品管理相关法律,如《药品管理法》《药品管理法实施条例》及《医疗器械制剂审批管理办法》均做出相关规定。

另外,医疗机构制剂的调剂应当做好详尽的申请和调剂使用记录,不得超出规定的期限、数量和范围。配制制剂的医疗机构应当对其配制制剂的质量负责。接受调剂的医疗机构应当严格按照制剂的说明书使用制剂,并对超范围使用或者使用不当造成的不良后果承担责任。

 案例 9-3

某市公立二甲医院违规销售自制制剂

某市新区 A 医院(公立二甲)打着"中西医结合肝病专家"刘某的旗号设立脂肪肝专家门诊。每位来此就诊的患者拿到的药物基本上是刘某开出的由他本人研发、未获批准文号的名为"肝康X号"的"医院制剂"。

据悉,刘某原就业于本市 B 医院,后至 A 医院任职。刘某称在 B 医院执业时,曾研发了一

案例答案

 NOTE

种名为"东方肝康口服液"的医院制剂。按规定,医院制剂只能在本医院内部使用,然而两年前刘某到 A 医院后,又将"东方肝康口服液"制成了肝康 1 号、2 号、3 号、4 号于 A 医院销售。刘某对患者缺乏望闻问切、视触叩听等中医问诊过程,询问患者基本信息后,即开具肝康汤剂。该汤剂外包装没有药品名称、使用说明、生产日期及有效期等。

问题:

(1) 以此案例为出发点,谈一谈你对医疗机构制剂管理的认识。

(2) 刘某制售"肝康×号"的行为是否违法?

本章小结

内　　容	学　习　要　点
医疗机构药事管理概述	医疗机构药事管理,药事管理组织
药品供应管理	药品采购管理,验收管理,养护管理,药品有效期管理,高危药品管理,麻醉药品和精神药品管理
药品调剂和处方管理	处方调剂,门诊调剂,住院调剂,静脉用药调配,处方管理
临床用药管理	临床用药管理,合理用药
医疗机构制剂管理	医疗机构制剂及其注册管理,质量管理,调剂使用

目标检测

1. "四查十对"的内容包括哪些?

2. 住院部调剂工作采用的方式主要有哪几种?其各自的优势是什么?

3. 处方由哪几部分组成?处方审核的内容包括哪些?

参考文献

杨世民.药事管理学[M].6 版.北京:人民卫生出版社,2016.

（唐玉林）

目标检测
参考答案

在线答题

第十章 药品上市后监督管理

 学习目标

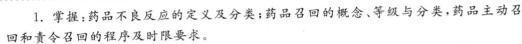

1. 掌握:药品不良反应的定义及分类;药品召回的概念、等级与分类,药品主动召回和责令召回的程序及时限要求。

2. 熟悉:药品上市后再评价的概念、内容及实施过程;药品不良反应报告与监测的相关机构和实施过程;药品上市后再评价的内容。

3. 了解:药物警戒的概念及国际药品风险管理制度。

本章将通过学习药品上市后再评价、药品不良反应报告与监测、药品召回等药品上市后监督管理相关内容,全面认识药品评价,为学习药品研制、注册、生产、流通、使用等环节监督管理奠定基础。

 案例导入

2009年2月11日,青海省某县3名患者使用涉嫌药品发生不良事件,并有1例死亡,事件发生后,国务院药品监督管理部门紧急叫停该药,要求各级各类医疗机构和药品经营企业立即暂停使用和销售该企业生产的双黄连注射液,并在全国范围内对涉嫌药品进行全面查控。一经发现不良反应患者,要全力做好医疗救治工作,并按规定及时向卫生行政部门和药监部门报告。随后,黑龙江、青海、山东、河北等省开始大规模检查、召回、封存"问题"药品双黄连注射液。

专家认为,虽然目前对药品质量和生产场所的检查没有发现异常,但是所发生病例以全身炎症反应综合征为主要表现,临床表现和转归提示有外源性病原体突然入血。国务院药品监督管理部门结合临床使用情况初步判断,黑龙江某医药公司生产的多批号双黄连注射液与此次青海省所发生的不良事件呈高度相关性。有医生认为,政府部门应对中药与西药的不良反应监测记录进行准确登记并公布,对药物不良反应事件调查处理过程及时公开,并通过权威新闻媒体公布于众,增加药品安全信息的透明度。

根据调查结果和专家意见,国家卫生行政部门和国务院药品监督管理部门表示,将加强中药注射剂生产和临床使用管理,并开展中药注射剂安全性再评价工作。

问题:

(1)该案例说明了我国在药品上市后监管方面还存在哪些问题?

(2)结合此案例,谈一谈我国中药注射剂面临的问题。

NOTE

第一节 概 述

一、药品上市后监督管理的必要性

（一）药品上市前临床研究的局限性

药品上市前的临床研究受到以下人为因素的限制：①病例少。我国《药物临床试验质量管理规范》规定Ⅰ期临床试验病例20～30例，Ⅱ期临床试验病例100例，Ⅲ期临床试验病例300例以上；②研究时间短，观察期较短；③试验对象年龄范围窄。一般不选择在特殊患者人群（如老年、儿童患者）中进行；④用药条件控制较严。有心肝肾功能异常、妊娠、精神异常、造血系统异常的患者不参加试验；⑤目的单纯。药品上市前临床试验的观察指标只限于试验所规定的内容，其他不予评价。上述因素使一些发生频率低于1%的和需要较长时间应用才能出现或迟发的不良反应、药物相互作用等未能在上市前发现，导致我们对药品安全性和有效性的评价不够充分，对公众用药安全构成潜在的威胁。

（二）药品上市后临床应用的不合理性

目前，世界各国都存在大量不合理用药现象，我国不合理用药的发生率从回顾性病例分析得到的数字为住院病例的19.6%～20%，即有1/5～1/4的住院患者存在不合理用药，造成了临床上医源性和药源性疾病。临床不合理用药主要表现在用药指征不明确、违反禁忌证、疗程过长或过短、给药途径不适宜、合并用药过多等。不合理用药的药品主要涉及抗生素、解热镇痛药、肾上腺皮质激素等品种。不合理用药也有相当一部分与上市前用药方案确定的局限性有关，即上市前的用药方案并非最佳方案。药品上市前临床研究的局限性和上市后临床应用的不合理性，决定了每种药品批准生产上市并不意味着对其评价的结束，而是表明已具备在社会范围内对其进行更深入研究的条件，因此药品只要在生产、使用中，就应不断地对其进行再评价。

二、药品上市后监督管理的主要措施

目前我国对上市后药品的安全性监管主要是通过药物不良反应报告与监测的方式进行，针对存有安全隐患的品种，建立"风险管理"等上市后安全性监测和管理制度。2011年5月4日由卫生部签发的《药品不良反应报告和监测管理办法》（以下简称《办法》）已于2011年7月1日正式实施。这是保障我国开展药品不良反应监测工作的重要法律基础。在《办法》这一法律体系支撑下，我国对于药品上市后安全监测的方式也将更加规范化、形式更加多样化，除传统的自发呈报方法外，重点医院检测、重点药物监测等方式也将越来越多地被生产企业和医疗机构所采用。同时，各种流行病学调查方案（回顾性、前瞻性）设计也将更科学，以此全面推动我国药品上市后安全性检测的发展。为了保障公众用药安全有效，建立药品上市后安全性监测制度，除了有健全的法规体系、创新的监测方法、专业的人才队伍、畅通的信息交流外，完善的监测体系更是有效实施上市后药品安全性监测的有力保障。

（一）制定完善的法律法规制度

2019年8月26日新修订的《中华人民共和国药品管理法》第十二条规定"国家建立健全药品追溯制度。国务院药品监督管理部门应当制定统一的药品追溯标准和规范，推进药品追溯信息互通互享，实现药品可追溯。国家建立药物警戒制度，对药品不良反应及其他与用药有关的有害反应进行监测、识别、评估和控制。"第三十二条规定"药品上市许可持有人可以自行

生产药品,也可以委托药品生产企业生产。"第三十三条规定"药品上市许可持有人应当建立药品上市放行规程,对药品生产企业出厂放行的药品进行审核,经质量受权人签字后方可放行。不符合国家药品标准的,不得放行。"

我国在药品上市后再评价方面的法规除《中华人民共和国药品管理法》《药品不良反应报告和监测管理办法》外,国家还制定了《药品上市后再评价管理办法》及实施细则和《药品上市后再评价规范》等相关法律、法规文件,形成有力的药品上市后再评价制度和体系。在这些法规中,应对药品上市后再评价概念、基本原则,政府、制药企业、医疗机构部门等各自的职责,有关部门人员配备要求,药品上市后再评价的管理程序,药品上市后再评价的机构设置及实施办法,药品上市后再评价的形式及内容和方法,药品上市后再评价结果的处理及相关的权利与处罚原则等给予明确的规定;同时还应提供相应的专业技术评价指南,例如:《药品上市后再评价质量管理规范》和《药品上市后再评价指导原则》等也应有明确的规定及要求。只有通过法规形式加以规范,才能确保药品上市后再评价工作在我国能正确、有效地开展及实施。

(二) 实施权力制衡的多部门监管体制

药品监管方面,为确保法律法规的有效实施,防止企业、个人或监管机构凌驾于法律之上,我们可以实施权力制衡的多部门监管体制来以权力制约权力,监管中的任何一个部门的权力都不能绝对大于其他部门,避免企业及监管部门不适当地强调局部的利益和权力,充分解决各机构部门之间的矛盾,要有利于促进政府转变职能和加快落实各部门在医药领域中的职责。

国务院药品监督管理部门药品评价中心结合我国国情及药品上市后再评价的内容、管理模式、评价方法学等问题,选择部分药品开展了再评价的试点工作,使人们对药品再评价的内涵、国外现状及技术管理模式、技术评价方法以及行政管理措施等方面有了较深刻的认识,也为开展我国的药品上市后再评价工作奠定了基础。

第二节 药品不良反应报告与监测管理

随着新药开发使药品品种和数量不断增多,以及合并用药与长疗程用药现象不断增加,药品不良反应的严重性逐渐引起人们的高度重视,而药品不良反应监测更成为全球共同关注的热点。

一、药品不良反应报告与监测的目的及意义

1963 年 WHO 建议在世界范围内建立药品不良反应监测系统,并于 1968 年建立了国际药品监测合作中心。我国于 1989 年成立了中国药品不良反应监测中心,1998 年成为 WHO 国际药品监测合作计划的正式成员国。1999 年 11 月 25 日国家药品监督管理局和卫生部联合发布了《药品不良反应监测管理办法(试行)》。2001 年 2 月 28 日第九届全国人大常委会第二十次会议通过修订的《药品管理法》明确规定:国家实行药品不良反应报告制度。药品生产企业、药品经营企业和医疗机构必须经常考察本单位所生产经营、使用的药品质量、疗效和反应。发现可能与用药有关的严重不良反应,必须及时向当地省、自治区、直辖市人民政府药品监督管理部门和卫生行政部门报告。2004 年 3 月,国家食品药品监督管理局会同卫生部联合颁布《药品不良反应报告和监测管理办法》,进一步明确各级药品监督管理部门、卫生行政管理部门职责和药品生产、经营、使用单位的责任,完善了药品不良反应监测的报告程序、评价和控制措施等。2011 年 5 月,卫生部颁布了现行的《药品不良反应报告和监测管理办法》,进一步明确了省以下药品监督管理部门和药品不良反应监测机构的职责,增加了对严重药品不良反

应、群体药品不良事件调查核实评价的要求,增加了药品重点监测和药品不良反应信息管理制度,强化药品生产企业在药品不良反应监测中的重要作用。它不仅为加强上市药品的安全监管,规范药品不良反应报告和监测的管理,保障公众用药安全,提供了法律保障,而且标志着我国药品不良反应监测管理逐渐步入正轨。

二、药品不良反应的概念及分类

（一）药品不良反应

1. 我国药品不良反应的概念 根据 2011 年卫生部发布的《药品不良反应报告和监测管理办法》,药品不良反应(adverse drug reaction,ADR)是指合格药品在正常用法用量下出现的与用药目的无关的有害反应。其包括副作用、毒性反应、后遗效应、变态反应、继发反应、特异质反应、药物依赖性、停药综合征等。

2. 世界卫生组织药品不良反应的概念 药品不良反应是指在人类预防、诊断和治疗疾病或调节生理功能的过程中,正常使用药物剂量时发生的一种有害的和非预期的反应。

（二）药品不良事件

1. 药品不良事件(adverse drug event,ADE) 药品不良事件是指药物治疗期间所发生的任何有害的,并怀疑与药品有关的医疗事件,但该事件并非一定与用药有因果关系。

2. 药品不良事件与药品不良反应的区别 药品不良事件是一切在药物治疗过程中未进行与药品作用的相关性分析的有害医学事件,不仅包含了药品不良反应,还包含用药不当和超剂量用药引起的作用,以及不合格药品引起的有害反应。药品不良反应是因果关系确定的药品不良事件或误用、滥用药品,过量用药等引发的反应,排除了一切经药品相关性分析因果关系不确定的有害反应。

（三）其他相关概念

1. 药品不良反应报告和监测 药品不良反应的发现、报告、评价和控制的过程。

2. 严重药品不良反应 严重药品不良反应是指因使用药品引起以下损害情形之一的反应:①导致死亡;②危及生命;③致癌、致畸、致出生缺陷;④导致显著的或者永久的人体伤残或者器官功能的损伤;⑤导致住院或者住院时间延长;⑥导致其他重要医学事件,如不进行治疗可能出现的上述所列情况。

3. 新的药品不良反应 药品说明书中未载明的不良反应。说明书中已有描述,但不良反应发生的性质、程度、后果或者频率与说明书描述不一致或者更严重的,按照新的药品不良反应处理。

4. 药品群体不良事件 同一药品在使用过程中,在相对集中的时间、区域内,对一定数量人群的身体健康或者生命安全造成损害或者威胁,需要予以紧急处置的事件。

5. 药品重点监测 为进一步了解药品的临床使用和不良反应发生情况,研究不良反应的发生特征、严重程度、发生率等,开展的药品安全性监测活动。

6. 药品不良反应的发生率 常用的药品不良反应发生率表示方法如下:①十分常见:≥1/10。②常见:1/100～<1/10。③偶见:1/1000～<1/100。④罕见:1/10000～<1/1000。⑤十分罕见:<1/10000。

（四）药品不良反应的分类

1. 根据药品不良反应与药理作用的相关性分类 根据与药理作用的相关性将药品不良反应分为 A 型、B 型和 C 型三类。

（1）A 型不良反应:由药物的药理作用增强而引起的不良反应。其程度轻重与用药剂量

NOTE

有关,又称为量变型不良反应,一般容易预测,发生率较高而死亡率较低。A型不良反应包括副作用、毒性反应、后遗效应、首剂效应、继发反应、停药反应等,如:普萘洛尔引起的心脏传导阻滞、抗胆碱能类药物引起的口干等。

(2)B型不良反应:与药物药理作用无关的异常反应。其程度轻重与用药剂量无关,又称为质变性不良反应,一般难以预测,发生率较低,但死亡率较高。B型不良反应又分特异质反应和变态反应。前者指由于基因遗传原因而造成的药物不良代谢,是遗传药理学(pharmacogenetics,亦称药物遗传学)的重要内容;后者即过敏反应,指机体再次接触某一相同抗原或半抗原所发生的组织损伤和机体紊乱的免疫反应,是外来的抗原性物质与体内抗体间所发生的一种对机体不利的病理性免疫反应。如某些药物引起的血细胞减少症和一些自身免疫性疾病(急性肾小球肾炎、红斑狼疮等)。

(3)C型药品不良反应:此类药品不良反应,与药品无明确的时间关系,发生时间一般在长期用药后出现,潜伏期长,又称为迟发性不良反应。一般具有用药史复杂、难预测、机制不清楚的特点。临床表现为致畸、致癌、致突变等。

2. 根据药品不良反应发生的原因分类

(1)副作用(side effect):药物按治疗剂量使用时,伴随治疗作用同时出现的与固有药理作用相关,但与用药目的无关的作用。一般多较轻微,呈一过性、可逆性功能变化,但难以避免。例如,阿托品作为麻醉前给药抑制腺体分泌,则术后肠胀气、尿潴留为副作用;当阿托品用于解除胆道痉挛时,心悸、口干成为副作用。该不良反应通常是由药物作用选择性低所造成的。

(2)毒性反应(toxic reaction):患者个体差异、病理状态或合用其他药物等原因,造成相对用药剂量过大或用药时间过长,对人体某种功能或器质方面所带来的危害性反应。毒性反应有些是可逆的,有些是不可逆(药源性疾病)的。根据发生的快慢程度,毒性反应分为急性毒性和慢性毒性两种。急性毒性一般发生较快,多损害循环、呼吸及神经系统功能,而慢性毒性一般发生较缓,多损害肝、肾、骨髓、内分泌等器官功能。致癌作用(carcinogenesis)、致畸作用(teratogenesis)、致突变作用(mutagenesis),该三致反应为药物的特殊毒性,也属于慢性毒性的范畴。由于这些特殊毒性发生延迟,在早期不易被发现,而且其表现可能和非药源性疾病相似,所以很难将它与引起的药物联系起来,因此需特别注意。

(3)后遗效应(residual effect):停药后血药浓度已降至最低有效浓度以下时残存的药理效应。遗留时间可长可短、危害轻重不一。例如,服用巴比妥类催眠药后次晨的宿醉现象。

(4)继发反应(secondary reaction):由药物的治疗作用所引起的不良后果,又称治疗矛盾。例如,广谱抗生素长期应用可改变正常肠道菌群的关系,使肠道菌群失调导致二重感染(superinfection)。

(5)停药反应(withdrawal reaction,亦称回跃反应或反跳现象):长期用药后突然停药,出现原有疾病或症状加剧的现象。如长期应用可乐定,突然停药后次日血压急剧回升。

(6)变态反应(allergic reaction):也称过敏反应(hypersensitive reaction),是药物作为半抗原进入体内与机体蛋白结合为抗原后,经过10天的致敏过程而发生的,一般见于过敏体质患者。这种反应的发生与药物固有药理效应和剂量无关,反应的严重程度因人因药而异,表现为皮疹、血管神经性水肿、哮喘、血清病、过敏性休克等。变态反应的致敏物质比较复杂,可以是药物本身或其代谢产物,也可以是药物制剂中的杂质。

(7)特异质反应(idiosyncratic reaction):少数先天性遗传异常的患者对某些药物特别敏感,很小的剂量即可引起超出常人的强烈的药理效应。这种反应的性质与药物固有药理作用基本一致,反应的程度与剂量成比例,拮抗药救治可能有效。例如:假性胆碱酯酶缺乏者,应用琥珀胆碱后,由于延长了肌肉松弛作用而常出现呼吸暂停反应。

（8）依赖性（dependence）：反复地（周期性或连续性）用药所引起的人体心理、生理或两者兼有的对药物的依赖状态（瘾癖），表现出一种强迫性连续或定期用药的行为。精神（心理）依赖性：凡能引起令人愉快意识状态的任何药物即可引起精神依赖性，精神依赖者为得到欣快感而不得不定期或连续使用某种药物。身体（生理）依赖性：用药者反复应用某种药物造成一种适应状态，停药后产生戒断症状，使人非常痛苦，甚至危及生命。例如，阿片类和催眠镇静药在反复使用过程中，先引起精神依赖性，后引起身体依赖性。

三、我国的药品不良反应报告与监测制度

我国的药品不良反应监测工作始于20世纪80年代。1998年我国加入世界卫生组织（WHO）的国际药品监测合作组织，1999年国家药监局与卫生部联合发布《药品不良反应监测管理办法（试行）》，后经重新修订，于2004年3月正式发布《药品不良反应报告和监测管理办法》，标志着我国的药品不良反应监测工作正式步入法制化轨道。我国政府对药品不良反应的危害越来越重视，正在逐步加大药品不良反应监测的力度，以尽量避免和减少药品不良反应给人们造成的各种危害。

（一）药品不良反应监测机构

1. 药品不良反应监督管理行政机构 国务院药品监督管理部门负责全国药品不良反应报告和监测工作。省、自治区、直辖市药品监督管理部门负责本行政区域内药品不良反应报告和监测的管理工作。设区的市级、县级药品监督管理部门负责本行政区域内药品不良反应报告和监测的管理工作。

2. 药品不良反应监督管理技术机构 各级药品不良反应监测机构应当对本行政区域内的药品不良反应报告和监测资料进行评价和管理。国家药品不良反应监测中心负责全国药品不良反应报告和监测的技术工作。省级药品不良反应监测机构负责本行政区域内的药品不良反应报告和监测的技术工作。设区的市级、县级药品不良反应监测机构负责本行政区域内药品不良反应报告和监测资料的收集、核实、评价、反馈和上报等技术工作。

3. 药品生产、经营企业和医疗机构不良反应的监督管理 药品生产、经营企业和医疗机构应当建立药品不良反应报告和监测管理制度。药品生产企业应当设立专门机构并配备专职人员，药品经营企业和医疗机构应当设立或者指定机构并配备专（兼）职人员，承担本单位的药品不良反应报告和监测工作。从事药品不良反应报告和监测的工作人员应当具有医学、药学、流行病学或者统计学等相关专业知识，具备科学分析评价药品不良反应的能力。药品生产、经营企业和医疗机构应当配合药品监督管理部门、卫生行政部门和药品不良反应监测机构对药品不良反应或者群体不良事件的调查，并提供调查所需的资料。药品生产、经营企业和医疗机构应当建立并保存药品不良反应报告和监测档案。

县级以上卫生行政部门应当加强对医疗机构临床用药的监督管理，在职责范围内依法对已确认的严重药品不良反应或者药品群体不良事件采取相关的紧急控制措施。

（二）药品不良反应报告要求

《药品不良反应报告和监测管理办法》规定，药品生产企业、药品经营企业、医疗卫生机构是药品不良反应报告的主体，同时鼓励个人报告药品不良反应。药品不良反应实行逐级、定期报告制度，必要时可以越级报告。

1. 药品不良反应报告的适用群体 药品上市许可持有人、药品生产企业、药品经营企业和医疗机构应当经常考察本单位所生产、经营、使用的药品质量、疗效和不良反应。发现疑似不良反应的，应当及时向药品监督管理部门和卫生健康主管部门报告。

对已确认发生严重不良反应的药品，由国务院药品监督管理部门或者省、自治区、直辖市

人民政府药品监督管理部门根据实际情况采取停止生产、销售、使用等紧急控制措施,并应当在 5 日内组织鉴定,自鉴定结论做出之日起 15 日内依法做出行政处理决定。

2. 药品不良反应报告方式　药品生产、经营企业和医疗机构建立药品不良反应报告和监测管理制度,获知或者发现可能与用药有关的不良反应,应当通过国家药品不良反应监测信息网络报告;不具备在线报告条件的,应当通过纸质报表上报所在地药品不良反应监测机构,由所在地药品不良反应监测机构代为在线报告。报告内容应当真实、完整、准确。

3. 药品不良反应报告的制度　我国的药品不良反应实行逐级、定期报告制度。

(1) 省、自治区、直辖市药品不良反应监测中心,应每季度向国家药品不良反应监测中心报告所收集的一般不良反应报告;对新的或严重的不良反应报告应当进行核实,并于接到报告之日起 3 日内报告,同时抄报本省、自治区、直辖市药品监督管理局和卫生厅(局);每年向国家药品不良反应监测中心报告所收集的定期汇总报告。

(2) 国家药品不良反应监测中心应每半年向国务院药品监督管理部门和卫生行政部门报告药品不良反应监测统计资料,其中新的或严重的不良反应报告和群体不良反应报告资料应分析评价后及时报告。

4. 药品不良反应报告的范围　我国《药品不良反应报告和监测管理办法》要求药品生产、经营企业和医疗卫生机构做到如下几点。

(1) 新药监测期内的药品应报告该药品发生的所有不良反应,每年向所在地省级药品不良反应监测中心汇总报告一次;新药监测期已满的药品,报告该药品引起的新的和严重的不良反应,在首次药品批准证明文件有效期届满当年汇总报告一次,以后每 5 年汇总报告一次。

(2) 进口药品自首次获批准进口之日起 5 年内,每年汇总报告一次该进口药品发生的所有不良反应。进口药品满 5 年的,报告该进口药品发生的新的和严重的不良反应,同时每 5 年汇总报告一次。在其他国家和地区发生的新的或严重的不良反应,代理经营该进口药品的单位应于不良反应发现之日起一个月内报告国家药品不良反应监测中心。

(3) 群体不良反应:发现群体不良反应,应立即向所在地省级药品监督管理部门、卫生主管部门以及药品不良反应监测中心报告。省级药品监督管理部门应立即会同同级卫生部门组织调查核实,并向国务院药品监督管理部门、卫生部和国家药品不良反应监测中心报告。

WHO 监测中心要求医务人员和药品生产与供应人员报告药品不良反应的范围大致如下:①未知的、严重的、罕见的、异乎寻常的不可预测的药品不良反应;②属于已知的不良反应,其程度和频率有较大改变的,以及其他医生认为值得报告的;③对新药应全面监测报告,不论该反应是否已在说明书中注明。

(三) 药品不良反应报告模式

1. 个例药品不良反应

(1) 报告原则:药品生产、经营企业和医疗机构应当主动收集药品不良反应,获知或者发现药品不良反应后应当详细记录、分析和处理,填写药品不良反应/事件报告表并报告。

(2) 报告范围:新药监测期内的国产药品应当报告该药品的所有不良反应;其他国产药品,报告新的和严重的不良反应。进口药品自首次获准进口之日起 5 年内,报告该进口药品的所有不良反应;满 5 年的,报告新的和严重的不良反应。

(3) 报告及评价程序:药品生产、经营企业和医疗机构发现或者获知新的、严重的药品不良反应应当在 15 日内报告,其中死亡病例须立即报告;其他药品不良反应应当在 30 日内报告。有随访信息的,应当及时报告。设区的市级、县级药品不良反应监测机构应当对收到的药品不良反应报告的真实性、完整性和准确性进行审核。严重药品不良反应报告的审核和评价应当自收到报告之日起 3 个工作日内完成,其他报告的审核和评价应当在 15 个工作日内完成。省级药品不良反应监测机构应当在收到下一级药品不良反应监测机构提交的严重药品不良反应评价意见之日起7个工作日内完成评价工作。

（4）死亡病例调查及评价程序：药品生产企业应当对获知的死亡病例进行调查，详细了解死亡病例的基本信息、药品使用情况、不良反应发生及诊治情况等，并在15日内完成调查报告，报药品生产企业所在地的省级药品不良反应监测机构。设区的市级、县级药品不良反应监测机构应当对死亡病例进行调查，详细了解死亡病例的基本信息、药品使用情况、不良反应发生及诊治情况等，自收到报告之日起15个工作日内完成调查报告，报同级药品监督管理部门和卫生行政部门，以及上一级药品不良反应监测机构。

（5）个人报告程序：个人发现新的或者严重的药品不良反应，可以向主治医师报告，也可以向药品生产、经营企业或者当地的药品不良反应监测机构报告，必要时提供相关的病历资料。

2. 药品群体不良事件

（1）调查和报告程序：药品生产、经营企业和医疗机构获知或者发现药品群体不良事件后，应当立即报所在地的县级药品监督管理部门、卫生行政部门和药品不良反应监测机构，必要时可以越级报告；同时填写药品群体不良事件基本信息表，对每一病例还应当及时填写药品不良反应/事件报告表，通过国家药品不良反应监测信息网络报告。设区的市级、县级药品监督管理部门获知药品群体不良事件后，应当立即与同级卫生行政部门联合组织开展现场调查，并及时将调查结果逐级上报至省级药品监督管理部门和卫生行政部门。省级药品监督管理部门与同级卫生行政部门联合对设区的市级、县级的调查进行督促、指导，对药品群体不良事件进行分析、评价，对本行政区域内发生的影响较大的药品群体不良事件，还应当组织现场调查，评价和调查结果应当及时报国家药品监督管理部门和卫生行政部门。对全国范围内影响较大并造成严重后果的药品群体不良事件，国务院药品监督管理部门应当与卫生行政部门联合开展相关调查工作。

（2）各机构采取的措施：药品生产企业获知药品群体不良事件后应当立即开展调查，详细了解药品群体不良事件的发生、药品使用、患者诊治以及药品生产、储存、流通，既往类似不良事件等情况，在7日内完成调查报告，报所在地省级药品监督管理部门和药品不良反应监测机构；同时迅速开展自查，分析事件发生的原因，必要时应当暂停生产、销售、使用和召回相关药品，并报所在地省级药品监督管理部门。

3. 境外发生的严重药品不良反应

（1）报告时限：进口药品和国产药品在境外发生的严重药品不良反应（包括自发报告系统收集的、上市后临床研究发现的、文献报道的），药品生产企业应当填写境外发生的药品不良反应/事件报告表，自获知之日起30日内报送国家药品不良反应监测中心。国家药品不良反应监测中心要求提供原始报表及相关信息的，药品生产企业应当在5日内提交。

（2）采取措施：进口药品和国产药品在境外因药品不良反应被暂停销售、使用或者撤市的，药品生产企业应当在获知后24小时内书面报国务院药品监督管理部门和国家药品不良反应监测中心。

4. 定期安全性更新报告

（1）定期安全性更新报告原则：药品生产企业应当对本企业生产药品的不良反应报告和监测资料进行定期汇总分析，汇总国内外安全性信息，进行风险和效益评估，撰写定期安全性更新报告。

（2）定期安全性更新报告范围：设立新药监测期的国产药品，应当自取得批准证明文件之日起每满1年提交一次定期安全性更新报告，直至首次再注册，之后每5年报告一次；其他国产药品，每5年报告一次。首次进口的药品，自取得进口药品批准证明文件之日起每满一年提交一次定期安全性更新报告,直至首次再注册,之后每5年报告一次。定期安全性更新报告的汇总时间以取得药品批准证明文件的日期为起点计,上报日期应当在汇总数据截止日期后60日内。

(3)定期安全性更新报告程序:国产药品的定期安全性更新报告向药品生产企业所在地省级药品不良反应监测机构提交。进口药品(包括进口分包装药品)的定期安全性更新报告向国家药品不良反应监测中心提交。省级药品不良反应监测机构应当对收到的定期安全性更新报告进行汇总、分析和评价,于每年4月1日前将上一年度定期安全性更新报告统计情况和分析评价结果报省级药品监督管理部门和国家药品不良反应监测中心。国家药品不良反应监测中心应当对收到的定期安全性更新报告进行汇总、分析和评价,于每年7月1日前将上一年度国产药品和进口药品的定期安全性更新报告统计情况和分析评价结果报国务院药品监督管理部门和卫生行政部门。

(四)国内外药品不良反应监测制度

1. 世界卫生组织药品不良反应监测   近百年来,尤其是近几十年,药品品种和数量不断增多。药品在人类防病、治病和保障健康方面发挥了重要作用,但其带来的不良反应也逐渐引起了世界各国的重视。1968年,世界卫生组织(WHO)启动了包括10个国家参与的国际药物监测合作试验计划,旨在收集和交流药品不良反应报告,编制术语集、药品目录以及发展计算机报告管理系统。1970年,WHO在日内瓦设立WHO药物监测中心(WHO Monitoring Center),并于1978年迁至瑞典的乌普萨拉,更名为WHO国际药物监测合作中心。1997年再次更名为乌普萨拉监测中心(Uppsala Monitoring Center,UMC),成为世界卫生组织下设的专门负责收集药品不良反应报告机构,目前有140余个国家药物警戒中心与其合作,定期报送不良反应数据。

2. 我国药品不良反应的监测情况   1984年颁布的《药品管理法》规定将不良反应监测列为药品监管的重要内容,标志着不良反应监测步入法制化轨道。但由于缺少配套的法规,不良反应监测一直处于有法可依、无章可循的状况。1999年11月,国家药品监督管理局会同卫生部联合颁布《药品不良反应监测管理办法(试行)》,明确规定药品不良反应监测的报告单位、范围、程序和时限等,标志着我国药品不良反应监测工作正式步入法制化轨道。2004年3月,国家食品药品监督管理局会同卫生部联合颁布《药品不良反应报告和监测管理办法》,进一步明确各级药品监督管理部门、卫生行政管理部门职责和药品生产、经营、使用单位的责任,完善了药品不良反应监测的报告程序、评价和控制措施等。2011年5月,卫生部颁布了现行的《药品不良反应报告和监测管理办法》,进一步明确了省以下监管部门和药品不良反应监测机构的职责,增加了对严重药品不良反应、群体药品不良事件调查核实评价的要求,增加了药品重点监测和药品不良反应信息管理制度,强化药品生产企业在药品不良反应监测中的重要作用。2017年12月,国家药品不良反应监测中心已发布了76期《药品不良反应信息通报》。2019年2月19日,"2018年国家药品不良反应监测年度报告"专家讨论会在北京召开,与会专家就2018年国家药品不良反应监测年度的内容提出了意见,并对药品不良反应监测的工作提出了建议。

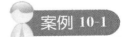

鱼腥草注射液不良反应事件

鱼腥草注射液为鲜鱼腥草经双蒸馏精制而成的灭菌水溶液,主要含甲基正壬酮、癸酰乙醛、月桂醛等挥发性成分,现代药理研究证明鱼腥草注射液具有抗病原微生物、调节免疫功能、抗炎、抗过敏等药理作用,临床上被广泛用于治疗呼吸道感染、泌尿系统感染、皮肤病、耳鼻喉科感染、妇科感染等。

NOTE

鱼腥草注射液临床疗效好,减少了抗生素的滥用现象,且市场价格低廉,所以迅速在基层医院普及。但随着临床的广泛应用,其不良反应的报道也逐渐增多。近年来,临床使用鱼腥草注射液静脉滴注产生的严重不良反应引起了业界密切关注。不良反应以呼吸系统、过敏性反应和休克报道较多,发生率在70%以上。1988—2006年,国家药品不良反应监测中心共收到有关含鱼腥草和新鱼腥草素钠等7种注射液的ADR 5000多例,严重ADR患者222例,死亡35例。2006年6月5日,SFDA下发紧急通知,对上述7种鱼腥草制剂品种暂停使用、受理和审批其各类注册的申请,这7种注射液都是含鱼腥草或新鱼腥草素钠的注射液。

鱼腥草注射液临床上引发不良反应的主要原因存在于药物自身因素、制剂工艺和临床不合理用药三个方面。针对鱼腥草注射液不良反应的严重性及其多因性,应展开全面、系统、科学的再研究,严格的监控和再评价。防止不良反应应该从多环节入手,这些环节包括药材质量、辅料添加、生产工艺、质量控制、合理应用以及上市后再评价等。

问题:

(1)鱼腥草注射液等7种注射液被叫停的原因是什么?

(2)如何进一步完善鱼腥草注射液等7种注射液产品质量标准?

第三节 药品上市后再评价

一、药品上市后再评价概述

(一)药品上市后再评价的概念

药品上市后再评价(post-marketing drug assessment)是依照法定程序,运用药物流行病学、药理学、药剂学、临床医学、药物经济学及药物政策等知识,对已批准上市药品的安全性、有效性、经济性、质量可控性等进行系统的客观评价,并依据评价结论采取风险控制措施的过程。

(二)药品上市后再评价的必要性

2019年新修订的《药品管理法》第七十七条规定"药品上市许可持有人应当制定药品上市后风险管理计划,主动开展药品上市后研究,对药品的安全性、有效性和质量可控性进行进一步确证,加强对已上市药品的持续管理。"必要时,国务院药品监督管理部门可以责令药品上市许可持有人开展上市后评价或者直接组织开展上市后评价。

药品上市前虽然按照国家相关规定进行了系统的安全性、有效性、质量可控性研究,但限于临床受试者群体与上市后实际用药者群体在年龄、病情、疗程、合并用药等条件上存在差异,药品监督管理部门必须加强药品上市后的监督管理。药品的批准上市并不意味着药品评价的结束,完整的药品评价应贯穿于药品的整个生命周期。近百年来世界范围内发生的药品不良反应事件也告诉我们,仅仅通过上市前的试验证明药品质量是不充分的,还必须加强上市后药品再评价。

1. 药品审评制度的有限性 药品的安全、有效和质量可控是药品注册的重要评价依据,药品审评关键是对药品风险与收益的综合考量。药品加速审评可以使药品尽快上市发挥治疗疾病的作用,但同时也使药品风险披露不充分,这就需要制药企业进一步开展药品上市后再评价。在1997—2007年期间,美国就基于安全性原因撤销了20多个药品,包括抗组胺药特非那定、胃肠动力药西沙必利、治疗糖尿病药曲格列酮等。

2. 药品风险管理的持续要求 药品风险管理旨在识别、预防和减少药品相关风险的发生,是对整个产品周期全面和持续降低风险的过程。上市后药品合并用药的多样性、用药条件的复杂性及孕妇、老年人、儿童用药的特殊性都使药品风险增加。通过药品上市后再评价,在真实使用情况下开展药品研究,有利于发现存在于药品生产、流通和使用环节的风险信号,为上市后药品采取召回、撤销、限制使用和修改说明书等手段提供科学依据。

(三)药品上市后再评价的作用

1. 为药品监督管理部门决策提供科学依据　药品上市后再评价为药品不良反应监测、提高药品标准、国家基本药物目录和医疗保险和工伤保险药品目录以及非处方药目录的遴选、药品召回、药品撤销与淘汰等提供依据,提高了决策科学性。2009 年,我国全面启动中药注射剂再评价工作,以中药注射剂为重点,从处方合理性、工艺科学性、质量可控性等方面,对注射剂风险效益进行综合分析和再评价。国家药品监督管理部门在药品上市后再评价科学系统分析的基础上,撤销、修订了部分品种的药品标准,消除了药品使用安全隐患。

2. 开拓药物市场　药品上市后再评价,在某种程度上也会为已上市药品发现新的市场机会。如通过药品上市后再评价,发现药物的新适应证。

3. 指导临床合理用药　合理用药关系着广大人民群众的切身利益。除了广泛开展药品不良反应监测外,还要采用新的科学技术进行药品上市后再评价,不断发现新的药物作用、不良反应、药物相互作用等,进一步提高药品标准,促进用药方案合理化。

二、药品上市后再评价的内容

(一)我国药品上市后再评价制度

上市后药品再评价是一个复杂的体系,不良反应监测只是针对药品的安全性再评价。2019 年新修订的《药品管理法》第一百零三条规定:"药品监督管理部门应当对药品上市许可持有人、药品生产企业、药品经营企业和药物非临床安全性评价研究机构、药物临床试验机构等遵守药品生产质量管理规范、药品经营质量管理规范、药物非临床研究质量管理规范、药物临床试验质量管理规范等情况进行检查,监督其持续符合法定要求。"第一百零四条规定:"国家建立职业化、专业化药品检查员队伍。检查员应当熟悉药品法律法规,具备药品专业知识。"

《药品管理法》和《药品管理法实施条例》只是针对药品上市后再评价进行原则性规定,并初步构建了药品再评价的基本框架。目前,我国在《药品管理法》的指导下,制定了《药品不良反应报告和监测管理办法》和《药品召回管理办法》,已经开展了药品安全性再评价和药品的召回与淘汰工作。药品再评价是我国目前药品管理相对薄弱的环节,还没有明确的法规、程序和要求。此项工作仍处于起步阶段,虽然医疗机构、药品生产企业或研究机构开展了药品上市后的研究工作,但还存在研究方法缺乏细则、技术规范不标准、再评价实施机构不统一、研究目的不明确等问题,需要加快药品再评价的立法进度和制定药品上市后再评价的规范。

(二)药品上市后再评价的内容

1. 药品有效性再评价　包括已上市药品在广大人群中应用的有效性、长期效应、新适应证以及其他可能影响药品疗效的因素,如性别差异、治疗方案、患者年龄、生理状况、合并用药、饮食等的研究。

2. 药品安全性再评价　包括已上市药品在广大人群中观察长期用药以及停药后发生的不良反应、药品不良反应发生的原因(如药品、给药方法、给药途径、剂量、药物相互作用等)。

3. 药品经济性再评价　包括运用药物经济学的理论与方法,比较不同药物治疗方案的综合成本、效益,以最小的经济负担获取最佳的治疗效果,为医生处方决策、医院药物目录制定、国家基本药物目录筛选等提供信息,合理配置和使用医药卫生资源。

三、药品上市后再评价的实施

药品再评价和药品注册对保证人民用药安全、有效具有重要意义。2007年,《国务院办公厅关于印发国家食品药品安全"十一五"规划的通知》中提出:制定实施《药品再评价管理办法》,制定配套的技术规范与指南,对已上市药品分期分批开展再评价研究,建立并完善上市后药品监测、预警、应急、撤市、淘汰的风险管理长效机制。2012年1月,国务院发布《国家药品安全"十二五"规划》并提出:开展药品安全风险分析和评价,重点加强基本药物、中药注射剂、高风险药品的安全性评价,经再评价认定疗效不确切、存在严重不良反应、风险大于临床效益危及公众健康的药品,一律注销药品批准证明文件,健全药品上市后再评价制度。药品再评价为药品监督管理部门进行药品上市后监督管理采取行政处理措施提供科学依据。

（一）药品上市后再评价的组织机构

国务院药品监督管理部门主管全国药品上市后再评价工作,规范上市后研究技术,负责根据再评价结果做出相应行政处理措施的决定,指导和督促药品生产经营企业开展上市后再评价,是开展再评价的行政主体。省级药品监督管理部门协助监督管理本区域范围内药品上市后再评价工作。

药品生产、经营和使用单位是开展药品上市后再评价研究的主体,有责任和义务对本单位药品进行上市后监测,并向药品监督管理部门上报再评价所需资料,执行国务院药品监督管理部门根据再评价结果做出的行政处理决定。

国家药品监督管理部门药品评价中心是药品上市后再评价的技术监督主体,负责开展药品安全性再评价,指导省级药监部门相关监测与再评价工作,组织制定国家基本药物、中药、化学药品与生物制品不良反应监测与再评价的技术标准和规范。

（二）药品上市后再评价的实施方式

目前,我国药品上市后再评价的实施方式主要有如下几种。

1. 日常药品上市后再评价 主要指注册申请人在获得药品批准证明文件后按规定必须开展的上市后研究工作,包括Ⅳ期临床试验、新药监测期内的药品定期报告、药品不良反应监测及药品定期安全性更新报告、仿制药质量一致性评价等。为保护公众健康,原国家药品监督管理局对批准生产的新药品种设立自新药批准生产之日起计算最长不得超过5年的监测期。药品生产企业应当考察处于监测期内的新药的生产工艺、质量、稳定性、疗效及不良反应等情况,并每年向所在地省、自治区、直辖市药品监督管理部门报告。2015年,国家食品药品监督管理总局根据《国务院关于改革药品医疗器械审评审批制度的意见》进一步提出了《关于开展仿制药质量和疗效一致性评价的意见》(征求意见稿)。2016年3月,国务院办公厅发布了《关于开展仿制药质量和疗效一致性评价的意见》,对仿制药一致性评价提出指导意见。

2. 特殊药品上市后再评价 主要包括药品监督管理部门根据药品不良反应监测结果或其他安全信息的需要,要求企业开展的上市后研究工作及其结果评价,根据评价结果做出风险控制措施。2009年,国家药品监督管理局全面启动中药注射剂再评价,制定了配套的技术规范与指南,最终修订了双黄连注射液标准并撤销了人参茎叶总皂苷注射液和炎毒清注射液标准。

3. 其他药品再评价 主要包括企业或第三方自主进行的上市后研究及药品评价。药品生产、经营企业和医疗机构可根据自身需要发起药品上市后再评价并自行组织实施,评价结果提供给国家药品监督管理部门作为药品监督管理的参考。

（三）针对药品上市后再评价结果的处理方式

经评价,对疗效不确切、不良反应大或者因其他原因危害人体健康的药品,应当注销药品

NOTE

注册证书。已被注销药品注册证书的药品,不得生产或者进口、销售和使用。已被注销药品注册证书、超过有效期等的药品,应当由药品监督管理部门监督销毁或者依法采取其他无害化处理等措施。

1. 不予再注册　依据《药品注册管理办法》,药品不予再注册的情形包括未按照要求完成Ⅳ期临床试验的、未按照规定进行药品不良反应监测的、经国家药品监督管理部门再评价属于疗效不确定、不良反应大或者其他原因危害人体健康的、未按规定履行监测期责任的等。

2. 撤销批准文号或者进口药品注册证书　国务院药品监督管理部门对已经批准生产或者进口的药品,应当组织调查;对疗效不确切、不良反应大或者其他原因危害人体健康的药品,应当撤销批准文号或者进口药品注册证书。

3. 停止生产、销售和使用　经国家药品监督管理部门组织再评价,经利益-风险评估,风险大于利益的药品,应停止在我国的生产、销售和使用,进而撤销药品批准文号。规定对已确认发生严重不良反应的药品,国务院或者省、自治区、直辖市人民政府的药品监督管理部门可以采取停止生产、销售、使用的紧急控制措施,并应当在5日内组织鉴定,自鉴定结论做出之日起15日内依法做出行政处理决定。例如,2015年6月,国家药品监督管理部门发布了《关于停止生产销售使用酮康唑口服制剂的公告》。

4. 修订药品说明书　药品说明书是指导医生和患者合理用药的重要依据。为保障公众用药安全,根据国务院药品监督管理部门监测评价结果对药品说明书记载事项如不良反应、禁忌、注意事项、药物相互作用等进行修订。

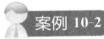

阿米三嗪萝巴新片的上市后再评价

阿米三嗪萝巴新片,又名复方阿米三嗪片,为血管扩张药。其用于治疗老年人认知和慢性感觉神经损害的有关症状(不包括阿尔茨海默病和其他类型的痴呆);血管源性视觉损害和视野障碍的辅助治疗;血管源性听觉损害、眩晕和(或)耳鸣的辅助治疗。该药品的不良反应有体重减轻,周围神经病变;恶心、上腹部沉闷或烧灼感、消化不良、排空障碍;失眠、嗜睡、激动、焦虑、头晕;心悸。

法国卫生安全和健康产品局认为阿米三嗪萝巴新片在治疗已批准的三个适应证方面疗效证据不充分,该药有少见的外周神经病变及体重减轻的副作用,要求生产该药的公司按照新的疗效评价标准提交相关临床研究证据。该公司从企业发展策略及经济角度考虑,不愿再对其进行新的临床试验,随后主动在法国市场撤出该产品,也停止了向海外其他国家的出口。在获悉法国卫生安全和健康产品局撤销阿米三嗪萝巴新片的法国市场授权后,我国药品监管部门组织医药学家讨论阿米三嗪萝巴新片在我国患者中应用的有效性、安全性。

按照国家药品监督管理部门要求,施维雅(天津)制药公司使用新的有效性评价标准开展临床研究,以重新评估阿米三嗪萝巴新片的临床有效性。研究未能得出阿米三嗪萝巴新片比安慰剂有效的结论,临床试验结果不支持服用阿米三嗪萝巴新片可有效提高非痴呆性血管认知功能障碍患者的认知功能。国家药品监督管理部门下发通知,决定停止复方阿米三嗪片在我国的生产、销售和使用,撤销其批准证明文件。

问题:
(1) 阿米三嗪萝巴新片进行上市后再评价的依据是什么?
(2) 以此案例为出发点,谈一谈你对药品上市后再评价重要性的认识。

(四) 国外药品上市后再评价

日本、美国、欧盟、英国在药品监管体制趋于完善化、法制化、规范化的过程中,都各自建立了药品上市后监测管理办法或评价指南。

1. 日本 1967 年,日本开始建立药物不良反应监测制度,成立全国性药物监测系统。1979 年,日本首次将"药品上市后监测制度"(post-marketing surveillance,PMS)正式列入《药事法》,成为最早以法规形式要求制药企业开展药品上市后监测的国家。1991 年日本公布了药品上市后监测实施标准(GPMSP),设置了 GPMSP 检察官,1993 年正式实行 GPMSP。1997 年 3 月,伴随着《药事法》修订,厚生省发布了《关于药品上市后监测的省令》(第 10 号令),同年 4 月开始实行新的 GPMSP。

日本药品上市后监测制度包括药物不良反应报告制度、再审查制度和再评价制度三个方面。药品不良反应报告制度主要依靠医院药房、制药企业和医务人员协作实施,不仅对新药的不良反应进行报告,而且对以全部药品为对象的用药效果进行调查,还包括医务人员的不良反应自发报告以及发表在期刊上的 ADR 研究报告等。

2. 美国 《美国联邦法典》第 21 篇第 314 章详细规定了药品上市后报告程序和报告要求,其中包括药品上市后不良反应报告和其他上市后报告,主要内容包含新药申请的警戒报告、年度报告、广告和促销说明书和撤销上市药品等。年度报告要求申请者每年应在距上市批准日 60 天内提交药品上市后的年度报告。如果申请者没有按上述要求汇报,FDA 可以撤销该药品的已批准的上市申请,禁止该药品的继续销售。

20 世纪 80 年代,美国法律规定生产企业必须报告本企业产品的不良反应,如果企业不按规定的要求和时间(新药批准后前 3 年内每季度报一次)报告即被认为是违法,FDA 有权予以相应处罚。FDA 不仅收集药品正常使用情况下的不良反应,而且收集药品过量使用情况下的不良反应。此外,FDA 认为药品缺乏疗效也属于不良事件。美国从 1993 年开始还启动了医药警戒系统。该系统包括消费者与卫生保健人员的自愿报告系统,以及对药品生产厂商、包装商的强制报告系统。通过该系统,FDA 收集了许多影响到药品安全性、有效性的报告,为进一步再评价打下良好基础。因此,药品的安全性大大提高,同时药品淘汰率也显著升高。

四、药物警戒

(一)药物警戒的概念

世界卫生组织(WHO)关于药物警戒的定义和目的如下:药物警戒是与发现、评价、理解和预防不良反应或其他任何可能与药物有关问题的科学研究与活动。药物警戒不仅涉及药物的不良反应,还涉及与药物相关的其他问题,如不合格药品、药物治疗错误、缺乏有效性的报告、没有充分科学根据而不被认可的适应证的用药、急慢性中毒的病例报告、与药物相关的病死率的评价、药物的滥用与错用、药物与食品的不良相互作用。

根据 WHO 的指南性文件,药物警戒涉及的范围已经扩展到草药、传统药物和辅助用药、血液制品、生物制品、医疗器械以及疫苗等。

(二)药物警戒的内容

药物警戒从用药者的安全出发,发现、评估、预防药品不良反应。不论药品的质量、用法、用量正常与否,如果有疑点就要上报。药物警戒更多地重视以综合分析方法探讨因果关系,容易被广大报告者接受。药物警戒的主要工作内容:①早期发现未知药品的不良反应及其相互作用;②发现已知药品的不良反应的增长趋势;③分析药品不良反应的风险因素和可能的机制;④对风险-效益评价进行定量分析,发布相关信息,促进药品监督管理和指导临床用药。

(三)药物警戒的目的

药物警戒的目的:①评估药物的效益、危害、有效性及风险性,以促进其安全、合理及有效地应用;②防范与用药相关的安全问题,提高患者在用药、治疗及辅助医疗方面的安全性;③教

NOTE

育、告知患者药物相关的安全问题,增进涉及用药的公众健康与安全。

(四)药物警戒的意义

在加快新药上市审批的同时,必须加快对药品不良反应的监控。从宏观上来说,药物警戒对我国药品监管法律法规体制的完善具有重要的意义,这是仅仅进行药品不良反应监测工作所不能达到的。开展药品不良反应监测工作对安全、经济、有效使用药品是必需的,但药品不良反应监测工作的更加深入和更有成效离不开药物警戒的引导。中国作为国际药物监测合作计划的成员国正致力于引进这一先进理念和方式,加强国际交流。第一届中国药物警戒研讨会于 2007 年 11 月 29 日在北京隆重开幕。本次大会的召开,对于提高广大医药工作者对药物警戒的理解和认识,增强开展药物警戒的积极、主动性具有重要意义,对于促进我国药品风险管理体系的逐步形成,从而确保公众用药安全、有效具有积极意义。

第四节 药品召回管理

研制、生产等原因可能使药品危及人体健康和生命安全。作为减少存在安全隐患的药品对公众用药安全造成危害的一种行之有效的手段,药品召回制度已在美国、日本、加拿大等许多国家和地区得到成功实施。近年来,齐二药、欣弗、氨甲蝶呤等药品安全事件频频发生,药品召回成为公众关注的问题。国家食品药品监督管理局依据《药品管理法》《药品管理法实施条例》及《国务院关于加强食品等产品安全监督管理的特别规定》于 2007 年 12 月 10 日发布了《药品召回管理办法》。该办法共 5 章 40 条,适用于中华人民共和国境内销售的药品的召回及其监督管理。

一、药品召回的含义和分级

(一)药品召回的概念

药品召回是指药品生产企业(包括进口药品的境外制药厂商)按照规定的程序收回已上市销售的存在安全隐患的药品。其中安全隐患是指由于研发、生产等原因,药品可能具有的危及人体健康和生命安全的不合理危险。已经确认为假药、劣药的则不适用于召回程序。

(二)药品召回的类型等级

1. 药品召回的类型 根据药品召回主体的不同,药品召回分为下列两种。

(1)主动召回:指药品生产企业对收集的药品信息进行分析,对可能存在安全隐患的药品按照《药品召回管理办法》中相关条款的要求进行调查评估,发现其存在安全隐患的,自行主动决定召回。

(2)责令召回:指药品监督管理部门经过调查评估,认为存在安全隐患,药品生产企业应当召回药品而未主动召回的,责令药品生产企业所实施的召回。必要时,药品监督管理部门可以要求药品生产企业、经营企业和使用单位立即停止销售和使用该药品。

2. 药品召回的等级 根据药品安全隐患的严重程度,药品召回分为如下几级。

(1)一级召回:使用该药品可能引起严重健康危害的。

(2)二级召回:使用该药品可能引起暂时的或者可逆的健康危害的。

(3)三级召回:使用该药品一般不会引起健康危害,但由于其他原因需要收回的。

二、药品召回的程序

（一）主动召回程序

药品生产企业发现药品存在可能危害人体健康的安全隐患时，应主动决定召回，并按照《药品召回管理办法》规定的程序实行药品召回。召回程序具体见表 10-1。

表 10-1 药品生产企业主动召回程序

药品生产企业召回行为	时 限	药品生产企业处理措施	省级药品监督管理部门处理措施
做出药品召回决定后，应当制订召回计划并组织实施	一级召回：24 小时内 二级召回：48 小时内 三级召回：72 小时内	通知到有关药品经营企业、使用单位停止销售和使用，同时向所在地省、自治区、直辖市药品监督管理部门报告	
启动药品召回后	一级召回：1 日内 二级召回：3 日内 三级召回：7 日内	将调查评估报告和召回计划提交给所在地省、自治区、直辖市药品监督管理部门备案	1. 应当将收到一级药品召回的调查评估报告和召回计划报告国务院药品监督管理部门。 2. 可以根据实际情况组织专家对药品生产企业提交的召回计划进行评估，认为药品生产企业所采取的措施不能有效消除安全隐患的，可以要求药品生产企业采取扩大召回范围、缩短召回时间等更为有效的措施
对上报的召回计划进行变更	及时	报药品监督管理部门备案	
在实施召回的过程中	一级召回：每日 二级召回：每 3 日 三级召回：每 7 日	向所在地省、自治区、直辖市药品监督管理部门报告药品召回进展情况	
召回完成后		对召回效果进行评价，向所在地省、自治区、直辖市药品监督管理部门提交药品召回总结报告	1. 应当自收到总结报告之日起10 日内对报告进行审查，并对召回效果进行评价，必要时组织专家进行审查和评价。审查和评价结论应当以书面形式通知药品生产企业。 2. 经过审查和评价，认为召回不彻底或者需要采取更为有效的措施的，药品监督管理部门应当要求药品生产企业重新召回或者扩大召回范围

NOTE

知识拓展：
药品"西布
曲明"的召回

（二）责令召回程序

药品监督管理部门做出责令召回决定,应当将责令召回通知书送达药品生产企业。药品生产企业在收到责令召回通知书后,应当按照主动召回程序的规定通知药品经营企业和使用单位,制订、提交召回计划,并组织实施。同时,药品生产企业应当按照主动召回程序向药品监督管理部门报告药品召回的相关情况,进行召回药品的后续处理。

药品监督管理部门应按照药品主动召回的相应规定对药品生产企业提交的药品召回总结报告进行审查,并对召回效果进行评价。经过审查和评价,认为召回不彻底或者需要采取更为有效的措施的,药品监督管理部门可以要求药品生产企业重新召回或者扩大召回范围。

第五节　药品上市后监管相关法律责任

一、药品不良反应报告与监测的相关法律责任

（一）药品上市许可持有人的法律责任

2019年新修订的《中华人民共和国药品管理法》第一百一十七条规定:"药品上市许可持有人违反本法规定,未制定药品上市后风险管理计划或者未提交年度报告的,责令限期改正,给予警告;逾期不改正的,处十万元以上二十万元以下的罚款。"

（二）药品生产、经营企业的法律责任

2019年新修订的《药品管理法》第一百一十八条规定:"生产、销售假药,或者生产、销售劣药且情节严重的,对法定代表人、主要负责人、直接负责的主管人员和其他责任人员,没收违法行为发生期间自本单位所获收入,并处所获收入百分之三十以上三倍以下的罚款,终身禁止从事药品生产经营活动,并可以由公安机关处五日以上十五日以下的拘留。对生产者专门用于生产假药、劣药的原料、辅料、包装材料、生产设备予以没收。"

药品生产企业、药品经营企业未按照规定报告药品不良反应的,责令限期改正,给予警告;逾期不改正的,责令停产停业整顿,并处二十万元以上二百万元以下的罚款。

（三）医疗机构的法律责任

医疗机构有下列情形之一的,由所在地卫生行政部门给予警告,责令限期改正;逾期不改的,处三万元以下的罚款。情节严重并造成严重后果的,由所在地卫生行政部门对相关责任人给予行政处分:①无专职或者兼职人员负责本单位药品不良反应监测工作的;②未按照要求开展药品不良反应或者群体不良事件报告、调查、评价和处理的;③不配合严重药品不良反应和群体不良事件相关调查工作的。药品监督管理部门发现医疗机构有以上情形之一的,应当移交同级卫生行政部门处理。卫生行政部门对医疗机构做出行政处罚决定的,应当及时通报同级药品监督管理部门。

医疗机构未按照规定报告药品不良反应的,责令限期改正,给予警告;逾期不改正的,处二十万元以上一百万元以下的罚款。

（四）其他

各级药品监督管理部门、卫生行政部门和药品不良反应监测机构及其有关工作人员在药品不良反应报告和监测管理工作中违反《药品不良反应监测和管理办法》,造成严重后果的,依照有关规定给予行政处分。药品生产、经营企业和医疗机构违反相关规定,给药品使用者造成损害的,依法承担赔偿责任。

二、药品召回的相关法律责任

（一）药品生产企业的相关法律责任

2019年新修订的《药品管理法》第一百一十九条规定："药品使用单位使用假药、劣药的，按照销售假药、零售劣药的规定处罚；情节严重的，法定代表人、主要负责人、直接负责的主管人员和其他责任人员有医疗卫生人员执业证书的，还应当吊销执业证书。"

（1）药品监督管理部门确认药品生产企业因违反法律、法规、规章规定造成上市药品存在安全隐患，依法应当给予行政处罚，但该企业已经采取召回措施主动消除或者减轻危害后果的，依照《行政处罚法》的规定从轻或者减轻处罚；违法行为轻微并及时纠正，没有造成危害后果的，不予处罚。药品生产企业召回药品的，不免除其依法应当承担的其他法律责任。

（2）药品生产企业发现药品存在安全隐患而不主动召回药品的，责令召回药品，并处应召回药品货值金额3倍的罚款；造成严重后果的，由原发证部门撤销药品批准证明文件，直至吊销药品生产许可证。

（3）药品监督管理部门责令召回，药品生产企业拒绝召回药品的，处应召回药品货值金额3倍的罚款；造成严重后果的，由原发证部门撤销药品批准证明文件，直至吊销药品生产许可证。

（4）药品生产企业做出药品召回决定后，未在规定时间内通知药品经营企业、使用单位停止销售和使用需召回药品的，予以警告，责令限期改正，并处3万元以下罚款。

（5）药品生产企业未按照药品监督管理部门要求采取改正措施或者召回药品的，予以警告，责令限期改正，并处3万元以下罚款。

（6）药品生产企业未对召回药品的处理详细记录、未向药品生产企业所在地省、自治区、直辖市药品监督管理部门报告、未对必须销毁的药品在药品监督管理部门监督下销毁，予以警告，责令限期改正，并处3万元以下罚款。

（7）药品生产企业有下列情形之一的，予以警告，责令限期改正；逾期未改正的，处2万元以下罚款：未按《药品召回管理办法》规定建立药品召回制度、药品质量保证体系与药品不良反应监测系统的；拒绝协助药品监督管理部门开展调查的；未按照《药品召回管理办法》规定提交药品召回的调查评估报告和召回计划、药品召回进展情况和总结报告的；变更召回计划，未报药品监督管理部门备案的。

（二）药品经营、使用单位的相关法律责任

（1）药品经营企业、使用单位发现其经营存在安全隐患的药品未立即停止销售或使用、未通知药品生产企业或供货商、未向药品监督管理部门报告，责令停止销售和使用，并处1000元以上5万元以下罚款；造成严重后果的，由原发证部门吊销药品经营许可证或者其他许可证。

（2）药品经营企业、使用单位拒绝配合药品生产企业或者药品监督管理部门开展有关药品安全隐患调查、拒绝协助药品生产企业召回药品的，予以警告，责令改正，可以并处2万元以下罚款。

（三）药品监督管理部门及人员的相关法律责任

药品监督管理部门及其工作人员不履行职责或者滥用职权的，按照有关法律、法规规定予以处理。药品上市许可持有人、药品生产企业、药品经营企业在药品研制、生产、经营中向国家工作人员行贿的，其法定代表人、主要负责人、直接负责的主管人员和其他责任人员终身不得从事药品生产、经营活动；构成犯罪的，依法追究刑事责任。

NOTE

本章小结

内　容	学　习　要　点
概念	药品不良反应定义,药品不良反应相关概念,药品召回
主要内容	药品上市后监督管理,药品不良反应报告与监测,药品上市后再评价,药品的召回,药物警戒,国际药品风险管理,药品上市后监管相关法律责任等研究内容
与相关学科关系	药事管理学与管理学、法学、经济学、社会学、卫生事业管理学、药学的关系

目标检测

参考答案

在线答题

目标检测

1. 试举例属于严重的药品不良反应的情形。
2. 药品不良反应和不良事件有哪些区别?
3. 药品不良反应报告的要求有哪些?
4. 药品上市后再评价的意义是什么?
5. 如何完善我国药品上市后再评价体系?
6. 药品主动召回的程序和时限有哪些要求?
7. 什么是药物警戒? 其范围包含哪些内容?

参考文献

[1] 曾渝,何宁.药事管理学[M].北京:中国医药科技出版社,2014.

[2] 杨世民.药事管理学[M].6 版.北京:人民卫生出版社,2016.

[3] 张美玉,李连达.鱼腥草注射液不良反应原因分析和对策[J].中药药理与临床,2010,26(4):77-81.

[4] 周枫,褚淑贞.药品上市许可持有人制度下药品再评价责任体系研究[J].现代商贸工业,2018,39(22):124-126.

[5] 吴桂芝,冯红云,范燕,等.美国对上市药品的再评价与监管经验[J].中国药物警戒,2017,14(12):742-745+759.

[6] 刘益灯,朱志东.我国药品不良反应监管机制问题及对策——以欧盟经验为借鉴[J].政治与法律,2016(9):108-117.

[7] 陈易新,曾繁典.我国药品不良反应报告制度与上市后药品安全监管的起源与历史[J].药物流行病学杂志,2007(4):193-196.

(张晓平)

NOTE

第十一章　特殊管理药品的管理

 学习目标

1. 掌握：特殊管理药品的特殊性及危害，我国麻醉药品、精神药品、医疗用毒性药品管理的相关规定。
2. 熟悉：放射性药品、药品类易制毒化学品、兴奋剂和疫苗管理的相关规定。
3. 了解：麻醉药品、精神药品的国内外管制概况。

扫码看课件

本章将介绍特殊管理药品的相关概念及国内外管制概况，麻醉药品、精神药品、医疗用毒性药品和放射性药品及兴奋剂、含特殊药品复方制剂疫苗、药品类易制毒化学品、疫苗的监督管理。

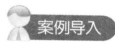

警惕盐酸曲马多成瘾

2006 年某电视栏目播出一期节目，揭露近年来因过量服用盐酸曲马多成瘾而到公安局戒毒所戒除药瘾的青少年越来越多。当初这些青少年服用盐酸曲马多的目的有的是为了提神，有的是为了熬夜的时候不困，还有的竟然是为了减肥。为遏制曲马多滥用，国家食品药品监督管理局于 2007 年将曲马多列入第二类精神药品目录实行特殊管理。

案例答案

问题：

(1) 你如何看待"吃药吃出了毒瘾"？

(2) 应如何加强对麻醉药品和精神药品的管理？

(3) 结合此案例，我国特殊管理药品的管理不当可能会产生的社会危害有哪些？

第一节　特殊管理药品概述

一、特殊管理药品的定义和范围

麻醉药品、精神药品、医疗用毒性药品和放射性药品在医疗中应用广泛，其中有的药品疗效独特，目前尚无其他药品可以替代。《药品管理法》第一百一十二条规定，国务院对麻醉药品、精神药品、医疗用毒性药品、放射性药品、药品类易制毒化学品等其他特殊管理规定的，依照其规定。除此之外，国家对易制毒化学品等也采取了比较严格的管理措施，在监管方面具有一定的特殊性。

二、特殊管理药品的特点和滥用危害

特殊管理药品使用得当，则可以在防治疾病、维护人们健康方面起到积极作用，具有非常

NOTE

知识拓展：
药物依赖性

大的医疗和科学价值。但是这几类药品的毒副作用也不容忽视，若管理不当，滥用或流入非法渠道，极易危害人体健康、甚至危害社会安全。

特殊管理药品滥用的危害如下。

根据国际公约有关规定，不以医疗为目的、非法使用或滥用的麻醉药品和精神药品属于毒品。我国《刑法》第三百五十七条规定："本法所称毒品，是指鸦片、海洛因、甲基苯丙胺（冰毒）、吗啡、大麻、可卡因以及国家规定管制的其他能够使人形成瘾癖的麻醉药品和精神药品。"毒品有着身体和精神上的双重依赖，促使吸毒者毒瘾加剧，不能自拔，一旦毒瘾发作，就会不择手段去获取毒品，由此带来了严重的危害：①危害个人。现在使用毒品除海洛因、大麻、可卡因外，还有一些精神类药品如三唑仑、安钠咖等，短期大量吸毒，对人体的中枢神经系统有极大的损害，严重者可因呼吸衰竭而死亡；长期大量吸毒会引起慢性中毒，影响到人体的各个系统，出现食欲减退、身体消瘦、意识沉沦、精神恍惚，毒瘾发作，更感到痛不欲生。②危害家庭。毒品对身体的摧残必然导致吸毒者道德沦落，对自己的家庭实现"三光"政策（骗光、偷光、抢光）。即使家有万贯财产，也会在很短时间内化为乌有，最终必将家破人亡。③危害社会。毒品问题是诱发其他刑事犯罪和社会治安问题的温床，吸毒人员以贩养吸、以盗养吸、以抢养吸、以骗养吸、以娼养吸现象严重。贩毒集团常常与恐怖主义集团合作，滥用暴力，且采用腐蚀拉拢手段，威胁政治机构的活力，破坏国民经济的发展。

三、特殊管理药品的国内外管制概况

（一）麻醉药品、精神药品的国际管制概况

1909 年国际禁毒会议在上海召开并通过了禁毒决议；1912 年中、美、日、英、法、德等国在海牙共同缔结了《海牙禁止鸦片公约》，该公约共 6 章 25 条，主要内容包括制定法律管制生鸦片，禁止生产、贩卖、吸食熟鸦片，管制吗啡等麻醉药品，各国在中国租界禁毒办法。1931 年 54 个国家在日内瓦缔结《限制麻醉药品制造、运销公约》，1961 年 175 个国家在纽约缔结《1961 年麻醉品单一公约》，1971 年 169 个国家在纽约缔结《1971 年精神药物公约》，1988 年 162 个国家在维也纳缔结《联合国禁止非法贩运麻醉药品和精神药物公约》。

（二）麻醉药品、精神药品的国内管制概况

1949 年以来，我国先后制定和发布了一系列有关麻醉药品、精神药品管制和禁毒的法令法规，有效地加强了对这几类药品的管理，具体法令法规见表 11-1。

表 11-1　麻醉药品、精神药品管制和禁毒的法令法规

发 布 时 间	规范性文件名称	发 布 机 构
1950 年 2 月	《关于严禁鸦片烟毒的通令》	政务院
1950 年 11 月	《关于麻醉药品临时登记处理办法的通令》	政务院
1950 年 11 月	《管理麻醉药品暂行条例》及实施细则	卫生部
1952 年 11 月	《关于抗疲劳素药品管理的通知》	卫生部
1964 年 4 月	《管理毒药、限制性剧药暂行规定》	卫生部、商业和化工部
1978 年 9 月	《麻醉药品管理条例》	国务院
1979 年 2 月	《麻醉药品管理条例实施细则》	卫生部
1979 年 6 月	《医疗用毒药、限制性剧药管理规定》	卫生部、国家医药管理总局
1984 年 9 月	《中华人民共和国药品管理法》	全国人民代表大会常务委员会

NOTE

续表

发 布 时 间	规范性文件名称	发 布 机 构
1987 年 11 月	《麻醉药品管理办法》	国务院
1988 年 12 月	《精神药品管理办法》	国务院
1990 年 12 月	《关于禁毒的决定》	全国人民代表大会常务委员会
2005 年 8 月	《麻醉药品和精神药品管理条例》	国务院
2005 年 8 月	《易制毒化学品管理条例》	国务院
2010 年 3 月	《药品类易制毒化学品管理办法》	卫生部
2012 年 9 月	《关于加强含麻黄碱类复方制剂管理有关事宜的通知》	国家食品药品监督管理局、公安部、卫生部
2013 年 7 月	《关于进一步加强含可待因复方口服溶液、复方甘草片和复方地芬诺酯片购销管理的通知》	国家食品药品监督管理总局办公厅
2014 年 6 月	《关于进一步加强含麻醉药品和曲马多口服复方制剂购销管理的通知》	国家食品药品监督管理总局办公厅
2015 年 4 月	《关于加强含可待因复方口服液体制剂管理的通知》	国家食品药品监督管理总局、国家卫生计生委
2015 年 9 月	《非药用类麻醉药品和精神药品列管办法》	国家食品药品监督管理总局、公安部、国家卫生计生委、国家禁毒办
2016 年 4 月	《疫苗流通和预防接种管理条例》	国务院
2017 年 12 月	《疫苗储存和运输管理规范（2017 年版）》	国家卫生计生委、国家食品药品监督管理总局
2018 年 12 月	《2019 年兴奋剂目录》	国家体育总局、商务部、国家卫生健康委、海关总署、国家药品监督管理局
2019 年 8 月	《中华人民共和国药品管理法》	全国人民代表大会常务委员会

第二节 麻醉药品与精神药品的管理

一、麻醉药品和精神药品的管理体制

国务院药品监督管理部门负责全国麻醉药品和精神药品的监督管理工作，并会同国务院农业主管部门对麻醉药品药用原植物实施监督管理。国务院公安部门负责对造成麻醉药品药用原植物、麻醉药品和精神药品流入非法渠道的行为进行查处。国务院其他有关主管部门在各自的职责范围内负责与麻醉药品和精神药品有关的管理工作。

省、自治区、直辖市人民政府药品监督管理部门负责本行政区域内麻醉药品和精神药品的监督管理工作。县级以上地方公安机关负责对本行政区域内造成麻醉药品和精神药品流入非法渠道的行为进行查处。县级以上地方人民政府其他有关主管部门在各自的职责范围内负责与麻醉药品和精神药品有关的管理工作。麻醉药品和精神药品生产、经营企业和使用单位可

以依法参加行业协会,行业协会应当加强行业自律管理。

二、麻醉药品和精神药品的品种和范围

我国法律进行监管的麻醉药品和精神药品是指列入麻醉药品和精神药品目录的药品和其他物质。麻醉药品目录和精神药品目录由国务院药品监督管理部门会同国务院公安部门、国务院卫生主管部门制定、调整并公布。2013年发布的最新目录中,麻醉药品共121种,精神药品共149种,其中第一类精神药品68种,第二类精神药品81种。我国生产并使用的麻醉药品和精神药品品种见表11-2。

表11-2 中国生产并使用的麻醉药品和精神药品

品 种		品 名
麻醉药品品种		可卡因、罂粟浓缩物(包括罂粟果提取物,罂粟果提取物粉)、二氢埃托啡、地芬诺酯、芬太尼、氢可酮、氢吗啡酮、美沙酮、吗啡(包括吗啡阿托品注射液)、阿片、羟考酮、哌替啶、瑞芬太尼、舒芬太尼、蒂巴因、可待因、右丙氧芬、双氢可待因、乙基吗啡、福尔可定、布桂嗪、罂粟壳
精神药品品种	第一类精神药品品种	哌甲酯、司可巴比妥、丁丙诺啡、γ-羟丁酸、氯胺酮、马吲哚、三唑仑
	第二类精神药品品种	异戊巴比妥、格鲁米特、喷他佐辛、戊巴比妥、阿普唑仑、巴比妥、氯硝西泮、地西泮、艾司唑仑、氟西泮、劳拉西泮、甲丙氨酯、咪达唑仑、硝西泮、奥沙西泮、匹莫林、苯巴比妥、唑吡坦、丁丙诺啡透皮贴剂、布托啡诺及其注射剂、咖啡因、安钠咖、地佐辛及其注射剂、麦角胺咖啡因片、氨酚氢可酮片、曲马多、扎来普隆

三、麻醉药品和精神药品的药用原植物种植、实验研究和生产管理

国家根据麻醉药品和精神药品的医疗、国家储备和企业生产所需原料的需要确定需求总量,对麻醉药品药用原植物的种植、麻醉药品和精神药品的生产实行总量控制。

（一）麻醉药品药用原植物的种植

国务院药品监督管理部门根据麻醉药品和精神药品的需求总量制定年度生产计划。同时,与国务院农业主管部门根据麻醉药品年度生产计划,制定麻醉药品药用原植物年度种植计划。麻醉药品药用原植物种植企业应当根据年度种植计划种植,并定期向国务院药品监督管理部门和国务院农业主管部门报告种植情况。麻醉药品药用原植物种植企业由国务院药品监督管理部门和国务院农业主管部门共同确定,其他单位和个人不得种植麻醉药品药用原植物。

（二）麻醉药品和精神药品的实验研究

开展麻醉药品和精神药品实验研究活动应当具备下列条件,并经国务院药品监督管理部门批准。

（1）以医疗、科学研究或者教学为目的。

（2）有保证实验所需麻醉药品和精神药品安全的措施和管理制度。

（3）单位及其工作人员2年内没有违反有关禁毒的法律、行政法规规定的行为。

麻醉药品和精神药品的实验研究单位申请相关药品批准证明文件,应当依照《药品管理

法》的规定办理;需要转让研究成果的,应当经国务院药品监督管理部门批准。药品研究单位在普通药品的实验研究过程中,产生法律规定的管制品种的,应当立即停止实验研究活动,并向国务院药品监督管理部门报告。国务院药品监督管理部门应当根据情况,及时做出是否同意其继续实验研究的决定。麻醉药品和第一类精神药品的临床试验,不得以健康人为受试对象。

（三）麻醉药品和精神药品的生产

1. 定点生产制度　国务院药品监督管理部门应当根据麻醉药品和精神药品的需求总量,确定麻醉药品和精神药品定点生产企业的数量和布局,并根据年度需求总量对数量和布局进行调整、公布。

2. 定点生产企业的审批　麻醉药品和精神药品的定点生产企业应当具备下列条件。

（1）有药品生产许可证。

（2）有麻醉药品和精神药品实验研究批准文件。

（3）有符合规定的麻醉药品和精神药品生产设施、储存条件和相应的安全管理设施。

（4）有通过网络实施企业安全生产管理和向药品监督管理部门报告生产信息的能力。

（5）有保证麻醉药品和精神药品安全生产的管理制度。

（6）有与麻醉药品和精神药品安全生产要求相适应的管理水平和经营规模。

（7）麻醉药品和精神药品生产管理、质量管理部门的人员应当熟悉麻醉药品和精神药品管理以及有关禁毒的法律、行政法规。

（8）没有生产、销售假药、劣药或者违反有关禁毒的法律、行政法规规定的行为。

（9）符合国务院药品监督管理部门公布的麻醉药品和精神药品定点生产企业数量和布局的要求。

从事麻醉药品、第一类精神药品生产以及第二类精神药品原料药生产的企业,应当经所在地省、自治区、直辖市人民政府药品监督管理部门初步审查,由国务院药品监督管理部门批准;从事第二类精神药品制剂生产的企业,应当经所在地省级药品监督管理部门批准。

3. 生产管理　定点生产企业生产麻醉药品和精神药品,应当依照药品管理法的规定取得药品批准文号。国务院药品监督管理部门应当组织医学、药学、社会学、伦理学和禁毒等方面的专家成立专家组,由专家组对申请首次上市的麻醉药品和精神药品的社会危害性和被滥用的可能性进行评价,并提出是否批准的建议。未取得药品批准文号的,不得生产麻醉药品和精神药品。经批准定点生产的麻醉药品、第一类精神药品和第二类精神药品原料药不得委托加工。第二类精神药品制剂可以委托加工。

定点生产企业应当依照规定将麻醉药品和精神药品销售给具有麻醉药品和精神药品经营资格的企业或者依照条例规定批准的其他单位。定点生产企业的销售管理参见《麻醉药品和精神药品生产管理办法(试行)》的相关规定。麻醉药品和精神药品的标签应当印有国务院药品监督管理部门规定的标志。

四、麻醉药品和精神药品的经营管理

（一）定点经营制度

国家对麻醉药品和精神药品实行定点经营制度。国务院药品监督管理部门应当根据麻醉药品和第一类精神药品的需求总量,确定麻醉药品和第一类精神药品的定点批发企业布局,并应当根据年度需求总量对布局进行调整、公布。药品经营企业不得经营麻醉药品原料药和第一类精神药品原料药。但是,供医疗、科学研究、教学使用的小包装的上述药品可以由国务院药品监督管理部门规定的药品批发企业经营。

 NOTE

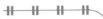
（二）定点经营企业的审批

麻醉药品和精神药品定点批发企业除应当具备《药品管理法》第十五条规定的药品经营企业的开办条件外，还应当具备下列条件：①有符合条例规定的麻醉药品和精神药品储存条件；②有通过网络实施企业安全管理和向药品监督管理部门报告经营信息的能力；③单位及其工作人员 2 年内没有违反有关禁毒的法律、行政法规规定的行为；④符合国务院药品监督管理部门公布的定点批发企业布局。

麻醉药品和第一类精神药品的定点批发企业，还应当具有保证供应责任区域内医疗机构所需麻醉药品和第一类精神药品的能力，并具有保证麻醉药品和第一类精神药品安全经营的管理制度。

（三）全国性、区域性批发企业的审批和供药责任区域

1. 全国性、区域性批发企业的审批　跨省、自治区、直辖市从事麻醉药品和第一类精神药品批发业务的企业（全国性批发企业），应当经国务院药品监督管理部门批准；在本省、自治区、直辖市行政区域内从事麻醉药品和第一类精神药品批发业务的企业（区域性批发企业），应当经所在地省、自治区、直辖市人民政府药品监督管理部门批准。专门从事第二类精神药品批发业务的企业，应当经所在地省、自治区、直辖市人民政府药品监督管理部门批准。全国性批发企业和区域性批发企业可以从事第二类精神药品批发业务。

2. 全国性、区域性批发企业供药责任区域　全国性批发企业可以向区域性批发企业，或者经批准可以向取得麻醉药品和第一类精神药品使用资格的医疗机构以及依照规定批准的其他单位销售麻醉药品和第一类精神药品。全国性批发企业向取得麻醉药品和第一类精神药品使用资格的医疗机构销售麻醉药品和第一类精神药品，应当经医疗机构所在地省、自治区、直辖市人民政府药品监督管理部门批准。国务院药品监督管理部门在批准全国性批发企业时，应当明确其所承担供药责任的区域。

区域性批发企业可以向本省、自治区、直辖市行政区域内取得麻醉药品和第一类精神药品使用资格的医疗机构销售麻醉药品和第一类精神药品。由于特殊地理位置的原因，需要就近向其他省、自治区、直辖市行政区域内取得麻醉药品和第一类精神药品使用资格的医疗机构销售的，应当经企业所在地省、自治区、直辖市人民政府药品监督管理部门批准。审批情况由负责审批的药品监督管理部门在批准后 5 日内通报医疗机构所在地省、自治区、直辖市人民政府药品监督管理部门。省、自治区、直辖市人民政府药品监督管理部门在批准区域性批发企业时，应当明确其所承担供药责任的区域。区域性批发企业之间因医疗急需、运输困难等特殊情况需要调剂麻醉药品和第一类精神药品的，应当在调剂后 2 日内将调剂情况分别报所在地省、自治区、直辖市人民政府药品监督管理部门备案。

第二类精神药品定点批发企业可以向医疗机构、定点批发企业和符合规定的药品零售企业以及依照规定批准的其他单位销售第二类精神药品。

（四）购药渠道及供药方式

1. 购药渠道　药品生产企业需要以麻醉药品和第一类精神药品为原料生产普通药品的，应当向所在地省、自治区、直辖市人民政府药品监督管理部门报送年度需求计划，由省、自治区、直辖市人民政府药品监督管理部门汇总报国务院药品监督管理部门批准后，向定点生产企业购买。药品生产企业需要以第二类精神药品为原料生产普通药品的，应当将年度需求计划报所在地省、自治区、直辖市人民政府药品监督管理部门，并向定点批发企业或者定点生产企业购买。

食品、食品添加剂、化妆品、油漆等非药品生产企业需要使用咖啡因作为原料的，以及科学研究、教学单位需要使用麻醉药品和精神药品开展实验、教学活动的，应当经所在地省、自治

区、直辖市人民政府药品监督管理部门批准,向定点批发企业或者定点生产企业购买。需要使用麻醉药品和精神药品的标准品、对照品的,应当经所在地省、自治区、直辖市人民政府药品监督管理部门批准,向国务院药品监督管理部门批准的单位购买。

全国性批发企业应当从定点生产企业购进麻醉药品和第一类精神药品。区域性批发企业可以从全国性批发企业购进麻醉药品和第一类精神药品;经所在地省、自治区、直辖市人民政府药品监督管理部门批准,也可以从定点生产企业购进麻醉药品和第一类精神药品。

2. 供药方式 全国性批发企业和区域性批发企业向医疗机构销售麻醉药品和第一类精神药品,应当将药品送至医疗机构。医疗机构不得自行提货。

（五）零售规定

麻醉药品和第一类精神药品不得零售。禁止使用现金进行麻醉药品和精神药品交易,但是个人合法购买麻醉药品和精神药品的除外。经所在地设区的市级药品监督管理部门批准,实行统一进货、统一配送、统一管理的药品零售连锁企业可以从事第二类精神药品零售业务。第二类精神药品零售企业应当凭执业医师出具的处方,按规定剂量销售第二类精神药品,并将处方保存 2 年备查;禁止超剂量或者无处方销售第二类精神药品;不得向未成年人销售第二类精神药品。麻醉药品和精神药品实行政府定价,在制定出厂和批发价格的基础上,逐步实行全国统一零售价格。

五、麻醉药品和精神药品的使用管理

（一）麻醉药品、第一类精神药品购用印鉴卡管理

医疗机构需要使用麻醉药品和第一类精神药品的,应当经所在地设区的市级人民政府卫生主管部门批准,取得麻醉药品、第一类精神药品购用印鉴卡(以下称印鉴卡)。医疗机构应当凭印鉴卡向本省、自治区、直辖市行政区域内的定点批发企业购买麻醉药品和第一类精神药品。设区的市级人民政府卫生主管部门发给医疗机构印鉴卡时,应当将取得印鉴卡的医疗机构情况抄送所在地设区的市级药品监督管理部门,并报省、自治区、直辖市人民政府卫生主管部门备案。省、自治区、直辖市人民政府卫生主管部门应当将取得印鉴卡的医疗机构名单向本行政区域内的定点批发企业通报。医疗机构取得印鉴卡应当具备下列条件。

（1）有专职的麻醉药品和第一类精神药品管理人员。

（2）有获得麻醉药品和第一类精神药品处方资格的执业医师。

（3）有保证麻醉药品和第一类精神药品安全储存的设施和管理制度。

印鉴卡有效期为三年。印鉴卡有效期满前三个月,医疗机构应当向市级卫生行政部门重新提出申请。

（二）处方医师资格和处方注意事项

医疗机构应当按照国务院卫生主管部门的规定,对本单位执业医师进行有关麻醉药品和精神药品使用知识的培训、考核,经考核合格的,授予麻醉药品和第一类精神药品处方资格。执业医师取得麻醉药品和第一类精神药品的处方资格后,方可在本医疗机构开具麻醉药品和第一类精神药品处方,但不得为自己开具该种处方。

医疗机构应当将具有麻醉药品和第一类精神药品处方资格的执业医师名单及其变更情况,定期报送所在地设区的市级人民政府卫生主管部门,并抄送同级药品监督管理部门。

医务人员应当根据国务院卫生主管部门制定的临床应用指导原则,使用麻醉药品和精神药品。具有麻醉药品和第一类精神药品处方资格的执业医师,根据临床应用指导原则,对确需使用麻醉药品或者第一类精神药品的患者,应当满足其合理用药需求。在医疗机构就诊的癌症疼痛患者和其他危重患者得不到麻醉药品或者第一类精神药品时,患者或者其亲属可以向

执业医师提出申请。具有麻醉药品和第一类精神药品处方资格的执业医师认为要求合理的，应当及时为患者提供所需麻醉药品或者第一类精神药品。

执业医师应当使用专用处方开具麻醉药品和精神药品，单张处方的最大用量应当符合国务院卫生主管部门的规定。对麻醉药品和第一类精神药品处方，处方的调配人、核对人应当仔细核对，签署姓名，并予以登记；对不符合本条例规定的，处方的调配人、核对人应当拒绝发药。

麻醉药品和精神药品专用处方的格式由国务院卫生主管部门规定。医疗机构应当对麻醉药品和精神药品处方进行专册登记，加强管理。麻醉药品处方至少保存 3 年，精神药品处方至少保存 2 年。

（三）医疗机构借用及配制麻醉药品、精神药品制剂的规定

医疗机构抢救患者急需麻醉药品和第一类精神药品而本医疗机构无法提供时，可以从其他医疗机构或者定点批发企业紧急借用；抢救工作结束后，应当及时将借用情况报所在地设区的市级药品监督管理部门和卫生主管部门备案。

对临床需要而市场无供应的麻醉药品和精神药品，持有医疗机构制剂许可证和印鉴卡的医疗机构需要配制制剂的，应当经所在地省、自治区、直辖市人民政府药品监督管理部门批准。医疗机构配制的麻醉药品和精神药品制剂只能在本医疗机构使用，不得对外销售。

（四）个人携带麻醉药品、精神药品的规定

因治疗疾病需要，个人凭医疗机构出具的医疗诊断书、本人身份证明，可以携带单张处方最大用量以内的麻醉药品和第一类精神药品；携带麻醉药品和第一类精神药品出入境的，由海关根据自用、合理的原则放行。

医务人员为了医疗需要携带少量麻醉药品和精神药品出入境的，应当持有省级以上人民政府药品监督管理部门发放的携带麻醉药品和精神药品证明。海关凭携带麻醉药品和精神药品证明放行。

（五）以戒毒为目的的使用管理

医疗机构、戒毒机构以开展戒毒治疗为目的，可以使用美沙酮或者国家确定的其他用于戒毒治疗的麻醉药品和精神药品。

六、麻醉药品和精神药品的储存和运输管理

（一）麻醉药品和精神药品的储存

1. 专库的要求　麻醉药品药用原植物种植企业、定点生产企业、全国性批发企业和区域性批发企业以及国家设立的麻醉药品储存单位，应当设置储存麻醉药品和第一类精神药品的专库。该专库应当符合下列要求：①安装专用防盗门，实行双人双锁管理；②具有相应的防火设施；③具有监控设施和报警装置，报警装置应当与公安机关报警系统联网。

麻醉药品定点生产企业应当将麻醉药品原料药和制剂分别存放。

2. 储存管理制度　麻醉药品和第一类精神药品的使用单位应当设立专库或者专柜储存麻醉药品和第一类精神药品。专库应当设有防盗设施并安装报警装置；专柜应当使用保险柜。专库和专柜应当实行双人双锁管理。

麻醉药品药用原植物种植企业、定点生产企业、全国性批发企业和区域性批发企业、国家设立的麻醉药品储存单位以及麻醉药品和第一类精神药品的使用单位，应当配备专人负责管理工作，并建立储存麻醉药品和第一类精神药品的专用账册。药品入库双人验收，出库双人复核，做到账物相符。专用账册的保存期限应当自药品有效期期满之日起不少于 5 年。

第二类精神药品经营企业应当在药品库房中设立独立的专库或者专柜储存第二类精神药

品,并建立专用账册,实行专人管理。专用账册的保存期限应当自药品有效期期满之日起不少于 5 年。

（二）麻醉药品和精神药品的运输

1. 运输管理 托运、承运和自行运输麻醉药品和精神药品的,应当采取安全保障措施,防止麻醉药品和精神药品在运输过程中被盗、被抢、丢失。通过铁路运输麻醉药品和第一类精神药品的,应当使用集装箱或者铁路行李车运输,具体办法由国务院药品监督管理部门会同国务院铁路主管部门制定。没有铁路需要通过公路或者水路运输麻醉药品和第一类精神药品的,应当由专人负责押运。托运或者自行运输麻醉药品和第一类精神药品的单位,应当向所在地省、自治区、直辖市人民政府药品监督管理部门申请领取运输证明。运输证明有效期为 1 年。运输证明应当由专人保管,不得涂改、转让、转借。托运人办理麻醉药品和第一类精神药品运输手续,应当将运输证明副本交付承运人。承运人应当查验、收存运输证明副本,并检查货物包装。没有运输证明或者货物包装不符合规定的,承运人不得承运。承运人在运输过程中应当携带运输证明副本,以备查验。

2. 邮寄的要求 邮寄麻醉药品和精神药品,寄件人应当提交所在地设区的市级药品监督管理部门出具的准予邮寄证明。邮政营业机构应当查验、收存准予邮寄证明;没有准予邮寄证明的,邮政营业机构不得收寄。省、自治区、直辖市邮政主管部门指定符合安全保障条件的邮政营业机构负责收寄麻醉药品和精神药品。邮政营业机构收寄麻醉药品和精神药品,应当依法对收寄的麻醉药品和精神药品予以查验。

3. 企业间药品运输的信息管理 定点生产企业、全国性批发企业和区域性批发企业之间运输麻醉药品、第一类精神药品,发货人在发货前应当向所在地省、自治区、直辖市人民政府药品监督管理部门报送本次运输的相关信息。属于跨省、自治区、直辖市运输的,收到信息的药品监督管理部门应当向收货人所在地的同级药品监督管理部门通报;属于在本省、自治区、直辖市行政区域内运输的,收到信息的药品监督管理部门应当向收货人所在地设区的市级药品监督管理部门通报。

第三节 医疗用毒性药品和放射性药品的管理

一、医疗用毒性药品的管理规定

为加强医疗用毒性药品的管理,防止中毒或死亡事故的发生,国务院于 1988 年 12 月 27 日发布《医疗用毒性药品管理办法》,该管理办法共 14 条。为加强对 A 型肉毒毒素的监督管理,2008 年 7 月卫生部、国家食品药品监督管理局发布了《关于将 A 型肉毒毒素列入毒性药品管理的通知》,决定将 A 型肉毒毒素及其制剂列入毒性药品管理。

医疗用毒性药品(以下简称"毒性药品"),系指毒性剧烈、治疗剂量与中毒剂量相近,使用不当会致人中毒或死亡的药品。我国毒性药品有中药和西药两大类,其中毒性中药品种 27 种,毒性西药品种 11 种,具体见表 11-3。

表 11-3 我国医疗用毒性药品

品 种	品 名
毒性中药品种	砒石(红砒、白砒)、砒霜、水银、生马前子、生川乌、生草乌、生白附子、生附子、生半夏、生南星、生巴豆、斑蝥、青娘虫、红娘虫、生甘遂、生狼毒、生藤黄、生千金子、生天仙子、闹羊花、雪上一枝蒿、白降丹、蟾酥、洋金花、红粉(红升丹)、轻粉、雄黄

NOTE

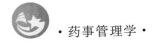
续表

品　种	品　名
毒性西药品种 （仅指原料，不包括制剂）	去乙酰毛花苷 C、阿托品、洋地黄毒苷、氢溴酸后马托品、三氧化二砷、毛果芸香碱、升汞、水杨酸毒扁豆碱、亚砷酸钾、氢溴酸东莨菪碱、士的宁

（一）医疗用毒性药品生产

毒性药品年度生产、收购、供应和配制计划，由省、自治区、直辖市医药管理部门根据医疗需要制定，经省、自治区、直辖市卫生行政部门审核后，由医药管理部门下达给指定的毒性药品生产、收购、供应单位，并抄报卫健委、NMPA 和国家中医药管理局。生产单位不得擅自改变生产计划自行销售。

药厂必须由医药专业人员负责生产、配制和质量检验，并建立严格的管理制度，严防与其他药品混杂。每次配料，必须经 2 人以上复核无误，并详细记录每次生产所用原料和成品数，经手人要签字备查。所有工具、容器要处理干净，以防污染其他药品。标示量要准确无误，包装容器要有毒药标志。

凡加工炮制毒性中药，必须按照《中国药典》，或者省、自治区、直辖市药品监督管理部门制定的炮制规范的规定进行。生产毒性药品及其制剂，必须严格执行生产工艺操作规程，在本单位药品检验人员的监督下准确投料，并建立完整的生产记录，保存五年备查。在生产毒性药品过程中产生的废弃物必须妥善处理，不得污染环境。

（二）医疗用毒性药品的收购与经营

毒性药品的收购和经营，由药品监督管理部门指定的药品经营企业承担；配方用药由有关药品零售企业、医疗机构负责供应。其他任何单位或者个人均不得从事毒性药品的收购、经营和配方业务。

药品经营企业（含医疗机构药房）要严格按照 GSP 或相关规定的要求，毒性药品应专柜加锁并由专人保管，做到双人、双锁，专账记录。必须建立健全保管、验收、领发、核对等制度，严防收假、发错，严禁与其他药品混杂。

药品零售企业供应毒性药品，须凭盖有医师所在医疗机构公章的处方。医疗机构供应和调配毒性药品，须凭医师签名的处方。每次处方剂量不得超过 2 日极量。

科研和教学单位所需的毒性药品，必须持本单位的证明信，经所在地县级以上药品监督管理部门批准后，供应单位方能发售。

（三）医疗用毒性药品的使用

医疗单位供应和调配毒性药品，凭医师签名的正式处方。国营药店供应和调配毒性药品，凭盖有医师所在的医疗单位公章的正式处方。每次处方剂量不得超过 2 日极量。调配中药处方时，必须认真负责、计量准确。按医嘱注明要求，并由配方人员及中药师以上技术职称的复核人员签名盖章后方可发出。对处方未注明"生用"的毒性中药，应当付炮制品。如发现处方有疑问时，须经原处方医师重新审定后再进行调配处方一次有效，发药后处方保存 2 年备查。

科研和教学单位所需的毒性药品，必须持单位的证明信，经所在地的县以上药品监督管理部门批准后，供应部门方能发售。群众自配民间单、秘、验方需用毒性中药，购买时要持有本单位或者城市街道办事处、乡（镇）人民政府的证明信，供应部门方可发售，每次购用量不得超过 2 日极量。

（四）医疗用毒性药品的包装与运输

毒性药品的包装容器上必须印有毒药标志。在运输毒性药品的过程中，应当采取有效措

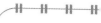

施,防止发生事故。

二、放射性药品的管理规定

（一）放射性药品的生产、经营

国家根据需要,对放射性药品实行合理布局。

开办放射性药品生产、经营企业,必须具备《药品管理法》规定的条件,符合国家有关放射性同位素安全和防护的规定与标准,并履行环境影响评价文件的审批手续;开办放射性药品生产企业,经国务院国防科技工业主管部门审查同意,国务院药品监督管理部门审核批准后,由所在省、自治区、直辖市药品监督管理部门发给放射性药品生产企业许可证;开办放射性药品经营企业,经国务院药品监督管理部门审核并征求国务院国防科技工业主管部门意见后批准的,由所在省、自治区、直辖市药品监督管理部门发给放射性药品经营企业许可证。无许可证的生产、经营企业,一律不准生产、销售放射性药品。

放射性药品生产企业生产已有国家标准的放射性药品,必须经国务院药品监督管理部门征求国务院国防科技工业主管部门意见后审核批准,并发给批准文号。凡是改变国务院药品监督管理部门已批准的生产工艺路线和药品标准的,生产单位必须按原报批程序提出补充申请,经国务院药品监督管理部门批准后方能生产。

放射性药品生产、经营企业,必须配备与生产、经营放射性药品相适应的专业技术人员,具有安全、防护和废气、废物、废水处理等设施,并建立严格的质量管理制度。

放射性药品生产、经营企业,必须建立质量检验机构,严格实行生产全过程的质量控制和检验。产品出厂前,须经质量检验。符合国家药品标准的产品方可出厂,不符合标准的产品一律不准出厂。经国务院药品监督管理部门审核批准的含有短半衰期放射性核素的药品,可以边检验边出厂,但发现质量不符合国家药品标准时,该药品的生产企业应当立即停止生产、销售,并立即通知使用单位停止使用,同时报告国务院药品监督管理、卫生行政、国防科技工业主管部门。

放射性药品的生产、经营单位和医疗单位凭省、自治区、直辖市药品监督管理部门发给的放射性药品生产企业许可证、放射性药品经营企业许可证,医疗单位凭省、自治区、直辖市药品监督管理部门发给的放射性药品使用许可证,开展放射性药品的购销活动。

（二）放射性药品的进出口

进出口放射性药品,应当按照国家有关对外贸易、放射性同位素安全和防护的规定,办理进出口手续。进口的放射性药品品种,必须符合我国的药品标准或者其他药用要求,并依照《药品管理法》的规定取得进口药品注册证书。进口放射性药品,必须经国务院药品监督管理部门指定的药品检验机构抽样检验;检验合格的,方准进口。

对于经国务院药品监督管理部门审核批准的含有短半衰期放射性核素的药品,在保证安全使用的情况下,可以采取边进口检验,边投入使用的办法。进口检验单位发现药品质量不符合要求时,应当立即通知使用单位停止使用,并报告国务院药品监督管理、卫生行政、国防科技工业主管部门。

（三）放射性药品的使用

医疗单位设置核医学科、室(同位素室),必须配备与其医疗任务相适应的并经核医学技术培训的技术人员。非核医学专业技术人员未经培训,不得从事放射性药品使用工作。医疗单位使用放射性药品,必须符合国家有关放射性同位素安全和防护的规定。所在地的省、自治区、直辖市药品监督管理部门,应当根据医疗单位核医疗技术人员的水平、设备条件,核发相应等级的放射性药品使用许可证,无许可证的医疗单位不得临床使用放射性药品。

持有放射性药品使用许可证的医疗单位,必须负责对使用的放射性药品进行临床质量检验,收集药品不良反应等项工作,并定期向所在地药品监督管理、卫生行政部门报告。由省、自治区、直辖市药品监督管理、卫生行政部门汇总后分别报国务院药品监督管理、卫生行政部门。放射性药品使用后的废物(包括患者排出物),必须按国家有关规定妥善处置。

(四)放射性药品的包装和运输

放射性药品的包装必须安全实用,符合放射性药品质量要求,具有与放射性剂量相适应的防护装置,包装必须分内包装和外包装两部分,外包装必须贴有商标、标签、说明书和放射性药品标志,内包装必须贴有标签。标签必须注明药品品名、放射性比活度、装量。说明书除注明前款内容外,还须注明生产单位、批准文号、批号、主要成分、出厂日期、放射性核素半衰期、适应证、用法、用量、禁忌证、有效期和注意事项等。严禁任何单位和个人随身携带放射性药品乘坐公共交通运输工具。

第四节　其他需要特殊管理的药品

一、兴奋剂管理

(一)兴奋剂的概念

兴奋剂在英语中称"dope",原意为"供赛马使用的一种鸦片麻醉混合剂"。当时由于运动员为提高体育竞赛成绩服用的药品大多属于兴奋剂一类的药品,所以尽管以后被禁用的其他类型药品并不都具有兴奋性(如利尿剂),甚至有的还具有抑制性(如β-受体拮抗剂),但国际上仍习惯沿用"兴奋剂"的称谓,泛指所有在体育竞赛中禁用的药品。

为防止在体育运动中使用兴奋剂,保护体育运动参加者的身心健康,维护体育竞赛的公平竞争,我国2004年1月13日发布了《反兴奋剂条例》,2014年7月29日《国务院关于修订部分行政法规的决定》对其中个别条款做了修订。本条例所称兴奋剂,是指兴奋剂目录所列的禁用物质等。兴奋剂目录由国务院体育主管部门会同国务院药品监督管理部门、国务院卫生主管部门、国务院商务主管部门和海关总署制定、调整并公布。

(二)兴奋剂的类别和品种

1. 兴奋剂的类别　1968年国际奥委会规定的违禁药品有四大类,随后逐渐增加,目前已经达到七大类,主要如下。

(1)刺激剂。刺激剂是最早使用,也是最早禁用的一批兴奋剂,只有这一类兴奋剂对神经肌肉的药理作用才是真正的"兴奋作用"。这类药物按药理学特点和化学结构可分为以下几种。①精神刺激药:包括苯丙胺和它的相关衍生物及其盐类。②拟交感神经胺类药物:一类仿内源性儿茶酚胺的肾上腺素和去甲肾上腺素作用的物质,以麻黄碱和它们的衍生物及其盐类为代表。③咖啡因类:又称为黄嘌呤类,其带有黄嘌呤基团。④杂环类中枢神经刺激物质:如尼可刹米、氨苯唑和士的宁。

(2)麻醉止痛剂。这类药物按药理学特点和化学结构可分为两大类。一类是哌替啶类如哌替啶、安诺丁等;另一类是阿片生物碱类如吗啡、可待因、海洛因等。

(3)蛋白同化制剂(合成类固醇)。蛋白同化制剂又称同化激素,俗称合成类固醇,是合成代谢类药物,具有促进蛋白质合成和减少氨基酸分解的特征,可促进肌肉增生,提高动作力度和增强男性的性特征。滥用这类药物会导致人生理、心理的不良后果,还会形成强烈的心理依赖。该类衍生物及商品剂型品种繁多,多数为雄性激素的衍生物,是目前使用范围最广、使用频度最高的一类兴奋剂,也是药检的重要对象。

(4)利尿剂。该类使用目的主要是运动员通过快速排除体内水分,减轻体重;增加尿量,尽快减少体液和排泄物中其他兴奋剂代谢产物,以此来造成药检的假阴性结果。

(5)β-受体拮抗剂。以抑制性为主,在体育运动中较少运用,临床常用于治疗高血压与心律失常。但是,这类药物可降低心率,使肌肉放松,减轻比赛前的紧张和焦虑,有时还用于帮助休息和睡眠。该类药物为1988年国际奥委会决定新增加的禁用兴奋剂。

(6)内源性肽类激素。这类物质大多以激素的形式存在于人体。肽类激素的作用是通过刺激肾上腺皮质生长、红细胞生成等实现促进人体的生长、发育,大量摄入会降低自身内分泌水平,损害身体健康,还可能引起心血管疾病、糖尿病等。包括人生长激素、胰岛素、促红细胞生成素、促性腺素等。

(7)血液兴奋剂。又称为血液红细胞回收技术,是采用输血的手段诱发红细胞增多以提高运动能力的一种手段。1988年汉城奥运会上,该类药物正式被国际奥委会列入禁用范围。

2. 我国兴奋剂目录　按照联合国教科文组织《反对在体育运动中使用兴奋剂国际公约》和国务院《反兴奋剂条例》的有关规定,国家体育总局、中华人民共和国商务部、中华人民共和国国家卫生和计划生育委员会、中华人民共和国海关总署、国家食品药品监督管理总局联合公布了2016年兴奋剂目录。2016年版的兴奋剂目录共收载药品267个,其中蛋白同化制剂品种78个,肽类激素品种41个,麻醉药品品种13个,刺激剂71个,药品类易制毒化学品品种3个,医疗用毒性药品品种1个,其他品种60个。目录所列物质包括其可能存在的盐及光学异构体,所列物质中属于药品的,还包括其原料药及单方制剂,所列蛋白同化制剂品种包括其可能存在的盐、酯、醚及光学异构体。

(三)兴奋剂的管理

国家对兴奋剂目录所列禁用物质实行严格管理,任何单位和个人不得非法生产、销售、进出口。

1. 兴奋剂的生产管理　生产兴奋剂目录所列蛋白同化制剂、肽类激素,应当依照《药品管理法》的规定取得药品生产许可证、药品批准文号。生产企业应当记录蛋白同化制剂、肽类激素的生产、销售和库存情况,并保存记录至超过蛋白同化制剂、肽类激素有效期2年。

2. 兴奋剂的经营管理　依照《药品管理法》的规定取得药品经营许可证的药品批发企业,具备下列条件,并经省、自治区、直辖市人民政府药品监督管理部门批准,方可经营蛋白同化制剂、肽类激素:①有专门的管理人员;②有专储仓库或者专储药柜;③有专门的验收、检查、保管、销售和出入库登记制度;④法律、行政法规规定的其他条件。

蛋白同化制剂、肽类激素的验收、检查、保管、销售和出入库登记记录应当保存至超过蛋白同化制剂、肽类激素有效期2年。蛋白同化制剂、肽类激素的生产企业只能向医疗机构、符合规定的药品批发企业和其他同类生产企业供应蛋白同化制剂、肽类激素。蛋白同化制剂、肽类激素的批发企业只能向医疗机构,蛋白同化制剂、肽类激素的生产企业和其他同类批发企业供应蛋白同化制剂、肽类激素。蛋白同化制剂、肽类激素的进口单位只能向蛋白同化制剂、肽类激素的生产企业,医疗机构和符合规定的药品批发企业供应蛋白同化制剂、肽类激素。除胰岛素外,药品零售企业不得经营蛋白同化制剂或者其他肽类激素。

3. 兴奋剂的进出口管理　进口蛋白同化制剂、肽类激素,除依照《药品管理法》及其实施条例的规定取得国务院药品监督管理部门发给的进口药品注册证书外,还应当取得进口准许证。申请进口蛋白同化制剂、肽类激素,应当说明其用途。国务院药品监督管理部门应当自收到申请之日起15个工作日内做出决定;对用途合法的,应当予以批准,发给进口准许证。海关凭进口准许证放行。

申请出口蛋白同化制剂、肽类激素,应当说明供应对象并提交进口国政府主管部门的相关证明文件等资料。省、自治区、直辖市人民政府药品监督管理部门应当自收到申请之日起15个工作日内做出决定;提交进口国政府主管部门的相关证明文件等资料的,应当予以批准,发给出口准许证。海关凭出口准许证放行。

4. 兴奋剂的使用管理 医疗机构只能凭依法享有处方权的执业医师开具的处方向患者提供蛋白同化制剂、肽类激素,处方应当保存2年。

5. 兴奋剂的包装管理 药品、食品中含有兴奋剂目录所列禁用物质的,生产企业应当在包装标识或者产品说明书上用中文注明"运动员慎用"字样。

二、含特殊药品复方制剂的管理

(一)部分含特殊药品复方制剂的概念和品种

根据国家食品药品监督管理局发布的《关于切实加强部分含特殊药品复方制剂销售管理的通知》(国食药监安〔2009〕503号),部分含特殊药品复方制剂的品种是指含麻黄碱类复方制剂(不包括含麻黄的中成药,下同)、含可待因复方口服溶液、复方甘草片、复方地芬诺酯片。

(二)部分含特殊药品复方制剂管理的法律法规

因随着毒品形势的变化,我国一些地区出现含麻黄碱类复方制剂流入非法渠道被用于制毒的问题,在国内外造成不良影响,且危害公众健康安全,因此国家制定了相关的法律法规加强对其的监管(表11-4)。

表11-4 部分含特殊药品复方制剂管理的法律法规

发布时间	规范性文件名称	发布机构
2008年10月	《关于进一步加强含麻黄碱类复方制剂管理的通知》	国家食品药品监督管理局
2009年8月	《关于切实加强部分含特殊药品复方制剂销售管理的通知》	国家食品药品监督管理局
2010年12月	《关于对部分含特殊药品复方制剂实施电子监管工作的通知》	国家食品药品监督管理局
2012年9月	《关于加强含麻黄碱类复方制剂管理有关事宜的通知》	国家食品药品监督管理局、公安部、卫生部
2013年7月	《关于进一步加强含可待因复方口服溶液、复方甘草片和复方地芬诺酯片购销管理的通知》	国家食品药品监督管理总局办公厅
2014年6月	《关于进一步加强含麻醉药品和曲马多口服复方制剂购销管理的通知》	国家食品药品监督管理总局办公厅
2015年4月	《关于加强含可待因复方口服液体制剂管理的通知》	国家食品药品监督管理总局、国家卫生计生委

(三)部分含特殊药品复方制剂管理的主要内容

1. 加强对原料管理 按照国家食品药品监督管理局、公安部《关于进一步加强麻黄碱管理的通知》(国食药监办〔2007〕716号)的要求,各省(区、市)药品监管部门对生产含麻黄碱类复方制剂所需原料药年审批量应控制在近三年购用量平均值以下。生产企业应当切实加强销售管理,严格管控产品销售渠道,确保所生产的药品在药用渠道流通。凡发现多次流失或流失数量较大的含麻黄碱类复方制剂,其生产企业所在地省级食品药品监管部门应消减其生产企业相关品种的麻黄碱类原料药购用审批量,削减幅度原则上不少于上一年度审批量的50%。

2. 加强对生产管理 凡生产含麻黄碱类复方制剂、含可待因复方口服溶液、含地芬诺酯复方制剂的企业,应在 2011 年 12 月 31 日前加入药品电子监管网,药品出厂前,须按规定在上市产品最小销售包装上加印(贴)统一标识的药品电子监管码。

含麻黄碱类复方制剂每个最小包装规格麻黄碱类药物含量口服固体制剂不得超过 720 mg,口服液体制剂不得超过 800 mg。相关药品生产企业应当在 2013 年 2 月 28 日前完成上述药品的标签、说明书和包装的修改工作,未完成的 2013 年 3 月 1 日后不得销售。

3. 加强对经营管理 具有药品经营许可证的企业可经营含特殊药品复方制剂。药品生产企业和药品批发企业可以将含特殊药品复方制剂销售给药品批发企业、药品零售企业和医疗机构。从生产企业直接购进上述药品的批发企业,可以将药品销售给其他批发企业、零售企业和医疗机构;从批发企业购进的,只能销售给本省(区、市)的零售企业和医疗机构。

2012 年 1 月 1 日起,对含麻黄碱类复方制剂、含可待因复方口服溶液、含地芬诺酯复方制剂,未入网及未使用药品电子监管码统一标识的,一律不得销售。

药品生产、批发企业经营含特殊药品复方制剂时,应当按照药品 GMP、药品 GSP 的要求建立客户档案,核实并留存购销方资质证明复印件、采购人员(销售人员)法人委托书和身份证明复印件、核实记录等;指定专人负责采购(销售)、出(入)库验收、签订买卖合同等。应当严格执行出库复核制度,认真核对实物与销售出库单是否相符,并确保药品送达购买方药品经营许可证所载明的仓库地址、药品零售企业注册地址,或者医疗机构的药库。

禁止使用现金进行含特殊药品复方制剂交易。

药品零售企业销售含麻黄碱类复方制剂,应当查验购买者的身份证,并对其姓名和身份证号码予以登记。除处方药按处方剂量销售外,一次销售不得超过 2 个最小包装。

药品零售企业不得开架销售含特殊药品复方制剂,应当设置专柜由专人管理、专册登记,登记内容包括药品名称、规格、销售数量、生产企业、生产批号、购买人姓名、身份证号码。

4. 加强对处方管理 在药品零售环节,上述药品列入必须凭处方销售的处方药管理。单位剂量麻黄碱类药物含量大于 30 mg(不含 30 mg)的含麻黄碱类复方制剂,列入必须凭处方销售的处方药管理。医疗机构应当严格按照《处方管理办法》开具处方。药品零售企业必须凭执业医师开具的处方销售上述药品。

5. 加强监督管理 各级药品监管部门应充分认清当前药物滥用和禁毒的严峻形势,加强领导,明确分工,密切协作,做到药品生产监管和经营监管的无缝衔接。要采取有效措施,加大对含特殊药品复方制剂生产、经营企业的监督检查力度,重点对含特殊药品复方制剂购销中销售、采购、验收入库工作是否指定专人负责,资质的审核及证明材料留存、销售票据管理是否规范,药品销售流向、结算资金流向是否真实,药品进货验收是否符合规定等进行核查。要加大监督检查力度,督促企业严格供货方或销售方资格审查,规范购销渠道和票据管理,认真执行出入库复核、查验制度,以及禁止现金交易等规定,防止药品流入非法渠道;要加强对零售药店处方药与非处方药分类管理的监督和指导,防止药品被套购和滥用。

6. 加强对违反规定的处罚 各级食品药品监督管理部门对监督检查中发现的违法违规行为必须严肃查处。药品生产、经营企业违反药品 GMP、GSP 有关规定销售含特殊药品复方制剂的,按照《药品管理法》严肃查处,对药品生产企业还应责令整改,整改期间收回药品 GMP 证书;对直接导致含特殊药品复方制剂流入非法渠道的药品生产、药品批发企业,按照《药品管理法》情节严重处理,吊销药品生产许可证或药品经营许可证。对涉嫌触犯刑律的,要及时移送公安机关处理。国务院药品监督管理部门将适时在全国范围内通报药品生产、经营企业的违法违规行为。

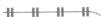

三、药品类易制毒化学品的管理

（一）易制毒化学品的概念

易制毒化学品是指国家规定管制的可用于非法制造毒品的原料、配剂等化学物品,包括用以制造毒品的原料前体、试剂、溶剂及稀释剂、添加剂等。易制毒化学品本身并不是毒品。但其具有双重性,易制毒化学品既是一般医药、化工业原料,又是生产、制造或合成毒品必不可少的化学品。国家对这些化学品的生产、运输、销售等制定了相应的管理办法,实行了较为严格的管制。

（二）药品类易制毒化学品的品种

根据《易制毒化学品管理条例》的规定,易制毒化学品分为三类,第一类是可以用于制毒的主要原料,第二类、第三类是可以用于制毒的化学配剂。《药品类易制毒化学品管理办法》明确,药品类易制毒化学品包括麦角酸、麦角胺、麦角新碱、麻黄素、伪麻黄素、消旋麻黄素、去甲麻黄素、甲基麻黄素、麻黄浸膏、麻黄浸膏粉等麻黄素类物质。

（三）药品类易制毒化学品的管理主体

国务院药品监督管理部门主管全国药品类易制毒化学品生产、经营、购买等方面的监督管理工作。县级以上地方药品监督管理部门负责本行政区域内的药品类易制毒化学品生产、经营、购买等方面的监督管理工作。

（四）药品类易制毒化学品的生产许可

生产、经营药品类易制毒化学品,应当依照规定取得药品类易制毒化学品生产、经营许可。生产药品类易制毒化学品中属于药品的品种,还应当依照《药品管理法》和相关规定取得药品批准文号。

药品生产企业申请生产药品类易制毒化学品,应当符合规定的条件,向所在地省、自治区、直辖市药品监督管理部门提出申请。省、自治区、直辖市药品监督管理部门应当在收到申请之日起5日内,对申报资料进行形式审查,决定是否受理。受理的,在30日内完成现场检查,将检查结果连同企业申报资料报送国务院药品监督管理部门。国务院药品监督管理部门应当在30日内完成实质性审查,对符合规定的,发给药品类易制毒化学品生产许可批件(以下简称生产许可批件),注明许可生产的药品类易制毒化学品名称;不予许可的,应当书面说明理由。

药品生产企业收到生产许可批件后,应当向所在地省、自治区、直辖市药品监督管理部门提出变更药品生产许可证生产范围的申请。省、自治区、直辖市药品监督管理部门应当根据生产许可批件,在药品生产许可证正本的生产范围中标注"药品类易制毒化学品";在副本的生产范围中标注"药品类易制毒化学品"后,括弧内标注药品类易制毒化学品名称。

药品类易制毒化学品生产企业申请换发药品生产许可证的,省、自治区、直辖市药品监督管理部门除按照《药品生产监督管理办法》审查外,还应当对企业的药品类易制毒化学品生产条件和安全管理情况进行审查。对符合规定的,在换发的药品生产许可证中继续标注药品类易制毒化学品生产范围和品种名称;对不符合规定的,报国务院药品监督管理部门。收到省、自治区、直辖市药品监督管理部门报告后,对不符合规定的企业注销其生产许可批件,并通知企业所在地省、自治区、直辖市药品监督管理部门注销该企业药品生产许可证中的药品类易制毒化学品生产范围。

药品类易制毒化学品生产企业不再生产药品类易制毒化学品的,应当在停止生产经营后3个月内办理注销相关许可手续。药品类易制毒化学品生产企业连续1年未生产的,应当书面报告所在地省、自治区、直辖市药品监督管理部门;需要恢复生产的,应当经所在地省、自治区、直辖市药品监督管理部门对企业的生产条件和安全管理情况进行现场检查。

药品类易制毒化学品生产企业变更生产地址、品种范围的，应当重新申办生产许可批件。药品类易制毒化学品生产企业变更企业名称、法定代表人的，由所在地省、自治区、直辖市药品监督管理部门办理药品生产许可证变更手续，报国务院药品监督管理部门备案。

药品类易制毒化学品以及含有药品类易制毒化学品的制剂不得委托生产。药品生产企业不得接受境外厂商委托加工药品类易制毒化学品以及含有药品类易制毒化学品的产品；特殊情况需要委托加工的，须经国务院药品监督管理部门批准。

（五）药品类易制毒化学品的经营许可

药品类易制毒化学品的经营许可，国务院药品监督管理部门委托省、自治区、直辖市药品监督管理部门办理。药品类易制毒化学品单方制剂和小包装麻黄素，纳入麻醉药品销售渠道经营，仅能由麻醉药品全国性批发企业和区域性批发企业经销，不得零售。未实行药品批准文号管理的品种，纳入药品类易制毒化学品原料药渠道经营。

药品经营企业申请经营药品类易制毒化学品原料药，应当符合规定的条件，向所在地省、自治区、直辖市药品监督管理部门提出申请，省、自治区、直辖市药品监督管理部门应当在收到申请之日起 5 日内，对申报资料进行形式审查，决定是否受理。受理的，在 30 日内完成现场检查和实质性审查，对符合规定的，在药品经营许可证经营范围中标注"药品类易制毒化学品"，并报国务院药品监督管理部门备案；不予许可的，应当书面说明理由。

（六）药品类易制毒化学品的购买许可

国家对药品类易制毒化学品实行购买许可制度。购买药品类易制毒化学品的，应当办理药品类易制毒化学品购用证明（以下简称购用证明），但符合以下情形之一的，豁免办理购用证明：①医疗机构凭麻醉药品、第一类精神药品购用印鉴卡购买药品类易制毒化学品单方制剂和小包装麻黄素的；②麻醉药品全国性批发企业、区域性批发企业持麻醉药品调拨单购买小包装麻黄素以及单次购买麻黄素片剂 6 万片以下、注射剂 1.5 万支以下的；③按规定购买药品类易制毒化学品标准品、对照品的；④药品类易制毒化学品生产企业凭药品类易制毒化学品出口许可自营出口药品类易制毒化学品的。

购用证明由国务院药品监督管理部门统一印制，有效期为 3 个月。购用证明申请范围：①经批准使用药品类易制毒化学品用于药品生产的药品生产企业；②使用药品类易制毒化学品的教学、科研单位；③具有药品类易制毒化学品经营资格的药品经营企业；④取得药品类易制毒化学品出口许可的外贸出口企业；⑤经农业部会同国务院药品监督管理部门下达兽用盐酸麻黄素注射液生产计划的兽药生产企业。

（七）药品类易制毒化学品的购销管理

药品类易制毒化学品生产企业应当将药品类易制毒化学品原料药销售给取得购用证明的药品生产企业、药品经营企业和外贸出口企业。药品类易制毒化学品经营企业应当将药品类易制毒化学品原料药销售给本省、自治区、直辖市行政区域内取得购用证明的单位。药品类易制毒化学品经营企业之间不得购销药品类易制毒化学品原料药。教学科研单位只能凭购用证明从麻醉药品全国性批发企业、区域性批发企业和药品类易制毒化学品经营企业购买药品类易制毒化学品。

药品类易制毒化学品生产企业应当将药品类易制毒化学品单方制剂和小包装麻黄素销售给麻醉药品全国性批发企业。麻醉药品全国性批发企业、区域性批发企业应当按照规定的渠道销售药品类易制毒化学品单方制剂和小包装麻黄素。麻醉药品区域性批发企业之间不得购销药品类易制毒化学品单方制剂和小包装麻黄素。麻醉药品区域性批发企业之间因医疗急需等特殊情况需要调剂药品类易制毒化学品单方制剂的，应当在调剂后 2 日内将调剂情况分别报所在地省、自治区、直辖市药品监督管理部门备案。药品类易制毒化学品禁止使用现金或者实物进行交易。

药品类易制毒化学品生产企业、经营企业销售药品类易制毒化学品，应当逐一建立购买方档案。药品类易制毒化学品生产企业、经营企业销售药品类易制毒化学品时，应当核查采购人员身份证明和相关购买许可证明，无误后方可销售，并保存核查记录。发货应当严格执行出库复核制度，认真核对实物与药品销售出库单是否相符，并确保将药品类易制毒化学品送达购买方药品生产许可证或者药品经营许可证所载明的地址，或者医疗机构的药库。在核查、发货、送货过程中发现可疑情况的，应当立即停止销售，并向所在地药品监督管理部门和公安机关报告。

除药品类易制毒化学品经营企业外，购用单位应当按照购用证明载明的用途使用药品类易制毒化学品，不得转售；外贸出口企业购买的药品类易制毒化学品不得内销。购用单位需要将药品类易制毒化学品退回原供货单位的，应当分别报其所在地和原供货单位所在地省、自治区、直辖市药品监督管理部门备案。原供货单位收到退货后，应当分别向其所在地和原购用单位所在地省、自治区、直辖市药品监督管理部门报告。

（八）药品类易制毒化学品的安全管理

药品类易制毒化学品生产企业、经营企业、使用药品类易制毒化学品的药品生产企业和教学科研单位，应当配备保障药品类易制毒化学品安全管理的设施，建立层层落实责任制的药品类易制毒化学品管理制度。

药品类易制毒化学品生产企业、经营企业和使用药品类易制毒化学品的药品生产企业，应当设置专库或者在药品仓库中设立独立的专库（柜）储存药品类易制毒化学品。麻醉药品全国性批发企业、区域性批发企业可在其麻醉药品和第一类精神药品专库中设专区存放药品类易制毒化学品。教学科研单位应当设立专柜储存药品类易制毒化学品。专库应当设有防盗设施，专柜应当使用保险柜；专库和专柜应当实行双人双锁管理。药品类易制毒化学品生产企业、经营企业和使用药品类易制毒化学品的药品生产企业，其关键生产岗位、储存场所应当设置电视监控设施，安装报警装置并与公安机关联网。

药品类易制毒化学品生产企业、经营企业和使用药品类易制毒化学品的药品生产企业，应当建立药品类易制毒化学品专用账册。专用账册保存期限应当自药品类易制毒化学品有效期期满之日起不少于2年。药品类易制毒化学品生产企业自营出口药品类易制毒化学品的，必须在专用账册中载明，并留存出口许可及相应证明材料备查。药品类易制毒化学品入库应当双人验收，出库应当双人复核，做到账物相符。

发生药品类易制毒化学品被盗、被抢、丢失或者其他流入非法渠道情形的，案发单位应当立即报告当地公安机关和县级以上地方药品监督管理部门。接到报案的药品监督管理部门应当逐级上报，并配合公安机关查处。

四、疫苗的管理

（一）疫苗的概念和品种

为规范疫苗的流通、预防接种及其监督管理，预防、控制传染病的发生、流行，保障人体健康和公共卫生，《疫苗流通和预防接种管理条例》于2005年3月24日公布，并于2016年4月23日修订。

疫苗是指为了预防、控制传染病的发生、流行，用于人体预防接种的疫苗类预防性生物制品。疫苗分为两类。第一类疫苗，是指政府免费向公民提供、公民应当依照政府的规定受种的疫苗，包括国家免疫规划确定的疫苗，省、自治区、直辖市人民政府在执行国家免疫规划时增加的疫苗,以及县级以上人民政府或者其卫生主管部门组织的应急接种或者群体性预防接种所使用的疫苗;第二类疫苗,是指由公民自费并且自愿受种的其他疫苗。

（二）疫苗的管理措施

1. 疫苗的监管主体　国务院卫生主管部门负责全国预防接种的监督管理工作,县级以上地方人民政府卫生主管部门负责本行政区域内预防接种的监督管理工作。

国务院药品监督管理部门负责全国疫苗的质量和流通的监督管理工作,省、自治区、直辖市人民政府药品监督管理部门负责本行政区域内疫苗的质量和流通的监督管理工作。

2. 疫苗的流通管理　采购疫苗,应当通过省级公共资源交易平台进行。

省级疾病预防控制机构应当根据国家免疫规划和本地区预防、控制传染病的发生、流行的需要,制定本地区第一类疫苗的使用计划（以下简称使用计划）,并向依照国家有关规定负责采购第一类疫苗的部门报告,同时报同级人民政府卫生主管部门备案。使用计划应当包括疫苗的品种、数量、供应渠道与供应方式等内容。依照国家有关规定负责采购第一类疫苗的部门应当依法与疫苗生产企业签订政府采购合同,约定疫苗的品种、数量、价格等内容。疫苗生产企业应当按照政府采购合同的约定,向省级疾病预防控制机构或者其指定的其他疾病预防控制机构供应第一类疫苗,不得向其他单位或者个人供应。疫苗生产企业应当在其供应的纳入国家免疫规划疫苗的最小外包装的显著位置,标明"免费"字样以及国务院卫生主管部门规定的"免疫规划"专用标识。省级疾病预防控制机构应当做好分发第一类疫苗的组织工作,并按照使用计划将第一类疫苗组织分发到设区的市级疾病预防控制机构或者县级疾病预防控制机构。县级疾病预防控制机构应当按照使用计划将第一类疫苗分发到接种单位和乡级医疗卫生机构。乡级医疗卫生机构应当将第一类疫苗分发到承担预防接种工作的村医疗卫生机构。医疗卫生机构不得向其他单位或者个人分发第一类疫苗;分发第一类疫苗,不得收取任何费用。

第二类疫苗由省级疾病预防控制机构组织在省级公共资源交易平台集中采购,由县级疾病预防控制机构向疫苗生产企业采购后供应给本行政区域的接种单位。疫苗生产企业应当直接向县级疾病预防控制机构配送第二类疫苗,或者委托具备冷链储存、运输条件的企业配送。接受委托配送第二类疫苗的企业不得委托配送。县级疾病预防控制机构向接种单位供应第二类疫苗可以收取疫苗费用以及储存、运输费用。疫苗费用按照采购价格收取,储存、运输费用按照省、自治区、直辖市的规定收取。收费情况应当向社会公开。疫苗生产企业在销售疫苗时,应当提供由药品检验机构依法签发的生物制品每批检验合格或者审核批准证明复印件,并加盖企业印章;销售进口疫苗的,还应当提供进口药品通关单复印件,并加盖企业印章。

疾病预防控制机构、接种单位在接收或者购进疫苗时,应当向疫苗生产企业索取前款规定的证明文件,并保存至超过疫苗有效期2年备查。疫苗生产企业应当依照《药品管理法》和国务院药品监督管理部门的规定,建立真实、完整的销售记录,并保存至超过疫苗有效期2年备查。疾病预防控制机构应当依照国务院卫生主管部门的规定,建立真实、完整的购进、储存、分发、供应记录,并保存至超过疫苗有效期2年备查。

第五节　特殊药品管理相关法律责任

一、麻醉药品、精神药品相关的法律责任

（一）药品监督管理部门、卫生主管部门违反条例应当承担的法律责任

药品监督管理部门、卫生主管部门违反规定,有下列情形之一的,由其上级行政机关或者

NOTE

监察机关责令改正;情节严重的,对直接负责的主管人员和其他直接责任人员依法给予行政处分;构成犯罪的,依法追究刑事责任。

(1)对不符合条件的申请人准予行政许可或者超越法定职权做出准予行政许可决定的。

(2)未到场监督销毁过期、损坏的麻醉药品和精神药品的。

(3)未依法履行监督检查职责,应当发现而未发现违法行为、发现违法行为不及时查处,或者未依照本条例规定的程序实施监督检查的。

(4)违反规定的其他失职、渎职行为。

(二)麻醉药品药用原植物种植企业违反规定应当承担的法律责任

麻醉药品药用原植物种植企业违反规定,有下列情形之一的,由药品监督管理部门责令限期改正,给予警告;逾期不改正的,处5万元以上10万元以下的罚款;情节严重的,取消其种植资格。

(1)未依照麻醉药品药用原植物年度种植计划进行种植的。

(2)未依照规定报告种植情况的。

(3)未依照规定储存麻醉药品的。

(三)定点生产企业违反规定应当承担的法律责任

定点生产企业违反规定,有下列情形之一的,由药品监督管理部门责令限期改正,给予警告,并没收违法所得和违法销售的药品;逾期不改正的,责令停产,并处5万元以上10万元以下的罚款;情节严重的,取消其定点生产资格。

(1)未按照麻醉药品和精神药品年度生产计划安排生产的。

(2)未依照规定向药品监督管理部门报告生产情况的。

(3)未依照规定储存麻醉药品和精神药品,或者未依照规定建立、保存专用账册的。

(4)未依照规定销售麻醉药品和精神药品的。

(5)未依照规定销毁麻醉药品和精神药品的。

(四)定点批发企业违反规定应当承担的法律责任

定点批发企业违反规定销售麻醉药品和精神药品,或者违反规定经营麻醉药品原料药和第一类精神药品原料药的,由药品监督管理部门责令限期改正,给予警告,并没收违法所得和违法销售的药品;逾期不改正的,责令停业,并处违法销售药品货值金额2倍以上5倍以下的罚款;情节严重的,取消其定点批发资格。

定点批发企业违反规定,有下列情形之一的,由药品监督管理部门责令限期改正,给予警告;逾期不改正的,责令停业,并处2万元以上5万元以下的罚款;情节严重的,取消其定点批发资格。

(1)未依照规定购进麻醉药品和第一类精神药品的。

(2)未保证供药责任区域内的麻醉药品和第一类精神药品的供应的。

(3)未对医疗机构履行送货义务的。

(4)未依照规定报告麻醉药品和精神药品的进货、销售、库存数量以及流向的。

(5)未依照规定储存麻醉药品和精神药品,或者未依照规定建立、保存专用账册的。

(6)未依照规定销毁麻醉药品和精神药品的。

(7)区域性批发企业之间违反规定调剂麻醉药品和第一类精神药品,或者因特殊情况调剂麻醉药品和第一类精神药品后未依照规定备案的。

(五)第二类精神药品零售企业违反规定应当承担的法律责任

第二类精神药品零售企业违反规定储存、销售或者销毁第二类精神药品的,由药品监督管理部门责令限期改正,给予警告,并没收违法所得和违法销售的药品;逾期不改正的,责令停业,并处 5000 元以上 2 万元以下的罚款;情节严重的,取消其第二类精神药品零售资格。

(六)取得印鉴卡的医疗机构违反规定应当承担的法律责任

取得印鉴卡的医疗机构违反规定,有下列情形之一的,由设区的市级人民政府卫生主管部门责令限期改正,给予警告;逾期不改正的,处 5000 元以上 1 万元以下的罚款;情节严重的,吊销其印鉴卡;对直接负责的主管人员和其他直接责任人员,依法给予降级、撤职、开除的处分。

(1)未依照规定购买、储存麻醉药品和第一类精神药品的。

(2)未依照规定保存麻醉药品和精神药品专用处方,或者未依照规定进行处方专册登记的。

(3)未依照规定报告麻醉药品和精神药品的进货、库存、使用数量的。

(4)紧急借用麻醉药品和第一类精神药品后未备案的。

(5)未依照规定销毁麻醉药品和精神药品的。

(七)处方开具人、调配人、核对人违反规定应当承担的法律责任

具有麻醉药品和第一类精神药品处方资格的执业医师,违反规定开具麻醉药品和第一类精神药品处方,或者未按照临床应用指导原则的要求使用麻醉药品和第一类精神药品的,由其所在医疗机构取消其麻醉药品和第一类精神药品处方资格;造成严重后果的,由原发证部门吊销其执业证书。执业医师未按照临床应用指导原则的要求使用第二类精神药品或者未使用专用处方开具第二类精神药品,造成严重后果的,由原发证部门吊销其执业证书。

未取得麻醉药品和第一类精神药品处方资格的执业医师擅自开具麻醉药品和第一类精神药品处方,由县级以上人民政府卫生主管部门给予警告,暂停其执业活动;造成严重后果的,吊销其执业证书;构成犯罪的,依法追究刑事责任。

处方的调配人、核对人违反条例的规定未对麻醉药品和第一类精神药品处方进行核对,造成严重后果的,由原发证部门吊销其执业证书。

(八)违反规定运输、邮寄麻醉药品和精神药品应当承担的法律责任

违反规定运输麻醉药品和精神药品的,由药品监督管理部门和运输管理部门依照各自职责,责令改正,给予警告,处 2 万元以上 5 万元以下的罚款。收寄麻醉药品、精神药品的邮政营业机构未依照规定办理邮寄手续的,由邮政主管部门责令改正,给予警告;造成麻醉药品、精神药品邮件丢失的,依照邮政法律、行政法规的规定处理。

(九)采用不正当手段取得实验研究、生产、经营、使用资格应当承担的法律责任

提供虚假材料、隐瞒有关情况,或者采取其他欺骗手段取得麻醉药品和精神药品的实验研究、生产、经营、使用资格的,由原审批部门撤销其已取得的资格,5 年内不得提出有关麻醉药品和精神药品的申请;情节严重的,处 1 万元以上 3 万元以下的罚款,有药品生产许可证、药品经营许可证、医疗机构执业许可证的,依法吊销其许可证明文件。

(十)药品研究单位实验研究过程违反规定应当承担的法律责任

药品研究单位在普通药品的实验研究和研制过程中,产生规定管制的麻醉药品和精神药品,未依照规定报告的,由药品监督管理部门责令改正,给予警告,没收违法药品;拒不改正的,责令停止实验研究和研制活动。

(十一)以健康人为受试对象应当承担的法律责任

药物临床试验机构以健康人为麻醉药品和第一类精神药品临床试验的受试对象的,由药品监督管理部门责令停止违法行为,给予警告;情节严重的,取消其药物临床试验机构的资格;构成犯罪的,依法追究刑事责任。对受试对象造成损害的,药物临床试验机构依法承担治疗和赔偿责任。

（十二）生产、销售假劣麻醉药品和精神药品应当承担的法律责任

定点生产企业、定点批发企业和第二类精神药品零售企业生产、销售假劣麻醉药品和精神药品的，由药品监督管理部门取消其定点生产资格、定点批发资格或者第二类精神药品零售资格，并依照《药品管理法》的有关规定予以处罚。

（十三）使用现金交易应当承担的法律责任

定点生产企业、定点批发企业和其他单位使用现金进行麻醉药品和精神药品交易的，由药品监督管理部门责令改正，给予警告，没收违法交易的药品，并处 5 万元以上 10 万元以下的罚款。

（十四）被盗、被抢、丢失案件的单位应当承担的法律责任

发生麻醉药品和精神药品被盗、被抢、丢失案件的单位，违反规定未采取必要的控制措施或者未依照规定报告的，由药品监督管理部门和卫生主管部门依照各自职责，责令改正，给予警告；情节严重的，处 5000 元以上 1 万元以下的罚款；有上级主管部门的，由其上级主管部门对直接负责的主管人员和其他直接责任人员，依法给予降级、撤职的处分。

（十五）倒卖、转让、出租、出借、涂改许可证明文件应当承担的法律责任

依法取得麻醉药品药用原植物种植或者麻醉药品和精神药品实验研究、生产、经营、使用、运输等资格的单位，倒卖、转让、出租、出借、涂改其麻醉药品和精神药品许可证明文件的，由原审批部门吊销相应许可证明文件，没收违法所得；情节严重的，处违法所得 2 倍以上 5 倍以下的罚款；没有违法所得的，处 2 万元以上 5 万元以下的罚款；构成犯罪的，依法追究刑事责任。

（十六）致使麻醉药品和精神药品流入非法渠道应当承担的法律责任

违反规定致使麻醉药品和精神药品流入非法渠道造成危害，构成犯罪的，依法追究刑事责任；尚不构成犯罪的，由县级以上公安机关处 5 万元以上 10 万元以下的罚款；有违法所得的，没收违法所得；情节严重的，处违法所得 2 倍以上 5 倍以下的罚款；由原发证部门吊销其药品生产、经营和使用许可证明文件。

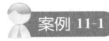 **案例 11-1**

非法制毒案例

2006 年 9 月，毕业于一著名大学的化学工程师黎某与有着多年制药经验的制药工程师谭某，因伙同另外 5 名被告人共同制造大量毒品摇头丸，在某省人民法院接受法庭审理。

据检察机关指控，该案件涉及摇头丸粉末 1300 kg、摇头丸片剂 240 万粒。

经审判，黎某被判处死刑，缓期 2 年执行。

问题：

(1) 黎某与谭某的行为违反了哪些法律法规？

(2) 你认为他们应该承担何种法律责任？理由何在？

(3) 该案例给你什么启示？

二、易制毒化学品相关的法律责任

《药品类易制毒化学品管理办法》对药品类易制毒化学品生产企业、经营企业、使用单位以及药品监督管理部门工作人员的违法行为规定了明确的法律责任，县级以上地方药品监督管理部门负责本行政区域内药品类易制毒化学品生产企业、经营企业、使用药品类易制毒化学品的药品生产企业和教学科研单位的监督检查。药品监督管理部门应当建立对本行政区域内相关企业的监督检查制度和监督检查档案。监督检查至少应当包括药品类易制毒化学品的安全

案例答案

 NOTE

管理状况、销售流向、使用情况等内容;对企业的监督检查档案应当全面翔实,应当有现场检查等情况的记录。每次检查后应当将检查结果以书面形式告知被检查单位;需要整改的应当提出整改内容及整改期限,并实施跟踪检查。药品监督管理部门对药品类易制毒化学品的生产、经营、购买活动进行监督检查时,可以依法查看现场、查阅和复制有关资料、记录有关情况、扣押相关的证据材料和违法物品;必要时,可以临时查封有关场所。被检查单位及其工作人员应当配合药品监督管理部门的监督检查,如实提供有关情况和材料、物品,不得拒绝或者隐匿。药品监督管理部门应当将药品类易制毒化学品许可、依法吊销或者注销许可的情况及时通报有关公安机关和工商行政管理部门。药品监督管理部门收到工商行政管理部门关于药品类易制毒化学品生产企业、经营企业吊销营业执照或者注销登记的情况通报后,应当及时注销相应的药品类易制毒化学品许可。

药品类易制毒化学品生产企业、经营企业应当于每月 10 日前,向所在地县级药品监督管理部门、公安机关及中国麻醉药品协会报送上月药品类易制毒化学品生产、经营和库存情况;每年 3 月 31 日前向所在地县级药品监督管理部门、公安机关及中国麻醉药品协会报送上年度药品类易制毒化学品生产、经营和库存情况。药品监督管理部门应当将汇总情况及时报告上一级药品监督管理部门。药品类易制毒化学品生产企业、经营企业应当按照药品监督管理部门制定的药品电子监管实施要求,及时联入药品电子监管网,并通过网络报送药品类易制毒化学品生产、经营和库存情况。药品类易制毒化学品生产企业、经营企业、使用药品类易制毒化学品的药品生产企业和教学科研单位,对过期、损坏的药品类易制毒化学品应当登记造册,并向所在地县级以上地方药品监督管理部门申请销毁。药品监督管理部门应当自接到申请之日起 5 日内到现场监督销毁(表 11-5)。

表 11-5 《药品类易制毒化学品管理办法》中法律责任主要内容

违法主体	违法行为	法律责任
药品类易制毒化学品生产企业、经营企业、使用药品类易制毒化学品的药品生产企业、教学科研单位	未按规定执行安全管理制度	给予警告,责令限期改正,处 1 万元以上 5 万元以下的罚款;对违反规定生产、经营、购买的易制毒化学品可以予以没收;逾期不改正的,责令限期停产停业整顿;逾期整顿不合格的,吊销相应的许可证
药品类易制毒化学品生产企业	自营出口药品类易制毒化学品,未按规定在专用账册中载明或者未按规定留存出口许可、相应证明材料备查	
药品类易制毒化学品生产企业	连续停产 1 年以上未按规定报告,或者未经所在地省、自治区、直辖市药品监督管理部门现场检查即恢复生产	给予警告,责令限期改正,可以并处 1 万元以上 3 万元以下的罚款
药品类易制毒化学品生产企业、经营企业	未按规定渠道购销药品类易制毒化学品	
麻醉药品区域性批发企业	因特殊情况调剂药品类易制毒化学品后未按规定备案	
药品类易制毒化学品购用单位、供货单位	药品类易制毒化学品发生退货,未按规定备案、报告	

续表

违 法 主 体	违 法 行 为	法 律 责 任
药品类易制毒化学品生产企业、经营企业、使用药品类易制毒化学品的药品生产企业和教学科研单位	拒不接受药品监督管理部门监督检查	责令改正,对直接负责的主管人员以及其他直接责任人员给予警告;情节严重的,对单位处1万元以上5万元以下的罚款,对直接负责的主管人员以及其他直接责任人员处1000元以上5000元以下的罚款;有违反治安管理行为的,依法给予治安管理处罚;构成犯罪的,依法追究刑事责任
被公安机关、工商行政管理部门做出行政处罚决定的单位	—	药品监督管理部门自该行政处罚决定做出之日起3年内不予受理其药品类易制毒化学品生产、经营、购买许可的申请
药品监督管理部门工作人员	应当许可而不许可、不应当许可而滥许可,以及有其他滥用职权、玩忽职守、徇私舞弊的行为	依法给予行政处分;构成犯罪的,依法追究刑事责任

三、疫苗的监督管理

药品监督管理部门依照《药品管理法》及其实施条例的有关规定,对疫苗在储存、运输、供应、销售、分发和使用等环节中的质量进行监督检查,并将检查结果及时向同级卫生主管部门通报。

药品监督管理部门在监督检查中,对有证据证明可能危害人体健康的疫苗及其有关材料可以采取查封、扣押的措施,并在7日内做出处理决定;疫苗需要检验的,应当自检验报告书发出之日起15日内做出处理决定。

疾病预防控制机构、接种单位、疫苗生产企业、疫苗批发企业发现假劣或者质量可疑的疫苗,应当立即停止接种、分发、供应、销售,并立即向所在地的县级人民政府卫生主管部门和药品监督管理部门报告,不得自行处理。接到报告的卫生主管部门应当立即组织疾病预防控制机构和接种单位采取必要的应急处置措施,同时向上级卫生主管部门报告;接到报告的药品监督管理部门应当对假劣或者质量可疑的疫苗依法采取查封、扣押等措施。

本章小结

内　　容	学 习 要 点
概述	特殊管理药品及这些药品的危害

续表

内　容	学习要点
监管	麻醉药品,精神药品,种植、实验研究和生产、经营、使用、运输等的监督管理
毒性、放射性药品	定义、品种、生产、经营、使用、进出口管理
其他	兴奋剂种类;含特殊药品复方制剂管理;药品类易制毒化学品;疫苗

目标检测

1. 简述特殊管理药品及其特殊性。

2. 简述麻醉药品和精神药品的分类。

3. 简述麻醉药品和精神药品的实验研究、生产、经营、使用、储存、运输等活动以及监督管理的规定。

4. 简述国家对麻醉药品和精神药品实行的定点生产、定点经营制度。

5. 简述医疗机构使用麻醉药品和精神药品的管理规定。

6. 医疗用毒性药品的品种有哪些?

7. 疫苗的定义与分类是什么?

目标检测
参考答案

在线答题

参 考 文 献

[1] 杨世民.药事管理学[M].2 版.北京:中国医药科技出版社,2006.

[2] 孟锐.药事管理学[M].北京:科学出版社,2007.

[3] 吴蓬.药事管理学[M].2 版.北京:人民卫生出版社,1993.

[4] 蒋学华.临床药学导论[M].北京:人民卫生出版社,2007.

[5] 李怀祖.管理研究方法论[M].西安:西安交通大学出版社,2004.

[6] 田侃.中国药事法[M].南京:东南大学出版社,2004.

[7] 费晓江.麻醉药品、第一类精神药品的使用和管理中存在的问题与建议[J].中国卫生产业,2015,12(36):178-180.

[8] 吴莉.病区麻醉药品精神药品管理中存在的问题及对策[J].海峡药学,2015,25(7):238-239.

(张文平)

NOTE

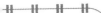

第十二章 中药管理

学习目标

1. 掌握：中药、中药材、饮片及中成药概念，野生资源保护及中药品种保护。
2. 熟悉：中药的进出口监督，药材 GAP 相关管理规定。
3. 了解：中药产业发展，中药现代化发展战略。

　　本章将介绍中药相关概念，中药产业发展概况，国家对中药现代化的相关战略，中药管理方面的相关法律规定、制度，包括中药材种植，饮片生产、调剂，中药品种保护及进出口监管等。

 案例导入

绿豆治百病

　　张某某，被人称为教授、神医，京城最贵中医。他称自己的食疗方法治愈了糖尿病、高血压、心脏病甚至红斑狼疮等疑难杂症。这样一个伪养生食疗专家，从一名纺织厂下岗工人，到大红大紫的中医"大师"，张某某经历了 13 年。1997 年张某某下岗后卖过小商品、安利产品、钙片。在销售钙片时，张某某即以"中医养生专家"和"高级营养师"自居，还学过看手相治病。2007 年，张某某以"专家"形象出现在社区进行"普及中医知识、治未病"的讲座，开启了"食疗第一人"之路，也开始了被包装之路。包装公司找权威出版社于 2009 年 11 月出版《把吃出来的病吃回去》，在高额广告投入下，两大售书网站在首页重点推荐此书，并加大宣传力度，所有书店均占销量头名。书中宣扬的"绿豆治百病大法"引发市场绿豆涨价。2010 年初，某电视台栏目邀请张某某上节目。2010 年 2 月至 4 月三上某卫视节目。他言辞诙谐幽默，养生观点"标新立异"，引来无数观众追捧。到两家电视台"触电"，给张某某带来大量粉丝，许多观众看了电视后去买张某某的书和光盘，并按照其中的方子开始食疗。"最好的医生是自己，最好的医院是厨房，最好的药物是饮食"，张某某在电视节目中的结束语，已被无数观众传诵。张某某做一个讲座，出场费 20 万元。他的某某堂没行医资格却收高额挂号费，15 min 看一个患者，收费 2000 元；还有收费 1 万元一个月的培训机构康复营。2010 年 5 月 26 日中午，工商分局执法大队和卫生局卫生监督所联合就"某某堂"是否存在虚假宣传、超范围经营等问题开始介入调查。有学者认为，2010 年的张某某事件其实就是一起突发公共卫生事件。

　　问题：

　　(1) 该案例说明祖国传统医学是民族瑰宝，从古至今不乏旁门左道之人加以利用，作为普通百姓如何对中医药的真伪优劣进行甄别，如何保护好、挖掘好、利用好、传承好中医药？相关部门又应该做些什么？

　　(2) 张某某及相关推手机构有哪些违法行为？应该被追究什么法律责任？谈一谈你的看法。

　　(3) 中医药在治未病及养生保健方面的宣传渠道、发布途径、药品与食品的严格区别等方面尚存在哪些问题？结合此案例，谈一谈我国规范中医药养生保健的意义。

第一节 中药管理概述

《中华人民共和国宪法》规定："国家发展医疗卫生事业,发展现代医药和我国传统医药。"中药是传统药物的重要组成部分和杰出代表,中药的应用历史源远流长,在中华民族繁衍生息中做出了不可磨灭的贡献。中药理论是华夏民族在长期的医疗实践中积累起来的,是我国传统文化的重要组成部分。2017年十九大明确"坚持中西医并重,传承发展中医药事业",充分体现了以习近平同志为核心的党中央对发展中医药的高度重视。《中华人民共和国药品管理法》确立了国家发展现代药和传统药,充分发挥其在预防、医疗和保健中的作用的原则。2003年10月1日起施行的《中华人民共和国中医药条例》规定中药的研制、生产、经营、使用和监督管理依照《中华人民共和国药品管理法》执行。《中华人民共和国药品管理法》及《中华人民共和国药品管理法实施条例》涉及中药管理的具体内容详见本书第五章,关于中药管理流通环节的具体管理规定详见本书第八章。

一、中药概述

中药是在中医药理论指导下应用于临床预防和治疗疾病的药物。中药以草为本,又统称"本草"。因大多源于植物,又称"中草药"或"草药"。我国中药资源种类有12000多种,其中植物类中药占80%以上。中药不等同于天然药物,也不能简单理解为中医用药,其本质特征是在中医药理论指导下使用,一般用中医药特有的术语描述其药性及功效应用等。传统上中药分为药材、饮片和中成药三部分,又称中药三大商品支柱。

1. 中药材 中药材系指来源于植物、动物和矿物的药用部位经过初步产地加工后形成的原药材,简称"药材"。药材不能直接入药,必须炮制成饮片后才能调剂或制剂。

2. 道地中药材 道地中药材指经过中医临床长期应用优选出来的,产在特定地域,与其他地区所产同种中药材相比,品质和疗效更好,且质量稳定,是具有较高知名度的中药材。

3. 中药饮片 中药饮片系指药材经过炮制后可直接用于中医临床或制剂生产使用的处方药品,简称"饮片"。饮片既是供中医临床调剂的处方药,又是中成药生产的配方原料。《中国药典》规定的各饮片规格系指临床配方使用的饮片规格;制剂处方中的药味均指饮片,制剂使用的饮片规格,应符合相应品种实际工艺的要求。

除传统饮片概念以外,随着社会发展,出现了"中药破壁饮片""中药超微饮片(中药超微配方颗粒)"等所谓新型饮片。中药破壁饮片系指将符合《中国药典》要求并具有细胞结构的植物类中药饮片,经现代粉碎技术加工至 $D<45\ \mu m$(300目以上)的粉体,加水或不同浓度的乙醇黏合成型,制成30~100目的原饮片全成分的均匀干燥颗粒状饮片。它是在现代超微粉碎技术基础上开发出的一种新型中药饮片。广东省药品检验所于2010年10月发布《广东省中药破壁饮片质量标准研究规范》(试行)。中药超微饮片(中药超微配方颗粒)系指中药饮片(中药材或单味中药水提物)经超细粉碎后(一般粒度分布控制范围为1~73 μm),加工制备而成的供临床配方用的颗粒型单味中药。如《湖南省中药饮片炮制规范(2010年版)》收入180味中药超微饮片。上述中药破壁饮片、中药超微饮片等名称虽有饮片之名,实则和饮片相差甚远,学术界仍在争议,相关管理规定仅限于地方,尚无国家标准。

4. 中成药 中成药是在中医药理论指导下,以中药饮片为原料,按规定的处方和工艺成批生产的具有确切的疗效和可控的质量标准,可以直接供临床辨证使用的成方制剂,简称成药。其包括丸、散、膏、丹等传统剂型和胶囊剂、颗粒剂、片剂、气雾剂等现代剂型。《中医药法》第二十九条规定国家鼓励和支持中药新药的研制和生产。国家保护传统中药加工技术和工艺,支持传统剂型中成药的生产,鼓励运用现代科学技术研究开发传统中成药。国家鼓励医疗机构根据本医疗机构临床用药需要配制和使用中药制剂,支持应用传统工艺配制中药制剂,支持以中药制剂为基础研制中药新药。医疗机构配制中药制剂,应当依照《中华人民共和国药品管理法》的规定取得医疗机构制剂许可证,或者委托取得药品生产许可证的药品生产企业、取得医疗机构制剂许可证的其他医疗机构配制中药制剂。委托配制中药制剂,应当向委托方所在地省、自治区、直辖市人民政府药品监督管理部门备案。医疗机构对其配制的中药制剂的质量负责;委托配制中药制剂的,委托方和受托方对所配制的中药制剂的质量分别承担相应责任。医疗机构配制的中药制剂品种,应当依法取得制剂批准文号。但是,仅应用传统工艺配制的中药制剂品种,向医疗机构所在地省、自治区、直辖市人民政府药品监督管理部门备案后即可配制,不需要取得制剂批准文号。

5. 中药配方颗粒 中药配方颗粒是由单味中药饮片经水提、浓缩、干燥、制粒而成,在中医临床配方后,供患者冲服使用。中药配方颗粒是对传统中药饮片的补充。中药配方颗粒又称为"中药新饮片""单味中药精制饮片""单味中药浓缩颗粒""饮料型饮片""颗粒型饮片""饮片颗粒剂"等。为了便于医师、患者的理解,也有称"免煎饮片""免煎汤剂"等的。由于其使用方法、品种及数量与饮片相似,又是在饮片基础上改进与发展起来的,在 2001 年 4 月 8 日国家药监局召开的杭州论证会议上,将其正式命名为"中药配方颗粒",具体品种按中药饮片命名。中药配方颗粒应按"中药饮片名称＋配方颗粒"的方式命名,中药饮片名称应符合《中国药典》的命名规定,如姜半夏配方颗粒、法半夏配方颗粒、竹沥半夏配方颗粒等。

6. 古代经典名方 古代经典名方是指至今仍广泛应用、疗效确切、具有明显特色与优势的古代中医典籍所记载的方剂。2018 年 4 月 13 日国家中医药管理局会同国家药品监督管理局公布《古代经典名方目录(第一批)》100 个。

二、中药产业发展概况

党的十八大以来,我国对中医药的继承与发展高度重视,中医药学是中国古代科学的瑰宝,也是打开中华文明宝库的钥匙。这已经将中医药的发展提高到国家战略层面。

近年来,我国的中药材产业得到了迅速恢复和发展,在改进栽培技术、引种驯化野生药材、引进国外中药材以及规范化生产等方面都取得了重大进展。发展中药材生产已经成为调整农业结构、增加农民收入、发展地方经济的重要举措。《2017—2022 年中国中药材行业市场投资市场评估与投资策略分析报告》指出 2015 年我国中药材产量约为 363.8 万吨,消费量为350.6万吨。

2016 年中药饮片企业 1148 家,产值 1956.3 亿元,占 6.6% 且连续两年增速超过 12%;中成药企业 1629 家,产值 6697 亿元,占 22.6%;中药饮片、中成药总额共达 8653.409 亿元,约占42%。中药饮片单品种销售规模较大品种有甘草、黄芪、白芍、地黄、人参、当归、大黄、半夏、附子等上百种。2016 年中成药制剂中,单品种销售额超过 5 亿元的有六味地黄丸、安宫牛黄丸、六神丸、复方丹参滴丸/片、地奥心血康、血脂康胶囊、消渴丸、麝香保心丸、复方血栓通胶囊、双黄连口服液、护肝片、银杏叶片、脑心通、仙灵骨葆胶囊、参麦注射液、康艾注射液、血塞通注射液、注射用丹参多酚酸盐等百余种。中药饮片企业中 2016 年销售规模达 5 亿元以上的企业分布在广东、上海、北京、四川、浙江、安徽等地。

近年来随着中药在世界范围内的接受程度越来越高,中药类产品的出口一直稳中有升。2015 年我国中药材的出口额为 10.58 亿美元,占中药出口比重为 28%。植物提取物的出口额达 21.63 亿美元,占中药出口比重为 58%。中成药的出口额为 5.23 亿美元,占中药出口比重为 14%。中成药在中药产品中所占比重较小,且增长缓慢。2015 年,我国中药类商品出口稳居亚洲榜首位置,出口至 175 个国家以及地区,其中韩国、日本、马来西亚以及印度尼西亚占据

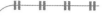

了主要目标市场。

三、中药现代化发展战略

近现代以来,传统中医药遇到前所未有的挑战和机遇。改革开放以来,我国中药产业持续发展,成为我国国民经济和社会发展中具有较强发展优势和广阔市场前景的战略性产业。国家于 1996 年启动了中药现代化发展战略,2002 年科技部、国家计委等八部委联合制定了《中药现代化发展纲要(2002 年至 2010 年)》,极大地推进了中药现代化的进程。国务院于 2016 年 2 月 22 日发布《中医药发展战略规划纲要(2016—2030 年)》,进一步为中药现代化指明方向。中医药是我国独特的卫生资源、潜力巨大的经济资源、具有原创优势的科技资源、优秀的文化资源和重要的生态资源,人民群众对中医药服务的需求越来越旺盛。在中药现代化进程中,要落实中医药与西医药的平等地位,充分遵循中医药自身发展规律,推进继承创新,提高中医药发展水平,完善符合中医药特点的管理体制和政策机制,拓展中医药服务领域,促进中西医结合,发挥中医药在促进卫生、经济、科技、文化和生态文明发展中的独特作用。全面提升中药产业发展水平,加强中药资源保护利用,推进中药材规范化种植养殖,促进中药工业转型升级,构建现代中药材流通体系。

《"十三五"国家科技创新规划》中,有关中医药科技创新方面,专门辟有"中医药现代化"的条款,明确提出了要加强中医原创理论创新及中医药的现代传承研究,加快中药材生态种植、中药复方精准用药等关键技术突破,开发一批中医药健康产品,提升中医药国际科技合作层次,加快中医药服务现代化和大健康产业发展。

第二节 中药管理相关法律法规

《中华人民共和国中医药法》(后简称为《中医药法》)由全国人民代表大会常务委员会于 2016 年 12 月 25 日发布,自 2017 年 7 月 1 日起正式实施,标志着我国中医药事业发展迈入法律保障的新时代。中共中央办公厅、国务院办公厅印发《关于深化审评审批制度改革鼓励药品医疗器械创新的意见》,明确支持中药传承和创新,建立完善符合中药特点的注册管理制度和技术评价体系。科技部正式启动国家重点研发计划"中医药现代化研究"重点专项,包括中药材生态种植技术研究及应用、高品质道地中药材规模化种植及精准扶贫示范研究等项目;科技部与国家中医药管理局联合制定《"十三五"中医药科技创新专项规划》,明确发展前沿关键技术与创新方法、加强中药研发技术和产品开发等重点任务,加快提升中医药科技创新能力。国家中医药管理局等五部门联合发布《关于印发中药材产业扶贫行动计划(2017—2020 年)》,充分发挥中药材产业优势,凝聚多方力量推进精准扶贫、精准脱贫。国家中医药管理局与国家发改委联合发布《中医药"一带一路"发展规划(2016—2020 年)》,提出到 2020 年基本形成中医药"一带一路"全方位合作新格局;发布《关于推进中医药健康服务与互联网融合发展的指导意见》,从深化中医医疗与互联网融合等方面描绘出"互联网+中医药"的发展蓝图。农业部启动"十三五"现代农业产业技术体系建设,以中药材产业技术体系专业化推动中药材产业创新驱动发展。工业和信息化部组织实施工业转型升级(中国制造 2025)资金重点项目,中药材技术保障、中药材供应保障公共服务能力建设项目正式启动。商务部发布《国家中药材流通追溯体系建设规范》,巩固提升中药材流通追溯体系。中国中药协会成立中药追溯专业委员会,筹建中药追溯行业服务平台,促进中药企业追溯体系建设,维护中药行业质量诚信品牌。中国中医科学院中药资源中心牵头制定中华中医药学会团体标准《中药材种子种苗质量标准》《道地中药材栽培及产地加工技术规范》《中药材商品规格等级》;国际标准化组织中医药技术委员会发布16项中医药国际标准。

一、《中医药法》概述

1.《中医药法》的重要意义　2005年国家中医药管理局启动传统医药立法工作,2008年第十一届全国人大常委会将《中医药法》列入立法规划,至《中医药法》的正式颁布,历经10余年时间。制定《中医药法》对于继承和弘扬中医药,促进中医药事业健康发展,深化医药卫生体制改革,促进健康中国建设,促进中医药的国际传播和应用,提升中华文化软实力具有重要意义。

2.《中医药法》的主要内容　《中医药法》共九章六十三条,即"总则""中医药服务""中药保护与发展""中医药人才培养""中医药科学研究""中医药传承与文化传播""保障措施""法律责任"和"附则"等内容。总体上看,该法的框架结构基本涵盖了中医药发展的各个方面。

《中医药法》明确了中医药事业的重要地位和发展方针。《中医药法》规定中医药事业是我国医药卫生事业的重要组成部分。国家大力发展中医药事业,实行中西医并重的方针。发展中医药事业应当遵循中医药发展规律,坚持继承和创新相结合,保持和发挥中医药特色和优势。国家鼓励中医西医相互学习,相互补充,协调发展,发挥各自优势,促进中西医结合。

《中医药法》逐步推进建立符合中医药特点的管理制度。在中医诊所、中医医师准入,中药管理等方面对现有管理制度进行了改革创新,规定了适应中医药发展规律,符合中医药特点的管理制度,如将中医诊所由许可管理改为备案管理;规定以师承方式学习中医和经多年实践,医术确有专长的人员,经实践技能和效果考核合格即可取得中医医师资格;允许医疗机构根据临床需要,凭处方炮制市场上没有供应的中药饮片,或者对中药饮片进行再加工;对医疗机构仅应用传统工艺配制的中药制剂品种和委托配制中药制剂,由现行的许可管理改为备案管理;明确生产符合国家规定条件的,来源于古代经典名方的中药复方制剂,在申请药品批准文号时,可以仅提供非临床安全性研究资料等。

《中医药法》加大了对中医药事业的扶持力度。进一步加大对中医药事业的扶持力度,如明确县级以上政府应当将中医药事业纳入国民经济和社会发展规划,建立健全中医药管理体系,将中医药事业发展经费纳入财政预算,为中医药事业发展提供政策支持和条件保障,统筹推进中医药事业发展;将中医医疗机构建设纳入医疗机构设置规划,举办规模适宜的中医医疗机构,扶持有中医药特色和优势的医疗机构发展;合理确定中医医疗服务的收费项目和标准,将符合条件的中医医疗机构、中医药项目分别纳入医保定点机构范围和医保支付范围;发展中医药教育,加强中医药科学研究,促进中医药传承与文化传播;加大对少数民族医药传承创新、应用发展和人才培养的扶持力度。

《中医药法》坚持扶持与规范并重,加强对中医药的监管。明确开展中医药服务应当符合中医药服务基本要求,加强对中医医疗广告管理;明确国家制定中药材种植养殖、采集、储存和初加工的技术规范、标准,加强对中药材生产流通全过程的质量监督管理,保障中药材质量安全;加强中药材质量监测,建立中药材流通追溯体系和进货查验记录制度;鼓励发展中药材规范化种植养殖,严格管理农业投入品的使用,禁止在中医药种植过程中使用剧毒、高毒农药等。

《中医药法》加大对中医药违法行为的处罚力度。针对中医诊所和中医医师非法执业、医疗机构违法炮制中药饮片、违法配制中药制剂、违法发布中医医疗广告等违法行为,规定明确的法律责任。特别是对在中药材种植过程中使用剧毒、高毒农药的违法行为,明确了严厉的处罚措施,以加大对危害中药材质量安全行为的惩处力度,保证人民群众用药安全。

NOTE

二、中药材市场流通监督管理

中药材是种特殊的商品,具有药品和普通商品的双面性。国家以及地方先后制定过多个中药材商品规格等级,1959 年颁布了《三十八种药材商品规格标准》,1964 年颁布了《五十四种药材商品规格标准》,1984 年国家中医药管理局与卫生部联合下达了《七十六种药材商品规格标准》。2016 年、2017 年、2018 年,中华中医药学会先后发布了《中药材商品规格等级标准编制通则》及 225 种常用中药材的商品规格等级标准,标志着中药材商品规格等级系列标准正式出台。1996 年,国家中医药管理局、卫生部、国家工商局共同制定并颁布了《整顿中药材专业市场标准》,全国原有的 117 个药品集贸市场和药材市场,至 1997 年,先后整顿为 17 个中药材专业市场,有效地规范了我国药材流通秩序,保障了人民群众用药安全。中药材专业市场只允许销售药材,并且禁止在中药材专业市场销售毒性中药材以及濒危动植物中药材。禁止在中药材专业市场销售中药饮片。但是药材市场普遍销售生饮片,很多药材市场明确允许销售趁鲜切制的品种,这是将中药的趁鲜切制理解成药材产地加工所导致的结果。目前药材产地加工环节是不受监管的,而饮片切制属于中药炮制,是必须要在饮片厂里完成的。趁鲜切制理应属于炮制范畴,相关概念需要重新界定。监管部门需要将监管范围前移到中药材产地加工环节,相关顶层设计亟待完善。

《药品管理法》规定,城乡集市贸易市场可以出售中药材,但不得出售中药材以外的药品。对集中规模化栽培养殖、质量可以控制并符合国务院药品监督管理部门规定条件的中药材品种,实行批准文号管理,但目前尚没有具体实施。

《中医药法》规定,药品生产企业购进中药材应当建立进货查验记录制度。中药材经营者应当建立进货查验和购销记录制度,并标明中药材产地。在村医疗机构执业的中医医师、具备中药材知识和识别能力的乡村医生,按照国家有关规定可以自种、自采地产中药材并在其执业活动中使用。

2017 年《中医药法》的实施以及《中药材产业扶贫行动计划(2017—2020 年)》的发布,为中药材产业发展带来新机遇。在此背景下,全国中药材供给规模继续扩大,流通环节资源优化提升,集约化产地加工方式凸显,"互联网+"新型贸易方式兴起,中药材流通市场正在加快转型升级。

三、中药饮片生产及使用监督管理

饮片是中药的炮制品,中药炮制技术作为我国独有的传统制药技术,具有我国完全的自主知识产权,在重点环节具有保密价值,属于国家机密,其内容不得随意泄露公开。保护、利用好中药饮片炮制技术,不但可以保证饮片的临床疗效,还可以确保我国中药饮片产业的快速发展,提高中药国际市场竞争能力,对于国民经济的发展起着重要的作用,具有战略意义。目前国家对中药饮片采取的保护性措施有不取消药品加成,不进行统一招标,不计算药占比,不执行两票制,纳入国家基本药物目录和医保目录。

(一)中药饮片监督管理的相关法规

1. 国家级中药炮制法规 《中华人民共和国药典》(简称《中国药典》)自 1963 年版一部开始收载中药及中药炮制品,以后历版《中国药典》正文中规定了饮片生产的工艺、成品性状、用法用量等,附录设有"炮制通则"专篇,规定了各种炮制方法的含义、具有共性的操作方法及质量要求,是属国家级的质量标准。《中国药典》2010 年版首次明确炮制后的中药饮片是中医临床处方调剂的基础中药,是中成药制剂的原料中药。《药品管理法》第四十四条明确规定:中药饮片应当按照国家药品标准炮制;国家药品标准没有规定的,应当按照省、自治区、直辖市人民

知识拓展

NOTE

政府药品监督管理部门制定的炮制规范炮制。省、自治区、直辖市人民政府药品监督管理部门制定的炮制规范应报国务院药品监督管理部门备案。

2. 部局级中药炮制法规 1994 年国家中医药管理局颁发《关于中药饮片质量标准通则(试行)的通知》,规定了饮片的净度、片型及粉碎粒度、水分标准,以及饮片色泽要求等,是属于部级的质量标准。此外还颁布了《中药饮片工业企业浸润工艺通则》《中药饮片包装管理办法》《中药饮片生产企业合格证验收准则》《关于加强毒性中药材的饮片定点生产管理意见》等涉及中药饮片生产、流通、销售各环节的法规。1988 年出版的《全国中药炮制规范》由卫生部药政局组织有关单位及人员编写而成,作为部级中药饮片炮制标准(暂行)却并未真正执行。"十二五"期间,由国家食品药品监督管理总局牵头,着手制定第二版《全国中药炮制规范》,以期适应当时"大流通、大变革、大发展"的时代特点。

3. 省级中药炮制法规 由于中药炮制具有较多的传统经验和地方特色,有些炮制工艺还不能全国统一,为了保留地方特色,各省(区、市)先后制定了适合本地的中药饮片炮制规范。各地炮制规范除某些传统工艺外,应尽量与《中国药典》和《全国中药炮制规范》相一致,如有不同之处,应执行《中国药典》和《全国中药炮制规范》等国家级及部局级的有关规定。各省级中药饮片炮制规范现行版本汇总见表 12-1。

表 12-1 各省级中药饮片炮制规范现行版本汇总

序 号	省 份	省级中药饮片炮制规范现行版本
01	安徽	《安徽省中药饮片炮制规范》2019 年版
02	北京	《北京市中药饮片炮制规范》2008 年版
03	重庆	《重庆市中药饮片炮制规范及标准》2006 年版
04	福建	《福建省中药饮片炮制规范》2012 年版
05	甘肃	《甘肃省中药炮制规范》2009 年版
06	广东	《广东省中药饮片炮制规范(第一册)》2010 年版
07	广西	《广西壮族自治区中药饮片炮制规范》2007 年版
08	贵州	《贵州省中药饮片炮制规范》2005 年版
09	海南	无
10	河北	《河北省中药饮片炮制规范》2003 年版
11	黑龙江	《黑龙江省中药饮片炮制规范及标准》2012 年版
12	河南	《河南省中药饮片炮制规范》2005 年版
13	湖北	《湖北省中药饮片炮制规范》2018 年版
14	湖南	《湖南省中药饮片炮制规范》2010 年版
15	江苏	《江苏省中药饮片炮制规范》2002 年版
16	江西	《江西省中药饮片炮制规范》2008 年版
17	吉林	《吉林省中药炮制规范》1986 年版
18	辽宁	《辽宁省中药炮制规范》1986 年版
19	内蒙古	《内蒙古蒙药饮片炮制规范》2020 年版
20	宁夏	《宁夏中药饮片炮制规范》2017 年版
21	青海	《青海省藏药炮制规范》2010 年版

NOTE

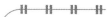

续表

序 号	省 份	省级中药饮片炮制规范现行版本
22	山东	《山东省中药饮片炮制规范》2012 年版
23	上海	《上海市中药饮片炮制规范》2018 年版
24	山西	《山西中药炮制规范》1984 年版
25	陕西	《陕西中药饮片标准（第一册）》（2007 年出版）、《陕西中药饮片标准（第二册）》（2009 年出版）、《陕西中药饮片标准（第三册）》（2011 年出版）
26	四川	《四川省中药饮片炮制规范》2015 年版
27	天津	《天津市中药饮片炮制规范》2018 年版
28	新疆	《新疆维吾尔自治区中药维吾尔药饮片炮制规范》2020 年版
29	西藏	《藏药材炮制规范（藏文版）》2008 年版
30	云南	《云南省中药饮片标准》2005 年版
31	浙江	《浙江省中药炮制规范》2015 年版

（二）医疗机构对中药饮片的监督管理规定

《中医药法》规定，对市场上没有供应的中药饮片，医疗机构可以根据本医疗机构医师处方的需要，在本医疗机构内炮制、使用。医疗机构炮制中药饮片，应当向所在地设区的市级人民政府药品监督管理部门备案。根据临床用药需要，医疗机构可以凭本医疗机构医师的处方对中药饮片进行再加工。此外，《医院中药饮片管理规范》相关规定如下。

1. 采购 医院应当建立健全中药饮片采购制度。医院采购中药饮片，应当验证生产经营企业的药品生产许可证或药品经营许可证、企业法人营业执照和销售人员的授权委托书、资格证明、身份证，并将复印件存档备查。购进国家实行批准文号管理的中药饮片，还应当验证注册证书并将复印件存档备查。医院与中药饮片供应单位应当签订"质量保证协议书"。医院应当定期对供应单位供应的中药饮片质量进行评估，并根据评估结果及时调整供应单位和供应方案。严禁擅自提高饮片等级、以次充好，为个人或单位牟取不正当利益。

2. 验收 医院对所购的中药饮片，应当按照国家药品标准和省、自治区、直辖市药品监督管理部门制定的标准和规范进行验收，验收不合格的不得入库。对购入的中药饮片质量有疑义需要鉴定的，应当委托国家认定的药检部门进行鉴定。有条件的医院，可以设置中药饮片检验室、标本室，并能掌握《中国药典》收载的中药饮片常规检验方法。购进中药饮片时，验收人员应当对品名、产地、生产企业、产品批号、生产日期、合格标识、质量检验报告书、数量、验收结果及验收日期逐一登记并签字。购进国家实行批准文号管理的中药饮片，还应当检查核对批准文号。发现假冒、劣质中药饮片，应当及时封存并报告当地药品监督管理部门。

3. 保管 中药饮片仓库应当有与使用量相适应的面积，具备通风、调温、调湿、防潮、防虫、防鼠等条件及设施。中药饮片出入库应当有完整记录。中药饮片出库前，应当严格进行检查核对，不合格的不得出库使用。应当定期进行中药饮片养护检查并记录检查结果。养护中发现质量问题，应当及时上报本单位领导处理并采取相应措施。

4. 调剂与临方炮制 中药饮片调剂室应当有与调剂量相适应的面积，配备通风、调温、调湿、防潮、防虫、防鼠、除尘设施，工作场地、操作台面应当保持清洁卫生。中药饮片调剂室的药斗等储存中药饮片的容器应当排列合理，有品名标签。药品名称应当符合《中国药典》或省、自治区、直辖市药品监督管理部门制定的规范名称。标签和药品要相符。

NOTE

中药饮片装斗时要清斗,认真核对,装量适当,不得错斗、串斗。医院调剂用计量器具应当按照质量技术监督部门的规定定期校验,不合格的不得使用。

中药饮片调剂人员在调配处方时,应当按照《处方管理办法》和中药饮片调剂规程的有关规定进行审方和调剂。对存在"十八反""十九畏"、妊娠禁忌、超过常用剂量等可能引起用药安全问题的处方,应当由处方医师确认("双签字")或重新开具处方后方可调配。

中药饮片调配后,必须经复核后方可发出。二级以上医院应当由主管中药师以上专业技术人员负责调剂复核工作,复核率应当达到100%。医院应当定期对中药饮片调剂质量进行抽查并记录检查结果。中药饮片调配每剂重量误差应在±5%以内。

调配含有毒性中药饮片的处方,每次处方剂量不得超过二日极量。对处方未注明"生用"的,应给付炮制品。如在审方时对处方有疑问,必须经处方医师重新审定后方可调配。处方保存两年备查。

罂粟壳不得单方发药,必须凭有麻醉药处方权的执业医师签名的淡红色处方方可调配,每张处方不得超过三日用量,连续使用不得超过七日,成人一次的常用量为每天3~6g。处方保存三年备查。

医院进行临方炮制,应当具备与之相适应的条件和设施,严格遵照国家药品标准和省、自治区、直辖市药品监督管理部门制定的炮制规范炮制,并填写"饮片炮制加工及验收记录",经医院质量检验合格后方可投入临床使用。

5. 煎煮 医院开展中药饮片煎煮服务,应有与之相适应的场地及设备,卫生状况良好,具有通风、调温、冷藏等设施。医院应当建立健全中药饮片煎煮的工作制度、操作规程和质量控制措施并严格执行。中药饮片煎煮液的包装材料和容器应当无毒、卫生、不易破损,并符合有关规定。

(三)中药配方颗粒监督管理

1. 中药配方颗粒监督管理相关法规 2001年7月国家药品监督管理局颁布《中药配方颗粒管理暂行规定》,规定将中药配方颗粒纳入中药饮片管理范畴,实行批准文号管理。在未启动实施批准文号管理前仍属科学研究阶段,该阶段由试点企业研究、生产,试点医院临床使用。2003年10月国家食品药品监督管理局颁布《中药配方颗粒注册管理办法》(试行)。2004年,全国有6家企业取得试点生产资格。2010年《关于中药配方颗粒管理的通知》颁布,要求试点医疗机构为二级及以上中医医院。2011年,《国家"十二五"科学和技术发展规划》中明确要重点突破中药配方颗粒治疗标准。2015年12月,国家食品药品监督管理总局发布《中药配方颗粒管理办法》(征求意见稿),称符合生产饮片及颗粒剂要求的企业,只需所在省级药监部门批准,并在生产许可证范围增加"配方颗粒",再按照《中药配方颗粒备案管理实施细则》(征求意见稿)要求,向省级药监部门提出备案材料,即可生产。2016年3月,《中药配方颗粒管理办法》(征求意见稿)结束向社会公开征求意见,虽没落地,但同年出台的《中医药发展战略规划纲要(2016—2030年)》,明确将中药配方颗粒发展纳入国家战略。2016年8月国家药典委员会发布关于征求《中药配方颗粒质量控制与标准制定技术要求(征求意见稿)》意见的通知。目前已经发布中药配方颗粒质量标准的省(区、市)有天津、广东、广西、甘肃等。自《中药配方颗粒管理办法》(征求意见稿)发布以后,截至2017年10月,已有34家药企获得中药配方颗粒试点资格,涉及北京、广东、广西、江苏、四川、安徽、山东、天津、浙江、河北、吉林、黑龙江12个省(区、市)、15家上市公司。

2. 中药配方颗粒监督管理规定 根据《中药配方颗粒管理办法》(征求意见稿),中药生产企业生产中药配方颗粒,应向企业所在地省级药品监督管理部门提出药品生产许可证的变更申请,须在生产范围中增加中药配方颗粒。中药配方颗粒的生产企业应当已获得颗粒剂生产范围,具有中药饮片炮制、提取、浓缩、干燥、制粒等完整生产能力,符合《药品生产质量管理规范》(药品 GMP)要求。生产企业应当对所用中药材进行资源评估并实行完全溯源。中药配方颗粒以中药饮片投料、提取、浓缩、干燥工艺的考察应与标准汤剂相应指标比较,通过研究,明确提取、滤过或离心等固液分离、浓缩、干燥等步骤的方法、参数及条件,不得采用其他精制方法。国家药典委员会组织中药配方颗粒统一药品标准(以下简称统一标准)的制定和修订。开展中药配方颗粒药品标准科研工作的研究机构、生产企业均可按要求向国家药典委员会单独或联合提供研究数据及药品标准。对于多企业生产的同一品种,其药品标准的制定和修订应在科学合理的基础上进行统一,坚持就高不就低的原则。成熟一批公布一批。本着鼓励企业参与标准起草和明确责任主体的精神,在经审定后的中药配方颗粒药品标准中标注起草单位的名称。

凡是获得生产许可的生产企业,应当按照《中药配方颗粒备案管理实施细则》的要求,向所在地省级药品监督管理部门提交中药配方颗粒的备案资料。已备案的生产企业应当向备案部门提交年度报告,报告内容应有助于评价每个产品及其工艺的总体质量状况、企业的质量承诺和药品质量保障体系的有效运行情况以及溯源的完整性。国务院药品监督管理部门制定备案管理实施细则及备案相关技术要求,制定统一的备案信息平台。备案资料符合形式要求的,省级药品监督管理部门发给备案凭证,并将备案基本信息在中药配方颗粒备案信息平台公布,属于生产企业商业秘密的不予公开。省级药品监督管理部门应当承担本行政区域内中药配方颗粒备案工作,负责对本行政区域内中药配方颗粒生产企业按照备案的详细生产工艺进行日常监督检查,对中药材来源及跨省(区、市)的异地车间或共用车间等开展延伸检查,对本行政区域内医院使用的中药配方颗粒开展抽样检验,并向社会公开检查、检验结果。医院应当采购由获得许可的生产企业生产并经备案的中药配方颗粒。医院使用的中药配方颗粒应当由已备案的生产企业直接配送,并严格执行终端扫码政策,确保中药配方颗粒不流失到合法渠道外。医院与生产企业应当签订"质量保证协议书",并按照统一标准对所购中药配方颗粒进行验收,验收不合格的不得入库或者销毁。应当加强医务人员合理使用中药配方颗粒的培训和考核,建立处方点评和医师约谈制度,规范医师处方行为,避免对中药配方颗粒的不合理使用,中药配方颗粒的临床处方和调剂应遵循《医院中药配方颗粒管理规范》。

四、中成药监督管理

中成药历史悠久,内容丰富,是中医药学宝贵遗产的重要组成部分,是历代医家临床实践的经验总结。中成药是我国具有独立知识产权的药品,是重要的卫生和经济资源,也是我国医药学家对人类健康的巨大贡献。中成药以疗效显著,服用、保存、运输、携带方便,副作用小而著称,在我国临床医疗中不可替代,也深受国内外广大患者的喜爱。目前,我国中成药已多达近万种。随着我国中药研究水平的提高,中成药的研制和生产已逐步走向规范化、法制化和国际化。

国家药品监督管理局会同国家中医药管理局组织制定了配套文件《古代经典名方中药复方制剂简化注册审批管理规定》,于 2018 年 5 月 29 日发布实施,为中药新产品的开发提供了利好条件。采用西医对化学药品的模式管理中药,对中成药的开发造成了一定的阻碍。按照西医体系标准,一个新的中成药能否取得健字号、准字号,批准生产,过程非常烦琐。目前政策为中药研发审批大开绿灯,《中医药法》中明确"生产符合国家规定条件的来源于古代经典名方的中药复方制剂,在申请药品批准文号时,可以仅提供非临床安全性研究资料"。这是对中医药几千年来临床实践疗效的肯定,符合中医药自身发展规律。而相关配套文件更是做了更详细的规定,中药经典名方复方制剂的审批流程得到简化,为中药新产品的开发提供了便利条件,这必然会为中药产业的发展提供更广阔的空间。中药的审评审批将体现传承和创新,经典

NOTE

名方复方制剂简化注册审批将致力于解决过去在中药领域存在的问题,朝着更符合中医药理论体系,体现现代科学理念,更为安全、有效的方向发展。

五、中药的进出口监督管理

(一)《进口药材管理办法(试行)》

1. 进口药材申请与审批　进口药材申请人,应当是中国境内取得药品生产许可证或者药品经营许可证的药品生产企业或者药品经营企业。药材进口申请包括首次进口药材申请和非首次进口药材申请。首次进口药材申请包括已有法定标准药材首次进口申请和无法定标准药材首次进口申请。

国家食品药品监督管理局(现为国家市场监督管理总局)负责药材进口的审批,并对登记备案、口岸检验等工作进行监督管理。中国药品生物制品检定所(现更名为中国食品药品检定研究院)完成首次进口药材质量标准复核和样品检验,并将检验报告和复核意见报送国家食品药品监督管理局。国家食品药品监督管理局进行技术审评和行政审查对符合要求的,颁发进口药材批件;对不符合要求的,发给审查意见通知件,并说明理由。非首次进口药材申请,不再进行质量标准复核,由国家食品药品监督管理局直接审批。

2. 进口药材批件　分一次性有效批件和多次使用批件。一次性有效批件的有效期为1年,多次使用批件的有效期为2年。进口药材批件编号格式为国药材进字+4位年号+4位顺序号。

对濒危物种药材或者首次进口药材的进口申请,颁发一次性有效批件。

(二)《药用植物及制剂进出口绿色行业标准》(2001年7月1日起实施)

该标准是我国对外经济贸易活动中药用植物及其制剂进出口的重要质量标准之一,适用于药用植物原料及制剂的进出口品质检验,主要规定了中药的重金属与砷盐、黄曲霉素、农药残留的限量指标。

六、中药材种植生产监督管理

从20世纪80年代开始,我国中药材种植开始向基地培育模式发展。1998年我国提出"中药材生产质量管理规范(GAP)"概念,自2003年11月1日起,国务院药品监督管理部门正式开始受理中药材GAP的认证申请,中药材规范化种植逐渐为社会各界所认同。但由于药材生产的特殊性、学术争议和成本较高等诸多原因,GAP并未像GMP那样施行强制认证。截止到2016年1月,约有146家公司近80个品种195个中药材种植基地通过GAP认证,过半A股中药上市公司建有中药材GAP生产基地。GAP认证实施了14年,在一定程度上促进了部分中药材的规范化种植,保证了相关中药材的质量,对于实现中药材资源的可持续利用具有积极意义。

但实际上,GAP认证在推行过程中被严重打折。2016年2月3日,《国务院关于取消13项国务院部门行政许可事项的决定》(国发〔2016〕10号)发布,规定取消GAP认证,今后将实行备案制。取消GAP认证不是取消GAP本身,而是既简政放权,又优化监管资源、提高监管效率的重要举措。2017年10月《中药材生产质量管理规范(修订稿)》(以下简称《规范(修订)》)发布。

《规范(修订)》共14章146条,较《中药材生产质量管理规范(试行)》(以下简称《规范(试行)》)增加了4章89条,仍主要以植物类药材为重点考虑对象,兼顾动物类药材,尚没有考虑一些性质非常特殊的药材管理,如微藻类药材,拟通过附录方式进行补充,根据生产发展情况,逐类制定附录。《规范(修订)》规定,企业应当明确中药材生产基地的组织方式,如农场、公司十基地十农户或者合作社等。规定"六统一",即企业应当统一规划生产基地,统一供应种子种苗或者其他繁殖材料,统一供应化肥、农药或饲料、兽药等投入品,统一种植或者养殖技术规程,统一采收与产地初加工技术规程,统一包装与储藏技术规程。中药材生产基地一般应当选址于传统道地产区,在非传统道地产区选址,应当提供充分文献或科学数据证明其适宜性。鼓励企业开展中药材优良品种选育,但应当符合以下规定:禁用人工选育的多倍体或者单倍体品种、种间杂交品种和转基因品种;如需使用非传统习惯使用的种间嫁接材料、人工诱变品种(包括物理、化学、太空诱变等)和其他生物技术选育品种等,企业应当提供充分的风险评估和实验数据证明新品种安全、有效和质量可控;只用于提取单体成分的中药材除外。此外,《中医药法》规定,国家建立道地中药材评价体系,支持道地中药材品种选育,扶持道地中药材生产基地建设,加强道地中药材生产基地生态环境保护,鼓励采取地理标志产品保护等措施保护道地中药材。

农药使用应当符合国家有关规定;优先选用高效、低毒生物农药,应当尽量避免使用除草剂、杀虫剂和杀菌剂等化学农药。《中医药法》规定,在中药材种植过程中使用剧毒、高毒农药,情节严重的,可以由公安机关对其直接负责的主管人员和其他直接责任人员处五日以上十五日以下拘留。

禁止在产地加工环节及储藏过程使用硫黄熏蒸中药材,不得使用国家禁用的高毒性熏蒸剂。原则上应当有中药材农药残留或抗生素残留、重金属及有害元素、真菌毒素等有毒有害物质的控制标准。禁止使用壮根灵、膨大素等生长调节剂调节中药材收获器官生长。企业应当建立中药材生产质量追溯体系,保证从生产地块、种子种苗或其他繁殖材料、种植养殖、采收和产地初加工、包装、储运到发运全过程关键环节可追溯;鼓励企业运用现代信息技术建设追溯体系。

目前已启动了《中药材 GAP 备案管理办法》的起草工作,拟先对中药材生产企业实施单备案,逐步过渡到中药材生产企业和使用 GAP 基地药材的成药企业或商业企业的双备案。

第三节 野生药材资源保护管理

知识拓展

为了保护和合理利用野生药材资源,适应人民医疗保健事业的需要,1987 年国务院发布《野生药材资源保护管理条例》。在我国境内采猎、经营野生药材的任何单位或个人,都必须遵守该条例。国务院还出台了与之相配套的《国家重点保护野生药材物种名录》(以下简称《名录》)。其后,我国《野生动物保护法》《野生植物保护条例》颁布,并公布了配套的《国家重点保护野生动物名录》(1989 年)和《国家重点保护野生植物名录(第 1 批)》(1999 年)。此外,《濒危野生动植物物种国际贸易公约》(CITES)附录一、二也列出了应禁止或控制国际贸易的重点保护物种。国家对野生药材资源实行保护、采猎相结合的原则,并创造条件开展人工种养。《中医药法》第二十五条规定,国家保护药用野生动植物资源,对药用野生动植物资源实行动态监测和定期普查,建立药用野生动植物资源种质基因库,鼓励发展人工种植养殖,支持依法开展珍贵、濒危药用野生动植物的保护、繁育及其相关研究。

一、野生药材物种的分级管理

国家重点保护的野生药材物种分为三级。

一级:濒临灭绝状态的稀有珍贵野生药材物种。

二级:分布区域缩小,资源处于衰竭状态的重要野生药材物种。

三级:资源严重减少的主要常用野生药材物种。

《名录》收载野生药材物种 76 种,包含中药材 42 种。其中一级保护野生药材物种 4 种、中药材 3 种;二级保护野生药材物种 27 种、中药材 17 种;三级保护野生药材物种 45 种、中药材 22 种。

一级保护野生药材物种名称:虎骨(已禁用)、豹骨、羚羊角、鹿茸(梅花鹿)。

二级保护野生药材物种名称:鹿茸(马鹿)、麝香(3 个品种)、熊胆(2 个品种)、穿山甲、蟾酥(2 个品种)、蛤蟆油、金钱白花蛇、乌梢蛇、蕲蛇、蛤蚧、甘草(3 个品种)、黄连(3 个品种)、人参、杜仲、厚朴(2 个品种)、黄柏(2 个品种)、血蝎。

三级保护野生药材物种名称:川贝母(4 个品种)、伊贝母(2 个品种)、刺五加、黄芩、天冬、猪苓、龙胆(4 个品种)、防风、远志(2 个品种)、胡黄连、肉苁蓉、秦艽(4 个品种)、细辛(3 个品种)、紫草(2 个品种)、五味子(2 个品种)、蔓荆子(2 个品种)、诃子(2 个品种)、山茱萸、石斛(5 个品种)、阿魏(2 个品种)、连翘、羌活(2 个品种)。

二、野生药材资源保护管理的具体措施

1. 对一级保护野生药材物种的管理 禁止采猎一级保护野生药材物种。一级保护野生药材物种属于自然淘汰的,其药用部分由各级药材公司负责经营管理,但不得出口。自 2006 年 1 月 1 日起我国全面禁止从野外猎捕豹类和收购豹骨,对非内服中成药处方中含豹骨的品种,一律除去豹骨,不用代用品。

2. 对二、三级保护野生药材物种的管理 采猎、收购二、三级保护野生药材物种必须按照批准的计划执行。采猎者必须持有采药证,需要进行采伐或狩猎的,必须申请采伐证或狩猎证。不得在禁止采猎区、禁止采猎期采猎二、三级保护野生药材物种,不得使用禁用工具进行采猎。二、三级保护野生药材物种属于国家计划管理的品种,由中国药材公司统一经营管理,其余品种由产地县药材公司或其委托单位按照计划收购。二、三级保护野生药材物种的药用部分,除国家另有规定外,实行限量出口。

三、相关法律责任

违反采猎、收购、保护野生药材物种规定的单位或个人,由当地县级以上药品监督管理部门会同同级有关部门没收其非法采猎的野生药材及使用工具,并处以罚款。违反规定,未经野生药材资源保护管理部门批准进入野生药材资源保护区从事科研、教学、旅游等活动的,当地县级以上药品监督管理部门和自然保护区主管部门有权制止,造成损失的,必须承担赔偿责任。违反保护野生药材物种收购、经营、出口管理的,由工商行政管理部门或有关部门没收其野生药材和全部违法所得,并处以罚款。保护野生药材资源管理部门工作人员徇私舞弊的,由所在单位或上级管理部门给予行政处分;造成野生药材资源损失的,必须承担赔偿责任。破坏野生药材资源情节严重,构成犯罪的,由司法机关依法追究刑事责任。

第四节 中药品种保护

国务院于 1993 年 1 月 1 日起施行《中药品种保护条例》(中华人民共和国国务院令第 106 号,1992 年 10 月 14 日发布,以下简称《条例》),后根据国务院令第 703 号(2018 年 9 月 18 日)做出多项修改。国家食品药品监督管理局于 2006 年 2 月 6 日颁布《关于中药品种保护有关事宜的通知》来加强中药品种保护的监督管理。2009 年 2 月 12 日制定了《中药品种保护指导原则》,进一步规范中药品种保护受理审批程序。《中医药法》第四十三条规定,国家建立中医药传统知识保护数据库、保护名录和保护制度。国家对经依法认定属于国家秘密的传统中药处

方组成和生产工艺实行特殊保护。

一、中药品种保护的目的和意义

中药品种保护制度旨在突出中医药特色,鼓励创新,促进提高,保护先进,同时又发挥中药知识产权的保护功能。中药品种保护制度实质为中药品种的行政监管及保护,通过行政监管产生知识产权保护作用,是一种中药知识产权的行政保护制度,这与国际上以行政措施保护药品知识产权的趋势一致。

国务院药品监督管理部门负责全国中药品种保护的监督管理工作,由其委托国家中药品种保护审评委员会负责对申请保护的中药品种进行审评。

二、中药品种保护的范围和等级划分

(一)中药品种保护的范围

《条例》适用于中国境内生产制造的中药品种,包括中成药、天然药物的提取物及其制剂和中药人工制成品。受《条例》保护的中药品种,必须是列入国家药品标准的品种。经国务院药品监督管理部门认定,列为省、自治区、直辖市药品标准的品种,也可以申请保护。国务院药品监督管理部门批准的新药,在批准的监测期限届满前六个月,可以依照《条例》的规定申请保护。申请专利的中药品种,依照专利法的规定办理,不适用该制度。

(二)中药品种保护的等级划分

中药品种保护实行分级保护制度,受保护的中药品种分为一、二级。

1. 申请中药一级保护品种应具备的条件 符合下列条件之一的中药品种,可以申请一级保护。

(1)对特定疾病有特殊疗效的。具体是指对某一疾病在治疗效果上能取得重大突破性进展。如:对常见病、多发病等疾病有特殊疗效;对既往无有效治疗方法的疾病能取得明显疗效;或者对改善重大疑难疾病、危急重症或罕见疾病的终点结局(病死率、致残率等)取得重大进展。

(2)相当于国家一级保护野生药材物种的人工制成品。具体是指列为国家一级保护物种药材的人工制成品;或目前虽属于二级保护物种,但其野生资源已处于濒危状态物种药材的人工制成品。

(3)用于预防和治疗特殊疾病的。此处的特殊疾病是指严重危害公众身体健康和正常社会生活经济秩序的重大疑难疾病、危急重症、烈性传染病和罕见病。如恶性肿瘤、终末期肾病、脑卒中、急性心肌梗死、艾滋病、传染性非典型肺炎、人禽流感、苯丙酮尿症、地中海贫血等疾病。

用于预防和治疗重大疑难疾病、危急重症、烈性传染病的中药品种,其疗效应明显优于现有治疗方法。

2. 申请中药二级保护品种应具备的条件 符合下列条件之一的中药品种,可以申请二级保护。

(1)符合一级保护条件的品种或者已经解除一级保护的品种。

(2)对特定疾病有显著疗效的。具体是指能突出中医辨证用药理法特色,具有显著临床应用优势,或对主治的疾病、证候或症状的疗效优于同类品种。

(3)从天然药物中提取的有效物质及特殊制剂。具体是指从中药、天然药物中提取的有效成分、有效部位制成的制剂,且具有临床应用优势。

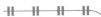

三、申请中药品种保护的申请类别与程序

（一）中药品种保护申请类别

1. 初次保护申请 首次提出的中药品种保护申请；其他同一品种生产企业在该品种保护公告前提出的保护申请，按初次保护申请管理。申报品种由多家企业生产的应由原研企业提出首次申报。

2. 同品种保护申请 同品种指药品名称、剂型、处方都相同的品种；同品种保护申请，是指初次保护申请品种公告后，其他同品种生产企业按规定提出的保护申请。

3. 延长保护期申请 中药保护品种生产企业在该品种保护期届满前按规定提出延长保护期的申请。

4. 补充申请 中药保护品种审批件及证书中有关事项发生变更时，该保护品种生产企业应提出补充申请。

（二）中药品种保护申请审批程序

中药品种保护申请审批程序分为受理、初审和审评、审批和公告三个阶段。

1. 受理 申请中药品种保护的企业，向国务院药品监督管理部门行政受理服务中心（以下简称局受理中心）报送 1 份完整资料，并将 2 份相同的完整资料报送申请企业所在地省（区、市）药品监管部门。局受理中心在收到企业的申报资料后，应在 5 日内完成形式审查，对同意受理的品种出具中药品种保护申请受理通知书，同时抄送申请企业所在地省（区、市）药品监管部门，并将申报资料转送国家中药品种保护审评委员会。对已受理的中药品种保护申请，将在政府网站予以公示。自公示之日起至做出行政决定期间，各地一律暂停受理该品种的仿制申请。

2. 初审和审评 各省（区、市）药品监管部门在收到企业的申报资料及局受理中心受理通知书后，应在 20 日内完成申报资料的真实性核查和初审工作，并将核查报告、初审意见和企业申报资料（1 份）一并寄至国家中药品种保护审评委员会。国家中药品种保护审评委员会在收到上述资料后，开始进行审评工作，并在 120 日内完成。

3. 审批和公告 国务院药品监督管理部门根据国家中药品种保护审评委员会的审评结论，决定是否给予保护。批准保护的中药品种，由国务院药品监督管理部门发给中药保护品种证书。对批准保护的中药品种以及保护期满的中药品种，由国务院药品监督管理部门在政府网站和指定的专业报刊（《中国医药报》）上发布"国家中药保护品种公告"。

四、中药品种保护的保护期限和措施

（一）中药品种保护的保护期限

中药一级保护品种分别为三十年、二十年、十年。中药二级保护品种为七年。

中药一级保护品种需要延长保护期限的，由生产企业在该品种保护期满前六个月，依照规定的程序申报。延长的保护期限由国务院药品监督管理部门根据国家中药品种保护审评委员会的审评结果确定，每次延长的保护期限不得超过第一次批准的保护期限。申请延长保护期的中药二级保护品种，应当在保护期满前六个月，由生产企业依照规定的程序申报。中药二级保护品种在保护期满后可以延长七年。

申请延长保护的品种应能证明其对主治的疾病、证候或症状较同类品种有显著临床疗效优势。延长保护期的品种在临床、药理毒理等方面应较保护前有明显改进与提高，如生产用药材和饮片基原明确、产地固定，工艺参数明确，过程控制严格，质量标准可控完善，主治范围确切，药品说明书完善等。对有效成分和有效部位制成的制剂，其量效关系、作用机制和体内代

谢过程应基本清楚。申请企业应提出在延长保护期内对品种改进提高的详细计划及实施方案。

（二）中药品种保护的保护措施

被批准保护的中药品种,在保护期内限于由获得中药保护品种证书的企业生产。对临床用药紧缺的中药保护品种的仿制,须经国务院药品监督管理部门批准并发给批准文号。仿制企业应当付给持有中药保护品种证书并转让该中药品种的处方组成、工艺制法的企业合理的使用费,其数额由双方商定;双方不能达成协议的,由国务院药品监督管理部门裁决。

国务院药品监督管理部门批准保护的中药品种如果在批准前是由多家企业生产的,其中未申请中药保护品种证书的企业应当自"国家中药保护品种公告"发布之日起六个月内向国务院药品监督管理部门申报,提供有关资料,由国务院药品监督管理部门指定药品检验机构对该申报品种进行同品种的质量检验。国务院药品监督管理部门根据检验结果,对达到国家药品标准的,补发中药保护品种证书;对未达到国家药品标准的,依照相关规定撤销该中药品种的批准文号。

中药保护品种在保护期内向国外申请注册的,须经国务院药品监督管理部门批准。向国外转让中药一级保护品种的处方组成、工艺制法的,应当按照国家有关保密的规定办理。中药一级保护品种的处方组成、工艺制法,在保护期限内由获得中药保护品种证书的生产企业和有关的药品监督管理部门及有关单位和个人负责保密,不得公开。

本章小结

内 容	学 习 要 点
概念	中药,中药材,中药饮片,中成药,古代经典名方,道地药材
中药管理相关法律法规、标准等	《中医药法》《中国药典》《全国中药炮制规范》,省级中药饮片炮制规范,《医院中药饮片管理规范》《进口药材管理办法（试行）》《野生药材资源保护管理条例》《药用植物及制剂进出口绿色行业标准》《中药材生产质量管理规范》《中药材种植质量管理规范》《中药品种保护条例》
野生药材资源保护管理	国家重点保护的野生药材物种分级原则,具体保护措施的内容
中药品种保护	中药品种保护分级的目的和意义、申报程序、保护期限和措施

目标检测

1. 简述中药、中药材、中药饮片、成药的概念。
2. 简述《药品管理法》及其实施条例对中药材及饮片管理的规定。
3. 简述《医院中药饮片管理规范》对中药饮片的采购、验收、保管、调剂及煎煮等的规定。
4. 简述中药品种保护的意义、分级、申报条件及具体保护措施。
5. 简述国家重点保护的野生药材物种的分级制度。
6. 简述制定中药材 GAP 的意义。

目标检测参考答案

在线答题

参考文献

［1］ 肖培根,黄璐琦.精心打造核心期刊、认真服务中药产业［J］.中国现代中药,2018,20

 NOTE

(1):3.

[2] 杨帆,李士燃.我国中医药出口的发展问题及对策研究[J].产业与科技论坛,2018,17(6):17-18.

[3] 张世臣.贯彻实施《中医药法》促进中药产业健康发展[N].中国中医药报,2017-08-10(5).

[4] 徐晶.医药商品学[M].北京:中国中医药出版社,2016.

[5] 丁安伟.中药现代化发展历程的回顾与思考[J].江苏中医药,2004(10):1-4.

[6] 陆兔林,金传山.中药炮制学[M].北京:中国医药科技出版社,2018.

[7] 杜守颖,崔瑛.中成药学[M].北京:人民卫生出版社,2016.

[8] 周跃华,徐增莱.关于国家重点保护野生药材物种范围的探讨[J].中草药,2016,47(7):1061-1073.

[9] 罗乃莹.国务院修改《中药品种保护条例》[J].中医药管理杂志,2018,26(19):165.

[10] 李慧,宋晓亭.中药品种保护制度的价值解读[J].中草药,2018,49(18):4468-4472.

[11] 刘梅,王瑞敏.中药品种保护与专利保护的冲突与对策[J].中医药管理杂志,2017,25(21):15-17.

[12] 何宁,胡明.药事管理学[M].北京:中国医药科技出版社,2018.

[13] 刘甦.五大亮点读懂中医药法[N].中国中医药报,2016-12-26(1).

[14] 吴颖雄,田侃.简析《中医药法》的亮点与不足[J].中国药事,2017,31(12):1404-1407.

（田连起）

第十三章 药品信息管理

 学习目标

1. 掌握：药品说明书的内容要求和格式；药品标签的内容与书写印制要求；药品广告审查发布标准。
2. 熟悉：药品信息的收集渠道；药品广告批准文号的格式以及注销、作废的情形；对虚假违法药品广告的处理与处罚；互联网药品信息服务的管理规定。
3. 了解：药品说明书、标签、药品广告的概念；药品信息的特征与分类；药品广告批准文号的审查和程序；互联网药品信息服务的定义；互联网药品信息服务资格申报审批的程序。

本章将介绍药品信息管理的主要内容，特别是药品说明书与标签、药品广告以及互联网药品信息服务等方面的法律法规，使学生自觉遵守相关的法律规定，并能在实际工作中加以运用。

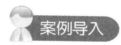

某制药公司违法药品广告案

2012年7月国家食品药品监督管理局发布了2012年第2期违法药品、医疗器械、保健食品广告公告汇总。被点名曝光的10种违法情节严重、违法发布广告频次高的产品中，某药厂"舒筋健腰丸"上了"黑榜"。文件显示，舒筋健腰丸为非处方药，功能主治为补益肝肾、强健筋骨、祛风除湿和活络止痛。广告却宣称该药为"腰椎间盘突出专用药、快治腰突不复发；3天快速止痛，3阶段全面康复""服用当天就可见效，疼痛明显减轻"。该广告产品的功能主治的宣传都超出了药品监督管理部门批准的内容，并含有利用消费者形象和名义为产品功效作证，不科学地表示功效的断言和保证等内容，严重欺骗和误导消费者。

公开资料显示，2009年，舒筋健腰丸就因广告严重违法被曝光警示，但此后仍屡教不改。2011年8月，因8次违法播放广告，被广东省食药监局查处；2011年，因擅自发布广告，被新疆食药监局查处。此后被湖北、海南等多地食药监局通报。到2016年，舒筋健腰丸销量增幅达70%以上，销售收入增长超90%，高达1.42亿元。广告用各种明星代言，饱受风湿、类风湿、颈椎、腰椎病痛苦的大爷大妈"现身说法"，让久被疼痛折磨的患者心动。

问题：

（1）该药品广告存在着哪些违法的地方？

（2）依照相关的法律规定对该药品广告行为应如何处罚？

扫码看课件

案例答案

 NOTE

第一节　药品信息管理概述

信息(information)是反映客观事物并经加工处理后对使用者具有参考价值的消息。大千世界,信息无处不在,人们时刻处在信息的包围之中,有效地掌握、利用信息成为人们正确把握、判断和表达客观事物并做出决定的重要基础和能力。随着现代信息技术的飞速进步,人类社会已全面进入信息化时代,信息化水平的高低已经成为衡量一个国家或地区经济、科技发展和管理水平的主要标志。

一、药品信息

(一)药品信息的含义

药品信息(drug information,DI)是指有关药品和药品活动的特征和变化的信息。药品信息包括两方面,一是有关药品自身特征、特性和变化方面的信息,如药品的理化性质、药品的安全性和有效性等方面的信息;二是有关药品活动方面的信息,如药品的研制、生产、经营、使用、监督管理和药学教育等方面的信息。简言之,所有与药品有关的信息都属于药品信息的范围。

(二)药品信息的特征

1. 无限性和有限性　药品信息是无穷无尽的,它源于事物本身的无限性和事物之间联系的无限性,如新药的不断发现以及对现有药品的新认识,使得药品信息呈爆炸性增长;同时,药品信息又是有限的,它源于人们对药品的有限认识,以及人们在一定时间内能够处理的信息的有限性。了解药品信息的无限性和有限性,在实践中就需要关注那些对药事管理工作目标最有价值的信息。

2. 真实性和虚假性　药品信息是通过一定形式对药品和药品活动特征与变化的客观反映,从理论上讲是客观、真实的;但由于药品信息在产生、传播、加工、整理的过程中受到很多因素的影响,往往会产生一些偏差或失真,如有些人甚至为牟取私利而将一些没有药效的东西说成有效,或为通过新药审评故意伪造试验结果等。不论是恶意的还是善意的,信息发生失实的现象较为普遍。真实、客观的药品信息是药事管理工作正确决策的基础,虚假、失实的药品信息可能会误导决策并产生严重危害。因此,在收集、处理、利用药品信息时首先要区分其真假,确保信息的真实和准确。

3. 系统性和片面性　系统的药品信息是指有关药品及药品活动的全面信息,片面的药品信息是指有关药品及药品活动的某个局部或角度反映出的信息。在人们的思维活动中,零散的、个别的信息都不足以帮助人们把握事物的整体及其变化情况,只有全面、系统、完整地反映事物及其变化规律的信息才有价值。因此,对信息的掌握要尽可能地做到全面、完整,不可满足于一知半解。在药品活动中,有些企业在其产品的宣传中,只讲对其有利的一面,回避将全面的信息提供给医务人员和社会公众,误导公众,因此需要对药品信息提供行为严加监管。

4. 动态性和时效性　药学事业的不断发展以及人们对药物探索和认识的不断深入,决定了药品信息也在不断地变化和更新;而药品信息的不断发展变化又决定了药品信息的时效性,即药品信息的价值及其利用总有一定的时间界限,如果超出时间界限就会失去利用的机会,再好的信息也不会产生任何效益而价值尽失。因此在收集、利用药品信息时必须要有动态和时间观念,不能一劳永逸。例如,很多药品不良反应就是在药品上市后被发现的,这就需要不断并及时修改药品说明书,更新药品信息。

5. 依附性和传递性　药品信息反映了药品的特征和运动状态,但其本身却不能独立存

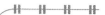

在,药品信息只有被各种符号系统组织成为某种形式的符号序列,并依附于一定的载体才可能被表达、识别、传递、存储、显示与利用。因此,要根据信息的特点选择适合的、有效的载体和传递途径,如图书、磁盘、计算机网络等。

6. 目的性和价值性 信息能够帮助人们了解和解决自己面临的问题,人们收集、利用药品信息总是要围绕一定的目的,它既可能是为了实现某个药品的质量要求,也可能是要提高药品的合格率;药品信息的价值性体现在它能帮助人们实现各自的目的,而药品信息的收集、整理、存储、传递、利用也是有成本的,使用它的人就需要付出代价,同时,药品信息的价值还取决于人们对它的认识和重视程度。

（三）药品信息的分类

依照不同的标准,可以将药品信息划分为不同的类型。

按照药品信息内容划分,可分为药品经济信息、药品科技信息、药品政策法规信息和药品教育信息等。

按照药品信息阶段划分,可分为上市前药品信息、注册中药品信息和上市后药品信息等。

按照药品流程的环节划分,可以分为药品研发信息、药品生产信息、药品流通信息和药品使用信息等。

按照药品信息的来源划分,可分为内部信息和外部信息(如药品生产企业内部、外部)等。

按照药品信息的载体形式划分,可分为语音信息、图像信息、数字信息和计算机信息等。

二、药品信息管理

（一）药品信息的收集

药品信息的来源很多,可通过多种渠道获取和收集。

1. 了解有关药事法律法规 国家对药品实施严格的监督管理,制定了大量、系统的有关药品管理的法律、法规、政策等,国务院药品监督管理部门和省级药品监督管理部门颁布了大量药品行政法规和规章,涉及药品批准文号、药品说明书、药品标准、许可证、GMP认证证书以及药事案件处理材料。这些信息是每一位药学人员需要了解和掌握的。

2. 拥有权威的参考书 权威的参考书通常能够较为全面、深入地反映药品各方面的理论、现象、观点和评价。其中定期再版的参考书,有大量新的信息,对药品活动有重要的指导价值,是全面掌握药品信息的基础。

3. 查阅专业期刊 专业期刊按月出版,及时反映药学学科的最新发现和理论,经常查阅期刊,是全面掌握最新药品信息的有效方法。

4. 利用文献检索工具 互联网上一些医药文献检索刊物和数据库,如 Medline、PubMed、Cochrane、中国生物医学文献数据库等,通过检索,可以查询到全面的相关信息的一次文献,是收集药品信息的重要手段。

5. 参加学术会议、继续教育讲座 通过这些活动,可以了解某个专业领域前沿的情况和专家对某个问题的深刻理解,将这些信息收集起来,可以弥补参考书、期刊的不足。

6. 咨询药物信息机构 一些政府机构、药物研究机构、大学或医院的药物信息中心和专门从事药学信息开发和服务的机构,如国家药品不良反应监测中心、国家药品监督管理局南方医药经济研究所、广东医学情报研究所、上海医药工业研究院等,可以提供各种有针对性的药品信息。

7. 询问药品研发、生产、经营企业 这些企业拥有其研发、生产、经营药品品种的有关信息,有些信息是它们所独有的,很难从其他地方获得,特别是一些新药的资料,可以通过药品推销人员得到。

知识拓展:
上市前药品
信息、注册
中药品信息
和上市后药
品信息

知识拓展:
相关医药
文献数据库

NOTE

8. 参加药学实践 药学工作者在药学实践中可以通过自己的观察和实践认识药品信息，同时在实践中直接与其他药学工作者交流，也可以学习到很多他们所掌握的药品信息。

9. 利用法律或行政手段 如根据法律规定，有关药事单位在申报药品注册、药品生产、经营、使用时，必须呈报有关的药品信息；药品监督管理部门通过到现场核查、抽样检查、日常的监督检查和跟踪检查，以确定有关药品信息的真实性、可靠性。这是药事行政部门获取药品信息的主要方法。

（二）药品信息的评价

来自各种信息源的药品信息是基于很多目的和原因产生的，其准确性、可靠性、客观性和它所描述事物的角度、方法等都需要进行评价。而药品信息评价也带有一定的主观性，在评价过程中应尽量避免人为因素的影响。药品信息评价主要是评价以下几方面。

1. 权威性和可信度 这是人们利用药品信息的首要选择标准。药品信息评价首先应弄清信息来源和目的。一般来讲，权威机构、第三方机构或权威人士所发布的药品信息，在质量上比较可靠，尤其是政府机构、著名研究机构或大学发布的文献信息，其科学性、全面性和准确性较高，在可信度上来说是比较好的，而商业途径提供的信息常常有倾向性。

2. 科学性和客观性 药品信息客观性、真实性的评价非常重要，不仅是能否采用该信息的依据，其后果也将涉及人们的健康和生命。首先，药品信息的内容要具有科学性，有一定科学研究的价值，并采用科学的方法和形式进行阐述。其次，药品信息要具有客观准确性，列出可供核查事实的信息来源、事实数据和依据，同时也要看药品信息是否公正，提供的事实中是否混有倾向性的宣传和评论，并且在介绍有争议的观点时是否持中立立场，并提供公正的评判。

3. 独特性和新颖性 人们通常利用发布时间较新且比较独特、有参考价值的文献，而对于药品信息资源利用更是如此。药品信息所反映的主题是否特别、药品信息创建或发布的日期以及最近的更新日期、更新间隔周期等，都会影响人们的利用效能。同时，药品信息要具有相对的独特性，只有信息内容独特、观点新颖，才能提升药品信息的价值，提高利用效率。

4. 全面性和系统性 药品信息的全面性和系统性主要是针对不同的信息源来评价的，例如，一本药物手册，所收载的药品品种的数量就是观察它的全面性的指标，品种越多全面性就越好。不同的信息源，观察全面性的指标不一样，有些是信息源收载或查询的期刊数量的多少，有些是病种的多少，等等。但对一个研究报告不要过分追求它研究的全面性，有时只要能搞清楚一个问题或一个问题的某个方面就可以了。

（三）药品信息服务

药品信息服务是指有关药事组织或机构将收集到的药品信息经过处理、加工以后，借助多种方式、手段为药品管理部门、药事组织和社会公众提供所需药品信息产品及服务的一项工作。药品信息服务实质上就是传播、交流药品信息，实现药品信息增值的一项活动，是药品信息管理工作的归宿和出发点。

药品信息服务涉及药品科技信息、药品经济信息、药品政策法规信息、药品使用信息、药品市场信息等多方面。

药品信息服务的方式有很多，主要有以下几种方式。

1. 药品信息检索服务 根据用户的需求或提问从各类不同的数据库或信息系统中，迅速、准确地查出与用户需求相符合的、一切有价值的药品资料和数据。

2. 药品信息报道与发布服务 药品相关机构对收集到的大量资料和信息进行整理、加工、评价、研究和选择之后，及时报道出去，满足相关组织和社会公众的信息需求。

3. 药品信息咨询服务 由专门的机构或咨询服务公司帮助用户解决药品信息问题的一

种专门咨询活动。

4. 药品网络信息服务 在网络环境下由药品信息服务机构利用计算机、通信和网络等现代技术从事药品信息采集、处理、存储、传递和提供利用等活动。

（四）药品信息的监督管理

药品信息监督管理(drug information administration)是指各级药品监督管理部门依法对药品信息活动进行的管理和监督。国家对药品信息监督管理的基本目标是保证药品信息的真实性、准确性、全面性,以完成保障人们用药安全有效、维护人们健康的基本任务。

由于药品信息的传递直接影响到药物治疗的效果,而且提供药品信息的目的、动机不同,很多药品信息让人们难辨真伪,以致引发药害事件。因此世界各国逐渐加强药品信息的管理,以保证药品质量和人们用药安全,主要措施和内容有以下几个方面。

（1）组织制定颁布药品标准。

（2）通过立法程序制定发布有关药品信息管理的法规,强制推行,对违反者给予相应的惩罚。

（3）通过药学行业组织制定药师职业道德规范,要求药师提供真实、准确、全面的药品信息,绝不从事任何可能败坏职业荣誉的活动。

（4）通过药学教育改革,培养临床药师、情报药师,从专业上提高药品信息的水平。

（5）建立建设药品监督计算机信息系统。

（五）我国主要药品信息监督管理法律法规

为加强药品信息管理、保证药品信息的真实准确和保障公众用药安全,国家制定发布了有关药品信息管理的法律规范。我国《药品管理法》及其实施条例对药品信息管理的相关内容进行了规定。同时,国务院药品监督管理部门也颁布了药品信息管理部门规章,涉及药品说明书和标签的管理、药品广告管理和互联网药品信息服务管理等方面,具体见表 13-1。

表 13-1 我国现行药品信息管理部门规章

名　　称	颁 布 机 构	日　　期
《药品说明书和标签管理规定》	国家食品药品监督管理局	2006 年 3 月 15 日
《关于印发化学药品和生物制品说明书规范细则的通知》	国家食品药品监督管理局	2006 年 5 月 10 日
《关于印发中药、天然药物处方药说明书格式内容书写要求及撰写指导原则的通知》	国家食品药品监督管理局	2006 年 6 月 22 日
《互联网药品信息服务管理办法》	国家食品药品监督管理局	2004 年 7 月 8 日（2017 年 11 月 7 日修正）
《药品、医疗器械、保健食品、特殊医学用途配方食品广告审查管理暂行办法》	国家市场监督管理总局	2019 年 12 月 27 日

另外,《中华人民共和国广告法》也对药品广告做出进一步规定,明确了药品广告的基本要求、不得发布广告的药品品种、处方药发布的媒介形式、药品广告的警示语等内容。

（六）国外药品信息监督管理法规简介

1. 美国 美国十分重视药品信息的管理,美国《联邦食品、药品和化妆品法》第 502 条"违标药品和违标用品",列出 16 种情况为违标药品,并规定了相应的处罚情形。1937 年,美国发生的磺胺酏剂事件,即按"违标药品"处罚了生产企业。另外美国国会还颁布了《正确包装和标签法》(*Fair Packaging and Labeling Act*)、《防毒包装法》(*Poison Prevention Packaging Act*)。

在《联邦法典》(*Code of Federal Regulations*)第21章第201节"药品标识物"中对药品说明书的格式和内容书写要求做了详细规定。美国食品药品监督管理局(FDA)于2006年1月18日颁布了《人用处方药及生物制品说明书格式及内容管理条例》,同时还发布了《药品说明书【不良反应】内容格式撰写指导》《药品说明书【临床研究】内容格式撰写指导》《药品说明书新版内容格式管理条例实施指导原则》(意见稿)和《药品说明书【警告/注意事项】【禁忌证】【黑框警告】内容格式撰写指导》(意见稿)。由于美国药品在国际贸易中的作用和地位,其药品信息管理在全球影响很大。

2. 日本   日本《药事法》第七章"药品的管理"明确规定了药品在其直接容器或直接包装上必须记载10项内容,药品附属标签和说明书上必须记载4项内容,以及药品附属标签和说明书禁止记载的事项。

3. 英国   英国现行《1968年药品法》(*Medicines Act*,1968)第一部分"容器、包装和药品的识别标志"中,分别规定了药品的标签和包装上的标志,药品说明书,药品容器要求,药品的颜色、性状及标志,以及自动售药机上的药品说明资料等应遵守的内容。

4. 欧盟   欧盟委员会于2004年上半年完成对药品管理法的全面修改,形成了一部新的《欧盟人用兽用药注册管理法》和三项指导原则,即《传统草药管理指导原则》《人用药管理指导原则》和《兽用药管理指导原则》,对各成员国药品说明书的申报流程、内容格式要求进行了统一规定,力图高度保证消费者的权益,以确保消费者在丰富、翔实的用药信息基础上正确、合理地使用药品。此外,该法还强调,对于包装、标签和说明书符合欧盟指导原则的药品,各成员国不得以与包装、标签和说明书有关的理由禁止或阻碍其上市销售。

总的说来,各国综合性药品法、药品注册管理条例、GMP等药事法律法规中,均对药品包装、标签、说明书和药品广告、药品注册商标等药品信息的管理做了明确的、严格的规定。

第二节   药品标识物管理

不同品种、不同剂型或同品种不同规格的药品,其理化性质、质量规格和卫生要求各不相同,其运输、储存、销售和使用必须有相应的信息指导。药品说明书、标签正是指导如何储运和使用药品的重要信息来源。它们向用户介绍药品的重要信息,指导人们正确地经销、保管和使用药品。而药品说明书和标签提供的药品信息一旦有误,必将产生严重后果。因此,各国均将药品包装、药品说明书、药品标签作为药品法制管理的重要内容加以规范。

一、药品说明书、标签管理概述

(一)药品说明书和药品标签的概念

药品说明书,是指药品生产企业印制并提供的,包含药理学、毒理学、药效学、医学等药品安全性、有效性重要科学数据和结论的,用以指导临床正确使用药品的技术性资料。

药品标签,是指药品包装上印有或者贴有的内容。

(二)药品说明书和标签管理的基本原则

1. 国家审批制度   在中华人民共和国境内上市销售的药品,其说明书和标签由国务院药品监督管理部门予以核准。

2．内容书写原则

（1）药品说明书：药品说明书内容应当以国务院药品监督管理部门核准或获准修改的药品说明书为准，不得擅自增加和删改原批准的内容。

药品生产企业生产供上市销售的最小包装必须附有说明书。

（2）药品标签：药品标签应当以说明书为依据，其内容不得超出说明书的范围，不得印有暗示疗效、误导使用和不适当宣传产品的文字和标识。药品包装必须按照规定印有或贴有标签，不得夹带其他任何介绍或宣传产品、企业的文字、音像及其他资料。

3．文字和用语要求　药品说明书和标签的文字表述应当科学、规范、准确。非处方药说明书还应使用容易理解的文字表述，以便患者自行判断、选择和使用。药品说明书和标签应当使用国家语言文字工作委员会公布的规范化汉字，增加其他文字对照的，应当以汉字表述为准。

药品说明书和标签中的文字应当清晰易辨，标识应当清楚醒目，不得有印字脱落或粘贴不牢等现象，不得以粘贴、剪切、涂改等方式进行修改或补充。

出于保护公众健康和指导正确合理用药的目的，药品生产企业可以在药品说明书或者标签上加注警示语。国务院药品监督管理部门也可以要求药品生产企业在说明书或者标签上加注警示语。

二、药品说明书管理规定

药品说明书（package insert）是药品信息最基本、最重要的来源，它与药品的研制、生产、销售、储运、使用等众多环节密切相关。在药品流通领域，药品说明书可指导人们正确销售、储藏、保管和调剂药品；在药品使用方面，经国务院药品监督管理部门审核批准的药品说明书是药品的法定文件，是医师、药师、护士和患者合理用药的科学依据，是宣传合理用药和普及医药知识的指南。

（一）药品说明书内容要求

1．药品说明书的编写依据　药品说明书应当包含药品安全性、有效性的重要科学数据、结论和信息，用以指导安全、合理使用药品。

药品说明书对疾病名称、药学专业名词、药品名称、临床检验名称和结果的表述，应当采用国家统一颁布或规范的专用词汇，度量衡单位应当符合国家标准的规定。

2．列出全部活性成分、中药药味、辅料　药品说明书应当列出全部活性成分或组方中的全部中药药味。注射剂和非处方药应列出所用的全部辅料名称。

药品处方中含有可能引起严重不良反应的成分或者辅料的，应当予以说明。

3．药品说明书修改注意事项　根据药品不良反应监测和药品再评价的结果，药品生产企业应主动提出修改药品说明书，国务院药品监督管理部门也可要求企业修改。修改的药品说明书经国务院药品监督管理部门审核批准后方有效。获准修改的药品说明书内容，药品生产企业应立即通知相关的药品经营企业、使用单位及其他部门，并按要求及时使用修改后的说明书。

药品说明书核准日期和修改日期应在说明书中醒目标示。

4．详细注明药品不良反应　药品说明书应充分包含药品不良反应信息，并详细注明。药品生产企业未将药品不良反应在说明书中充分说明的，或者未根据药品上市后的安全性、有效性情况及时修改说明书并充分说明不良反应的，由此引起的不良后果由该生产企业承担。

5．药品名称和标识　药品说明书使用的药品名称，必须符合国务院药品监督管理部门公布的药品通用名称和商品名称的命名原则，并与药品批准证明文件的相应内容一致。禁止使

知识拓展：
药品的慎用、
忌用与禁用

用未经国务院药品监督管理部门批准的药品名称和未经注册的商标。麻醉药品、精神药品、医疗用毒性药品、放射性药品、外用药品和非处方药品的说明书必须印有特殊管理药品、外用药品或非处方药等专用的标识。

（二）药品说明书的格式

1. 化学药品和治疗用生物制品说明书格式　见图 13-1。

核准日期(国务院药品监督管理部门批准药品注册时间)
修改日期(按历次修改的时间顺序逐行书写)

特殊药品、外用药品标识位置

XXX(通用名)说明书
请仔细阅读说明书并在医师指导下使用
警示语位置

【药品名称】(drug name)

　　通用名称：(generic name)

　　商品名称：(brand name)

　　英文名称：(English name)

　　汉语拼音：

【成分】(ingredients)

　　化学名称：(chemical name)

　　化学结构式：(chemical structure)

　　分子式：(molecular formula)

　　分子量：(molecular weight)

【性状】(description)

【适应证】(indication)

【规格】(strength)

【用法用量】(usage and dosage)

【不良反应】(ADR)

【禁忌】(contraindications)

【注意事项】(note)

【孕妇及哺乳期妇女用药】(use in pregnancy and lactation)

【儿童用药】(use in children)

【老年用药】(use in elderly patient)

【药物相互作用】(drug interaction)

【药物过量】(over dosage)

【临床试验】(clinical trial)

【药理毒理】(pharmacology and toxicology)

【药代动力学】(pharmacokinetics)

【贮藏】(storage)

【包装】(package)

【有效期】(validity date)

【执行标准】

【批准文号】(drug approval number)

【生产企业】(manufacture)

图 13-1　化学药品和治疗用生物制品说明书格式

2. 预防用生物制品说明书格式　见图 13-2。

NOTE

核准日期(国务院药品监督管理部门批准药品注册时间)

修改日期(按历次修改的时间顺序逐行书写)

XXX(通用名)说明书

请仔细阅读说明书并在医师指导下使用

警示语位置

【药品名称】	【不良反应】
通用名称:	【禁忌】
商品名称:	【注意事项】
英文名称:	【贮藏】
汉语拼音:	【包装】
【成分和性状】	【有效期】
【接种对象】	【执行标准】
【作用和用途】	【批准文号】
【规格】	【生产企业】
【免疫程序和剂量】	

图 13-2　预防用生物制品说明书格式

3. 中药、天然药物处方药说明书格式　见图 13-3。

核准日期和修改日期

特殊药品、外用药品标识位置

XXX 说明书

请仔细阅读说明书并在医师指导下使用

警示语位置

【药品名称】	【成分】
通用名称:	
汉语拼音:	
【性状】	【功能主治】/【适应证】
【规格】	【用法用量】
【不良反应】	【禁忌】
【注意事项】	【孕妇及哺乳期妇女用药】
【儿童用药】	【老年用药】
【药物相互作用】	【临床试验】
【药理毒理】	【药代动力学】
【贮藏】	【包装】
【有效期】	【执行标准】
【批准文号】	
【生产企业】	

图 13-3　中药、天然药物处方药说明书格式

（三）药品说明书各项内容书写要求

2006 年 5 月 10 日,国家食品药品监督管理局以国食药监注〔2006〕202 号文下发了《关于印发化学药品和生物制品说明书规范细则的通知》,对化学药品和生物制品说明书各项内容书写要求做了明确的规定。2006 年 6 月 22 日,国家食品药品监督管理局以国食药监注〔2006〕283 号文下发了《关于印发中药、天然药物处方药说明书格式内容书写要求及撰写指导原则的通知》,对中药、天然药物处方药说明书各项内容书写要求做了明确规定。

知识拓展:
化学药品和治
疗用生物制品
说明书有关项
目书写要求

三、药品标签管理规定

药品标签是药品信息的重要来源之一,不仅是广大医护人员和患者治疗用药的依据,也是药品生产、经营部门向公众介绍药品特性、指导合理用药和普及医药知识的主要媒介。

(一)药品标签的分类与内容

1. 药品标签的分类 药品标签分为内标签和外标签。药品内标签是直接接触药品的包装的标签,外标签是内标签以外的其他包装的标签。

2. 药品内、外标签标示的内容

(1)内标签:应当包含药品通用名称、适应证或者功能主治、规格、用法用量、生产日期、产品批号、有效期、生产企业等内容。包装尺寸过小无法全部标明上述内容的,至少应当标注药品通用名称、规格、产品批号、有效期等内容。

(2)外标签:应当注明药品通用名称、成分、性状、适应证或者功能主治、规格、用法用量、不良反应、禁忌、注意事项、贮藏、生产日期、产品批号、有效期、批准文号、生产企业等内容。适应证或者功能主治、用法用量、不良反应、禁忌、注意事项不能全部注明的,应当标出主要内容并注明"详见说明书"字样。

3. 用于运输、贮藏包装的标签的内容 至少应当注明药品通用名称、规格、贮藏、生产日期、产品批号、有效期、批准文号、生产企业,也可以根据需要注明包装数量、运输注意事项或者其他标记等必要内容。

4. 原料药标签的内容 应当注明药品名称、贮藏、生产日期、产品批号、有效期、执行标准、批准文号、生产企业,同时还需注明包装数量以及运输注意事项等必要内容。

(二)药品标签书写印制要求

1. 药品名称

(1)药品标签中标注的药品名称必须符合国务院药品监督管理部门公布的药品通用名称和商品名称的命名原则,并与药品批准证明文件的相应内容一致。禁止使用未经国务院药品监督管理部门批准的药品名称。

(2)药品通用名称应当显著、突出,其字体、字号和颜色必须一致,并符合以下要求:①对于横版标签,必须在上 1/3 范围内显著位置标出;对于竖版标签,必须在右 1/3 范围内显著位置标出;②不得选用草书、篆书等不易识别的字体,不得使用斜体、中空、阴影等形式对字体进行修饰;③字体颜色应当使用黑色或者白色,与相应的浅色或者深色背景形成强烈反差;④除因包装尺寸的限制而无法同行书写的,不得分行书写。

(3)药品商品名称不得与通用名称同行书写,其字体和颜色不得比通用名称更突出和显著,其字体以单字面积计不得大于通用名称所用字体的 1/2。

2. 注册商标 药品标签使用注册商标的,应当印刷在药品标签的边角,含文字的,其字体以单字面积计不得大于通用名称所用字体的 1/4。

禁止使用未经注册的商标。

3. 专用标识 麻醉药品、精神药品、医疗用毒性药品、放射性药品、外用药品和非处方药品等国家规定有专用标识的,在药品标签上必须印有规定的标识。

4. 贮藏 对贮藏有特殊要求的药品,应当在标签的醒目位置注明。

5. 同一药品生产企业的同一药品的标签规定

(1)同一药品生产企业生产的同一药品,药品规格和包装规格均相同的,其标签的内容、格式及颜色必须一致;药品规格或者包装规格不同的,其标签应当明显区别或者规格项明显标注。

（2）同一药品生产企业生产的同一药品，分别按处方药与非处方药管理的，两者的包装颜色应当明显区别。

第三节 药品广告管理

市场经济中广告已成为推销商品的重要手段，但过分夸大广告的作用是不正确的，广告的内容比广告的数量更重要，广告的真实性是广告的生命。药品广告是传播药品信息的重要手段，由于它对合理用药影响很大，各国政府都采取了严格的监督管理措施。

一、药品广告管理概述

（一）药品广告的定义

药品广告（drug advertisement）是广告活动的一部分。所谓广告，是指商品经营者或者服务提供者通过一定媒介和形式直接或者间接地介绍自己所推销的商品或者服务的商业广告活动。因此，凡利用各种媒介或者形式发布的广告含有药品名称、药品适应证（功能主治）或者与药品有关的其他内容，为药品广告。

（二）药品广告的作用

20世纪50年代后，随着药品生产规模不断扩大，新药不断问世，制药企业和处方医师、患者日益隔离。药品广告成为传播药品信息的一种经济、迅速和有效的方式。药品广告能使医师、药师、患者了解有关药品的性能、成分、用途和特点，以及适应证、作用机制、注意事项等，有助于医师或患者选择用药。同时，药品广告信息的传播，特别是非处方药大众媒介广告，对增强人们自我保健意识，培养新的保健需求有一定作用，对制药企业扩大药品销售量、开拓新市场和开发新产品都具有积极作用。

（三）药品广告管理机构

国务院工商行政管理部门主管全国广告的监督管理工作，国务院有关部门在各自的职责范围内负责广告管理相关工作。

国务院药品监督管理部门对药品广告审查机关的药品广告审查工作进行指导和监督，对药品广告审查机关的违反《药品广告审查办法》的行为，依法予以处理。

省级药品监督管理部门是药品广告审查机关，负责本行政区域内药品广告的审查工作；县级以上工商行政管理部门是药品广告的监督管理机关，有权对违法广告依法做出处理。

二、药品广告审查办法

（一）药品广告审查对象和审查依据

1. 药品广告审查对象 凡利用各种媒介或者形式发布的药品广告，均应当按照《药品广告审查办法》进行审查。非处方药仅宣传药品名称（含药品通用名称和药品商品名称）的，或者处方药在指定的医学药学专业刊物上仅宣传药品名称（含药品通用名称和药品商品名称）的，无须审查。

2. 药品广告审查的依据 申请审查的药品广告，符合下列法律法规及有关规定的，方可予以通过审查：①《广告法》；②《药品管理法》；③《药品管理法实施条例》；④《药品广告审查发布标准》；⑤国家有关广告管理的其他规定。

（二）药品广告审批程序

1. 药品广告批准文号申请人 药品广告批准文号的申请人必须是具有合法资格的药

知识拓展：
英国的药品
广告管理

NOTE

生产企业或者药品经营企业。药品经营企业作为申请人的,必须征得药品生产企业的同意。申请人可以委托代办人代办药品广告批准文号的申办事宜。

申请药品广告批准文号,应当向药品生产企业所在地的药品广告审查机关提出。申请进口药品广告批准文号,应当向进口药品代理机构所在地的药品广告审查机关提出。

2. 申请药品批准文号应提交的材料 申请药品广告批准文号,应当提交药品广告审查表,并附与发布内容相一致的样稿(样片、样带)和药品广告申请的电子文件,同时提交以下真实、合法、有效的证明文件。

(1)申请人营业执照、药品生产许可证或药品经营许可证复印件。

(2)申请人是药品经营企业的,应提交药品生产企业同意其作为申请人的证明文件原件。

(3)代办人应提交申请人的委托书原件和代办人的营业执照复印件等主体资格证明文件。

(4)药品批准证明文件(含进口药品注册证、医药产品注册证)复印件、批准的说明书复印件和实际使用的标签和说明书。

(5)非处方药品广告需提交非处方药品审核登记证书复印件或相关证明文件的复印件。

(6)申请进口药品广告批准文号的,应当提供进口药品代理机构的相关资格证明文件的复印件。

(7)涉及药品商品名称、注册商标、专利等内容的,应当提交相关有效证明文件的复印件以及其他确认广告内容真实性的证明文件。

所有复印件要加盖证件持有单位的印章。

异地发布药品广告备案应提交药品广告审查表和批准的说明书复印件;电视和广播广告要提交与通过审查内容一致的录音带、光盘或其他介质载体。

3. 申请药品广告批准文号的审查和程序 药品广告审查首先是对申请人提交的证明文件的真实性、合法性、有效性进行审查,然后依法对广告内容进行审查,其程序如图 13-4 所示。

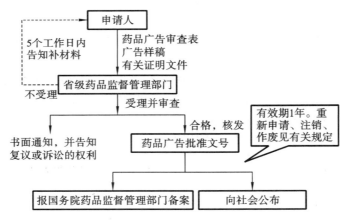

图 13-4 药品广告批准文号审查流程图

(三)药品广告批准文号管理

1. 药品广告批准文号的格式 药品广告批准文号格式为"×药广审(视、声或文)第0000000000 号",其中"×"为各省、自治区、直辖市的简称;"0"由 10 位数字组成,前 6 位代表审查年月,后 4 位代表广告批准序号;"视""声""文"代表用于广告媒介形式的分类代号。

2. 药品广告批准文号的有效期 药品广告批准文号的有效期为 1 年,到期作废。经批准的药品广告,在发布时不得更改广告内容,需要改动内容的,要重新申请药品广告批准文号。

3. 药品广告批准文号的注销和作废

（1）有下列情形之一的，药品广告审查机关应当注销药品广告批准文号：①药品生产许可证、药品经营许可证被吊销的；②药品批准证明文件被撤销、注销的；③国务院药品监督管理部门或者省级药品监督管理部门责令停止生产、销售和使用的药品。

（2）已批准发布的药品广告，国务院药品监督管理部门认为广告内容不符合规定的，或者省级以上工商局提出复审建议的，或者药品广告审查机关认为应当复审的，由原审查机关向申请人发出"药品广告复审通知书"进行复审。复审期间，该药品广告可继续发布。经复审，认为与法定条件不符的，收回药品广告审查表，原药品广告批准文号作废。

4. 药品广告审查表保存备查 广告申请人自行发布药品广告的，应当将药品广告审查表原件保存 2 年备查。广告发布者、广告经营者受广告申请人委托代理、发布药品广告的，应当查验药品广告审查表原件，按照审查批准的内容发布，并将该药品广告审查表复印件保存 2 年备查。

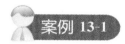

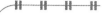

违法发布药品广告案

2013 年 4 月 20 日，某市广播电台新闻广播频道某栏目播出了对一位医生的访谈内容。节目中，该医生着重介绍了某制药公司生产的一种处方药——"××胶囊"，并宣称是"六个中科院院士联合攻关研制出的药品""只要 6 个疗程就可以治好""经北京协和医院、北京同仁医院等全国数十家大型医院对 1500 例患者临床试验证明，有效率高达 98.6％"等。节目播出过程中，多名打入热线的节目听众叙述了用药后的效果。最后，该医生表示现在该药品正在进行"由中国药品监督管理局、中国工商管理局特批的全国 5 万名患者开展药品验证活动"，15 分钟内打入电话的听众可以免费赠药。

案例答案

问题：

（1）本案例中关于药品的介绍是否属于药品广告？

（2）违法主体是谁？

（3）案例中有哪些违反规定的宣传？

三、药品广告审查发布标准

《药品管理法》规定，药品广告内容必须真实、合法，以国务院药品监督管理部门批准的说明书为准；《药品广告审查发布标准》进一步做出具体规定；2015 年修订的《中华人民共和国广告法》又对处方药广告发布媒介、药品广告忠告语、药品广告基本要求、不得发布广告的药品、不得针对未成年人发布药品广告等方面做出规定。

（一）药品广告范围的规定

1. 不得发布广告的药品 ①麻醉药品、精神药品、医疗用毒性药品、放射性药品；②戒毒治疗的药品；③医疗机构配制的制剂；④军队特需药品；⑤国务院药品监督管理部门依法明令停止或者禁止生产、销售和使用的药品；⑥批准试生产的药品。

2. 处方药广告发布规定 处方药可以在国家卫生健康委员会和国务院药品监督管理部门共同指定的医学、药学专业刊物上发布广告，但不得在大众传播媒介发布广告或者以其他方式进行以公众为对象的广告宣传。不得以赠送医学、药学专业刊物等形式向公众发布处方药广告。

处方药名称与该药品的商标、生产企业字号相同的，不得使用该商标、企业字号在医学、药学专业刊物以外的媒介变相发布广告。不得以处方药名称或者以处方药名称注册的商标以及

NOTE

企业字号为各种活动冠名。

（二）药品广告内容的规定

1. 对药品广告内容原则性规定

（1）药品广告内容涉及药品适应证或者功能主治、药理作用等内容的宣传，应当以国务院药品监督管理部门批准的说明书为准，不得进行扩大或者恶意隐瞒的宣传，不得含有说明书以外的理论、观点等内容。

（2）药品广告中必须标明药品的通用名称、忠告语、药品广告批准文号、药品生产批准文号；以非处方药商品名称为各种活动冠名的，可以只发布药品商品名称。药品广告必须标明药品生产企业或者药品经营企业名称，不得单独出现"咨询热线""咨询电话"等内容。非处方药广告必须同时标明非处方药专用标识（OTC）。

药品广告中不得以产品注册商标代替药品名称进行宣传，但经批准作为药品商品名称使用的文字型注册商标除外。已经审查批准的药品广告在广播电台发布时，可不播出药品广告批准文号。

（3）药品广告应当在显著位置标明药品忠告语。处方药广告的忠告语是"本广告仅供医学药学专业人士阅读"；非处方药广告的忠告语是"请按药品说明书或在药师指导下购买和使用"。

（4）药品广告中涉及改善和增强性功能内容的，必须与经批准的药品说明书中的适应证或者功能主治完全一致。电视台、广播电台不得在7:00—22:00发布这类内容广告。

2. 对药品广告内容禁止性规定

（1）药品广告中有关药品功能疗效的宣传应当科学、准确，不得出现下列情形：①含有不科学的表示功效的断言或者保证的；②说明治愈率或者有效率的；③与其他药品的功效和安全性进行比较的；④违反科学规律，明示或者暗示包治百病、适应所有症状的；⑤含有"安全无毒副作用""毒副作用小"等内容的；含有明示或者暗示中成药为"天然"药品，因而安全性有保证等内容的；⑥含有明示或者暗示该药品为正常生活和治疗病症所必需等内容的；⑦含有明示或暗示服用该药能应付现代紧张生活和升学、考试等需要，能够帮助提高成绩、使精力旺盛、增强竞争力、增高、益智等内容的；⑧其他不科学的用语或者表示，如"最新技术""最高科学""最先进制法"等。

（2）非处方药广告不得利用公众对于医药学知识的缺乏，使用公众难以理解和容易引起混淆的医学、药学术语，造成公众对药品功效与安全性的误解。

（3）药品广告应当宣传和引导合理用药，不得直接或者间接怂恿任意、过量地购买和使用药品，不得含有以下内容：①含有不科学的表述或者使用不恰当的表现形式，引起公众对所处健康状况和所患疾病产生不必要的担忧和恐惧，或者使公众误解不使用该药品会患某种疾病或加重病情的；②含有免费治疗、免费赠送、有奖销售、以药品作为礼品或者奖品等促销药品内容的；③含有"家庭必备"或者类似内容的；④含有"无效退款""保险公司保险"等保证内容的；⑤含有评比、排序、推荐、指定、选用、获奖等综合性评价内容的。

（4）药品广告不得含有利用医药科研单位、学术机构、医疗机构、行业协会或者专业人士、患者的名义和形象做推荐、证明的内容；药品广告不得使用国家机关和国家机关工作人员的名义；药品广告不得含有军队单位或者军队人员的名义、形象，不得利用军队装备、设备从事药品广告宣传。

（5）药品广告不得含有涉及公共信息、公共事件或其他与公共利益相关联的内容，如各类疾病信息、经济社会发展成果或医药科学以外的科技成果。

（6）药品广告不得含有医疗机构的名称、地址、联系办法、诊疗项目、诊疗方法以及有关义诊、医疗（热线）咨询、开设特约门诊等医疗服务的内容。

（7）不得含有法律、行政法规规定禁止的其他内容。

（三）药品广告发布对象和时间的规定

（1）药品广告不得在针对未成年人的大众传播媒介上或者在针对未成年人的频道、节目、栏目上发布。药品广告不得以儿童为诉求对象，不得以儿童名义介绍药品。

（2）按照《药品广告审查发布标准》规定必须在药品广告中出现的内容，其字体和颜色必须清晰可见、易于辨认。上述内容在电视、电影、互联网、显示屏等媒体发布时，出现时间不得少于 5 秒。

知识拓展：《中华人民共和国广告法》（2018 年修订）对药品广告规定的修改内容

第四节　互联网药品信息服务管理

为加强药品监督管理，规范互联网药品信息服务活动，保证互联网药品信息的真实、准确，根据《药品管理法》《互联网信息服务管理办法》，国家食品药品监督管理局于 2004 年 7 月 8 日发布《互联网药品信息服务管理办法》。

一、互联网药品信息服务概述

（一）互联网药品信息服务的定义

互联网药品信息服务，是指通过互联网向上网用户提供药品（含医疗器械）信息的服务活动。

（二）互联网药品信息服务的分类

互联网药品信息服务分为经营性和非经营性两类。经营性互联网药品信息服务是指通过互联网向上网用户有偿提供药品信息等服务的活动；非经营性互联网药品信息服务是指通过互联网向上网用户无偿提供公开的、共享性药品信息等服务的活动。

二、互联网药品信息服务的管理

（一）互联网药品信息服务管理机构

1. 监督管理机构　国务院药品监督管理部门对全国提供互联网药品信息服务的网站实施监督管理。省级药品监督管理部门对本行政区域内提供互联网药品信息服务活动的网站实施监督管理。

2. 经营主管机构　国务院信息产业主管部门或省级电信管理机构。

（二）提供互联网药品信息服务的条件

拟提供互联网药品信息服务的网站，应当在向国务院信息产业主管部门或者省级电信管理机构申请办理经营许可证或者办理备案手续之前，按照属地监督管理的原则，向该网站主办单位所在地省级药品监督管理部门提出申请，经审核同意后取得提供互联网药品信息服务的资格。

申请提供互联网药品信息服务，除应当符合《互联网信息服务管理办法》规定的要求外，还应当具备下列条件。

（1）互联网药品信息服务的提供者应当为依法设立的企事业单位或者其他组织。

（2）具有与开展互联网药品信息服务活动相适应的专业人员、设施及相关制度。

NOTE

（3）有 2 名以上熟悉药品、医疗器械管理法律、法规和药品、医疗器械专业知识，或者依法经资格认定的药学、医疗器械技术人员。

提供互联网药品信息服务的申请应当以一个网站为基本单元。

（三）申请提供互联网药品信息服务应提交的材料

申请提供互联网药品信息服务，应当填写国务院药品监督管理部门统一制发的互联网药品信息服务申请表，向网站主办单位所在地省级药品监督管理部门提出申请，同时提交以下材料。

（1）企业营业执照复印件（新办企业提供工商行政管理部门出具的名称预核准通知书及相关材料）。

（2）网站域名注册的相关证书或者证明文件。从事互联网药品信息服务网站的中文名称，除与主办单位名称相同的以外，不得以"中国""中华""全国"等冠名；除取得药品招标代理机构资格证书的单位开办的互联网站外，其他提供互联网药品信息服务的网站名称中不得出现"电子商务""药品招商""药品招标"等内容。

（3）网站栏目设置说明（申请经营性互联网药品信息服务的网站需提供收费栏目及收费方式的说明）。

（4）网站对历史发布信息进行备份和查阅的相关管理制度及执行情况说明。

（5）药品监督管理部门在线浏览网站上所有栏目、内容的方法及操作说明。

（6）药品及医疗器械相关专业技术人员学历证明或者其专业技术资格证书复印件、网站负责人身份证复印件及简历。

（7）健全的网络与信息安全保障措施，包括网站安全保障措施、信息安全保密管理制度、用户信息安全管理制度。

（8）保证药品信息来源合法、真实、安全的管理措施、情况说明及相关证明。

（四）审批程序

互联网药品信息服务资格申报审批程序见图 13-5。

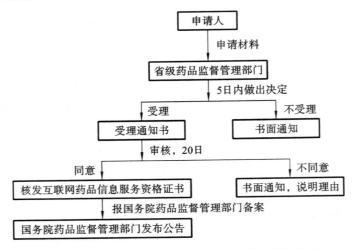

图 13-5　互联网药品信息服务资格申报审批程序

（五）互联网药品信息服务资格证书

1. 证书核发机构　各省级药品监督管理部门对本辖区内申请提供互联网药品信息服务的互联网站进行审核，符合条件的核发互联网药品信息服务资格证书。互联网药品信息服务资格证书的格式由国务院药品监督管理部门统一制定。

2. 证书的换发、收回和项目变更

（1）换发：互联网药品信息服务资格证书有效期为 5 年。有效期届满，需要继续提供互联网药品信息服务的，持证单位应当在有效期届满前 6 个月内，向原发证机关申请换发互联网药品信息服务资格证书。原发证机关进行审核后，认为符合条件的，予以换发新证；认为不符合条件的，发给不予换发新证的通知并说明理由，原互联网药品信息服务资格证书由原发证机关收回并公告注销。

省级药品监督管理部门根据申请人的申请，应当在证书有效期届满前做出是否准予其换证的决定。逾期未做出决定，视为准予换证。

（2）收回：互联网药品信息服务资格证书可以根据互联网药品信息服务提供者的书面申请，由原发证机关收回，原发证机关应当报国务院药品监督管理部门备案并发布公告。被收回证书的网站不得继续从事互联网药品信息服务。

（3）项目变更：互联网药品信息服务提供者变更下列事项之一的，应当向原发证机关申请办理变更手续，填写互联网药品信息服务项目变更申请表，同时提供下列相关证明文件：①互联网药品信息服务资格证书中审核批准的项目（互联网药品信息服务提供者单位名称、网站名称、IP 地址等）；②互联网药品信息服务提供者的基本项目（地址、法定代表人、企业负责人等）；③网站提供互联网药品信息服务的基本情况（服务方式、服务项目等）。

省级药品监督管理部门自受理变更申请之日起 20 个工作日内做出是否同意变更的审核决定。同意变更的，将变更结果予以公告并报国务院药品监督管理部门备案；不同意变更的，以书面形式通知申请人并说明理由。

省级药品监督管理部门对申请人的申请进行审查时，应当公示审批过程和审批结果。申请人和利害关系人可以对直接关系其重大利益的事项提交书面意见进行陈述和申辩。依法应当听证的，按照法定程序举行听证。

（六）互联网药品信息服务的管理规定

1. 标注证书编号和药品广告批准文号　提供互联网药品信息服务的网站，应当在其网站主页显著位置标注互联网药品信息服务资格证书的证书编号；提供互联网药品信息服务的网站发布的药品（含医疗器械）广告，必须经过药品监督管理部门审查批准，并注明广告审查批准文号。

2. 互联网站登载药品信息的规定　提供互联网药品信息服务网站所登载的药品信息必须科学、准确，必须符合国家的法律、法规和国家有关药品、医疗器械管理的相关规定。

3. 互联网站不得发布的药品信息　提供互联网药品信息服务的网站不得发布麻醉药品、精神药品、医疗用毒性药品、放射性药品、戒毒药品和医疗机构制剂的产品信息。

第五节　药品信息管理相关法律责任

一、违法药品广告的法律责任

（1）篡改经批准的药品广告内容进行虚假宣传的，由药品监督管理部门责令立即停止该药品广告的发布，撤销该品种药品广告批准文号，1 年内不受理该品种的广告审批申请。并通知同级广告监督机关，由广告监督机关依法给予处理。

（2）对任意扩大产品适应证（功能主治）范围、绝对化夸大药品疗效、严重欺骗和误导消费者的违法广告，省级以上药品监督管理部门一经发现，应当采取行政强制措施，暂停该药品在辖区内的销售,同时责令违法发布药品广告的企业在当地相应的媒体发布更正启事;违法发布药品广告的企业按要求发布更正启事后,省级以上药品监督管理部门应当在 15 个工作日内做出解除行政强制措施的决定;需要进行药品检验的,药品监督管理部门应当自检验报告书发出之日起 15 日内,做出是否解除行政强制措施的决定。

(3) 对提供虚假材料申请药品广告审批,被药品广告审查机关在受理审查中发现的,1 年内不受理该企业该品种的广告审批申请。

(4) 对提供虚假材料申请药品广告审批,取得药品广告批准文号的,药品广告审查机关在发现后应当撤销该药品广告批准文号,立即停止发布,3 年内不受理该企业该品种的广告审批申请。并通知同级广告监督机关,由监督机关依法给予处理。

(5) 对未经审查批准发布的药品广告,或者发布的药品广告与审查批准的内容不一致的,广告监督管理机关应当依据《广告法》第四十三条规定予以处罚;对违法药品广告,构成虚假广告或者引人误解的虚假宣传的,责令停止发布、公开更正消除影响,并处广告费 1～5 倍罚款,对负有责任的广告经营者、广告发布者没收广告费用,并处 1～5 倍罚款,情节严重的,依法停止广告业务。构成犯罪的,依法追究刑事责任。

(6) 药品广告审查机关和药品广告监督管理机关的工作人员玩忽职守、滥用职权、徇私舞弊的,给予行政处分。构成犯罪的,依法追究刑事责任。

(7) 违反处方药广告发布规定的,责令停止发布、公开更正,没收广告费,并处广告费 1～5 倍罚款。情节严重的,依法停止广告业务,构成犯罪的,追究刑事责任。

(8) 违反不得发布广告的药品规定和未以说明书为准的药品广告,责令改正或停止发布,没收广告费用,并处 1～5 倍罚款。情节严重的,依法停止其广告业务。

(9) 违反《药品广告审查发布标准》其他规定发布广告,《广告法》有规定的,依照《广告法》处罚;《广告法》没有具体规定的,对负有责任的广告主、广告经营者、广告发布者,处以 1 万元以下罚款;有违法所得的,处以违法所得 3 倍以下但不超过 3 万元的罚款。

知识拓展:
《中华人民共和国广告法》关于虚假广告的相关规定

二、违法互联网药品信息的法律责任

(1) 未取得或者超出有效期使用互联网药品信息服务资格证书从事互联网药品信息服务的,由国务院药品监督管理部门或者省、自治区、直辖市药品监督管理部门给予警告,并责令其停止从事互联网药品信息服务;情节严重的,移送相关部门,依照有关法律、法规给予处罚。

(2) 提供互联网药品信息服务的网站不在其网站主页的显著位置标注互联网药品信息服务资格证书的证书编号的,国务院药品监督管理部门或者省、自治区、直辖市药品监督管理部门给予警告,责令限期改正;在限定期限内拒不改正的,对提供非经营性互联网药品信息服务的网站处以 500 元以下罚款,对提供经营性互联网药品信息服务的网站处以 5000 元以上 1 万元以下罚款。

(3) 互联网药品信息服务提供者违反本办法,有下列情形之一的,由国务院药品监督管理部门或者省、自治区、直辖市药品监督管理部门给予警告,责令限期改正;情节严重的,对提供非经营性互联网药品信息服务的网站处以 1000 元以下罚款,对提供经营性互联网药品信息服务的网站处以 1 万元以上 3 万元以下罚款;构成犯罪的,移送司法部门追究刑事责任。

① 已经获得互联网药品信息服务资格证书,但提供的药品信息直接撮合药品网上交易的。

② 已经获得互联网药品信息服务资格证书,但超出审核同意的范围提供互联网药品信息服务的。

③ 提供不真实互联网药品信息服务并造成不良社会影响的。

④ 擅自变更互联网药品信息服务项目的。

(4) 互联网药品信息服务提供者在其业务活动中,违法使用互联网药品信息服务资格证书的,由国务院药品监督管理部门或者省、自治区、直辖市药品监督管理部门依照有关法律、法规的规定处罚。

本章小结

内　　容	学　习　要　点
概念	药品信息,药品说明书,药品标签,药品广告
研究内容	药品信息管理,药品信息服务,药品标识物管理,药品广告管理,互联网药品信息服务管理等
研究方法	现场调查,实验研究
与相关学科关系	药事管理学与管理学、法学、广告学、互联网的关系

目标检测

1. 简述药品广告范围和内容规定。
2. 简述药品标识物内容。
3. 药品说明书和标签的概念是什么?
4. 药品说明书和标签管理的基本原则是什么?
5. 药品广告内容禁止性规定有哪些?

目标检测
参考答案

在线答题

参 考 文 献

[1] 杨世民.药事管理学[M].2版.北京:中国医药科技出版社,2006.
[2] 孟锐.药事管理学[M].北京:科学出版社,2007.
[3] 弓志军.我国药品广告监督管理的现状与特点[J].中国药房,2018,29(7):891-896.
[4] 丛树德,高正杰.药品虚假广告的成因与打击对策[J].法治与社会,2018(31):58-60.
[5] 刘传绪,文占权,张彦昭,等.我国互联网药品交易现状及发展趋势研究[J].中国药事,2018,32(6):707-714.

(陈洪飞)

NOTE

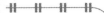

第十四章 药品知识产权保护

 学习目标

1. 掌握:药品专利的类型及授予条件;药品商标保护的特点及注册原则;药品商标权的保护。

2. 熟悉:药品知识产权的概念、种类和特征;药品专利的概念及特点;药品商标保护的类型及内容;医药商业秘密及保护;医药未披露数据保护。

3. 了解:药品知识产权保护体系;药品专利权的内容、申请原则与程序;药品商标保护的范围及获得;药品知识产权保护相关的法律责任;商标的概念及特征。

本章主要介绍药品知识产权的概念和保护体系,分别从药品专利保护、药品商标保护、医药商业秘密保护和未披露数据保护等方面介绍药品知识产权保护的管理规定,以及与药品知识产权相关的法律责任。

 案例导入

A 公司是一家集医药开发、生产、销售、医疗和教育为一体的大型现代化高科技健康产业集团公司,年销售额超百亿元。该公司非常重视产品研发和自主创新,建立了"两部三中心"的科研创新体系,即科研部、知识产权部、西安药物研发中心、北京生物技术药物研发中心、山东药物研发中心,其中知识产权部下设专利管理科和产权管理科,专利管理科分管专利工作,产权管理科分管商标和版权工作。该公司还建立了知识产权相关制度,主要有《知识产权工作管理制度》《专利奖惩管理办法》《商标征集奖励暂行办法》《知识产权资产对外许可管理办法》《科技论文发表管理办法》《对外合作研究知识产权成果暂行管理办法》《科研管理办法》等。

基于上述管理体系,该公司取得的知识产权主要为专利方面,已申请 260 余项国家专利,其中发明 220 余项,占总专利的 85%。同时,该公司某某注射液核心专利荣获中国专利金奖,某某某胶囊、某某颗粒分别荣获中国专利优秀奖。商标方面,拥有注册商标 480 余件,多件商标获得著名商标称号,其中,有两件荣获中国驰名商标称号。著作权方面,公司依法成功登记 6 件著作权。

该公司目前拥有独家上市专利药及新药 50 余个,已投产的品种中 90% 以上为独家专利产品,销售额的 98% 以上来自专利产品,企业的利润几乎全部由专利产品产生。

问题:

(1)该案例说明知识产权保护对医药企业有何意义?

(2)结合该案例谈谈医药企业应当如何对知识产权进行保护。

第一节 药品知识产权概述

一、药品知识产权的概念和种类

（一）药品知识产权的概念

知识产权（intellectual property）是指公民、法人或其他组织基于自身智力活动创造的成果和经营管理活动中的经验而依法享有的一系列民事权利的总称。药品知识产权（pharmaceutical intellectual property）是与医药相关的知识产权，即指一切与药品有关的发明创造和智力活动成果的财产权。这种民事权利的实质是一种财产权，其保护的客体具有一定的特殊性，它具有无形资产的性质。

知识产权有广义和狭义之分，狭义的知识产权又称传统意义上的知识产权，分为两大类：一类是文学产权（literature property），包括著作权和与著作权有关的邻接权；另一类是工业产权（industrial property），主要包括专利权和商标权。

广义的知识产权是指包括专利权、著作权、商标权、发明权、发现权、商业秘密权、商号权、地理标记权等科学技术成果权在内的一类民事权利的统称。1967年《建立世界知识产权组织公约》中规定的知识产权范围包括文学、艺术和科学作品，表演艺术家的表演以及唱片和广播节目，人类一切活动领域内的发明，科学发现，工业品外观设计，商标、服务标记以及商业名称和标志，制止不正当竞争，以及在工业、科学、文学或艺术领域内由于智力活动而产生的一切其他权利。1993年关贸总协定缔约方通过的《与贸易有关的知识产权协议》（下称 TRIPS）中规定的知识产权包括版权和邻接权、商标权、地理标志权、工业品外观设计权、专利权、集成电路布图设计（拓扑图）权、未公开的信息专有权（主要指商业秘密权）。

知识拓展：
"知识产权"
一词的由来

（二）药品知识产权的特征

1. 专有性 知识产权的专有性亦称独占性，是指权利人对其智力成果享有独占权，独占权的性质是使权利人能够垄断自己的智力成果，排斥非权利人对其智力成果进行不法仿制、假冒或剽窃，即除权利人以外的任何其他人，如果法律没有除外规定，在未经权利人的许可的情况下，都不得使用权利人的智力成果。知识产权的专有性还意味着对于同一项智力成果，不允许有两个及两个以上的知识产权并存。

2. 时限性 与以动产、不动产为客体的有形财产权利不同，知识产权具有时限性，即药品知识产权权利人的权利是有时间限制的，这种财产权利仅在法律规定期限内受到法律的保护。但是药品知识产权的客体——医药智力成果仍然能够继续存在并且发挥效用，并由"私人领域"进入"公有领域"而成为整个社会的共同财富，为全人类共同所有和使用。比如，《中华人民共和国著作权法》（下称《著作权法》）规定著作权的保护期限为作者的有生之年及其死后的50年，超出法定期限的与药品有关的论著进入公有领域，任何人都可以使用，无须征得原著作权人继承人的同意，也不必支付报酬。

知识产权法律保护制度考虑时限性的设定，是为了社会整体利益与权利人个体利益的平衡，其设计初衷是为了实现人类智力成果在社会中发挥出最大的效益，既激励权利人持续进行技术创新活动，创造出丰硕的智力成果，又要促进智力成果的推广，以促进全社会的科技进步。因此既需要在一定期限内对权利人的合法权利进行有效保护，又要允许到期后对智力成果的使用，防止其长期垄断在权利人个人手中，从而造成对技术发展的妨碍、文化传播或者商品流通的阻滞。

NOTE

3. 地域性 知识产权的地域性,是对知识产权权利人行使权利设定的一种空间限制,即知识产权只有在授予该权利的国家范围内有效,超出这个国家范围,便不再受到法律保护。这是由知识产权的客体——无形资产的性质所决定的。有形物的财产权是没有空间限制的,但是知识产权与此相反,任何一个国家或地区所授予的知识产权,仅在该国或该地区的范围内有法律效力,如果权利人希望在其他国家或地区也享有知识产权,则应依照所在国的法律另行提出申请。如果两国之间签有知识产权双边互惠协定或共同加入某个知识产权国际公约组织,知识产权是具有一定的域外效力的。

知识产权的地域性并不利于权利人保护自己的权利,也阻碍了科学文化的国际交流,因此各国先后签订了若干保护知识产权的国际公约,成立了全球性或地区性的保护知识产权的国际组织,从国际层面上对各国知识产权保护法律制度进行协调,形成了一套国际知识产权保护法律制度。如《保护工业产权巴黎公约》、《伯尔尼公约》、TRIPS、《专利合作条约》(PCT)等。

4. 无形性 知识产权的无形性是指作为知识产权客体的智力成果,是一种不具备物质形态,不占据一定的空间,无法被权利人实际占有和控制的精神财产。因为智力成果不可能被实际控制,所以它可以在不产生冲突的情况下被多个主体同时使用或反复多次使用,而实质上并不降低其使用的效果。权利人可以在不影响自己使用智力成果的情况下,同时向其他多个主体有偿转让使用权。

(三)药品知识产权的种类

药品知识产权是一个完整的体系,主要包括药品专利权、商标权、著作权及其邻接权,医药商业秘密权等,其具体含义如下。

1. 药品专利权 药品专利权是指药品专利权人对其发明创造依法享有的专有权,包括人身权和财产权。人身权是指发明人或设计人对发明创造享有在专利文件上标明自己姓名的权利。财产权是指专利权人通过对专利实施独占、许可、转让、标记而取得收益的权利。

2. 药品商标权 药品商标权是药品商标注册人对其注册商标依法享有的权利,包括专用权、转让权、许可权和禁止权。

3. 药品著作权及其邻接权 药品著作权是指创作者对其创作的作品所享有的各项人身权和财产权。人身权主要包括发表权、署名权、修改权和保护作品完整权等;财产权主要包括复制权、展览权、表演权、播放权、演绎权等。著作邻接权是指作品传播者对其传播作品过程中所做出的创造性劳动和投资产生的成果所享有的权利,是与著作权相邻、相近或从属于著作权的一种权利,包括出版者权、表演者权、录制者权和广播电视组织权。

4. 医药商业秘密权 医药商业秘密权是指医药商业秘密的合法控制人通过采取保密措施,依法对其经营信息和技术信息所享有的不受非法侵犯的权利。商业秘密权作为一种无形财产权,商业秘密权利人依法享有占有、使用、收益和处分的权利。

在医药领域,知识产权保护并不仅仅局限于专利保护、商标保护和著作权保护,还有中药品种保护、未披露数据保护等一系列独特的知识产权保护。这些知识产权保护制度构成了一套较完备的知识产权保护体系,为医药产业的发展提供了更强有力的保障。

二、我国药品知识产权保护体系

(一)药品知识产权保护的意义

采用法律手段对药品知识产权进行保护对医药行业有着特殊的意义,医药行业对知识产权保护法律制度具有很高的依赖性,完善的药品知识产权保护法律制度对医药行业的创新发展的激励作用主要体现在以下几个方面。

1. 鼓励新药研发活动 新药研究与开发具有长周期、高投入、高风险和高收益的特点。药品是特殊商品，药品质量存在缺陷而造成的药害事故将会给药品消费者的生命健康带来难以估量的损害，世界各国政府都对药品的安全性和有效性采取更为严格的审查制度，新药的研发活动比其他领域新产品需要更高昂的投入、更漫长的周期、承担更高的风险。为补偿新药上市审评审批占用的时间，对在中国获得上市许可的新药相关发明专利，可以给予不超过五年的专利权期限补偿。

药品知识产权保护法律制度对权利人智力成果进行保护，保证了权利人在保护期间的收益，充分调动了知识创新和发明创造的积极性，新的医药科技成果源源不断地涌现，极大地促进了医药科技发展，更好地保障了人们的身体健康。例如辉瑞制药重磅炸弹产品"立普妥"，研发投资超过 8 亿美元，1989 年获得美国专利，2002 年上市，2004—2010 年每年给辉瑞带来超过 100 亿美元的销售额，2011 年 11 月 30 日其专利到期后，2012 年的销售额降到不足 40 亿美元并持续降低。药品知识产权保护法律制度赋予医药产品在市场上的排他权，有效地弥补了前期研究所花费的巨额投入，并且还将带来巨额盈利，这对于个人或者企业继续研发医药新产品的创新热情起到了极大的促进作用。但是，新药研发的高收益是建立在知识产权保护的基础之上的，只有在充分运用知识产权保护法律武器的条件下才有可能实现。

2. 维护医药市场公平竞争 维护市场公平、有序、诚信经营，是知识产权法的重要原则。知识产权法可以防止个人或公司非法利用知识产权获利。此外，知识产权制度通过保护专利、商标、服务标记、厂商名称、货源名称等专属权利和制止不正当竞争，维护投资企业的竞争优势，维护市场的公平和有序竞争，并用法律正确规范人们的行为，促使人们自觉尊重他人的知识产权，使社会形成尊重知识、尊重人才、尊重他人智力劳动成果的良好社会环境和公平、公正的市场竞争机制，从而使医药企业有更多的财力、物力和智力资源投向新药研究开发。

3. 提高我国在医药行业的国际地位 在国际方面，知识产权保护状况已构成影响国际关系发展的重要砝码。例如，美国《关税法》"337 条款"就通过对美国进口贸易的知识产权进行严密保护，从而防止外国厂商以不公平竞争或不公平贸易行为进口或在美国销售外国产品。1992 年，中美政府达成的《关于保护知识产权的谅解备忘录》也体现了知识产权法律问题在国际关系中的影响。随着知识经济的到来，各国将围绕知识产权开展激烈的竞争。

4. 保护传统中医药资源 在中国的发展历史中，中医药曾经以 1.0% 的费用解决了占据世界 22.0% 人口的医疗保健问题。改革开放初期，我国医药知识产权保护意识淡薄，导致很多经典名方被其他国家所仿制，给我国的中药产业发展造成了巨大的损失。根据我国现有的知识产权法律规定，中药秘方、中药商标、传统工艺制法等都属于我国知识产权的保护范围。完善知识产权法律保护能够维护中医药企业和技术人员的合法权益，保护传统中药资源不流失到国外，并且推动我国中医药企业市场化与规模化发展。

（二）药品知识产权保护的法律体系

药品知识产权保护的法律体系是以宪法为依据，由数量众多的医药知识产权法律、法规、规章等组成的多层次、多门类的法律体系，主要包括药品专利权保护体系、药品商标权保护体系、医药商业秘密权保护体系、药品著作权保护体系以及其他类型的知识产权保护体系，见图14-1。

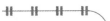
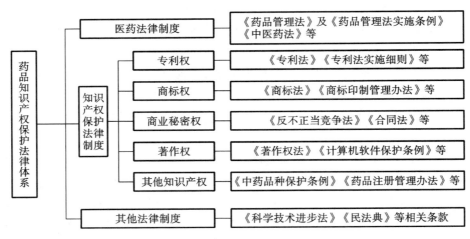

图 14-1　我国药品知识产权保护法律体系

第二节　药品专利保护

　　药品专利是药品专利权的简称,是为了保护发明创造者对其智力成果享有的独占权,即国家专利行政部门依法授予专利申请人及其继承人在一定时期内实施其发明创造的独占权。药品专利制度的建立对保护专利权人的合法权益,鼓励医药发明创造,推动医药发明创造的应用,提高创新能力,促进科学技术进步和经济社会发展具有重要作用。

一、药品专利保护的类型和特点

（一）药品专利保护的类型

　　专利保护的类型是指《中华人民共和国专利法》(以下简称《专利法》)所保护的客体,即发明创造,包括发明、实用新型和外观设计三种。药品专利保护的类型也包括以下三种。

　　1. 发明专利　发明是指对产品、方法及其改进所提出新的技术方案。发明是一项新的技术方案,所谓技术方案是指运用自然规律解决人类生产、生活中某一特定问题的具体构思,是对自然规律加以利用的结果,即运用自然力使之产生一定的效果,而非自然规律本身。发明因最终的物质表现形式的不同,可以分为产品发明和方法发明。产品发明是指经过人工制造,以有形物品形式出现的发明;方法发明则是指为解决某一问题所采用的手段与步骤。

　　（1）药品产品发明专利,包括新化合物、药物组合物、天然物质以及微生物及其代谢物等。新化合物是指具有固定化学结构式和物理化学性质的单一物质。只要有医药用途的新化合物,无论其是活性成分,还是非活性成分;无论其是合成的还是从植物中提取的;无论其是有机物、无机物还是高分子化合物,都可以申请医药产品的发明专利。药品生产中涉及的新原料、新辅料、新中间体、新代谢物都可以申请产品发明专利。

　　药物组合物是指由两种或两种以上物质或化合物按照一定的比例组成的具有一定性质和用途的混合物,包括新化合物和无生理活性的已知物组成的组合物或已知化合物和新载体组成的组合物,如新剂型;还包括新化合物和有生理活性的已知物组成的组合物,如新的复方制剂药物。一般要求这种组合具有协同作用或增强疗效作用,具有非显而易见性,才可以申请药品的发明专利。

　　天然物质是指以天然形态存在的物质,因为其仅是一种科学发现,不能授予专利保护。但是如果是首次从自然界提取分离出来的物质,其结构、形态或其物理、化学参数是以前不曾认识的,能够确切地表征,在产业上有应用价值,则可以申请产品发明和方法发明专利,比如在美国曾授予从肾上腺组织分离出来的纯肾上腺素的药品专利。

未经过人类任何技术处理而存在于自然界的微生物属于科学发现,不能授予专利保护,只有当微生物经过分离成为纯培养物,具有特定的医药用途时,微生物本身才是可以授予专利保护的主题。

(2)方法发明专利,包括生产方法发明和用途发明。生产方法发明包括药品的生产工艺、化合物的制备方法、化合物的合成路线、化合物提取分离的方法等。用途发明包括两种情况,一是已知化合物,首次发现其有医疗价值,二是已知化合物发现其有第二医疗用途,都可以申请药品的方法发明专利。

2. 实用新型专利 实用新型指的是对产品的形状、构造或其结合所提出的适于实用的新的技术方案。实用新型有两个显著特征:第一,必须是具有一定的形状、结构或其结合的产品,没有固定形态的物质如气体、液体、粉末状物等都不可以申请实用新型专利,制造方法和使用方法以及其他方法也都不能申请实用新型专利;第二,必须是基于一定技术思想而创造产生的,并在工业上适于应用,适用性要强。

医药领域常见的实用新型专利如下:①某些与功能相关的药物剂型、形状、结构的改变;②诊断用药的试剂盒与功能有关的形状、结构改变等;③某些药品的包装容器的形状、结构的改变。只要改变药品或药品包装容器的形状、构造或者两者的结合对药品的功能有所改进,就可以申请实用新型专利。

3. 外观设计专利 外观设计,是指对产品的整体或者局部的形状、图案或者其结合以及色彩与形状、图案的结合所做出的富有美感并适于工业应用的新设计。外观设计是使产品增加美感,并不增加或改进产品的功能,属于只改变外观不改变实质功能的专利。这种设计强调必须能在工业上应用,如果不能应用,则不具有工业应用价值,不能申请外观设计专利。

药品的包装容器外观等,可以通过外观设计专利给予保护,如把儿童咀嚼片剂的外观压制成动物的形状,便于吸引儿童服用,设计药瓶、药袋、药品瓶盖等新的盛放容器,设计富有美感和特色的说明书、容器、包装盒等。通过外观设计专利,可以保护使用该外观设计的产品如包装盒等不受他人仿制,知名药品还可以通过保护与其相关的外观设计进而保护该药品本身。

(二)药品专利保护的特点

医药专利权人依据《专利法》受到保护,即在专利的有效期内,专利权人享有排他性权利,他人未经许可不得擅自因为经营目的而实施。它具有如下特点。

1. 专有性 也称排他性、垄断性、独占性等,是对市场享有独占权,排除他人的竞争。

2. 地域性 即空间限制,是指一个国家依照其本国专利法授予的专利权,仅在该国法律管辖的范围内有效,对其他国家没有任何约束力,其他国家对其专利不承担保护的义务。一项发明创造只在我国取得专利权,那么专利权人只在我国享有专利权或独占权。

3. 时间性 专利权人对其发明创造所拥有的法律赋予的专有权只在法律规定的时间内有效,期限届满后,专利权人对其发明创造就不再享有制造、使用、销售、许诺销售和进口的专有权。

4. 公开性 专利权人必须充分公开其技术情报。

二、药品专利的申请与授权

(一)药品专利申请的原则

1. 书面原则 我国的《专利法》及其实施细则规定的各种手续,每个具有法律意义的步骤都应以书面形式办理。专利申请中的书面原则通过落实专利申请文件得以落实。

2. 先申请原则 两个以上的申请人分别就同样的发明创造申请专利的,专利权授予最先申请的人。如果两个以上的申请人在同一日分别就同样的发明创造申请专利,应自行协商确定申请人。该原则有利于促使发明人在完成发明创造后尽早申请专利,也使社会大众能够尽早得到最新的技术,避免重复的研究与投入。

3. 单一性原则 狭义上的单一性原则指的是一件专利申请的内容只能包含一项发明创造;广义上的还包括同样的发明创造只能授予一次专利权,不能就同样的发明创造同时存在两项或两项以上的专利权。一项发明一件申请便于专利申请案的审查、登记、分类、检索。同时,有利于授权后一系列法律事务的运作。

4. 优先权原则 优先权原则是指申请人自发明或者实用新型在国外第一次提出专利申请之日起 12 个月内,或自外观设计在国外第一次提出专利申请之日起 6 个月内,又在中国就相同主题提出专利申请的,按照该国同中国签订的协议或共同参加的国际条约,或按照共同承认的优先权原则,可享有优先权。若申请人自发明或实用新型在中国第一次提出专利申请之日起 12 个月内,或者自外观设计在中国第一次提出专利申请之日起 6 个月内,又向国务院专利行政部门就相同主题提出专利申请的,也可以享有优先权。

(二) 授予药品专利权的条件

我国《专利法》规定,授予专利权必须满足"三性"的要求,即授予专利权的发明和实用新型,应当具备新颖性、创造性和实用性。

1. 新颖性 新颖性是指该发明或者实用新型不属于现有技术;也没有任何单位或者个人就同样的发明或者实用新型在申请日以前向国务院专利行政部门提出过申请,并记载在申请日以后公布的专利申请文件或者公告的专利文件中。授予专利权的外观设计,应当同申请日以前在国内外出版物上公开发表过或者国内公开使用过的外观设计不相同和不相近似,并不得与他人先取得的合法权利相冲突。申请日以国务院专利行政部门受理处收到申请文件的日期为准。

法律上规定了不丧失新颖性的例外条件,并存在 6 个月的宽限期,即申请专利的发明创造在申请日以前 6 个月内,有下列情形之一的,不丧失新颖性:在国家出现紧急状态或者非常情况时,为公共利益目的首次公开的;在中国政府主办或者承认的国际展览会上首次展出的;在规定的学术会议或者技术会议上首次发表的;他人未经申请人同意而泄露其内容的。也就是说,申请专利的发明创造在申请日以前 6 个月内,发生上述三种情形之一的,该申请不丧失新颖性。即这三种情况不构成影响该申请的现有技术。

2. 创造性 创造性是指与现有技术相比,该发明具有突出的实质性特点和显著的进步,该实用新型具有实质性特点和进步。所谓发明具有突出的实质性特点是指对所属技术领域的技术人员来说,发明相对于现有技术是非显而易见的。如果发明是所属技术领域的技术人员在现有技术的基础上仅仅通过合乎逻辑的分析、推理或者有限的试验可以得到的,则该发明是显而易见的,不具备突出的实质性特点。所谓发明具有显著的进步,是指发明与现有技术相比能够产生有益的技术效果。

如就判断单一化合物的创造性而言,已知化合物具有抗炎作用,但是疗效不佳,毒副作用大,而申请专利保护的化合物也有抗炎作用,与已知化合物化学结构接近,但是与已知化合物相比,其疗效好,毒副作用大大降低,此化合物具有意想不到的用途或者效果,因而具有创造性。

3. 实用性 实用性是指该发明或者实用新型能够制造或者使用,并且能够产生积极效果。授予专利权的发明或者实用新型,必须是能够解决技术问题且能够应用的。实用性主要有三个层次的含义。

(1)发明或者实用新型必须具备可以具体实施的技术方案即可实施性。如果一项发明创造仅有构思而没有具体的可实施的技术方案,则在产业上难以实施。没有具体可实施技术方案的发明创造最多只能是一项未完成的发明创造。

(2)发明创造必须可以重复实施,反复利用,即具备再现性。有些技术方案尽管详细具体,但是不具备可以反复利用的价值,在实施条件发生变化的情况下就无法再次实施,不具有在产业上广泛利用的价值,即不满足实用性。

(3)发明创造实施后要能产生积极的效果,即要具备一定的有益性。如给社会带来物质文明和精神文明的进步、促进科学技术的进步和生产力的提高,促进劳动生产率的提高、减少环境污染等。

此外,我国法律规定了不授予专利权的情况:违反法律、社会公德或者妨害公共利益的发明创造;违反法律、行政法规的规定获取或者利用遗传资源,并依赖该遗传资源完成的发明创造;科学发现;智力活动的规则和方法;疾病的诊断和治疗方法;动物和植物品种;原子核变换方法以及用原子核变换方法获得的物质;对平面印刷品的图案、色彩或者二者的结合做出的主要起标识作用的设计。

(三)药品专利申请程序

1. 专利申请文件 在我国,国家知识产权局负责受理和审查专利申请,对符合法律规定的发明创造授予专利权,申请专利权需要提交专利申请文件,不同类型的专利申请需要提交的申请文件有所不同(表14-1)。

表 14-1 专利申请文件的内容

专 利 类 型	文 件 内 容
发明专利	发明专利请求书、说明书摘要(必要时应当提交摘要附图),权利要求书、说明书(必要时应当提交说明书附图)
实用新型专利	实用新型专利请求书、说明书摘要及其摘要附图,权利要求书、说明书、说明书附图
外观设计专利	外观设计专利请求书、图片或者照片(要求保护色彩的,应当提交彩色图片或者照片)以及对该外观设计的简要说明

2. 专利审批程序 发明专利申请的审批程序包括受理、初步审查(初审)、公布、实质审查(实审)以及授权五个阶段。实用新型或者外观设计专利申请在审批中不进行早期公布和实审,只有受理、初审和授权三个阶段(图14-2)。

(1)受理申请:国家知识产权局在收到发明专利申请的请求书、说明书和权利要求书后,应明确申请日、给予申请号,并通知申请人。不予受理的,通知申请人。

(2)初步审查:即形式审查,是国家知识产权局对专利申请是否具备形式条件进行的审查,为以后的专利公开和实质审查做准备。

(3)公布申请:国家知识产权局收到发明专利申请后,经过初步审查认为符合《专利法》要求的,自申请日起满18个月,即行公布。国家知识产权局可以根据申请人的请求早日公布其申请。

(4)实质审查:实质审查是国家知识产权局根据申请人的要求,从技术角度对发明的新颖性、创造性、实用性等实质性条件进行审查。

(5)授权公布:发明专利申请经实质审查没有发现驳回理由的,由国家知识产权局做出授予发明专利权的决定,发给发明专利证书,同时予以登记和公告。发明专利权自公告之日起

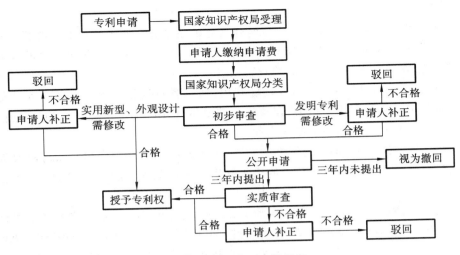

图14-2　药品专利审批程序

生效。

　　实用新型和外观设计专利申请经初步审查没有发现驳回理由的,由国家知识产权局做出授予实用新型专利权或者外观设计专利权的决定,发给相应的专利证书,同时予以登记和公告。实用新型专利权和外观设计专利权自公告之日起生效。

三、药品专利权的保护

(一)药品专利权的保护范围

　　发明或者实用新型专利权的保护范围以其权利要求的内容为准,说明书及附图可以用于解释权利要求的内容。外观设计专利权的保护范围以表示在图片或者照片中的该产品的外观设计为准,简要说明可以用于解释图片或者照片所表示的该产品的外观设计。

(二)药品专利权人的权利

　　专利权人的权利指的是专利权人依法对获得专利权的发明创造所享有的控制、利用和支配的权利。药品专利权人的权利主要包括独占实施权、标记权、转让权、许可权等。一般说来,独占实施权和标记权是基于专利权的获得而直接产生的权利内容;而转让权、许可权等权利则是基于对专利权的利用而产生的权利内容。我国《专利法》规定,申请专利和行使专利权应当遵循诚实信用原则。不得滥用专利权损害公共利益或者他人合法权益。滥用专利权,排除或者限制竞争,构成垄断行为的,依照《中华人民共和国反垄断法》处理。

　　1. 独占实施权　发明和实用新型专利权被授予后,除法律另有规定的以外,任何单位或者个人未经专利权人许可,都不得实施其专利,即不得为生产经营目的制造、使用、许诺销售、销售、进口其专利产品,或者使用其专利方法以及使用、许诺销售、销售、进口依照该专利方法直接获得的产品。外观设计专利权被授予后,任何单位或者个人未经专利权人许可,都不得实施其专利,即不得为生产经营目的制造、销售、进口其外观设计专利产品。药品专利权人依法享有的独占实施权具体体现在药品制造和流通领域的每一个环节,包括制造权、使用权、许诺销售权、销售权和进口权等。

　　2. 许可权　专利权人有权和他人签署许可合同,许可他人实施其专利,被许可方以支付一定的报酬作为对价。许可依其受让的权利不同可以分为独占许可、排他许可、普通许可、交叉许可、分许可及开放许可。独占许可是指许可协议生效后,许可方无使用权,不得再许可第三方,被许可方有使用权;排他许可是指许可方保留使用权,不得再许可第三方,被许可方有使用权;普通许可是指许可方保留使用权,有权许可第三方,被许可方有使用权;交叉许可也称互惠许可、相互许可,是指两个或两个以上专利权人在一定条件下相互授予各自的专利实施权的许可合同;分许可又称再许可,是指原专利实施许可合同的被许可方经许可方的事先同意,在一定的条件下将同样的许可内容再转授予第三方实施的许可合同。

此外,我国《专利法》提出了开放许可方式,专利权人自愿以书面方式向国务院专利行政部门声明愿意许可任何单位或者个人实施其专利,并明确许可使用费支付方式、标准的,由国务院专利行政部门予以公告,实行开放许可。任何单位或者个人有意愿实施开放许可的专利的,以书面方式通知专利权人,并依照公告的许可使用费支付方式、标准支付许可使用费后,即获得专利实施许可。开放许可实施期间,专利年费相应给予减免。

3. 标记权 标记权是指专利权人有权在其专利产品或者该产品的包装上标明专利标记和专利号。标明专利标记的目的是告知第三人该产品是享有专利保护的,未经专利权人许可,任何人不得随意实施该专利;标明专利号是为了便于第三人查阅和核实。另外,专利权人也不能随意行使标记权,而应当按照国务院专利行政部门规定的方式来进行标记。

4. 转让权 转让权是指专利权人享有将其专利所有权移转给他人的权利。《专利法》规定专利申请权和专利权可以转让。专利权的转让,是专利权人处理专利权的一种形式,专利权人可以通过合同将其专利权出售或赠予他人。

5. 其他 专利权人除了享有上述这些权利外,还可依据《专利法》的规定享有其他一些权利。例如,专利权人可以书面声明放弃其专利权,专利权人对未经其许可而实施其专利的侵权行为,有请求行政保护和司法保护的权利等。

(三)药品专利权的限制

1. 专利权"用尽"后的使用和销售 专利产品或者依照专利方法直接获得的产品,由专利权人或者经其许可的单位、个人售出后,使用、许诺销售、销售、进口该产品的不构成对专利权人专利权的侵犯。对专利权的此种限制亦称为专利权的耗竭。

2. 先行实施 在专利申请日前已经制造相同产品、使用相同方法或者已经做好制造、使用的必要准备的先行实施人可以在原有范围内继续制造、使用其产品,不受专利权的约束。

3. 善意使用或销售 任何第三人为生产经营目的的使用或者销售不知道是未经专利权人许可而制造并售出的专利产品或者依照专利方法直接获得的产品,能证明其产品合法来源的,可以不承担侵犯专利权的法律责任。

4. 临时过境 临时通过中国领陆、领水、领空的外国运输工具,依照其所属国同我国签订的协议或者共同参加的国际条约,或者依照互惠原则,为运输工具自身需要而在其装置和设备中可使用有关专利,而无须得到专利权人的许可。

5. 非生产、经营目的的实施 他人未经专利权人许可专为科学研究和实验而使用有关专利的不视为侵犯其专利权。

6. 药品试验专利侵权例外原则 为提供行政审批所需要的信息,制造、使用、进口专利药品或者专利医疗器械的,以及专门为其制造、进口专利药品或者专利医疗器械的,不视为侵犯其专利权。

7. 强制实施许可 强制实施许可又称非自愿许可,是指专利权人不同意许可他人实施其专利,而由国务院专利行政部门依他人请求而实施的许可,有以下几种情形。

(1)专利权人自专利权被授予之日起满三年,且自提出专利申请之日起满四年,无正当理由未实施或者未充分实施其专利的。

(2)专利权人行使专利权的行为被依法认定为垄断行为,为消除或者减少该行为对竞争产生的不利影响的。

知识拓展:
Bolar 例外原则

NOTE

（3）在国家出现紧急状态或者非常情况时，或者为了公共利益的目的，国务院专利行政部门可以给予实施发明专利或者实用新型专利的强制许可。

（4）为了公共健康目的，对取得专利权的药品，国务院专利行政部门可以给予制造并将其出口到符合中华人民共和国参加的有关国际条约规定的国家或者地区的强制许可。

（5）一项取得专利权的发明或者实用新型比前已经取得专利权的发明或者实用新型具有显著经济意义的重大技术进步，其实施又有赖于前一发明或者实用新型的实施的，国务院专利行政部门根据后一专利权人的申请，可以给予实施前一发明或者实用新型的强制许可。

（四）专利权的期限、终止和无效

1. 专利权的期限　2020年新修订的《专利法》规定，发明专利的期限为二十年，实用新型专利权的期限为十年，外观设计专利权的期限为十五年，均自申请日起计算。此外，针对由于行政审批而导致实际有效专利期缩短的问题，我国《专利法》提出了给予专利权期限补偿的规定，包括两种类型：①自发明专利申请日起满四年，且自实质审查请求之日起满三年后授予发明专利权的，国务院专利行政部门应专利权人的请求，就发明专利在授权过程中的不合理延迟给予专利权期限补偿，但由申请人引起的不合理延迟除外；②为补偿新药上市审评审批占用的时间，对在中国获得上市许可的新药相关发明专利，国务院专利行政部门应专利权人的请求给予专利权期限补偿。补偿期限不超过五年，新药批准上市后总有效专利权期限不超过十四年。

2. 专利权的终止　在以下情况下专利权终止：①专利权期限届满自行终止；②专利权人以书面声明放弃其专利权；③专利权人没有按照规定缴纳年费而终止。专利权在期限届满前终止的，由国务院专利行政部门登记和公告。专利权终止后，其发明创造就成为公共财富，任何人都可以利用。

3. 专利权的无效　自国务院专利行政部门公告授予专利权之日起，任何单位或者个人认为该专利权的授予不符合《专利法》有关规定的，可以请求国务院专利行政部门宣告该专利权无效。国务院专利行政部门对宣告专利权无效的请求应当及时审查和做出决定，并通知请求人和专利权人。对国务院专利行政部门宣告专利权无效或者维持专利权的决定不服的，可以自收到通知之日起三个月内向人民法院起诉。宣告无效的专利视为自始即不存在。

四、药品专利保护相关的法律责任

（一）专利侵权的法律责任

未经专利权人许可，实施其专利，即侵犯其专利权，引起纠纷的，由当事人协商解决；不愿协商或者协商不成的，专利权人或者利害关系人可以向人民法院起诉，侵犯专利权的诉讼时效为三年，自专利权人或者利害关系人得知或者应当知道侵权行为以及侵权人之日起计算。此外也可以请求管理专利工作的部门处理，认定侵权行为成立的，可以责令侵权人立即停止侵权行为，当事人不服的，可以自收到处理通知之日起十五日内依照《中华人民共和国行政诉讼法》向人民法院起诉；侵权人期满不起诉又不停止侵权行为的，管理专利工作的部门可以申请人民法院强制执行。进行处理的管理专利工作的部门应当事人的请求，可以就侵犯专利权的赔偿数额进行调解；调解不成的，当事人可以依照《中华人民共和国民事诉讼法》向人民法院起诉。

专利侵权行为发生后，对于专利权人而言，通过民事救济使侵权行为人承担相应的民事责任，使自己得到有效保护，是实现权利的基本途径。承担民事责任的方式主要有诉前禁令、停止侵害、赔偿损失和消除影响。

1. 诉前禁令　专利权人或者利害关系人有证据证明他人正在实施或者即将实施侵犯专利权、妨碍其实现权利的行为，如不及时制止将会使其合法权益受到难以弥补的损害的，可以在起诉前依法向人民法院申请采取财产保全、责令做出一定行为或者禁止做出一定行为的措施。

2. 停止侵害 停止侵害，是指行为人停止实施侵犯专利权的行为。令侵权行为人停止侵权行为，目的是使侵权行为不再继续，以保护专利权人的利益。

3. 赔偿损失 《专利法》明确了专利侵权赔偿数额的计算顺序，侵犯专利权的赔偿数额按照权利人因被侵权所受到的实际损失或者侵权人因侵权所获得的利益确定；权利人的损失或者侵权人获得的利益难以确定的，参照该专利许可使用费的倍数合理确定。对故意侵犯专利权，情节严重的，可以在按照上述方法确定数额的一倍以上五倍以下确定赔偿数额。权利人的损失、侵权人获得的利益和专利许可使用费均难以确定的，人民法院可以根据专利权的类型、侵权行为的性质和情节等因素，确定给予三万元以上五百万元以下的赔偿。赔偿数额还应当包括权利人为制止侵权行为所支付的合理开支。

（二）假冒专利的法律责任

1. 民事责任 假冒专利的，需要承担上述诉前禁令、停止侵害、赔偿损失等民事责任。

2. 行政责任 假冒专利的，除依法承担上述民事责任外，还需要承担行政责任，由负责专利执法的部门责令改正并予公告，没收违法所得，可以处违法所得五倍以下的罚款；没有违法所得或者违法所得在五万元以下的，可以处二十五万元以下的罚款。

3. 刑事责任 假冒他人专利，构成犯罪的，依法追究刑事责任。我国《刑法》规定假冒他人专利，情节严重的，处 3 年以下有期徒刑或者拘役，并处或者单处罚金。

第三节 药品商标保护

药品商标（trademark），是指药品生产者、经营者为使其药品或药学服务与他人的药品或药学服务相区别，而在自己的药品及其包装上或服务标记上使用的由文字、图形、字母、数字、三维标志和颜色组合，以及上述要素的组合所构成的一种可视性标志。商标是一种具有价值的无形资产，药品生产经营者在对商标进行设计、申请注册、广告宣传以及使用的过程中使商标产生了价值，它代表着商标所有人生产或经营的质量信誉和良好形象，药品生产经营者可以运用商标策略获得消费者及公众的良好评价，树立良好的企业形象，提高竞争力。

一、药品商标保护的类型和特点

（一）药品商标保护的类型

根据不同的分类标准，可以将药品商标分成不同的类型。

1. 根据商标的形态 药品商标可分为：①平面商标：包括单一的文字商标、图形商标、数字商标以及文字与图形的组合商标。如某产品标志"快克"。②立体商标：商品或者其包装的外形，或者表示服务特征的外形组成的商标。如某产品的"蓝瓶"包装。③非视觉商标：如听觉商标、味觉商标、嗅觉商标等，但目前此类商标在我国尚不能获得注册。

2. 根据商标的注册状态 药品商标可以分为：①注册商标：经国家知识产权局商标局核准注册的商标，受《中华人民共和国商标法》（以下简称《商标法》）的保护。在我国，商标注册一般采用自愿原则，只是对某些涉及国计民生或人身健康的特殊商品，才要求必须使用注册商标。药品曾经是作为国家规定必须使用注册商标的商品的。②未注册商标：未经国家知识产权局商标局核准的注册商标，只受《商标法》的有限保护，主要受《民法通则》《中华人民共和国反不正当竞争法》（以下简称《反不正当竞争法》）等法律的保护。

3. 根据商标的标示对象 药品商标可分为:①商品商标:商标权人在自己生产经营的有形商品上使用的商标。如"九芝堂"浓缩六味地黄丸。②服务商标:商标权人在自己提供的无形商品——服务上使用的商标。如"老百姓"大药房。无论是申请注册商品商标还是服务商标,都应当按规定的商品分类表填报使用商标的商品或服务类别和商品或服务的名称。

4. 根据商标的作用功能 药品商标可分为:①集体商标:以团体、协会或者其他组织名义注册,供该组织成员在商业活动中使用,以表明使用者在该组织中的成员资格的标志。如"林都北药"表明商品的经营者或提供者属于伊春市北药开发协会的成员。②证明商标:由对某种商品或者服务具有监督能力的组织所控制,而由该组织以外的单位或者个人使用于其商品或者服务,用以证明该商品或者服务的原产地、原料、制造方法、质量或者其他特定品质的标志。如知名度较高的"纯羊毛标记""绿色食品"都是已注册的证明商标。③联合商标:商标所有人在自己生产或者销售的相同或类似的商品上注册几个近似的商标,以构成一张立体交叉的保护网,有效地防止近似商标的出现,扩大注册商标专用权的范围。如"娃娃哈""哈娃娃""哈哈娃""娃哈娃""小哈哈"等商标。

地理标志可以作为集体商标或者证明商标注册。在 TRIPS 中地理标记是表明产品原产于某成员国境内某一地区,而该产品的质量、信誉或其他特征主要与该地理产区相关联。与此相衔接,我国《商标法》定义的地理标志是指标示某商品来源于某地区,该商品的特定质量、信誉或者其他特征,主要由该地区的自然因素或者人文因素所决定的标志。在药品领域,我国中药材的质量特性与特定区域和特定地理环境密切相关,由特定地区产出而质地优良的药材被俗称为"道地药材",如云南的三七、宁夏的枸杞、吉林的人参等。药品的生产者和经营者可以通过将地理标志注册为集体商标或者证明商标的途径将道地药材保护起来。

5. 根据商标的知名度 药品商标可分为普通商标与驰名商标。驰名商标是指根据具体商标案件需要,由国家知识产权局或者最高人民法院指定的人民法院认定的在市场上享有较高声誉并为相关公众所熟知的商标。商标的驰名与否采用认定方式,而不是注册取得。

(二)药品商标保护的特点

药品是一种特殊的商品,其质量直接影响人民的生命健康,药品商标保护既具有一般商品商标保护的典型特点,又具有其特殊性。

1. 商标保护的特点 商标具有显著性、独占性、依附性、价值性和竞争性等特征。

(1)显著性:使用商标的目的是与他人的商品或服务项目区别,便于消费者识别,所以要求它具有显著的特征,即不与他人商标混同。只有将具有鲜明特征的标记用于特定的商品或服务,才能便于消费者识别和辨认。

(2)独占性:注册商标所有人对其商标具有专有权、独占权,未经注册商标所有人许可,他人不得擅自使用,否则构成侵权。

(3)依附性:商标依附于商品或服务存在,商标是区别商品来源的标记,只有附着在商品上用来表明商品来源并区别于其他同类商品的标志才是商标。

(4)价值性:商标代表着一种商品或服务的质量、信誉、社会影响,它能吸引消费者认牌购物,给经营者带来丰厚的利润。

(5)竞争性:商标是参与市场竞争的工具,生产经营者之间的竞争就是商品或服务质量的竞争,商标知名度越高,其商品或服务的竞争力就越强。

2. 药品商标保护的特殊性 药品商标除具有一般商标的特征外,还有以下一些特性:①药品商标必须符合医药行业的属性,包括健康性、安全性、生命性,药品商标不得使用对药品特征具有直接描述性的文字,否则容易误导消费者,带来安全隐患。②申请药品商标时应当附送药品批准证明文件。③药品商标不得使用药品通用名。④药品商标不能含有太多叙述性词汇。药品商标常含有企业或企业产品信誉、质量、安全、疗效相关的代名词,所以叙述性词汇多,不易把握。

二、药品商标权的获得

自然人、法人或者其他组织在生产经营活动中,对其商品或者服务需要取得商标专用权的,应当向国家知识产权局商标局申请商标注册。经国家知识产权局商标局核准注册的商标为注册商标,商标注册人享有商标专用权,受法律保护。未经注册的商标,虽然可以使用但是只受有限的法律保护,使用者对其不享有专用权。

(一)药品商标注册的原则

1. 在先申请和优先权相结合原则 我国对商标注册实行在先申请原则,即以申请日为依据,受理在先申请人的商标注册申请,驳回在后申请人的申请。规定两个或两个以上的商标注册申请人,在同一种商品或类似商品上,以相同或近似的商标申请注册的,初步审定并公告申请在先的商标;同一天申请的,初步审定并公告使用在先的商标,驳回其他人的申请,不予公告。可见,申请日的确定是其中的关键问题,《中华人民共和国商标法实施条例》第十八条规定,商标注册的申请日期以商标局收到申请文件的日期为准。

以优先权原则作为在先申请原则的例外和补充,即商标注册申请人自其商标在国外第一次提出商标注册申请之日起六个月内,又在中国就相同商品以同一商标提出商标注册申请的,依照该国同中国签订的协议或者共同参加的国际条约,或者按照相互承认优先权的原则,可以享有优先权。商标在中国政府主办的或者承认的国际展览会展出的商品上首次使用的,自该商品展出之日起六个月内,该商标的注册申请人可以享有优先权。

2. 自愿注册与强制注册相结合原则 自愿注册是指由生产者或经营者根据需要决定是否申请注册商标。我国原则上实行自愿注册制度,但是对于国家规定必须使用注册商标的商品,必须申请商标注册,未经核准注册的,不得在市场销售。如烟草制品的商标必须申请注册,未经核准注册的,不得在市场上销售。这种规定,一方面尊重了商标使用人的意愿,另一方面又有利于促进企业保证商品质量,便于商标管理机关进行监督。

3. 集中注册原则 集中注册、分级管理是我国商标法律制度的突出特点之一。集中注册原则是指由国家知识产权局主管全国商标注册和管理工作,其他任何机构都无权办理商标注册。

(二)药品商标使用和注册的条件

申请注册的商标,应当有显著特征,便于识别,并不得与他人在先取得的合法权利相冲突。任何能够将自然人、法人或者其他组织的商品与他人的商品区别开的可视性标志,包括文字、图形、字母、数字、三维标志和颜色组合,以及上述要素的组合,均可以作为商标申请注册。比如以中文或外文文字方式表达的药品商品名称;药品说明书及内外包装上的图案、字母、数字和颜色;药品包装盒或容器瓶等三维标志都可以作为商标申请注册。其中,以三维标志申请注册商标的,仅由商品自身的性质产生的形状、为获得技术效果而需有的商品形状或者使商品具有实质性价值的形状,不得注册。比如药品的剂型是由药品本身的性质所决定或为达到最佳的使用效果和方便性而设计的,因此不能申请三维标志的商标注册。

1. 不得作为商标使用的标志 同中华人民共和国的国家名称、国旗、国徽、军旗、勋章等相同或者近似的,以及同中央国家机关的名称、标志、所在地特定地点的名称或者标志性建筑物的名称、图形相同的;同外国的国家名称、国旗、国徽、军旗等相同或者近似的,经但该国政府同意的除外;同政府间国际组织的名称、旗帜、徽记等相同或者近似的,但经该组织同意或者不易误导公众的除外;与表明实施控制、予以保证的官方标志、检验印记相同或者近似的,但经授

NOTE

权的除外;同"红十字""红新月"的名称、标志相同或者近似的;带有民族歧视性的;带有欺骗性,容易使公众对商品的质量等特点或者产地产生误用的;有害于社会主义道德风尚或者有其他不良影响的。

县级以上行政区划的地名或者公众知晓的外国地名,不得作为商标。但是,地名具有其他含义或者作为集体商标、证明商标组成部分的除外;已经注册的使用地名的商标继续有效。

2. 不得作为商标注册的标志　仅有本商品的通用名称、图形、型号的;仅仅直接表示商品的质量、主要原料、功能、用途、重量、数量及其他特点的;其他缺乏显著特征的,但是缺乏显著特征的标志经过使用取得显著特征,并便于识别的,可以作为商标注册。

（三）药品商标注册的申请与核准

1. 药品商标注册申请　国家知识产权局商标局统一办理全国商标注册工作。自然人、法人或者其他组织在生产经营活动中,对其商品或者服务需要取得商标专用权的,应当向国家知识产权局商标局申请商标注册。国内的商标注册申请人办理商标注册申请有两种途径:一是自行办理;二是委托依法设立的商标代理机构办理。

每一件商标注册申请应当向国家知识产权局商标局提交商标注册申请书1份、商标图样1份;以颜色组合或者着色图样申请商标注册的,应当提交着色图样,并提交黑白稿1份;不指定颜色的,应当提交黑白图样。商标注册申请人可以通过一份申请就多个类别的商品申请注册同一商标。

2. 药品商标注册的核准　申请注册的商标,凡符合《商标法》规定的,由国家知识产权局商标局初步审定,予以公告。申请注册的商标,凡不符合《商标法》规定或者同他人在同一种商品或者类似商品上已经注册的或者初步审定的商标相同或者近似的,由国家知识产权局商标局驳回申请,不予公告。对初步审定的商标,自公告之日起三个月内,任何人均可以提出异议。公告期满无异议的,予以核准注册,发给商标注册证,并予公告。

药品商标注册申请程序见图14-3。

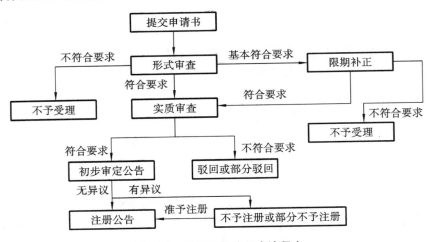

图 14-3　药品商标注册申请程序

（四）药品注册商标的变更、转让和许可使用

1. 注册商标的变更　注册商标需要变更注册人的名义、地址或者其他注册事项的,应当提出变更申请。

2. 注册商标的转让　转让注册商标的,转让人和受让人应当签订转让协议,并共同向国家知识产权局商标局提出申请。受让人应当保证使用该注册商标的商品质量。转让注册商标的,商标注册人对其在同一种商品上注册的近似的商标,或者在类似商品上注册的相同或者近似的商标,应当一并转让。对容易导致混淆或者有其他不良影响的转让,国家知识产权局商标局不予核准,书面通知申请人并说明理由。转让注册商标经核准后,予以公告。受让人自公告之日起享有商标专用权。

3. 注册商标的许可使用 商标注册人可以通过签订商标使用许可合同,许可他人使用其注册商标。许可人应当监督被许可人使用其注册商标的商品质量。被许可人应当保证使用该注册商标的商品质量。经许可使用他人注册商标的,必须在使用该注册商标的商品上标明被许可人的名称和商品产地。许可他人使用其注册商标的,许可人应当将其商标使用许可报国家知识产权局商标局备案,由国家知识产权局商标局公告。商标使用许可未经备案不得对抗善意第三人。

三、药品商标权的保护

商标权的保护是指商标权人的商标专用权在法定的有效期内受法律保护,任何人不得侵犯商标权人的权利。

(一)商标权的主体和客体

1. 商标权的主体 商标权的主体是指有权提出商标注册申请并取得注册商标权的主体。在我国任何自然人和依法经核准登记的法人或者非法人组织如个体工商业者和个人合伙等都可以申请商标注册,成为商标权主体。外国人或者外国企业也可以在我国申请商标注册,但是应当按其所属国和我国签订的协议或者共同参加的国际条约办理,或者按对等原则办理。

2. 商标权的客体 商标权的客体是指《商标法》所保护的商标,根据《商标法》的规定,经过注册的商标和虽未经过注册但经过认定为驰名商标的商标受《商标法》保护。注册商标是经国家知识产权局商标局核准注册的商标,是商标权客体的主要部分。在一般情况下,未注册的商标不受《商标法》保护,但未注册的驰名商标在一定条件下可以受到法律特殊的保护,仍然是商标权的客体。

(二)药品商标权的保护范围和期限

药品注册商标的专用权,以核准注册的商标和核定使用的药品为限。药品注册商标的有效期为 10 年,自核准注册之日起计算。药品注册商标有效期满,需要继续使用的,商标注册人应当在期满前 12 个月内按照规定办理续展手续;在此期间未能办理的,可以给予 6 个月的宽展期。每次续展注册的有效期为 10 年,自该商标上一届有效期满次日起计算。期满未办理续展手续的,注销其注册商标。

(三)药品商标权的内容

药品商标权人享有以下几个方面的权利。

1. 专用权 专用权是指药品商标权人在被核准使用的医药商品类别或服务类别范围内使用核准的注册商标的权利。

2. 禁止权 药品商标权人有权禁止他人未经许可在同一种医药商品或者类似医药商品上使用与其注册商标相同或者近似的商标,或以其他方式侵犯其商标专用权的权利。对于注册驰名商标,国家实行跨类扩大保护,商标权人有权禁止他人将驰名商标或与驰名商标相类似的商标使用到任何商品和服务项目上。

3. 转让权 药品商标权人在法律允许范围内,与受让人签订转让合同,并向国家知识产权局商标局提出申请,将其注册商标有偿或无偿转让。商标转让的法律后果是商标权利主体的变更。

4. 许可权 许可权是指药品商标权人通过与他人签订许可使用合同,将其对注册商标的专用权许可他人行使的权利。

5. **标记权** 药品商标注册人有权标明"注册商标"或者注册标记。

四、药品商标保护相关的法律责任

（一）药品商标侵权行为的法律规定

商标侵权是指未经商标所有人同意,擅自使用与注册商标相同或近似的标志,或者妨碍商标所有人使用注册商标,并可能造成消费者产生混淆的行为。属于侵犯注册商标专用权的行为如下。

（1）未经商标注册人的许可,在同一种商品上使用与其注册商标相同的商标的。

（2）未经商标注册人的许可,在同一种商品上使用与其注册商标近似的商标,或者在类似商品上使用与其注册商标相同或者近似的商标,容易导致混淆的,或者在同一种商品或者类似商品上将与他人注册商标相同或者近似的标志作为商品名称或者商品装潢使用,误导公众的。

（3）销售侵犯注册商标专用权的商品的。

（4）伪造、擅自制造他人注册商标标识或者销售伪造、擅自制造的注册商标标识的。

（5）未经商标注册人同意,更换其注册商标并将该更换商标的商品又投入市场的。

（6）故意为侵犯他人商标专用权行为提供便利条件,帮助他人实施侵犯商标专用权行为的,包括为侵犯他人商标专用权提供仓储、运输、邮寄、印制、隐匿、经营场所、网络商品交易平台等。

（7）给他人的注册商标专用权造成其他损害的。

药品注册商标中含有的药品的通用名称、图形、型号,或者直接表示药品的质量、主要原料、功能、用途、重量、数量及其他特点,或者含有的地名,注册商标专用权人无权禁止他人正当使用。药品商标注册人申请商标注册前,他人已经在同一种药品或者类似药品上先于商标注册人使用与注册商标相同或者近似并有一定影响的商标的,注册商标专用权人无权禁止该使用人在原使用范围内继续使用该商标,但可以要求其附加适当区别标识。

（二）药品商标侵权行为的法律责任

一般而言,药品商标专用权被侵犯时可通过以下途径寻求救济:①由当事人协商解决;②药品商标注册人或利害关系人向人民法院起诉;③请求国家知识产权局处理;④构成犯罪的,由司法机关依法追究刑事责任。侵权行为人应承担的责任主要包括行政责任、民事责任和刑事责任。

1. **行政责任** 市场监督管理部门有权责令侵权行为人停止侵权行为,没收、销毁侵权商品和主要用于制作侵权商品、伪造注册商标标识的工具,罚款,调解赔偿数额等。

2. **民事责任** 主要根据市场监督管理部门的处理决定或人民法院的裁定,停止侵权,赔偿损失,消除影响。

3. **刑事责任** 我国《刑法》规定了三种侵犯商标权的犯罪及其刑事责任,包括假冒注册商标罪,销售假冒注册商标商品罪,伪造、擅自伪造他人注册商标标识罪。

第四节　医药商业秘密和未披露数据保护

一、医药商业秘密的内容及保护方式

（一）医药商业秘密的概念

根据 2017 年 11 月第十二届全国人民代表大会常务委员会第三十次会议修订、2019 年 4

月第十三届全国人民代表大会常务委员会第十次会议修正的《反不正当竞争法》的规定,商业秘密是指不为公众所知悉、具有商业价值并经权利人采取相应保密措施的技术信息、经营信息等商业信息。不为公众所知悉,是指该信息是不能从公开渠道直接获取的。具有商业价值是指该信息能为权利人带来现实的或者潜在的经济利益或者竞争优势。权利人采取保密措施,包括订立保密协议,建立保密制度及采取其他合理的保密措施。技术信息和经营信息,包括设计、程序、产品配方、制作工艺、制作方法、管理诀窍、客户名单、货源情报、产销策略、招投标中的标底及标书内容等信息。

（二）医药商业秘密的内容

在药品的研制、生产、经营和使用领域存在着大量的符合商业秘密法律特征的商业信息,相关权利主体可以依靠商业秘密法律保护的方式保护这类商业信息,以此获取市场竞争优势。根据《药品管理法》的规定,药品监督管理部门在审评审批及监督检查中知悉的商业秘密,亦应予以保密。根据医药商业秘密的内容性质可以将其分为医药技术秘密和医药经营秘密。

1. 医药技术秘密 医药技术秘密是指与医药产品的生产制造检验过程相关的技术诀窍或秘密技术。该信息、技术知识是未公开的,具有实用性,能给权利人带来经济利益,且权利人已对其采取了保密措施。主要包括以下几种。

（1）医药产品信息:医药企业自行研究开发的新药,在既没有申请专利,也没有正式投入市场之前,尚处于秘密状态,就是一项商业秘密。即使药品本身不是秘密,它的组成部分或组成方式也可成为商业秘密。几乎所有专利药品在申请专利保护之前,都是被作为企业重要商业秘密予以保护的。

（2）医药产品配方和工艺流程:医药产品的工业配方、化学配方、药品配方、中药秘方、民间的"祖传秘方"等均是商业秘密的常见形式。有时几个不同的设备,尽管其本身属于公知范畴,但经特定组合,产生新的生产工艺和先进的操作方法,也可能成为商业秘密。许多技术诀窍就属于这一类型的商业秘密。

（3）制药机器设备的改进方案:在公开的市场上购买的机器设备,经公司的技术人员对其进行技术改进,使其具有更多用途或更高的效率。这种对该机器设备的改进也可以是商业秘密。

（4）药品研究开发的有关文件:记录了需保密的研究和开发活动内容的文件,这类文件就是商业秘密。如蓝图、图样、实验结果、设计文件、技术改进后的通知、标准件最佳规格、检测原则、质量控制参数等。

2. 医药经营秘密 医药经营秘密是商业秘密法律保护的对象,指与药品的生产、经营销售有关的保密信息。主要包括以下几种。

（1）医药企业经营信息:包括产品采购计划、供应商清单、市场调研报告、产品的推销计划、拟采用的销售方式和方法、会计财务报表、人力资源统计数据、利益分配方案、企业的远期目标和近期发展计划、企业经营统计数据、投资意向、招投标中的标底、标书等资料。这些数据对于医药企业的生产经营非常重要,属于一类重要的经营秘密。

（2）医药企业客户情报:包括客户名单、销售渠道、协作关系、货源情报等信息,是医药企业经营秘密的重要组成部分。并不是任何客户名单都能成为商业秘密,只有那些长期的、稳定的客户名单能够成为商业秘密,一次性的客户、临时或偶然的客户名单不能成为商业秘密。

（3）医药企业管理技术:包括各种行之有效,为企业所独具的管理模式、管理方法、管理诀窍。如医药企业为实施企业的方针战略所制定的一系列的标准操作规程、人员培训方法和技术业务档案管理办法等。我国医药行业竞争激烈,好的管理技术能给医药企业带来好的效益,促进其在竞争中取胜。

（三）医药商业秘密的特点

一般而言,只有同时具备以下三个特征的技术信息和经营信息才属于医药商业秘密。

1. 秘密性 商业秘密首先必须是处于秘密状态的信息,不可能从公开的渠道所获悉。《关于禁止侵犯商业秘密行为的若干规定》规定,不为公众所知悉,是指该信息是不能从公开渠道直接获取。即不为所有者或所有者允许知悉范围以外的其他人所知悉,不为同行业或者该信息应用领域的人所普遍知悉。

2. 保密性 保密性即权利人采取保密措施,包括订立保密协议、建立保密制度及采取其他合理的保密手段。只有当权利人采取了能够明示其保密意图的措施,才能成为法律意义上的商业秘密。

3. 价值性 价值性是指该商业秘密自身所蕴含的经济价值和市场竞争价值,并能实现权利人经济利益的目的。

（四）医药商业秘密的保护

医药商业秘密保护可与专利保护互补,如果保密措施得当,则能永久保密,享有无限的保护期,给企业带来更多利润,是中药知识产权保护很有效的一种方式。

1. 侵犯医药商业秘密行为 《反不正当竞争法》和《关于禁止侵犯商业秘密行为的若干规定》总结出侵犯医药商业秘密的侵权行为主要如下。

（1）不正当获取医药商业秘密:以盗窃、贿赂、欺诈、胁迫或者其他不正当手段获取权利人的商业秘密。盗窃,即在权利人不知情的情况下,以复印、取走等秘密方式窃取权利人的商业秘密,是最常见的一种侵犯商业秘密的行为;贿赂是指采用财物或者其他手段贿赂交易相对方的工作人员,受交易相对方委托办理相关事务的单位或者个人,或者用职权或者影响力影响交易的单位或者个人,以谋取交易机会或者竞争优势的行为;欺诈是指故意告知对方虚假情况,或者故意隐瞒真实情况,诱使对方透露商业秘密的行为;胁迫是指行为人对权利人本人或者其他涉及商业秘密的人员采取恐吓等暴力威胁行为,使对方产生恐惧心理,被迫交出商业秘密的行为。

（2）滥用不正当获取的医药商业秘密:披露、使用或者允许他人使用以前项手段获取的权利人的商业秘密。

（3）滥用合法掌握的医药商业秘密:违反约定或者违反权利人有关保守商业秘密的要求,披露、使用或者允许他人使用其掌握的商业秘密。此行为主要发生在具有合同关系的当事人之间,这既是一种违反约定或者违反有关保守商业秘密条款的要求的违约行为,也是一种侵犯商业秘密的侵权行为。

（4）第三人间接侵犯医药商业秘密:第三人明知或者应知上述所列违法行为,获取、使用或者披露他人的商业秘密,视其侵犯商业秘密。这是一种恶意利用商业秘密的行为。

2. 医药商业秘密的保护手段 医药商业秘密的保护主要采取以自我保护为主的主动防御策略,商业秘密被侵犯后救济途径主要采取以法律保护为主的被动防御策略。两种保护相辅相成,缺一不可。

（1）自我保护:法律对商业秘密的保护主要集中在商业秘密被侵犯后的司法救济,并不能真正起到防患于未然的作用。因此,医药企业应加强自我保护意识,把保护商业秘密纳入企业的管理体系中以弥补法律保护的不足,具体措施:①企业内部设立专门的商业秘密管理机构,配备专职或兼职的管理人员,对商业秘密的保护进行规范化管理;②与涉及商业秘密的人员签订针对具体技术、经营秘密的保密合同以及竞业限制协议;③明确商业秘密的范围,并在具体的管理上实行分级管理,如绝密、机密和秘密,进而根据不同密级制定不同级别的保密措施,达到分级管理的目的;④定期对涉及商业秘密的人员进行培训,灌输保护商业秘密的意识,提高人员商业秘密保护能力等。

（2）法律保护:目前,我国没有专门保护商业秘密的法律或法规。我国法律中大部分为原则性规定,具体案件的处理多依据一些司法解释或行政规章。如《反不正当竞争法》《民法通则》《合同法》等。我国法律规定的侵犯商业秘密行为的法律责任,包括民事责任、行政责任和刑事责任三种。一般说来,侵犯商业秘密的行为应当主动承担民事违约责任和民事侵权责任;当侵犯行为构成不正当竞争行为时,依法还应当承担行政责任;情节严重、构成犯罪的,则应当承担刑事责任。

3. 竞业禁止制度 竞业禁止也称竞业限制,是指企业的职工(尤其是高级职工)在其任职期间以及任职关系终止或者解除后的一定期限内,不得到生产与原单位同类产品或者经营同类业务的有竞争关系的其他用人单位任职,也不得自己开业生产或者经营与原用人单位有竞争关系的同类产品或者业务。竞业禁止制度的一个重要目的就是为了保护雇主或企业的商业秘密不为雇员所侵犯。

二、医药未披露数据的保护

(一) 医药未披露数据的概念和内容

1. 医药未披露数据的概念 医药未披露数据是指在含有新型化学成分药品注册过程中,申请者为获得药品生产批准证明文件向药品注册管理部门提交自行取得的关于药品安全性、有效性、质量可控性的未披露的试验数据和其他数据。

2. 医药未披露数据的内容 医药未披露数据来源于药品研发过程中的临床前试验和临床试验,主要包括以下内容。

(1) 针对试验系统试验数据:包括动物、器官、组织、细胞、微生物等试验系统的药理、毒理、药代动力学等试验数据。

(2) 针对生产工艺流程、生产设备和设施、生产质量控制等的研究数据:包括药物的合成工艺、提取方法、理化性质及纯度、剂型选择、处方筛选、制备工艺、检验方法、质量指标、稳定性等;中药制剂还包括原药材的来源、加工及炮制;生物制品还包括菌毒种、细胞株、生物组织等起始材料的质量标准、保存条件、遗传稳定性及免疫学等研究数据。

(3) 针对人体的临床试验数据:包括通过临床药理学、人体安全性和有效性评价等获得人体对于新药的耐受程度和药代动力学参数、给药剂量等试验数据。

(二) 医药未披露数据的特点

1. 医药未披露数据不具有独占性 医药未披露的试验数据保护不禁止其他申请人自行独立获得该数据,其他申请人可以合法地使用自行独立获得的该数据,故未披露数据不具有独占性。

2. 医药未披露数据获得的途径不具备创新性 未披露数据保护中提到的"新型化学成分"不同于专利保护。医药未披露数据保护中的"新"是从药品注册的角度来定义,系指该化学成分尚未在我国注册。

(三) 医药未披露数据的保护

1. 医药未披露数据保护的含义 医药未披露数据保护是对未在我国注册过的含有新型化学成分药品的申报数据进行保护。在一定的时间内,负责药品注册的管理部门和药品仿制者既不能披露也不能依赖该新药研发者提供的证明药品安全性、有效性、质量可控性的试验数据。医药未披露数据的保护目的在于禁止后来的药品注册申请者直接或间接地依赖前者的数据进行药品注册申请,有利于保护新药开发者的积极性。

2. 医药未披露数据保护的法律依据

(1) 与保护有关的国际公约:世界贸易组织(WTO)框架下的《与贸易有关的知识产权协定》(TRIPS)第三十九条规定,当成员要求以提交未披露的试验数据或其他数据,作为批准采用新化学成分的医药用或农用化工产品上市的条件时,如果该数据的原创活动包含了相当的努力,则该成员应保护该数据,以防止不正当的商业使用。同时,除非出于保护公众的需要,或除非已采取措施保证对该数据的保护、防止不正当商业使用,成员均应保护该数据以防止其被泄露。

(2)与保护有关的法律法规和部门规章:根据中国在 TRIPS 中应当履行的国际义务,我国政府制定了与医药未披露数据保护相关的法律法规和部门规章。但我国与欧美国家相比还处于起步阶段,虽已基本建立了相关的法律框架,但还缺乏详细的实施细则。未披露数据保护制度和专利保护制度的进一步完善,将有利于改变我国制药企业低水平重复生产、同品种竞相仿制的局面,同时有利于我国更好地履行加入世界贸易组织后的相关义务。

《药品管理法》第二十七条规定,批准上市药品的审评结论和依据应当依法公开,接受社会监督,对审评审批中知悉的商业秘密应当保密。这是我国法律层面对于医药未披露数据的相关保护要求。

此外,《药品管理法实施条例》亦规定,国家对获得生产或者销售含有新型化学成分药品许可的生产者或者销售者提交的自行取得且未披露的试验数据和其他数据实施保护,任何人不得对该未披露的试验数据和其他数据进行不正当的商业利用。自药品生产者或者销售者获得生产、销售新型化学成分药品的许可证明文件之日起 6 年内,对其他申请人未经已获得许可的申请人同意,使用前款数据申请生产、销售新型化学成分药品许可的,药品监督管理部门不予许可;但是,其他申请人提交自行取得数据的除外。除公共利益需要和已采取措施确保该类数据不会被不正当地进行商业利用外,药品监督管理部门不得披露上述数据。药品监督管理部门及其工作人员违反规定,泄露生产者、销售者为获得生产、销售含有新型化学成分药品许可而提交的未披露试验数据或者其他数据,造成申请人损失的,由药品监督管理部门依法承担赔偿责任;药品监督管理部门赔偿损失后,应当责令故意或者有重大过失的工作人员承担部分或者全部赔偿费用,并对直接责任人员依法给予行政处分。同时,《药品注册管理办法》对《药品管理法实施条例》中对未披露的试验数据和其他数据的保护制度也予以明确。

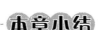

本章小结

内　容	学习要点
药品知识产权概述	药品知识产权的概念、特征与种类,药品知识产权保护体系
药品专利保护	药品专利保护的类型和特点,药品专利的申请与授权,药品专利权的保护范围、权利内容与限制,药品专利保护相关的法律责任
药品商标保护	药品商标保护的类型与特点,药品商标权的获得,药品商标权的保护,药品商标保护相关的法律责任
医药商业秘密和未披露数据保护	医药商业秘密的概念、内容和特点,医药商业秘密保护,医药未披露数据的概念、内容和特点,医药未披露数据保护

目标检测

1. 简述药品知识产权的特征。

2. 简述药品专利权授予的条件。

NOTE

3. 侵犯专利权应承担哪些责任？

4. 简述药品商标注册的原则。

5. 简述商标权的内容。

6. 简述医药商业秘密的概念。

7. 简述医药未披露数据的保护方式。

参 考 文 献

［1］ 杨世民.药事管理学［M］.6 版.北京:人民卫生出版社,2016.

［2］ 田侃,吕雄文.药事管理学［M］.北京:中国医药科技出版社,2016.

［3］ 丁锦希.医药知识产权［M］.北京:中国医药科技出版社,2013.

［4］ 杨波,刘兰茹,杨书良.药事管理学［M］.3 版.北京:化学工业出版社,2017.

［5］ 李顺德.知识产权法律基础［M］.北京:知识产权出版社,2005.

［6］ 刘春田.知识产权法［M］.北京:中国人民大学出版社,2000.

［7］ 白如言.论我国竞业禁止法律制度［D］.哈尔滨:哈尔滨工程大学,2015.

［8］ 冯妍,杨悦,陈铮.阿托伐他汀钙知识产权保护策略分析［J］.中国药物评价,2014,31(6):362-365＋369.

（白庚亮）